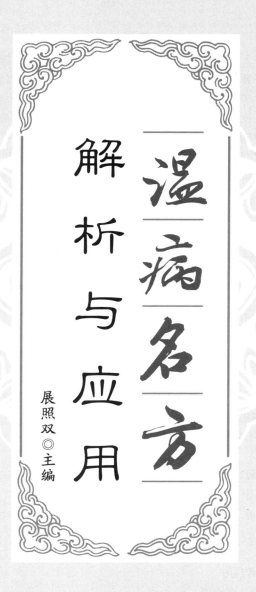

温病名方

解析与应用

展照双◎主编

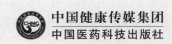

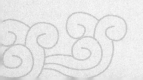

中国健康传媒集团

中国医药科技出版社

内容提要

本书从《温疫论》《伤寒瘟疫条辨》《疫疹一得》《温病条辨》《随息居重订霍乱论》《温热经纬》《时病论》《增订伤暑全书》《重订通俗伤寒论》九本温病名著中选取经典用方，方药皆析，病证同论，并附以医案及现代应用研究。本书融理、法、方、药、案为一体。每本温病经典名方成一章，主要内容包含原文、解析、医案（医案附按语）、现代临床研究等部分；具有以温病名著为纲，经典用方为目，方为统领，重在解析，理论与临床结合，重在应用等特点。本书适合广大中医药临床工作者、中医院校师生和中医爱好者学习参考，以期为中医药从业者指点迷津。

图书在版编目（CIP）数据

温病名方解析与应用 / 展照双主编 . —北京：中国医药科技出版社，2023.4
ISBN 978-7-5214-3865-9

Ⅰ.①温…　Ⅱ.①展…　Ⅲ.①温病 – 验方 – 汇编　Ⅳ.① R289.5

中国国家版本馆 CIP 数据核字（2023）第 069305 号

美术编辑　陈君杞
版式设计　南博文化

出版　**中国健康传媒集团** | 中国医药科技出版社
地址　北京市海淀区文慧园北路甲 22 号
邮编　100082
电话　发行：010-62227427　邮购：010-62236938
网址　www.cmstp.com
规格　710 × 1000mm $^1/_{16}$
印张　18
字数　382 千字
版次　2023 年 4 月第 1 版
印次　2023 年 4 月第 1 次印刷
印刷　三河市万龙印装有限公司
经销　全国各地新华书店
书号　ISBN 978-7-5214-3865-9
定价　65.00 元

获取新书信息、投稿、为图书纠错，请扫码联系我们。

编写委员会

主　编　展照双

副主编　罗文君　施　新　冯一凡　许　光

编　委　（以姓名笔画为序）

　　　　王加锋　王瑞博　孔令坤　肖晓雅

　　　　秦聪聪　袭龚龚

传染病，即中医所言瘟疫，归属"温病"范畴。纵观历史，人类和疫病的斗争从未停止过。温病学经历了战国至唐代的萌芽阶段、宋辽金元的发展阶段和明清的形成阶段。明清时期，战争频发，疫病猖獗，济生之道莫大于医也，吴又可、叶天士、吴鞠通等温病医家怀救世之心，秉超悟之哲，进与病谋，退与心谋，依据治疫临证经验，著《温疫论》《温热论》《温病条辨》等温病名作，立"戾气""卫气营血""三焦辨证"等新论，创达原饮、银翘散、安宫牛黄丸等温病名方，其为论闳以肆，其制方约而精，创造性地总结出一套较为完整的温病学辨证论治体系，从而使温病学形成独立的学科。

实践证明，温病学理论和防治方药具有较高的实用价值，长期以来，一直指导着临床实践。在防治新型冠状病毒感染过程中，中医临床工作者运用达原饮、蒿芩清胆汤、安宫牛黄丸等温病名方，据病情加减化裁，灵活施治，取效甚捷，彰显了中医药治疗疫病的巨大优势。

工欲善其事，必先利其器。后学认真研习温病医家所创诸多方剂，成为后世治疗热病及时疫之利器。以此为旨，编者梳理了《温疫论》《伤寒瘟疫条辨》《疫疹一得》《温病条辨》《随息居重订霍乱论》《温热经纬》《时病论》《增订伤暑全书》《重订通俗伤寒论》九本温病名著，从中甄选出临床常用方剂，并结合编者二十余年临床经验与教学心得，立"原文""解析""医案""现代应用研究"体例，以溯其源，解其义，明其用。本书方药皆析，病证同论，示以医案，博古论今，融"理、法、方、药、

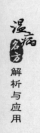

案"为一体，可为中医、中西医等临床工作及中医爱好者临证、学习提供借鉴和参考。

　　大匠诲人，必以规矩，学者亦必以规矩，方有阶可升。医有医理，法有治法，方有定方，然活法在人，随心所欲不逾矩。本书虽冠以"温病名方"，而读者应习之、思之、用之、活之。书的创意、立题结构、编写体例等无不凝结专业精湛、严谨扎实的责任编辑和出版社的指导与帮助，为本书顺利出版奠定了坚实的基础，在此表示感谢！同时感谢所有编者的辛勤付出！

　　尽管编者竭尽心智，因学识有限，书中难免不足之处，还望同道予以驳正，共倡医道济世之德。

编　者

2023年1月

目录

《疫疹一得》

《温病条辨》

《随息居重订霍乱论》

《温热经纬》

《时病论》

《增订伤暑全书》

《重订通俗伤寒论》

《温疫论》

达原饮

【原文】温疫初起，先憎寒而后发热，日后但热而无憎寒也。初得之二三日，其脉不浮不沉而数，昼夜发热，日晡益甚，头疼身痛。其时邪在伏脊之前，肠胃之后，虽有头疼身痛，此邪热浮越于经，不可认为伤寒表证，辄用麻黄桂枝之类强发其汗。此邪不在经，汗之徒伤表气，热亦不减。又不可下，此邪不在里，下之徒伤胃气，其渴愈甚。宜达原饮。

达原饮

槟榔（二钱）　厚朴（一钱）　草果仁（五分）　知母（一钱）　芍药（一钱）　黄芩（一钱）　甘草（五分）

上用水二盅，煎八分，午后温服。

按：槟榔能消能磨，除伏邪，为疏利之药，又除岭南瘴气；厚朴破戾气所结；草果辛烈气雄，除伏邪盘踞；三味协力，直达其巢穴，使邪气溃败，速离膜原，是以为达原也。热伤津液，加知母以滋阴；热伤营气，加白芍以和血；黄芩清燥热之余；甘草为和中之用；以后四味，不过调和之剂，如渴与饮，非拔病之药也。

凡疫邪游溢诸经，当随经引用，以助升泄，如胁痛、耳聋、寒热、呕而口苦，此邪热溢于少阳经也，本方加柴胡一钱；如腰背项痛，此邪热溢于太阳经也，本方加羌活一钱；如目痛、眉棱骨痛、眼眶痛、鼻干不眠，此邪热溢于阳明经也，本方加干葛一钱。证有迟速轻重不等，药有多寡缓急之分，务在临时斟酌，所定分两，大略而已，不可执滞。间有感之轻者，舌上白苔亦薄，热亦不甚，而无数脉，其不传里者，一二剂自解。稍重者，必从汗解。如不能汗，乃邪气盘踞于膜原，内外隔绝，表气不能通于内，里气不能达于外，不可强汗。或者见加发散之药，便欲求汗，误用衣被壅遏，或将汤火熨蒸，甚非法也。然表里隔绝，此时无游溢之邪在经，三阳加法不必用，宜照本方可也。感之重者，舌上胎如积粉，满布无隙，服汤后不从汗解，而从内陷者，舌根先黄，渐至中央，邪渐入胃，此三消饮证。若脉长洪而数，大汗多渴，此邪气适离膜原，欲表未表，此白虎汤证。如舌上纯黄色，兼之里证，为邪已入胃，此又承气汤证也。有二三日即溃而离膜原者，有半月、十数日不传者，有初得之四五日，淹淹摄摄，五六日后陡然势张者。凡元气胜者毒易传化，元气薄者邪不易化，即不易传。设遇他病久亏，适又微疫，能感不能化，安望其传？不传则邪不去，邪不去则病不瘥，延缠日久，愈沉愈伏，多致不起，时师误认怯证，日进参、芪，愈壅愈固，不死不休也。(《温疫论·上卷·温疫初起》)

【解析】 本方主治温疫秽浊毒邪伏于膜原。温疫邪入膜原半表半里，邪正相争，故见憎寒壮热；温疫热毒内侵入里，故而出现呕恶、头痛、烦躁、苔白厚如积粉等秽浊之候。病邪不在表，忌用发汗；热中有湿，不能单纯清热；湿中有热，不可仅利湿。治疗当以开达膜原，辟秽化浊为法。方用槟榔辛散湿邪，化痰破结，使邪速溃，为君药。厚朴芳香化浊，理气祛湿；草果辛香化浊，辟秽止呕，宣透伏邪，共为臣药。以上三药气味辛烈，可直达膜原，逐邪外出。凡湿热疫毒之邪，易化火伤阴，故用白芍、知母清热滋阴，并可防诸辛燥药之耗散阴津；黄芩苦寒，清热燥湿，共为佐药。配以甘草生用为使药，既能清热解毒，又可调和诸药。全方合用，可使秽浊得化，热毒得清，阴津得复，邪气溃散，速离膜原，共奏开达膜原，辟秽化浊，清热解毒之功。

【医案】

1. 郁证

患者，男，22岁。4年前始发幻听、胆小，喜独自静卧，夜不能寐，神经科诊为精神分裂症，曾多方求治，观其药方多以镇静药为主，疗效甚微，病情反复发作。诊见：夜不能寐，幻听，胆小，恐惧，多疑，不能看书，有孤独感，反应迟钝，舌质暗红，苔黄腻，脉弦数。证属湿热内阻，邪伏膜原。治以开达膜原，清热化湿，定惊安神。方用达原饮加味，处方：草果、厚朴、槟榔各10g，知母、黄芩、赤芍各12g，胆南星6g，生龙骨、生牡蛎各30g。二诊：服3剂，诸症悉减，夜已能寐。继服10剂，随访3年未复发。[孔福凤.达原饮治验举隅.中医临床与保健，1992，(4)：41.]

按语： 本患者病情反复，胆小、喜静卧，幻听，舌质暗红，苔黄腻，脉弦数，乃为湿热秽浊蕴阻膜原所致，应以开达膜原，清热化湿，定惊安神为法。故用达原饮清热化湿除秽，开达膜原；加胆南星清热化痰，息风定惊；龙骨、牡蛎镇静安神。药中病机，故而获效。

2. 便秘

患者，女，36岁。近5年来，一直大便干燥，3~4日1行，每当临厕，虽用力排便，但干硬难下，实为痛苦，多方求治，病仍不解。现已6日未大便，故来就诊，舌红，苔黄腻，脉弦微数，面色无华，口干。证属外邪留于膜原。治宜开达膜原，清热通便。投以达原饮加味。处方：草果、厚朴、黄芩、知母各18g，槟榔、谷精草各30g，白芍15g。二诊：服10剂后，每日晨起大便1次，呈条状软便，随访3年未复发。[孔福凤.达原饮治验举隅.中医临床与保健，1992，(4)：41.]

按语： 治疗便秘，多数医家喜用苦寒攻下，但多只能缓解暂时之苦，致病因素未去，故而患者病情反复发作。本案患者舌苔黄腻，属湿热之邪上攻所致，湿热留滞于膜原，郁久化热，耗伤津液，故出现大便干。医者投以达原饮加谷精草，可清热化湿以除大肠之秽，养阴增液而润肠道，故邪去正安，大便如常。

【现代应用研究】

1. 发热

任慧玲等通过现代药理研究发现达原饮主要化学成分为黄酮、皂苷、生物碱和有机酸类化合物。此方具有显著的解热作用，其作用机制与降低血清中IL-6、TNF-α水平、降低肝组织中MPO活性有关。［任慧玲，严彪，梁之桃，等.达原饮解热作用研究及UPLC-Q-TOF/MS分析.中成药，2015，37（01）：131–137.］

2. 化脓性扁桃体炎

崔利敏通过达原饮灌肠联合西药治疗化脓性扁桃体炎，将患者随机分为对照组和治疗组各34例，结果显示治疗组总有效率97.06%，对照组总有效率79.41%。治疗组疗效优于对照组（$P<0.05$）。［崔利敏.达原饮灌肠联合西药治疗化脓性扁桃体炎随机平行对照研究.实用中医内科杂志，2015，29（02）：105–107.］

3. 艾滋病

徐茜等通过研究发现，应用达原饮加减治疗艾滋病后，患者体征总积分、卡洛夫斯基评分、CD4+T细胞计数均有所恢复，此方可改善患者的生活质量、临床症状体征，对患者免疫功能有一定的稳定和恢复作用。［徐茜，陈亦洋，李影.基于伏邪理论"达原饮加减"治疗艾滋病的临床疗效回顾性分析.中国社区医师，2019，35（10）：111–112.］

4. 慢性乙型肝炎

王礼凤等用新加达原饮治疗20例慢性乙型肝炎患者，与治疗前比较，患者ALT水平于治疗后8周时显著升高（$P<0.01$），12周时明显下降（$P<0.01$）；HBeAg及HBV-DNA水平持续下降，治疗12周时下降最显著（$P<0.01$）。［王礼凤，宋春蓉，曹宁，等.新加达原饮治疗慢性乙型肝炎的临床研究.云南中医学院学报，2015，38（06）：61–63.］

三消饮

【原文】温疫舌上白苔者，邪在膜原也。舌根渐黄至中央，乃邪渐入胃。设有三阳现证，用达原饮三阳加法。因有里证，复加大黄，名三消饮。三消者，消内、消外、消不内不外也。此治疫之全剂，以毒邪表里分传，膜原尚有余结者宜之。

三消饮

槟榔　草果　厚朴　白芍　甘草　知母　黄芩　大黄　葛根　羌活　柴胡

姜、枣煎服。（《温疫论·上卷·表里分传》）

【解析】本方治疗疫邪渐入胃，三阳现证。方以达原饮加大黄清泻阳明腑热；葛根清阳明经热；羌活散太阳之邪；柴胡清少阳热邪。全方协力，以"消内、消外、消不内不外"之邪，为"治疫之全剂"。

【医案】

1. 湿温

患者，女，21岁，1989年9月14日初诊。2天前始感身体不适，前一日下午出

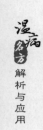

现恶寒发热，头痛，肢体酸沉，口渴不欲饮，胸膈满闷，恶心不欲食，时有微汗出。刻诊：但热不寒，小便短赤，舌质红体胖大，苔薄白而腻，脉濡数。体温38.5℃。诊断：湿温。治宜驱逐温邪，除湿化浊。方用达原饮加减：槟榔、厚朴、黄芩、白芍、知母各10g，陈皮6g，草果仁、甘草各3g。日1剂，水煎2次分服。服药3剂，其证不减，反出现腰背项痛，眉棱骨痛，口苦，苔白如积粉满布，脉弦数。脉症合参，为邪热表里分传。方用三消饮加减：槟榔、厚朴、黄芩、白芍、知母、柴胡、羌活、葛根各12g，大黄20g，枳实、陈皮各10g，草果仁、甘草各3g。服药1剂，大便泻下3次，诸症均减。原方又服2剂，症状完全消失。继服清燥养营汤3剂以善其后。［苏东升，康健.康子澄老中医运用达原饮的经验.山东中医杂志，1996，15（4）：174-175.］

按语： 患者恶寒发热、头痛为邪闭太阳，不得外散；肢体酸沉、口渴不欲饮、胸膈满闷、小便短赤、舌质红体胖大、脉濡数为湿热内蕴。内外合邪，表里同病，因而单用达原饮治之不效，改用三消饮消内外之邪气，合而治之则病愈。

2. 小肠瘅

患者，男，20岁。20余天前突发寒战，继之高热，头身酸楚，脐周疼痛，阵发性加剧，呕恶时作，泻下稀水。近10天排暗红色血便，检查可见腹部压痛、肌紧张及反跳痛，大便潜血（+++）。曾诊为急性坏死性肠出血，给予抗生素及对症治疗，并应用淋巴细胞转移因子，迭治罔效。仍憎寒，壮热，腹痛拒按，腹肌紧张，恶心呕吐，深红色血便，咽干口渴，舌质红，苔黄白而腻，脉弦数。此邪居膜原，表里分传，正邪争持，勿拘泥于时日羁延，拟三消饮加减以溃散之。生白芍10g，黄芩10g，知母15g，甘草5g，川朴10g，槟片15g，柴胡10g，葛根15g，青蒿15g，薄荷10g，延胡索10g，陈皮15g，银花15g，水煎服。服药三剂，已无憎寒壮热，腹痛亦减，大便色仍黑，脉仍数。已见转机，勿用更张，继服四剂，诸症悉减，仍见腹痛，纳呆，共服药20余剂，痊愈出院。［苏建.邓维滨学术经验简介.吉林中医药，1983，（6）：12-14.］

按语： 患者寒战、高热、呕恶、舌质红，苔黄白而腻，为湿热郁阻膜原之象。抗生素寒凉损阳，久用则冰遏气机，致使湿邪凝聚不散，故迭治罔效。寒战、高热、腹痛拒按、恶心呕吐、血便、咽干口渴为湿热毒邪郁阻少阳、阳明，用三消饮加青蒿清解少阳湿热；延胡索、陈皮行气理滞；银花清热解毒；薄荷轻清宣气，助葛根、柴胡透达邪气而得以外解。诸药合用，使气机通、邪气散而病获痊愈。

【现代应用研究】

1. 新型冠状病毒感染

贺红安等应用Venn图获得26个三消饮治疗COVID-19的有效作用靶点。通过GO富集分析获得283个条目，根据$P<0.01$选择靠前的10个富集条目；利用KEGG数据库对相关通路富集，筛选靠前的20条信号通路，证实了三消饮通过多成分、多靶点、多途径发挥整体调节作用以治疗新型冠状病毒肺炎。［贺红安，王晓，宋哲，等.三消饮治疗新型冠状病毒肺炎的分子机制探究.中药材，2020，43（07）：1767-1771.］

2.糖尿病

吴冰心等采用网络药理学方法探索三消饮治疗糖尿病及其并发症的作用机制。借助中药系统药理学分析平台（TCMSP）检索三消饮组方中草果、槟榔、厚朴、白芍、甘草、知母、甘草、黄芩、大黄、葛根、羌活、柴胡的活性成分及作用靶点。结果表明，三消饮活性成分中槲皮素、山奈酚、异鼠李素等与糖尿病及其并发症的治疗相关性最强；其活性成分能通过调节 VEGFA、Akt1、NOS3、MAPK 等多种物质及介入氧化应激、HIF-1α 信号通路、Toll 样受体信号通路等多种途径来干预糖尿病的发展和进程，从而发挥对糖尿病及其并发症的治疗作用。[吴冰心，周大标，肖瑞，等.网络药理学方法研究三消饮干预糖尿病的机制.今日药学，2021，31（06）：422-428.]

托里举斑汤

【原文】 邪留血分，里气壅闭，则伏邪不得外透而为斑。若下之，内壅一通，则卫气亦从而疏畅，或出表为斑，则毒邪亦从而外解矣。若下后斑渐出，不可更大下，设有下证，少与承气缓缓下之。若复大下，中气不振，斑毒内陷则危，宜托里举斑汤。

托里举斑汤

白芍　当归（各一钱）　升麻（五分）　白芷　柴胡（各七分）　穿山甲（二钱，炙黄）

水姜煎服。下后斑渐出，复大下，斑毒复隐，反加循衣摸床，撮空理线，脉渐微者危，本方加人参一钱，补不及者死。若未下而先发斑者，设有下证，少与承气，须从缓下。（《温疫论·上卷·发斑》）

【解析】 陆子贤认为"斑为阳明热毒"，阳明热盛，内迫血分则为斑。方中白芍、当归滋阴养血，以资化斑之源。白芷、柴胡宣邪透斑；升麻清阳明热毒；穿山甲通畅脉络，以助发斑。全方共奏扶正托里，和血解毒之功。

【医案】

时疫

患者，男，56岁，工人，因体弱久劳，服侍家中病人而患时疫。发病时，突然恶寒发热，头身疼痛，腰痛无汗，口微渴，舌红，苔薄白如霜，脉浮而弦数。用辛凉解表的银翘散加减：金银花15g，连翘15g，薄荷5g，牛蒡子9g，竹叶9g，桔梗9g，芦根15g，荆芥穗9g。治疗三日后，身微有汗，头痛减，恶寒除，惟脚背微露深红色斑点，而热势很高，继用化斑汤加减：石膏30g，知母12g，犀角3g（水磨另入），玄参9g，丹皮12g，银花9g，蝉蜕3g，葛根15g。先后加减连用四剂，病势尚稳。到斑出六天时，热势突又增高，体温40℃，神识不清，谵语狂躁，斑紫舌绛，脉洪大数，来盛去衰，用犀角地黄汤加减：犀角3g（水磨另入），生地30g，赤芍12g，丹皮9g，紫草15g，竹叶6g，玄参15g，芦根15g，大青叶12g，葛根15g，蝉蜕6g。服完一剂后，忽热降斑陷，胸腹微闷，气短促，脉沉弱，又急用托里举斑汤：

升麻6g，白芷9g，柴胡6g，炮山甲9g，当归6g，白芍9g，西洋参9g（另炖兑入），丹参15g。此药用一剂后，第二天斑复稀疏外现，色泽红活，胸腹闷减，气短促好转，惟仍舌干绛而齿燥唇焦，又与三才汤加减：人参9g（另炖兑入），天冬6g，干地黄15g，石斛9g，芦根15g，冬桑叶6g，竹叶6g，银花9g，继续连进三剂，热退斑消，诸症渐退。复予滋阴养胃等剂调理多日而愈。[张一丹.郭谦亨教授治疗温病急重症验案四则.陕西中医学院学报，1991，14（4）：40.]

按语：此案为时疫初起，初用辛凉解表法，病重药轻；后用清热凉血之剂，热降斑陷，出现险症。此时，方用托里举斑汤，斑出热减，后以养阴凉降方药善后而瘳。

清燥养荣汤

【原文】夫疫乃热病也，邪气内郁，阳气不得宣布，积阳为火，阴血每为热搏。暴解之后，余焰尚在，阴血未复，大忌参、芪、白术。得之反助其壅郁，余邪留伏，不惟目下淹缠，日后必变生异证，或周身痛痹，或四肢挛急，或流火结痰，或遍身疮疡，或两腿攒痛，或劳嗽涌痰，或气毒流注，或痰核穿漏，皆骤补之为害也。凡有阴枯血燥者，宜清燥养荣汤。若素多痰，及少年平时肥盛者，投之恐有腻膈之弊，亦宜斟酌。大抵时疫愈后，调理之剂，投之不当，莫如静养，节饮食为第一。

清燥养荣汤

知母　天花粉　当归身　白芍　地黄汁　陈皮　甘草

加灯心煎服。（《温疫论·上卷·解后宜养阴忌投参术》）

【解析】温热之邪未有不伤阴耗血，疫病余邪留伏，阴枯血燥者，"大忌参、芪、白术，得之反助其壅郁"。治宜甘寒凉润为法。方中知母质性滋润，得寒水之精，上清肺金而泻火，下润肾燥而滋阴；天花粉，《本草纲目》载："栝楼根，味甘微苦酸，酸能生津，故能止渴润枯，微苦降火，甘不伤胃。"生地黄"禀仲冬之气以生……补肾家之要药，益阴血之上品"。当归补血和血。白芍色应西方，能补能收，与甘草配伍，酸甘化阴。上药合用，抑阳扶阴。阳邪合心阳独亢于上，以灯心草清心热、安心神而除烦。陈皮、甘草理气和中，与养阴生津药物相合，可防其滋腻碍脾。全方甘、苦、辛并用，动静并济，刚柔同施，共奏滋阴养血、清热润燥之功，为阴枯血燥的适用方。

【医案】

咳嗽

患者，男，43岁。主诉：发热、咳嗽、气喘3天，确诊为新型冠状病毒肺炎，住院隔离治疗。就诊前患者曾自行服用连花清瘟胶囊、蒲地蓝口服液、清热解毒口服液等中成药，入院后予以抗病毒、营养支持治疗。中医辨证：湿热闭肺、肺失宣降。期间予以麻杏石甘汤、竹叶石膏汤等方加减治疗。经隔离住院治疗16天后患者未再发热，咳嗽等症状减轻。患者自觉少许乏力，阵发性心悸，伴皮肤瘙痒、干燥，挠之脱屑。现病史：于2020年2月25日出现稍干咳，阵发性心慌，咽干、目涩，夜间尤甚，吞咽无津，伴皮肤瘙痒、干燥，挠之脱屑，舌暗红、少苔，脉弦细。查血常规、胸片、心电图未见明显异常。予以处方清燥养荣汤加减：生地黄30g，知母15g，天花粉30g，当归15g，赤芍30g，陈皮20g，甘草10g，牡丹皮15g，蛇床子30g，黄精30g，3剂。服药第二天，患者诉吞咽无津症状稍有减轻。继服3剂药后患者诉咽干、目涩、皮肤瘙痒等症状明显减轻，偶有阵发性心慌，原方上减牡丹皮、蛇床子、黄精，加麦冬15g，五味子15g，太子参30g合生脉散以益气滋阴养心。服药5天后患者症状明显缓解出院，出院后继续前方巩固疗效。［文利红，万坤镇，帅垠琦，等.清燥养荣汤在新型冠状病毒肺炎恢复期的应用.中药药理与临床，2020，36（02）：61-63.］

按语：该案为温病后期邪去正衰之候，治以养阴为主，以清燥养荣汤加减治疗。方中重用地黄以滋营养血以润燥宁心；赤芍、牡丹皮清热凉血、活血化瘀；知母、天花粉清余热兼生津液；黄精补肾阴以助阴液之根本；陈皮行气和中以助生化有源；蛇床子燥湿，可祛风止痒；甘草调和诸药。服药后患者症状逐渐缓解，调整处方合生脉散益气养阴敛心，服后病瘥。

【现代应用研究】

新型冠状病毒感染恢复期

文利红等发现，使用清燥养荣汤治疗新型冠状病毒肺炎恢复期"余焰尚存，阴气未复"症状，临床效果较好。［文利红，万坤镇，帅垠琦，等.清燥养荣汤在新型冠状病毒肺炎恢复期的应用.中药药理与临床，2020，36（02）：61-63.］

承气养荣汤

【原文】下证以邪未尽，不得已而数下之，间有两目加涩、舌反枯干、津不到咽、唇口燥裂，缘其人所禀阳脏，素多火而阴亏。今重亡津液，宜清燥养荣汤。设热渴未除，里证仍在，宜承气养荣汤。（《温疫论·上卷·数下亡阴》）

承气养荣汤

知母　当归　芍药　生地　大黄　枳实　厚朴

水姜煎服。（《温疫论·上卷·解后宜养阴忌投参术》）

【解析】方中大黄苦寒攻下；枳实、厚朴行气消满，泻热通便，此为小承气汤方药，意在通利肠道气机，使邪从大便而出。又加甘寒阴柔之生地、芍药、当归、知母，以养血清热，滋阴润燥。诸药合用，泻热通便而不伤其阴血，养血滋阴不碍其邪。故可治"热渴未除，里证仍在"者。

【医案】

神昏

朱海畴者，年四十五岁，患疫得下证，四肢不举，身卧如塑，目闭口张，舌上苔刺，问其所苦不能答。因问其子，两三日所服何药？云进承气汤三剂，每剂投大

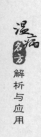
黄两许不效，更无他策，惟待日而已，但不忍坐视，更祈一诊。余诊得脉尚有神，下证悉具，药浅病深也。先投大黄一两五钱，目有时而小动，再投，舌刺无芒，口渐开能言。三剂舌苔少去，神思稍爽。四日服柴胡清燥汤，五日复生芒刺，烦热又加，再下之。七日又投承气养荣汤，热少退。八日仍用大承气，肢体自能少动。计半月，共服大黄十二两而愈。又数日，始进糜粥，调理两月平复。凡治千人，所遇此等，不过三四人而已，姑存案以备参酌耳。[《温疫论·上卷·因证数攻》]

按语： 患者出现四肢不举、目闭口张、问其所苦不能答，为阳明腑实，热扰心神之证。前医频用承气汤而无寸效，乃药浅病深。重用大黄频下，而舌苔少去，神思稍爽，病有转机。服用柴胡清燥汤，因方中陈皮、甘草、姜、枣性辛甘温而助燃伏火，故舌上复生芒刺，烦热又加。再投承气养荣汤，养阴通下，攻邪兼顾扶正，故调理而愈。

【现代应用研究】

原发性干燥综合征

李君等将86例原发性干燥综合征患者随机分为2组。对照组43例，口服硫酸羟氯喹片治疗；观察组43例，在对照组基础上给予承气养荣汤加减治疗。结果显示观察组治疗后总有效率为93.0%，明显高于对照组的74.4%（$P<0.05$）。[李君，肖俊.承气养荣汤加减对原发性干燥综合征患者唾液腺和泪腺分泌功能及ESR、CRP、IgG的影响.现代中西医结合杂志，2020，29（18）：2016–2019.]

桃仁承气汤

【原文】大小便蓄血、便血，不论伤寒时疫，盖因失下，邪热久羁，无由以泄，血为热搏，留于经络，败为紫血，溢于肠胃，腐为黑血，便色如漆。大便反易者，虽结粪得瘀而润下，结粪虽行，真元已败，多至危殆。其有喜笑如狂者，此胃热波及于血分。血乃心之属，血中留火，延蔓心家，宜其有是证矣。仍从胃治。发黄一证，胃实失下，表里壅闭，郁而为黄。热更不泄，搏血为瘀。凡热，经气不郁，不致发黄，热不干血分，不致蓄血。同受其邪，故发黄而兼蓄血，非蓄血而致发黄也。但蓄血一行，热随血泄，黄因随减。尝见发黄者，原无瘀血；有瘀血者，原不发黄。所以发黄，当咎在经瘀热，若专治瘀血误也！胃移热于下焦气分，小便不利，热结膀胱也。移热于下焦血分，膀胱蓄血也。小腹硬满，疑其小便不利，今小便自利者，责之蓄血也。小便不利亦有蓄血者，非小便自利便为蓄血也。胃实失下，至夜发热者，热留血分。更加失下，必致瘀血。初则昼夜发热，日晡益甚，既投承气，昼日热减，至夜独热者，瘀血未行也，宜桃仁承气汤。服汤后热除为愈，或热时前后缩短，再服再短，蓄血尽而热亦尽。大势已去，亡血过多，余焰尚存者，宜犀角地黄汤调之。至夜发热，亦有瘅疟，有热入血室，皆非蓄血，并未可下，宜审。

桃仁承气汤

大黄　芒硝　桃仁　当归　芍药　丹皮

照常煎服。(《温疫论·上卷·蓄血》)

【解析】温病瘀热互结下焦，若独清热则瘀不去，单祛瘀则热不除，故两解瘀热之邪。大黄、芒硝苦咸性寒，凉血化瘀，通便泻热，使瘀热浊邪自大便而泻；当归补血和血，又能润肠助硝黄通便祛浊；芍药（赤芍）"除血痹，破坚积"（《神农本草经》），牡丹皮"除癥坚瘀血留舍肠胃"（《神农本草经》），二者相须为用，共奏清热凉血，活血散瘀止痛之效。桃仁活血化瘀，又可润肠通便，以助硝黄逐邪。诸药合用，使热得清、瘀得消、浊得泄，下焦瘀热自除。

【医案】

发热

患者，男，53岁，2015年10月11日就诊。1个月前，患急性胸膜炎并胸腔积液，经过抗感染对症治疗，抽胸水后，病情渐愈。10天前，突然出现发热，每天下午7时开始，至次日早晨6时热势方解，体温38~38.5℃。入院就诊时，问其症状，除有定时发热之外，还微有胸闷，便秘，口渴不欲饮，小便正常，舌红略暗，脉沉有力。观其脉症，夜热昼凉、胸满、便秘、口干不欲饮，证属瘀血发热的特点。思之，《金匮要略》云："病人胸满……口燥，但欲漱水不欲咽……为有瘀血。"《温病条辨》又云："少腹坚满，小便自利，夜热昼凉，大便闭，脉沉实者，蓄血也，桃仁承气汤主之。"即选《温疫论》桃仁承气汤原方治之。药用桃仁12g，当归10g，赤芍10g，牡丹皮10g，大黄3g，芒硝3g（冲服）。桃仁、当归、赤芍、牡丹皮活血破瘀，大黄下瘀泻热通便，芒硝泻热软坚通便。水煎服，日1剂，日服3次，1周后复诊，服药后第6日其热即退，后未复发。[杨代放，李艳.瘀血发热治验一则.实用中医药杂志，2017，33（08）：992.]

按语：该患者夜晚定时发热、口干不欲饮、舌红略暗、胸满便秘当属瘀血发热，选取桃仁承气汤原方以清瘀血，泻余热。方中桃仁、当归、赤芍、牡丹皮既能活血化瘀又可清热，大黄与芒硝相合泻热而通便，使热从大便而出，终以邪去正安而瘥。

【现代应用研究】

1.百草枯中毒肺损伤

范兴恩等观察桃仁承气汤治疗百草枯（PQ）中毒大鼠肺损伤的效果，探讨其保护作用及机制，为临床治疗百草枯中毒提供依据。随机分为空白对照组、桃仁承气汤对照组、PQ模型组、桃仁承气汤治疗组。发现与PQ模型组比较，桃仁承气汤治疗组D/W比值明显上升，肺病理学评分下降，TNF-α、IL-6、HMGB1水平明显下降，SOD水平明显升高，MDA水平明显下降（$P<0.05$）。PQ模型组大鼠中毒后72小时存活率为60%，低于桃仁承气汤治疗组的90%（$P<0.05$）。桃仁承气汤能延长PQ中毒大鼠的生存时间，降低炎症反应、过氧化损伤等，抑制HMGB1，减轻PQ中毒肺损伤。[范兴恩，钟炳图，陈学秀，等.桃仁承气汤治疗百草枯中毒肺损伤的实验研究.中国中医急症，2020，29（03）：434-436+459.]

2.肠源性脓毒症

王丽辉等基于高迁移率族蛋白B1（HMGB1）/Toll样受体4（TLR4）/核转录因子-κB（NF-κB）通路研究桃仁承气汤调节肠源性脓毒症大鼠肠道肌电活动及

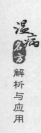

微环境稳态的作用机制。将样本随机分为假手术组、模型组、甘草酸（HMGB1抑制剂，0.03g·kg⁻¹）组、桃仁承气汤（10g·kg⁻¹）组、甘草酸+桃仁承气汤（0.03g·kg⁻¹+10g·kg⁻¹）组，每组12只。结果显示，桃仁承气汤可减轻小肠黏膜损伤，调控肠源性脓毒症大鼠肠道肌电活动及微环境稳态，恢复肠道功能，保持菌群平衡，可能是通过下调HMGB1/TLR4/NF-κB通路实现的。[王丽辉，孙治霞，索红亮，等.基于HMGB1/TLR4/NF-κB通路探讨桃仁承气汤调节肠源性脓毒症大鼠肠道肌电活动及微环境稳态的作用机制.中国实验方剂学杂志，2020，26（12）：78-84.]

蒌贝养荣汤

【原文】痰涎涌甚，胸膈不清者，宜蒌贝养荣汤。

蒌贝养荣汤

知母　花粉　贝母　瓜蒌实　橘红　白芍药　当归　紫苏子

水姜煎服。（《温疫论·上卷·解后宜养阴忌投参术》）

【解析】疫病后期，痰热未尽，阴津已伤，病机矛盾，故治疗亦矛盾，燥湿化痰则耗阴，滋阴则生痰湿，惟以化痰养阴并举方可两全。方中橘红、紫苏子辛苦温燥，燥湿化痰；贝母、瓜蒌苦寒凉降，化痰降气，宽胸畅膈。四药合用，清化痰湿浊邪。花粉、白芍、当归酸甘合用，滋养津血；知母，"知病之母也"，清泻热邪。全方甘润燥烈同用，化痰养阴并举，动静相济，祛邪扶正兼施。

柴胡清燥汤

【原文】下后或数下，膜原尚有余邪未尽传胃。邪热与卫气相并，故热不能顿除，当宽缓两日，俟余邪聚胃，再下之，宜柴胡清燥汤缓剂调理。

柴胡清燥汤

柴胡　黄芩　陈皮　甘草　花粉　知母

姜、枣煎服。（《温疫论·上卷·下后间服缓剂》）

【解析】

方中柴胡、黄芩清泻少阳，透达膜原；花粉、知母清热滋阴润燥；数用下法，苦寒伤中，故以陈皮、甘草、姜、枣理气和中。诸药合用，透达膜原，清热生津，和运中焦，可治疗下后或数下，膜原尚有余邪未尽，而津液已伤者。

【医案】

发热

陈某之子，年14岁。时值六月，突发高烧，体温41.7℃，经打针服药后，体温虽退，但口渴咽燥，唇裂，舌干红少津，脉浮细无力。治宜清热养阴润燥，方宗柴胡清燥汤，处方：柴胡、枯芩、花粉各9g，陈皮、甘草各6g，生姜1片，红枣3枚。2剂而获痊愈。[郑伟达著.八名方临床应用.北京：人民卫生出版社，1996.6.]

按语：患者夏季高热之后，余热未尽，阴津亏损，以柴胡清燥汤清热养阴润燥，辨证明确，2剂即愈。

六成汤

【原文】愈后大便数日不行，别无他证，此足三阴不足，以致大肠虚燥，此不可攻，饮食渐加，津液流通，自能润下也。觉谷道夯闷，宜作蜜煎导，甚则宜六成汤。

六成汤

当归（一钱五分）　白芍药（一钱）　地黄（五钱）　天门冬（一钱）　肉苁蓉（三钱）　麦门冬（一钱）

照常煎服。日后更燥者，宜六味丸，少减泽泻。（《温疫论·上卷·大便》）

【解析】《灵枢·五癃津液别》篇云："故凡大肠之或泄或秘，皆津液所生之病，而主在大肠也。"热邪灼津耗液，热病后期，阴血亏损，肠道失润，无水舟停致大便秘结，治宜增水行舟为法。《本草经疏》载干地黄："禀仲冬之气以生，黄者，土之正色，兼禀地之和气……此乃补肾家之要药，益阴血之上品。"方中重用地黄，地黄甘苦性寒，滋阴生津以充肠体；天门冬、麦门冬甘寒质润，生津养液，助生地润肠通便；肉苁蓉、当归滋肾养血。诸药合用，生津液，润肠燥，自能润下通便。

【现代应用研究】

抗衰老

李佳佳等探讨六成汤抗MRC-5细胞衰老的分子机制。发现六成汤含药血清可能通过减少衰老细胞的G1期阻滞，调节细胞周期及凋亡相关蛋白表达，减少细胞凋亡，发挥抗衰老作用。［李佳佳，马健.六成汤含药血清抗MRC-5衰老的分子机制研究.中医学报，2013，28（06）：841-843.］

安神养血汤

【原文】疫邪已退，脉证俱平，但元气未复，或因梳洗淋浴，或因多言妄动，遂致发热，前证复起，惟脉不沉实为辨，此谓劳复。盖气为火之舟楫，今则真气方长，劳而复折，真气既亏，火亦不前。如人欲济，舟楫已坏，其可渡乎？是火也，某经气陷，则火随陷于某经，陷于经络则为表热，陷于脏腑则为里热，虚甚热甚，虚微热微。治法：轻则静养可复，重则大补气血，候真气一回，血脉融和，表里通畅，所陷之火，随气输泄，自然热退，而前证自除矣。若误用承气及寒凉剥削之剂，变证蜂起，卒至殒命，宜服安神养血汤。若因饮食所伤者，或吞酸作嗳，或心腹满闷而加热者，此名食复，轻则损谷自愈，重则消导方愈。方若无故自复者，以伏邪未尽，此名自复，当问前得某证，所发亦某证，稍与前药，以彻其余邪，自然获愈。

安神养血汤

茯神　枣仁　当归　远志　桔梗　芍药　地黄　陈皮　甘草

加龙眼肉，水煎服。（《温疫论·下卷·劳复、食复、自复》）

【解析】疫邪虽退，但"炉烟虽熄，灰中有火"，因劳力耗神、饮食不慎均可使前病复发，或无明显诱因自复。"热邪不燥胃津，必耗肾液"，火热邪气消烁津液，精血亏虚，心神失养，治宜补养精血。方中枣仁、当归、地黄、芍药、龙眼肉酸甘合阴，补养精血；远志、茯神、桔梗安神定志。桔梗，《神农本草经》载其主"惊恐悸气"。大队滋养药物易碍脾滞气，故以陈皮、甘草理气和中，以运药力，与前药同用，动静结合，补而不滞。全方用药，使血足神安，表里通畅，而前证自除。

【现代应用研究】

1.对心脾两虚型亚健康患者睡眠质量及疲劳状态的影响

贾海波等选取137例心脾两虚型亚健康患者进行研究，随机分为观察组67例和对照组70例，其中对照组采用西医治疗，观察组在对照组基础上加用安神养血汤治疗。治疗3周，观察两组中医证候积分、临床疗效、睡眠质量、疲劳状态、免疫功能及不良反应发生率。研究发现，治疗后中医证候评分均降低，且观察组低于对照组，差异具有统计学意义（$P<0.05$）；夜间觉醒次数、入睡时间、睡眠时间均改善，观察组夜间觉醒次数、入睡时间短于对照组，睡眠时间长于对照组，差异具有统计学意义（$P<0.05$）；免疫球蛋白G（IgG）、免疫球蛋白A（IgA）水平低于对照组，自然杀伤细胞（NK）、CD4+水平均改善，且观察组IgG、IgA水平低于对照组，NK、CD4+水平高于对照组，差异具有统计学意义（$P<0.05$）；观察组总不良反应发生率6.0%（4/67）明显低于对照组的21.4%（15/70），差异具有统计学意义（$P<0.05$）。即安神养血汤治疗心脾两虚型亚健康患者疗效显著，可有效改善睡眠质量与疲劳状态，减少不良反应发生。［贾海波，王春葳，辛红，等.安神养血汤对心脾两虚型亚健康患者睡眠质量及疲劳状态的影响.四川中医，2020，38（08）：132-135.］

2.对亚健康的临床疗效及对Th1/Th2平衡漂移的影响

贾海波等选择2016年7月~2018年4月医院收治的亚健康人群124例，探究安神养血汤结合中药脐贴治疗亚健康的临床疗效及对Th1/Th2平衡漂移的影响。将样本随机分为研究组和对照组，各62例，对照组采用健康宣传干预，研究组采用安神养血汤和中药脐贴治疗，7天为1个疗程，两组均治疗4个疗程。结果显示，研究组治疗总有效率为91.94%，高于对照组治疗总有效率的48.39%（$P<0.05$）；且研究组治疗后中医症候积分低于对照组（$P<0.05$）；研究组治疗后身体、情志和精力状况评分低于对照组（$P<0.05$）；研究组治疗后生理功能、生理职能、躯体疼痛、一般健康状况、活力、社会功能、情感职能、精神健康和健康状况变化评分高于对照组（$P<0.05$）；研究组治疗后血清IL-2和INF-γ含量高于对照组，IL-4和IL-6含量低于对照组（$P>0.05$）。可见安神养血汤结合中药脐贴对亚健康状态的改善作用确切，能有效改善机体疲劳程度，提高机体细胞免疫功能，提高生活质量，改善亚健康状态。［贾海波，梁晓香，辛红，等.安神养血汤结合中药脐贴治疗亚健康临床疗效及对Th1/Th2

平衡漂移的影响.中华中医药学刊，2019，37（12）：3005-3009.]

槟芍顺气汤

【原文】下痢脓血，更加发热而渴，心腹痞满，呕而不食，此疫痢兼证，最为危急。夫疫者，胃家事也，盖疫邪传胃，十常八九。既传入胃，必从下解，疫邪不能自出，必借大肠之气传送而下，而疫方愈。夫痢者，大肠内事也，大肠既病，失其传送之职，故正粪不行，纯乎下痢脓血而已，所以向来谷食停积在胃，直须大肠邪气将退，胃气通行，正粪自此而下。今大肠失职，正粪尚自不行，又何能与胃载毒而出？毒既不前，羁留在胃，最能败坏真气，在胃一日有一日之害，一时有一时之害，耗气搏血，神脱气尽而死。凡遇疫痢兼证者，在痢尤为吃紧，疫痢俱急者，宜槟芍顺气汤，诚为一举两得。

槟芍顺气汤　专治下痢频数，里急后重，兼舌苔黄，得疫之里证。

槟榔　芍药　枳实　厚朴　大黄

生姜煎服。（《温疫论·下卷·疫痢兼证》）

【解析】痢疾，《内经》谓之肠澼，因其闭滞不利，里急后重，又称"滞下"。吴又可因其有传染性，谓之"疫痢"。"疫邪不能自出，必借大肠之气传送而下。"方中厚朴、枳实、大黄为小承气汤方药组成，能行气通腑，逐邪于下；"谷食停积在胃"，槟榔辛散苦泄，行气消积，缓泻通便以助小承气汤逐邪，使疫邪借大肠之气传送而下；芍药酸甘而缓，合厚朴以行气和血，解脓血便及里急后重之症；生姜辛温以宣胃气，并降逆止呕。全方辛散苦降，寒温并用，以治疫痢。

【医案】

痢疾

患者，男，25岁，工人。1963年秋就诊，因饮食不节起病。体温38.5℃，恶寒，腹痛，泄泻日十余次，里急后重。腹泻初为水状伴有黏液或脓血便，面色无华，略见消瘦，两颧微露，目眶稍陷，舌苔黄燥、中微焦黑，脉细滑而数。西医诊断为急性细菌性痢疾，施药未见明显效果。拟吴又可芍药汤合槟芍顺气汤：白芍药9g、当归5g、槟榔6g、厚朴6g、枳实6g、广木香3g、水连3g、清宁丸6g、甘草3g、鱼腥草12g、凤尾草12g、小青草12g。服2帖，一日后复诊，腹痛、里急后重均除，腹泻次数明显减少，大便日一二次，仍予原方，去清宁丸改用香连丸5g。继服3帖，门诊随访，未见再发。[单书健.重订古今名医临证金鉴·痢疾卷.北京：中国中医药出版社，2017.8：257.]

按语：本案因饮食不节而发急性细菌性痢疾，脉症合参，辨为湿热蕴阻大肠，气血失和所致。方用芍药汤合槟芍顺气汤清热化湿，通腑以祛滞，行气和血以疗里急后重。以清宁丸易大黄，可防其苦寒败胃，增强清理下焦湿热之力，加鱼腥草、小青草清热解毒之效显著。药后症减，去清宁丸改用香连丸以化湿理气和中。药中肯綮，收效速捷。

小儿太极丸

【原文】凡小儿感冒风寒、疟、痢等证，人所易知，一染时疫，人所难窥，所以耽误者良多。何也？盖由幼科专于痘疹、吐泻、惊、疳并诸杂证，在伤寒时疫甚略之，一也。古人称幼科为哑科，不能尽罄所苦以告师，师又安能悉乎问切之义，所以但知其身热，不知其头疼身痛也；但知不思乳食、心胸膨胀，疑其内伤乳食，安知其疫邪传胃也？但见呕吐、恶心、口渴、下利，以小儿吐泻为常事，又安知其协热下利也？凡此，何暇致思为时疫，二也。小儿神气娇怯，筋骨柔脆，一染时疫，延挨失治，即便二目上吊、不时惊搐、肢体发痉、十指钩曲、甚则角弓反张，必延幼科，正合渠平日学习见闻之证，是多误认为慢惊风，遂投抱龙丸、安神丸，竭尽惊风之剂，转治转剧。因见不啼不语，又将神门、眉心乱灸，艾火虽微，内攻甚急，两阳相拂，如火加油，红炉添炭，死者不可胜记，深为痛悯。今凡遇疫毒流行，大人可染，小儿岂独不可染耶？但所受之邪则一，因其气血筋骨柔脆，故所现之证为异耳，务宜求邪以治，故用药与大人仿佛。凡五六岁以上者，药当减半。二三岁往来者，四分之一可也。又肠胃柔脆，少有差误，为祸更速，临证尤宜加慎。

小儿太极丸

天竺黄（五钱）　胆星（五钱）　大黄（三钱）　麝香（三分）　冰片（三分）　僵蚕（三钱）

上为细末，端午日午时修合，糯米饭杵为丸，如芡实大，朱砂为衣。凡遇疫证，姜汤化下一丸，神效。（《温疫论·下卷·小儿时疫》）

【解析】小儿时疫易于失治误治，而见双眼凝视、不时惊搐、肢体发痉、十指钩曲、甚则角弓反张等痰热扰心之证，故特设此方。方中胆南星清热化痰，息风定惊；天竺黄清热豁痰，宁心定惊；僵蚕息风止痉，化痰散结；大黄泻热通肠，凉血解毒，使痰热浊邪自大便而去；冰片开窍醒神，清热止痛；麝香芳香开窍，可去浊、通闭、醒神；朱砂镇心安神，祛邪避秽。诸药合用，共奏清热镇惊，涤痰开窍之功。

三甲散

【原文】凡人向有他病尪羸，或久疟，或内伤瘀血，或吐血、便血、咳血，男子遗精、白浊、精气枯涸，女人崩漏、带下、血枯经闭之类，以致肌肉消烁，邪火独存，故脉近于数也。此际稍感疫气，医家病家，见其谷食暴绝，更加胸膈痞闷，身疼发热，彻夜不寐，指为原病加重。误以绝谷为脾虚，以身痛为血虚，以不寐为神虚，遂投参、术、归、地、茯神、枣仁之类，愈进愈危。知者稍以疫法治之，发热减半，不时得睡，谷食稍进，但数脉不去，肢体时疼，胸胁锥痛，过期不愈。医以杂药频试，补之则邪火愈炽，泻之则损脾坏胃，滋之则胶邪愈固，散之则经络益虚，疏之则精气愈耗，守之则日削近死。盖但知其伏邪已溃，表里分传，里证虽除，不知正气衰微，不能托出表邪，留而不去，因与血脉合而为一，结为痼疾也。肢体时疼者，邪与荣气搏也；脉数身热不去者，邪火并郁也；胁下锥痛者，火邪结于膜膈也；过期不愈者，凡疫邪交卸，近在一七，远在二七、甚至三七。过此不愈者，因非其治，不为坏证，即为痼疾也。夫痼疾者，所谓客邪胶固于血脉，主客交浑，最难得解，且愈久益固，治法当乘其大肉未消、真元未败，急用三甲散，多有得生者。更附加减法，随其平素而调之。

三甲散

鳖甲　龟甲（并用酥炙黄为末，各一钱，如无酥，各以醋炙代之）　穿山甲（土炒黄为末，五分）　蝉蜕（洗净炙干，五分）　僵蚕（白硬者切断，生用，五分）　牡蛎（煅为末，五分，咽燥者斟酌用）　䗪虫（三个，干者劈碎，鲜者捣烂，和酒少许，取汁入汤药同服，其渣入诸药同煎）　白芍药（酒炒，七分）　当归（五分）　甘草（三分）

水二钟，煎八分，沥渣温服。若素有老疟或瘅疟者，加牛膝一钱、何首乌一钱，胃弱欲作泻者，宜九蒸九晒；若素有郁痰者，加贝母一钱；有老痰者，加瓜蒌霜五分，善呕者勿用；若咽干作痒者，加花粉、知母各五分；若素燥嗽者，加杏仁捣烂一钱五分；若素有内伤瘀血者，倍䗪虫，如无䗪虫，以干漆炒烟尽为度，研末五分，及桃仁捣烂一钱代之，服后病减半勿服，当尽调理法。（《温疫论·下卷·主客交》）

【解析】"客邪胶固于血脉""主客交浑"，乃正虚邪恋。单用补、泻、滋、散、疏、守等法，或损正，或助邪，故应祛邪扶正两兼乃全。方以鳖甲、龟甲味厚质重，填补下焦耗损之真阴；白芍、甘草，酸甘化阴；当归，补血和血，"宣血中气分之用"；上药合用以培元固本。僵蚕、蝉蜕皆"温病之圣药"，疏泻久伏之温热邪气；牡蛎"除留热在关节营卫，虚热去来不定"，与清轻宣透之蝉蜕合用，可入络搜邪，引之外透，使胶固之客邪与血脉分离；久病入络，穿山甲、䗪虫走窜好动，以通逐经络之瘀血。全方培元、清邪、逐瘀以，使正得扶助滋固，邪被蠲透扬弃，达滋透并行、攻补兼施之妙用。

【医案】

1.发热

患者，男，36岁，务农。1972年6月初诊。病人于1968年春即罹寒战高热，三日一发之疾；或以三日疟给药，或疑败血症住院，或拟结缔组织性疾病论治，最后终因诊断不明，医治无效。病人发育中等，营养一般，痛苦无欲面容。寒战之后旋即高热，随微汗而热退身凉，三日后前症又发。间歇期间饮食、二便正常，但因病久且重，杂投方药，形体日渐衰弱，精神大为颓唐。口苦咽干，舌暗红欠润，苔薄黄，脉弦细数。此乃邪伏厥少两经，热久阴伤，久病入络，与气血混为一家，交结不解。必借介虫之药入阴搜络，佐宣透之品达邪于外，冀其内外分解，邪热可退。方拟三甲散化裁：鳖甲15g，龟板15g，炮甲6g，蚕砂12g，青蒿10g，生白芍12g，蝉蜕6g，僵蚕10g，土鳖虫4g，甘草6g。三剂。二诊：药后前症有减，届时只潮热微寒一次，时短症轻，原方继服七剂，诸症痊愈。［胡翘武."主客交病"与三甲散的古方新用.江西中医药，1986，（1）：36-38.］

按语：患者寒战、高热交替，病久且重，杂投方药，正气受损。口苦咽干、舌暗、脉弦为邪伏厥阴少阴两经，热盛日久伤阴，久病入络所致。必借虫介类药入阴

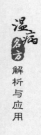

搜络，佐宣透之品达邪于外。方中鳖甲、龟板滋阴潜阳，入阴搜络以祛伏邪；蚕砂化湿除秽；青蒿和解少阳；白芍酸收养阴，柔肝止痛；蝉蜕、僵蚕祛风清热；炮甲、土鳖虫破血消积；甘草调和诸药。诸药协力，内外分解，祛邪扶正而获效。

2. 痹证

患者，男，33岁，1971年9月初诊。病人全身关节尤以指趾关节疼痛为甚已达八年之久，虽经中西诸法诊治，疗效不显。连日来指趾关节及腕、肘处红肿热痛，指间关节梭形畸形，屈伸不利，两足步履甚艰，微有寒热，口干溲黄，舌红瘦少苔，脉细弦涩。此乃营阴亏损，络脉瘀阻，痰浊闭结，久必伤筋损骨。非大剂滋阴养血，柔肝益肾不足以固正，无虫介入络搜剔，逐瘀蠲痹不足以祛邪。处方：鳖甲20g，龟板20g，穿山甲10g，土鳖虫6g，牡蛎20g，僵蚕12g，当归15g，炒白芍15g，生地30g，忍冬藤30g，淮牛膝20g，地龙10g，甘草6g。十剂。二诊：关节疼痛缓解，红肿消减，原方既效，毋庸更张。予上方十剂为末，炼蜜为丸如梧桐子大，每服10g，日两次。服后诸症均已，仍拟丸药又服半年，至今未见复发。［胡翘武．"主客交病"与三甲散的古方新用．江西中医药，1986，（1）：36-38.］

按语：关节红肿热痛为热邪不解，病邪深入所致，舌红瘦少苔，脉细弦涩为营阴亏损，络脉瘀阻所致。痰浊闭结，久必伤筋损骨，故治以滋阴养血，柔肝益肾，兼以虫介类入络搜剔，逐瘀蠲痹为大法。方中鳖甲、龟板、牡蛎滋阴潜阳、搜风通络；穿山甲、当归、土鳖虫破血消积散结；僵蚕祛风散结；生地、白芍养阴血，防止耗伤津液；忍冬藤清热通络，擅于治疗关节红肿疼痛；淮牛膝引药下行；地龙活血通络；甘草调和诸药。十剂后关节疼痛缓解，后用丸药善后。

【现代应用研究】

1. 免疫性肝纤维化

王宝家等观察加减三甲散对免疫性肝纤维化大鼠肝脏微血管密度和VEGF-α表达的影响，将24只小鼠随机分为正常组、模型组、加减三甲散组、阳性对照组，结果显示加减三甲散组及阳性对照组MVD、HA、LN、VEGF-α mRNA及蛋白表达显著下降（$P<0.05$，$P<0.01$）；加减三甲散方可降低肝纤维化大鼠血清HA、LN含量，降低肝组织VEGF-α mRNA及蛋白表达水平，减少肝脏MVD，可能是其促进肝纤维化逆转与恢复的部分分子机制。［王宝家，康玉华，徐由立，等．加减三甲散对免疫性肝纤维化大鼠肝脏微血管密度和VEGF-α表达的影响．中华中医药杂志，2016，31（05）：1705-1709.］

2. 大脑中动脉阻断

卞慧敏等观察三甲散对模型的保护作用，复制大脑中动脉阻断模型，采用脑片染色法、评分法观察该药对模型大鼠大脑梗死面积、梗死率和行为学评分的影响。显示三甲散能够降低模型大鼠大脑梗死面积、梗死率和行为学评分，抑制血小板聚集，提高血浆SOD活性，与模型组比较有显著性差异（$P<005$）。［卞慧敏，王灿辉，刘涛，等．三甲散对大脑中动脉阻断模型的保护作用．中国实验方剂学杂志，2002（02）：41-43.］

3. 中风后遗症

刘海平等将56例中风后遗症患者随机分为治疗组和对照组，各28例。对照组予药物、康复、针灸等常规治疗，治疗组在常规治疗的基础上加用三甲散加减治疗。结果显示，治疗组总有效率为89.29%，对照组总有效率为64.29%，差异有统计学意义（$P<0.05$）。[刘海平，梁桂林.三甲散加减治疗中风后遗症28例疗效观察.湖南中医杂志，2014，30（06）：24-25.]

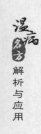

《伤寒瘟疫条辨》

升降散

【原文】温病亦杂气中之一也，表里三焦大热，其证不可名状者，此方主之。如头痛眩晕，胸膈胀闷，心腹疼痛，呕哕吐食者；如内烧作渴，上吐下泻，身不发热者；如憎寒壮热，一身骨节酸痛，饮水无度者；如四肢厥冷，身凉如冰，而气喷如火，烦躁不宁者；如身热如火，烦渴引饮，头面猝肿，其大如斗者；如咽喉肿痛，痰涎壅盛，滴水不能下咽者；如遍身红肿发块如瘤者；如斑疹杂出，有似丹毒风疮者；如胸高胁起胀痛，呕如血汁者；如血从口鼻出，或目出，或牙缝出，毛孔出者；如血从大便出，甚如烂瓜肉，屋漏水者；如小便涩淋如血，滴点作疼不可忍者；如小便不通，大便火泻无度，腹痛肠鸣如雷者；如便清泻白，足重难移者；如肉瞤筋惕者；如舌卷囊缩者；如舌出寸许，绞扰不住，音声不出者；如谵语狂乱，不省人事，如醉如痴者；如头疼如破，腰痛如折，满面红肿，目不能开者；如热盛神昏，形如醉人，哭笑无常，目不能闭者；如手舞足蹈，见神见鬼，似疯癫狂祟者；如误服发汗之药，变为亡阳之证，而发狂叫跳，或昏不识人者。外证不同，受邪则一。凡未曾服过他药者，无论十日、半月、一月，但服此散，无不辄效。

白僵蚕（酒炒，二钱） 全蝉蜕（去土，一钱） 广姜黄（去皮，三钱） 川大黄（生，四钱）

秤准，上为细末，合研匀。病轻者分四次服，每服重一钱八分二厘五毫，用黄酒一盅，蜂蜜五钱，调匀冷服，中病即止。病重者，分三次服，每服重二钱四分三厘三毫，黄酒盅半，蜜七钱五分，调匀冷服。最重者，分两次服，每服重三钱六分五厘，黄酒二盅，蜜一两，调匀冷服。一时无黄酒，稀熬酒亦可，断不可用蒸酒。胎产亦不忌。炼蜜丸，名太极丸，服法同前，轻重分服，用蜜、酒调匀送下。

按温病总计十五方。轻则清之，神解散、清化汤、芳香饮、大小清凉散、大小复苏饮、增损三黄石膏汤八方；重则泻之，增损大柴胡汤、增损双解散、加味凉膈散、加味六一顺气汤、增损普济消毒饮、解毒承气汤六方；而升降散，其总方也，轻重皆可酌用。察证切脉，斟酌得宜，病之变化，治病之随机应变，又不可执方耳。按处方必有君、臣、佐、使，而又兼引导，此良工之大法也。是方以僵蚕为君，蝉蜕为臣，姜黄为佐，大黄为使，米酒为引，蜂蜜为导，六法俱备，而方乃成。窃尝考诸本草，而知僵蚕味辛苦气薄，喜燥恶湿，得天地清化之气，轻浮而升阳中之阳，故能胜风除湿，清热解郁，从治膀胱相火，引清气上朝于口，散逆浊结滞之痰也。其性属火，兼土与木，老得金水之化，僵而不腐，温病火炎土燥，焚木烁金，得秋分之金气而自衰，故能辟一切怫郁之邪气。夫蚕必三眠三起，眠者病也，合簿皆病，而皆不食也；起者愈也，合簿皆愈，而皆能食也。用此而治合家之温病，所谓因其气相感，而以意使之者也，故为君。夫蝉气寒无毒，味咸且甘，为清虚之品，出粪土之中，处极高之上，自甘风露而已。吸风得清阳之真气，所以能祛风而胜湿；饮露得太阴之精华，所以能涤热而解毒也。蜕者，退也，盖欲使人退去其病，亦如蝉之蜕，然无恙也。亦所谓因其气相感，而以意使之者也，故为臣。姜黄气味辛苦，大寒无毒，蛮人生啖，喜其祛邪伐恶，行气散郁，能入心脾二经建功辟疫，故为佐。大黄味苦，大寒无毒，上下通行。盖亢甚之阳，非此莫抑，苦能泻火，苦能补虚，一举而两得之。人但知建良将之大勋，而不知有良相之硕德也，故为使。米酒性大热，味辛苦而甘，令饮冷酒，欲其行迟，传化以渐，上行头面，下达足膝，外周毛孔，内通脏腑经络，驱逐邪气，无处不到。如物在高颠，必奋飞冲举以取之。物在远方及深奥之处，更必迅奔探索以取之。且喜其和血养气，伐邪辟恶，仍是华佗旧法，亦屠苏之义也，故为引。蜂蜜甘平无毒，其性大凉，主治丹毒斑疹，腹内留热，呕吐便秘，欲其清热润燥，而自散温毒也，故为导。盖蚕食而不饮，有大便无小便，以清化而升阳，蝉饮而不食，有小便无大便，以清虚而散火。君明臣良，治化出焉。姜黄辟邪而靖疫；大黄定乱以致治，佐使同心，功绩建焉。酒引之使上行；蜜润之使下导，引导协力，远近通焉；补泻兼行，无偏胜之弊；寒热并用，得时中之宜。所谓天有覆物之功，人有代覆之能，其洵然哉。是方不知始自何氏，《二分晰义》改分两变服法，名为赔赈散，用治温病，服者皆愈，以为当随赈济而赔之也。予更其名曰升降散。盖取僵蚕、蝉蜕，升阳中之清阳；姜黄、大黄，降阴中之浊阴，一升一降，内外通和，而杂气之流毒顿消矣。又名太极丸，以太极本无极，用治杂气无声无臭之病也。乙亥、丙子、丁丑，吾邑连歉，温气盛行，死者枕籍。予用此散，救大证、怪证、坏证、危证，得愈者十数人，余无算。更将此方传施亲友，贴示集市，全活甚众，可与河间双解散并驾齐驱耳。名曰升降，亦双解之别名也。(《伤寒瘟疫条辨·卷四·医方辨》)

【解析】方中僵蚕为君，蝉蜕为臣，姜黄为佐，大黄为使，米酒为引，蜂蜜为导，六法俱备。僵蚕得天地清化之气，轻浮而升阳，能辟一切怫郁邪气；蝉蜕吸风得清阳之真气，清虚而散火，最善清解在表之邪，二药配伍，疏风清热，升阳中之清阳，可作"君明臣良，治化出焉"之用。姜黄辛散苦泻，驱邪伐恶，行气散郁；大黄苦寒，苦能泻火，寒能胜热，上下同行，凡亢盛之阳，非此莫折，与姜黄相伍，可降阴中之浊阴。米酒为引，可使之上行；蜂蜜为导，可使之润下。全方寒热并用，补泻兼行，使阳升阴降，内外通和，则温病表里三焦之热悉清。

【医案】

1.痹证

患者，男，66岁，以"尿酸升高20余年，双足第一跖趾关节疼痛10余年"就诊。患者20余年前体检发现尿酸升高，10年前出现关节疼痛，未予规范化诊治。2020年8月于中日友好医院就诊，血尿酸633μmol/L，诊断为"痛风"，给予非布司他片、复方倍他米松注射液药物治疗，药后症状缓解。刻下症见：双足第一跖趾关节及踝关节疼痛剧烈伴肿胀，皮温正常，每周发作1次，其他关节无特殊不适，口干，纳眠可，二便调。舌暗紫，苔黄厚腻，脉弦滑。实验室检查：血尿酸582μmol/L。中医诊断：痹证。证型：湿热内蕴、火郁中焦证。治法：调气散火、清热利湿，方以升降散合泻黄散、四妙勇安汤加味。方药组成：炒僵蚕6g、蝉蜕5g、姜黄10g、生大黄6g、广藿香12g、生石膏30g、防风12g、炒栀子9g、金银花25g、玄参10g、当归12g、炙甘草6g、土茯苓30g、怀牛膝12g、盐车前子15g。7剂，水煎，日一剂，早晚分服。西药同前。

二诊：患者诉服药期间痛风未再发作，足跖趾关节疼痛已基本缓解，双踝肿痛较前好转，自觉困乏嗜睡，夜间睡眠8~9小时，日间睡眠5~6小时，无头痛头晕等，舌暗紫、苔黄腻较前明显减轻，脉弦滑。调藿香为15g，加生白术12g、茯苓15g，继用14剂，诸症缓解。2021年1月29日复查：血尿酸444μmol/L。后中药守方加减，2021年4月26日复查：血尿酸308μmol/L。随访1年关节肿痛未诉复发，血尿酸浓度维持正常水平。[郑慧兰，陶庆文，屈祥科，等.基于气机升降理论浅议升降散在痛风治疗中的应用.北京中医药，2022，41（2）：173-176.]

按语：患者初诊时舌暗紫、苔黄厚腻，可见湿热内蕴、气机郁闭显著。其关节剧痛肿胀但皮肤触之不热，为气血痹阻、火郁在内之象。急则治其标，故以升降散疏调气机以开气血运行之道，僵蚕、蝉蜕升清透郁，姜黄、大黄降浊泻热。参以泻黄散清化湿热、泄越伏火，藿香、防风祛风升发，石膏、栀子清伐实热。伍以四妙勇安汤解气血水搏结之火毒，以金银花清热解毒，玄参泻火滋阴，当归活血止痛，甘草调和诸药。辅以土茯苓解毒除湿、通利关节，怀牛膝和盐车前子兼顾下焦肝肾不足、利湿泄浊，同时牛膝又可引诸药下行。全方清、透并举，分消走泄，使湿热邪毒从二便而去，通过调理气机以助升降出入，使脏腑气机通调、浊瘀蠲除不复。湿热一化，内虚自现，因脾虚不健、痰湿上犯、蒙蔽清窍，故二诊患者诉困乏嗜睡，查其舌脉知湿热已去十之八九，气机条达，故加予健脾化湿中药调理而愈。

2.发热

患者，男，43岁。感温六七日，持续高热，曾注射青霉素、链霉素，并投服大剂寒凉药物，如生石膏、黄连、广犀角、紫雪散、安宫牛黄丸之类，连投无效，病反日深。刻下症：高热，遍体无汗，但头微汗出，四肢厥逆，胸腹灼热，神昏谵语，小便短赤，大便三日未行，舌红苔黄糙厚，脉沉数有力。治当透气分、畅气机、调升降，通腑实、宣郁火、醒神志。处方：蝉蜕6g、僵蚕6g、姜黄6g、生大黄粉（冲）3g、薄荷3g、杏仁6g、银花20g、连翘15g、芦根30g、九节菖蒲10g。二剂遍体小汗，热退身凉，脉静神清，告愈。[赵绍琴，刘景源.谈火郁证的治疗及体会.中医杂志，1980，（10）：24-26.]

按语：治热以寒，此为常法。此证温邪初在气分，治宜辛寒清气，达热出表。紫雪散、安宫牛黄丸苦寒凉遏，过用、误用可致气机闭塞，升降无权，邪无外达之机，火郁不发，反被逼入营血。急当宣其气分，发其火郁。以升降散加薄荷、银花、连翘轻清宣透郁热；杏仁、芦根清肃上焦肺气；菖蒲通窍醒神。诸药合用，宣畅气机而使郁火外达，故病速愈。

3. 春温

患儿，女，3岁。因发热1天就诊。患儿昨夜无明显诱因出现发热，今晨发热门诊筛查：甲型H1N1流感阳性。刻下症：发热，体温40.0℃，烦躁，哭闹不安，食欲不振，无恶寒，无汗出，无呕吐，无腹痛，无皮肤红疹，睡眠不实，大便两日未解，小便正常。面红，舌红，苔薄黄，指纹风关色紫。查体：咽红，扁桃体□度肿大，下腹部按之较硬，轻度压痛，无反跳痛。西医诊断：甲型流感。中医诊断：春温。辨证：邪热内郁。治法：宣透郁热，逐秽解毒。拟方升降散。处方：蝉蜕3g，僵蚕6g，酒大黄3g，姜黄6g，黄酒半两，蜂蜜1勺。2剂，以上四味药打粉做散剂，1剂分2次服用，用黄酒半两、蜂蜜1勺，调匀，空腹冷服。忌饱食、荤腥，宜清淡饮食。二诊：第1剂首次服药后身体微汗，腹痛明显，排便臭甚，黏不成形，继而热退，体温恢复正常。次日继服1次，之后连续腹泻臭秽3次，未再发热。以六君子丸巩固治疗。后随访，服药后患儿大便逐渐排解正常，食欲恢复，余无不适。[焦烁颖，朱晓云，黄毅君，等.刘喜明教授运用升降散治疗高热的经验.中医药导报，2021，27（11）：164-167.]

按语：本案为急性传染性甲型H1N1流感，属中医"热疫"范畴。小儿症见高热不恶寒、无汗、面红、舌红、指纹风关色紫，为温热疫疠之邪自口鼻而入，热郁卫表；兼见烦躁、哭闹不安、食欲不振、大便不通，为肠腑不通，热郁在腑。结合舌象、指纹，辨证属邪热内郁证。治此发热重在疏解表里郁滞，郁解则高热自退。故予升降散原方清宣郁热，逐秽解毒。二诊时汗出、便解，郁热上下分解，病去大半。热病之后需顾护脾胃，后以六君子丸收功。

4. 感冒

患者，男，30岁，因发热、咽痛3天就诊。患者平素喜好吸烟，3天前外感后出现发热，最高达39.0℃，咽痛，当地诊所服用"布洛芬"及抗生素后体温下降，复又升高，咽痛加剧。刻下症：发热，咽部刀割样疼痛，偶咳，头昏，口干喜饮，纳可，寐欠佳，小便黄，大便调。查体：体温37.6℃，神志清楚，舌红苔薄黄，脉浮数。口唇红，双侧扁桃体Ⅱ度肿大，咽充血。双肺呼吸音清，未闻及干湿性啰音。辅助检查：血常规+CRP：淋巴细胞百分比19.90%，单核细胞百分比11.30%，单核细胞数0.86×10^9/L，C反应蛋白61.53mg/L。西医诊断：急性上呼吸道感染；中医诊断：感冒（郁热夹风）。治法：透发郁热，疏风清热解毒。方拟银翘升降散合一马煎加味。处方：金银花15g，连翘12g，炒僵蚕10g，蝉蜕10g，姜黄10g，酒大黄8g，一枝黄花15g，马鞭草30g，淡豆豉10g，蔓荆子10g，日1剂，水煎服，分早晚2次温服，共3剂。复诊诉服药第1天晚上发热、头昏撤，3剂后咽痛显减，咳嗽未减，口干喜饮，纳、寐、二便可。查体：体温36.5℃，神志清楚，舌红苔薄黄，脉浮不数。口唇稍红，双扁桃体肿大消退，咽稍充血。故服银翘升降散合桑菊饮原方4剂后病愈。[李连勇，邱健，许赋瑜.邱健主任升降散论治外感热病的临证经验.中国中医药现代远程教育，2022，20（1）：82-84.]

按语：此案患者平素喜好吸烟，内生热邪郁结于里，外感风热毒邪，内外合邪而发病。热毒上犯咽喉，故咽痛；正邪相争，正气奋起抗邪于外，故发热；风热上犯清窍，故头昏；热邪伤津，故口干喜饮。舌红苔薄黄、脉浮数、口唇红、双侧扁桃体Ⅱ度肿大、咽充血均提示风热毒邪郁结于里。郁热宜"火郁而发之"，一诊选用银翘升降散合一马煎，既疏风清热解毒，又透发郁热、升清降浊。二诊发热撤，咽痛减，以咳嗽明显，为余热未清之象，以银翘升降散清透郁热、升清降浊，合桑菊饮疏风清热、宣肺止咳，故获显效。

5.汗证

患者，女，65岁，因"口干多饮4年余，伴多汗1个月"就诊。患者于4年前因出现口干多饮就诊于当地医院，诊断为2型糖尿病，遂予药物治疗。目前口服二甲双胍0.5g，日3次，联合格列美脲2mg，日1次，控制血糖。平日自测血糖，空腹血糖波动在7~8mmol/L，餐后血糖10~12mmol/L。刻下症：近1个月出现泌汗异常，活动、进食后症状加重，静息状态亦出汗，平素心烦急躁，伴口干多饮，神疲乏力，食欲可，眠差易醒，小便正常，大便偏干，1~2日一行。舌质红，苔稍黄腻，舌下脉络迂曲，脉弦滑数。西医诊断：2型糖尿病自主神经病变。中医诊断：消渴汗证，痰瘀互结型。治疗上暂按照既往用药方案控制血糖，配合中药化瘀涤痰，宣散郁热。药用：僵蚕10g，蝉蜕10g，姜黄10g，生大黄6g，柴胡10g，白芍10g，当归15g，茯苓15g，麸炒白术30g，牡丹皮10g，栀子10g，麦冬15g，五味子10g，远志15g，酸枣仁30g，生甘草6g，中药免煎颗粒7剂，每日1剂，分早晚两次开水冲服。二诊：疲乏汗出明显好转，口干渴略缓解，夜寐改善，纳食可，二便调。舌淡红，苔白，脉弦细。自测血糖波动在正常范围内。处方在初诊方基础上去姜黄、大黄、栀子，加入玄参15g，中药免煎颗粒14剂，用法同前。三诊：汗出已基本改善，纳眠可，二便调，脉象平。处方以二诊方为基础去远志，加川芎10g、牛膝15g，中药免煎颗粒14剂，用法同前。嘱患者合理控制饮食、适当锻炼，保持心情愉悦，每日按要求监测血糖，定期复查糖化血红蛋白，随访半年未见复发。[白薇，暴雪丽，张文华，等.高思华应用升降散治疗糖尿病泌汗异常经验.山东中医杂志，2021，40（9）：977-980.]

按语：本案患者年逾六旬，消渴日久，为阴亏燥热，灼津浓血，痰瘀互结。初诊以升降散加清热、活血、化痰、养阴药物，二诊时症减，药已中的，继续随证施方而获愈。

【现代应用研究】

1.急性高脂血症性胰腺炎

冯文涛等通过大柴胡汤合升降散治疗急性高脂血症性胰腺炎。将80例住院患者随机分为对照组和研究组，各40例。对照组在常规治疗基础上予以5000IU的低分子肝素皮下注射，1次/天；研究组在对照组治疗基础上给予大柴胡汤合升降散加减治疗。显示两组患者急性生理与慢性健康评分（APACHE Ⅱ评分）、疾病严重度多层螺旋CT评分（Balthazar CT评分）以及总胆固醇（TC）、三酰甘油（TG）、低密度脂蛋白胆固醇（LDL-C）、细胞介素-6（IL-6）、超敏C反应蛋白（hs-CRP）、肿瘤坏死因子-α（TNF-α）、血清淀粉酶（AMS）水平均显著降低（P均<0.05），HDL-C水平均显著升高（P均<0.05），且研究组患者上述指标改善情况均显著优于对照组（P

均<0.05）。研究组患者腹痛腹胀消失时间、胃肠道功能改善时间、体温正常时间、出院时间均明显短于对照组（P均<0.05）。治疗7天后，研究组总有效率为92.5%（37/40），对照组为72.5%（29/40），两组比较差异有统计学意义（P<0.05）。两组均无不良反应发生。表明大柴胡汤合升降散可有效减轻急性高脂血症性胰腺炎患者病情，更有助于调节血脂水平，减轻免疫炎症反应，加速患者康复。[冯文涛、杨忠海、张大鹏，等.大柴胡汤合升降散治疗急性高脂血症性胰腺炎疗效及对血脂水平、炎性因子及AMS的影响.现代中西医结合杂志，2022，31（12）：1658-1661.]

2. 早期糖尿病肾病

季志荣通过升降散联合穴位注射治疗早期糖尿病肾病，将98例住院患者随机分为对照组和观察组，对照组49例采用常规西药进行治疗，观察组49例采用升降散联合穴位注射进行治疗。显示治疗后观察组的中医证候积分，24h尿蛋白定量等尿蛋白指标，SCr、RBP等生化指标数据均优于对照组，组间有差异（P<0.05）。观察组患者治疗总有效率（77.55%），与对照组相比较（93.87%）组间有差异（P<0.05）。证明在早期糖尿病患者治疗过程中，采用升降散联合穴位注射进行治疗，可有效保护患者的肾功能，同时可对患者的血糖起到较好的控制效果。[季志荣.升降散联合穴位注射对早期糖尿病肾病的临床疗效评价.西藏医药，2022，43（3）：147-149.]

3. 儿童急性化脓性扁桃体炎

姚百会等通过升降散合小承气汤加减治疗儿童急性化脓性扁桃体炎（肺胃蕴热证），将80例住院患者随机分为对照组和试验组，各40例，均予以对症处理，对照组予以阿莫西林克拉维酸钾静滴治疗，试验组在对照组的基础上予升降散合小承气汤加减。显示试验组总有效率为97.50%，明显高于对照组的87.50%（P<0.05）；试验组治疗后发热、扁桃体肿大、扁桃体化脓、咽痛、大便干症状评分明显低于对照组（P<0.05）；试验组退热时间、咽痛及脓性分泌物消失时间均明显短于对照组（P<0.05）；试验组外周血WBC、GRA%、CRP水平较对照组下降更明显（P<0.05）；试验组血清IL-6、IL-8、TNF-α较对照组下降更显著（P<0.05）；且试验组不良反应发生率明显低于对照组（P<0.05）。可见升降散合小承气汤加减治疗儿童急性化脓性扁桃体炎（肺胃蕴热证）疗效显著。[姚百会、冉志玲、王君霞.升降散合小承气汤加减治疗儿童急性化脓性扁桃体炎（肺胃蕴热证）的疗效观察.中国中医急症，2022，31（5）：868-871.]

4. 糖尿病性胃轻瘫

孙维峰等通过升降散治疗糖尿病性胃轻瘫，将41例糖尿病性胃轻瘫随机分为治疗组31例、对照组10例。治疗组在用足量降糖药物的同时加用中药升降散治疗，对照组单用降糖药物治疗。结果显示治疗组对上腹部饱胀、餐后不适、早饱、恶心呕吐、嗳气等消化不良症状总有效率为80.2%，对照组仅21.3%，两组有显著性差异（P<0.01）。治疗后治疗组3h和5h钡条总排出率为83.33%和96.66%，对照组为58%和78%，两组有显著性差异（P<0.05）。升降散对改善糖尿病性胃轻瘫患者的消化不良症状、促进胃排空有明显的效果。[孙维峰、孙桂华、李丽娜，等.升降散治疗糖尿病性胃轻瘫31例.安徽中医学院学报，2000，19（4）：10-11.]

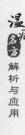

5.支气管哮喘急性发作期

李万涛用升降散加减治疗支气管哮喘急性发作期,将72例支气管哮喘急性发作期患者随机分为对照组与观察组,每组36例。对照组常规治疗,观察组予升降散加减治疗。显示治疗后观察组患者的咳嗽积分、喘息积分、紫绀积分、鼻煽积分、痰壅积分、夜间睡眠积分、哮鸣音积分均明显较治疗前改善,且改善幅度大于对照组,差异有统计学意义(*P*<0.05)。升降散加减治疗支气管哮喘急性发作期的临床疗效显著。[李万涛.升降散加减治疗支气管哮喘急性发作期临床效果观察.内蒙古中医药,2017,36(16):36.]

增损大柴胡汤

【原文】温病热郁腠理,以辛凉解散,不至还里而成可攻之证,此方主之。乃内外双解之剂也。

柴胡(四钱) 薄荷(二钱) 陈皮(一钱) 黄芩(二钱) 黄连(一钱) 黄柏(一钱) 栀子(一钱) 白芍(一钱) 枳实(一钱) 大黄(二钱) 广姜黄(七分) 白僵蚕(酒炒,三钱) 全蝉蜕(十个) 呕加生姜(二钱)

水煎去渣,入冷黄酒一两,蜜五钱,和匀冷服。(《伤寒瘟疫条辨·卷四·医方辨》)

【解析】本方为大柴胡汤合黄连解毒汤、升降散加减而成,具清热通腑、解毒行气之效,主治温病热郁腠理,里热炽盛,或成可攻之证。方中柴胡、黄芩清少阳郁热,大黄、枳实泻热消痞,上四药共奏少阳、阳明双解之效。黄芩、黄连、黄柏、栀子乃黄连解毒汤,苦寒直折三焦火毒;薄荷质轻辛香,凉散宣透郁热自外解。僵蚕、蝉蜕皆温病之圣药,俱得天地清化之气,宣阳中之清阳、清散风热;姜黄、大黄推陈荡涤,降阴中之浊阴;四药合用,一升一降,可使气机通和,郁热清除。白芍敛阴和营,缓急止痛;陈皮理气化痰,助气机升降。诸味合用,共成内外双解、和解通腑之效。

【医案】

发热

患儿,男,9岁。因高烧不退3天入院,西医给予抗炎、抗病毒治疗,4天后发热仍早轻夜重,遂中医就诊。刻下症:发热,神疲嗜睡,小便赤,大便秘结,口干、口苦,舌苔黄厚,脉数。体温38.6℃,脉搏107次/分,呼吸24次/分,血压105/60mmHg,血常规:WBC 4.6×10⁹/L,LY% 36.4%,GR% 62.8%,MO% 0.8%。嘱其停用西药。中医辨证为发热,属邪患少阳,阳明腑实证。治以和解少阳,内泻热结。方用大柴胡汤合升降散:柴胡10g,黄芩8g,半夏8g,白芍12g,枳实10g,甘草10g,蝉蜕6g,白僵蚕9g,广姜黄3g,生大黄10g,蜂蜜为引(每次服药时加入蜂蜜15毫升)。水煎服,每日1剂,日服3次。次日查房,病人便通热退,上方去大黄续服1剂,痊愈出院。[王茅.升降散的临床运用.河南中医,2003,23(6):59-60.]

按语：患者发热早轻夜重，反复发热呈现规律性变化，为邪在少阳之征。少阳枢机不利，胆汁上逆，故口苦；邪热耗气伤阴，故神疲嗜睡，口干，小便赤；热邪与内里积滞搏结，故大便秘结。舌苔黄厚，脉数，可见内热炽盛。治疗应和解少阳，内泻热结。方以大柴胡汤、升降散合用，使热结得下，气机畅通，胃气因和，故诸症速除。

【现代应用研究】

单纯型流行性感冒

刘玉英等总结治疗单纯型流行性感冒（邪郁肌腠）可用增损大柴胡汤开腠理，通脏气，解外邪，清里热。[刘玉英，王檀，刘素娴.单纯型流行性感冒的中医证治.长春中医学院学报，1994，10（1）：12-13.]

增损双解散

【原文】温病主方。温毒流注，无所不至。上干则头痛目眩耳聋，下流则腰痛足肿，注于皮肤则斑疹疮疡，壅于肠胃则毒利脓血，伤于阳明则腮脸肿痛，结于太阴则腹满呕吐，结于少阴则喉痹咽痛，结于厥阴则舌卷囊缩。此方解散阴阳内外之毒，无所不至矣。

白僵蚕（酒炒，三钱）　全蝉蜕（十二枚）　广姜黄（七分）　防风（一钱）　薄荷叶（一钱）
荆芥穗（一钱）　当归（一钱）　白芍（一钱）　黄连（一钱）　连翘（去心，一钱）　栀子（一钱）　黄芩（二钱）
桔梗（二钱）　石膏（六钱）　滑石（三钱）　甘草（一钱）　大黄（酒浸，二钱）　芒硝（二钱）

水煎去渣，冲芒硝，入蜜三匙，黄酒半酒杯，和匀冷服。

按：温病本末身凉不渴，小便不赤，脉不洪数者，未之有也。河间以伤寒为杂病，温病为大病，特立双解散以两解温病表里之热毒，以发明温病与伤寒异治之秘奥，其见高出千古，深得长沙不传之秘。且长沙以两感为不治之证，伤寒病两感者亦少，一部《伤寒论》仅见麻黄附子细辛汤一证。惟温病居多，以温病成从三阴发出三阳，乃邪热亢极之证，即是两感，惜长沙温病方论散佚不传，幸存刺五十九穴一法。惟河间双解散，解郁散结，清热导滞，可以救之，必要以双解为第一方，信然。予加减数味，以治温病，较原方尤觉大验。戊寅四月，商邑贡生刘兆平，年八旬，患温病，表里大热，气喷如火，舌黄口燥，谵语发狂，脉洪长滑数，予用原方治之，大汗不止，举家惊惶，急易大复苏饮一服汗止，但本证未退，改制增损双解散方，两剂而病瘥。因悟麻黄春夏不可轻用，因悟古方今病不可过执也。所以许学士有云：读仲景之书，学仲景之法，不可执仲景之方，乃为得仲景之心也。旨哉斯言。河间双解，三黄俱用麻黄，仍是牵引叔和旧说。盖温病热郁，自里达表，亦宜解散，但以辛凉为妙。（《伤寒瘟疫条辨·卷四·医方辨》）

【解析】刘河间从郁热立论，创双解散方，杨栗山从伏气温病立论，改双解散为增损双解散，主治温毒流注伤于阳明、太阴、厥阴、少阴等诸症，解散温病表里三焦之热毒。方中白僵蚕、蝉蜕皆为温病之圣药，二者俱得天地清化之气，相伍可疏风清热，化涤疫气；荆芥穗、防风、薄荷叶寒温配伍，去性存用，发汗解表以散邪；黄连、黄芩、栀子苦寒，清泻三焦火毒；连翘清苦气浮，为泻心火之要剂，心为火

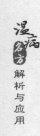

主，心清则诸脏之火皆清；桔梗、石膏清泄肺胃。滑石清热利尿，芒硝、大黄泻热通腑，三药合用，可使里热从二便分消。姜黄辛散苦泄温通，活血行气，《本草经疏》谓其："总其辛苦之力，破血，除风热，消痈肿，其能事也。"热邪未有不耗阴也，故以当归、白芍补养阴血；甘草清热和中，防苦寒药物败胃。诸药合用，清补相配，走守相宜，再加苦辛性温之黄酒引药入经，行经络、温血脉，共奏发表攻里、清热解毒之功。

【医案】

1.阴疮

患者，男，39岁。因患生殖器疱疹3年，反复发作就诊。患者曾在当地医院用阿昔洛韦、胸腺肽、干扰素等治疗，迁延不愈，平均2个月发作1次，十分痛苦。刻下自觉左侧臀部不适，阴囊潮湿且在左侧有一簇红色小水疱，伴疼痛，累及小便，舌红苔薄黄腻，脉细弦。予增损双解散加减。处方：白僵蚕10g，蝉蜕6g，片姜黄6g，生大黄3g，防风3g，薄荷3g，荆芥3g，白芍3g，黄连3g，连翘10g，黄芩10g，栀子10g，黄柏10g，苍术10g，牛膝10g，滑石（包煎）15g，穿山甲15g，徐长卿15g。10剂，水煎服，日1剂。二诊：服药2剂疼痛止，渗液减半。服10剂后症状消失。上方去滑石，加生薏苡仁50g，配3剂打粉装胶囊服用，每日3次，每次3g，半年后随访未复发。[汤志仁，周文卫.增损双解散加减治疗生殖器疱疹.江苏中医药，2003，24（7）：41.]

按语：湿热流毒浸注肝经，氤氲缠绵，故患者生殖器疱疹反复发作，治疗应以清利肝经湿热，解毒止痛为法。予以增损双解散合三妙丸加减，以清热、利湿、解毒，行气、通腑，使气机升降出入有序，则内外杂气流毒顿消。

2.咳嗽

患者，女，28岁，2012年6月25日初诊。主诉：咳嗽频作2天。既往史：患者2天前（端午节）因去外地游玩受凉加之熬夜，出现咳嗽频作。刻下：咳嗽频作，夜间尤甚，不能入睡，无痰，恶风寒，自觉鼻子有"喷火"感觉；无发热、口干、咽痛；患者平素便秘、二三日一行、质干，小便黄赤；舌红，苔黄腻，脉浮数。中医诊断：咳嗽，外感风寒，郁热内蕴。治则：疏解表寒，清热通腑，表里双清。以增损双解散加减：连翘6g，蝉蜕3g，僵蚕5g，姜黄5g，荆芥穗5g，桔梗8g，胆南星8g，板蓝根6g，麻黄4g，苦杏仁6g，甘草5g，石膏10g，金银花8g。水煎服，每日1剂，分3次服用。3剂后，患者病愈。[何庆勇.古方治疗外感病三则.中国中医药信息杂志，2013，20（4）：84.]

按语：本案患者外寒内热，故以增损双解散为主，配合麻杏石甘汤，疏解表寒、宣肺降逆、清热通腑，使表里上下调达，故病愈。

3.感冒

患者，女，39岁，发热、恶风寒、肢节疼痛一周，经发汗等治疗各症可减，稍后复如病初。逐渐出现壮热不退、微恶风寒，头痛，目眩，咽喉疼痛，口渴，四肢腰脊疼痛，尿黄赤，便干，遂来救治。刻下症：面红目赤，舌红，苔薄黄，脉浮数有力。诊为单纯型流行性感冒（邪在卫表）。治以解表清理，方用增损双解散：白僵蚕（酒炒）10g，蝉蜕10g，姜黄5g，防风15g，薄荷5g，芥穗5g，当归5g，白芍10g，黄连5g，黄芩10g，连翘10g，栀子5g，桔梗7.5g，生石膏30g，滑石15g，甘草5g，大黄（酒炒）5g，芒硝5g。水煎去渣冲入芒硝，兑入蜜3汤匙、黄酒半小杯，和匀冷服。日2剂，分4次服，4剂尽后而愈。［刘玉英，王檀，刘素娴.单纯型流行性感冒的中医证治.长春中医学院学报，1994，10（1）：12-13.］

按语：本例由外感风寒引起，药不得法，以致表里同病，应取表里双解之法，方用增损双解散外解寒邪，内清郁热，畅通气机，方证对应，因而获效。

【现代应用研究】

1.发热

宋素花在中医传统理论的指导下，结合现代医学理论知识和手段，用肺炎双球菌制造家兔温病气分证发热模型，将增损双解散组作为实验组，并设立双解散组作为对照组，观察实验前后动物的体温、血清超氧化物歧化酶（SOD），血清丙二醛（MDA）及白细胞计数检查的变化，以及组织器官的病变程度。发现增损双解散具有良好的降温作用，能提高动物的SOD水平，降低MDA水平，明显减轻动物组织器官的病变程度。数据表明增损双解散在多数观察指标上疗效优于双解散。即增损双解散是防治温热病气分发热的重要方剂，在治疗温热病阳热火毒内郁、气机升降失常，表里阻隔时，总以调畅气机为其要义。［宋素花.增损双解散防治温病气分证发热的实验研究.山东：山东中医药大学，2003.］

2.过敏性紫癜

梁映寰报道李其禄医师用增损双解散加减治疗过敏性紫癜18例，结果显示：痊愈者12例，显效4例，有效2例。［梁映寰.紫癜治验摘介.新中医，1985，17（12）：21-23.］

加味凉膈散

【原文】温病主方。余治温病，双解、凉膈愈者不计其数，若病大头、瓜瓤等温，危在旦夕，数年来以二方救活者，屈指以算百十余人，真神方也，其共珍之。

白僵蚕（酒炒，三钱）　蝉蜕（全，十二枚）　广姜黄（七分）　黄连（二钱）　黄芩（二钱）　栀子（二钱）　连翘（去心）　薄荷　大黄　芒硝（各三钱）　甘草（一钱）　竹叶（三十片）

水煎去渣，冲芒硝，入蜜、酒冷服。若欲下之，量加硝、黄，胸中热加麦冬，心下痞加枳实，呕渴加石膏，小便赤数加滑石，满加枳实、厚朴。

连翘、荷、竹味薄而升浮，泻火于上；芩、连、栀、姜味苦而无气，泻火于中；大黄、芒硝味厚而咸寒，泻火于下；僵蚕、蝉蜕以清化之品，涤疵疠之气，以解温毒；用甘草者，取其性缓而和中也；加蜜、酒者，取其引上而导下也。（《伤寒瘟疫条辨·卷四·医方辨》）

【解析】本方以凉膈散加味而成，主治温病上、中二焦郁火极盛之证。方中连翘清热解毒，透散上焦之热；薄荷清头目，利咽喉；竹叶清上焦之热；三药轻清疏散，解热于上。黄芩清上焦之火，散胸膈郁热；黄连清心火，心火宁则诸经之火自

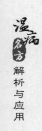
降；栀子通泻三焦，引火下行；此四药合用，清热泻火解毒之效增。大黄、芒硝泻火通便，涤荡中焦燥热内结。白僵蚕、蝉蜕、姜黄、大黄共成升降散配伍，宣畅气机，助郁热外透；借酒力之宣散，可达快速除热之功。甘草、白蜜既能缓和硝、黄峻泻之力，又能生津润燥，调和诸药。诸药同用，共奏升清降浊、表里双解之效。

【医案】

1. 口疮

患者，女，56岁。因"复发性口腔溃疡3年，加剧1月"就诊。患者40日前肺部感染治愈，口腔溃疡加剧，曾用多种抗生素医治近1月罔效。刻诊：唇颊内、舌边及舌下有不规则圆形、大小不等溃疡10余处，中心凹陷，覆黄色伪膜，触之出血，周边黏膜红肿，口舌灼痛，有碍洗漱进食。午后微热，胸膈烦闷，渴喜冷饮，口臭异常，小便赤涩，大便秘结，舌红晦，苔黄垢，中部干燥，脉弦数。中医辨证：口疮，气血两燔证。治宜通腑泻热，凉血解毒。方用加味凉膈散去玄明粉，用半量，加水牛角20g，细辛3g。2剂，水煎服，日1剂。二诊：诸症减，大便连泻2次，觉肛门灼热。上方去生地、水牛角，大黄、栀子用量再减半且炒用，3剂。三诊：二便通调，口疮面积明显缩小，口痛口臭消失。二诊方去细辛、大黄，甘草用量增至10g，加黄芩、半夏10g，干姜炭5g，续服15剂而愈。随访，未见复发。[彭慕斌，徐想德，陈育英.彭景星运用加味凉膈散的经验.湖北中医杂志，1999，21（5）：198-200.]

按语： 本案为心脾积热素盛，病后余邪怫郁，化为火毒，扰及血分，发为口疮，故以加味凉膈散合犀角地黄汤加减以气血两清，通腑泄结，给邪以出路。然患者热毒并不深重，恐药过寒凉，阻滞气机，伤脾败胃，故用半量以投轻剂，去玄明粉，加水牛角清热凉血，再佐细辛以辛温走窜，发散郁火。二诊泄泻，乃药过寒凉，故去生地、水牛角，大黄、栀子用量再减半且炒用，以缓和药性。三诊便通，转以寒温并用，以开结和胃之甘草泻心汤善后调养。

2. 聤耳

患者，女，19岁，慢性中耳炎急性发作三天，体温39.5℃，汗出不畅，耳痛目赤，头痛甚，恶心烦躁，便闭，曾服土霉素未效，脉滑，舌质红，苔黄腻。时值初春，风温挟湿，表里壅闭。拟凉膈泻热，升清降浊，表里双解，用加味凉膈散。大黄9g，僵蚕9g，蝉蜕4.5g，姜黄6g，蒲公英15g，芒硝（烊化）6g，薄荷4.5g，黄芩9g，栀子6g，生甘草4.5g，连翘9g，黄连6g，竹叶6g。一剂。药后便解，汗畅，耳痛大减，体温渐降，继服三剂，体温恢复正常，后调理而愈。[薛伯寿.杨栗山温病十五方的临床应用.江苏中医杂志，1981，（4）：21-23.]

按语： 湿热熏蒸，肉腐化脓，故见高烧不退；湿性黏滞，故汗出不畅；湿热上蒙清窍，阻滞气机，经气不利，故见耳痛目赤，头痛甚，恶心，烦躁，便闭。脉滑，舌质红，苔黄腻提示本案证属风温夹湿，表里壅闭。宜用加味凉膈散清上泻下，宣透气机。方中黄芩、黄连分别清泻上、中二焦火毒，同时清热燥湿；蒲公英清热解毒，清利湿热；栀子清泻三焦火热；薄荷、连翘、竹叶轻清疏散，透热于外；大黄、芒硝泻火通便，引湿热下行；白僵蚕、蝉蜕、姜黄、大黄升清降浊，调畅气机，又可助郁热外透。诸药共用，使气畅、热清、毒解、湿去，而起病疾。

【现代应用研究】

1. 流行性腮腺炎

邓朝阳用加味凉膈散（蝉蜕、僵蚕、姜黄、大黄、黄连、黄芩、连翘、淡竹叶、栀子）治疗流行性腮腺炎41例，剂量随年龄而定。发现痊愈（治疗3天以内体温恢复正常，腮腺肿胀消失）31例，显效（治疗3天以内体温恢复正常，腮腺肿胀基本消失）8例，有效（治疗7天以内体温恢复正常，腮腺肿胀有所减轻）1例，无效（治疗7天以后发热及腮腺肿胀无减轻）1例，愈显率95.12%。[邓朝阳，陈霞.加味凉膈散治疗流行性腮腺炎41例.中国中医急症，2003，（2）：156.]

2. 温病气分发热

张云松选用解毒通腑法的代表方加味凉膈散治疗气分发热，将73例患者随机分为观察组38例和对照组35例，观察组以加味凉膈散煎剂[僵蚕10g，蝉蜕6g，姜黄6g，黄连6g，黄芩6g，栀子6g，连翘10g，薄荷6g，竹叶6g，甘草6g，大黄（后入）3~10g，芒硝（冲服）3~10g]为主方，对照组采用青霉素480~640万单位静滴，并口服麦迪霉素0.1~0.3g。结果显示观察组疗效优于对照组。[张云松，张鸿彩.解毒通腑法治疗温病气分发热的研究.山东中医药大学学报.1998，22（2）：118-121.]

增损三黄石膏汤

【原文】温病主方。表里三焦大热，五心烦热，两目如火，鼻干面赤，舌黄唇焦，身如涂朱，燥渴引饮，神昏谵语，服之皆愈。

石膏（八钱）　白僵蚕（酒炒，三钱）　蝉蜕（十个）　薄荷（二钱）　豆豉（三钱）　黄连　黄柏（盐水微炒）　黄芩　栀子　知母（各二钱）

水煎去渣，入米酒、蜜冷服。腹胀疼或燥结，加大黄。

寒能制热，故用白虎汤；苦能下热，故用解毒汤。佐以荷、豉、蚕、蝉之辛散升浮者，以温病热毒至深，表里俱实，扬之则越，降之则郁，郁则邪火犹存，兼之以发扬，则炎炎之势皆烬矣。此内外分消其势，犹兵之分击者也。热郁腠理，先见表证为尤宜。（《伤寒瘟疫条辨·卷四·医方辨》）

【解析】本方主治温病表里俱热之证。方中僵蚕、蝉蜕得天地清化之气，其性升散，可散结行经，升阳解毒；淡豆豉、薄荷叶发汗散热，搜风解表；石膏寒散清肃，可清肺胃之火；淡豆豉、薄荷、僵蚕、蝉蜕发太阳之表并解阳明之里；黄芩、黄连、黄柏、栀子清泻上、中、下三焦之火热毒邪；知母入肾，为生水之药，水盛则火熄，以其清热泻火、滋阴润燥之用防诸药苦燥伤阴。诸药合用，表里双解，内外分消，邪祛正安。

【医案】

狂证

患者，男，29岁。患者平素少言，性格内向，3月前与同事发生纠葛，加之忧思劳心，常彻夜不寐，渐发言多语繁，神情不安，举止失常，后致狂言乱语，衣着

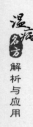

不整，蓬头垢面，喜怒无常。某院诊为"精神分裂症，妄想型"，予氯普噻吨、氯丙嗪后，安定，数日又发，继予五氟利多片3天，仍不能安静。已10余日不眠，大便七八天未解，小便黄赤，烦渴引饮，时值冬月而单衣呼热，俟机去河边洗澡，动则打人。查舌质红绛，苔黄燥而厚。证为郁火内发，痰火扰心，治宜宣泻郁火，涤痰开窍，佐以凉血，方用增损三黄石膏汤重剂。处方：白僵蚕15g，蝉蜕12g，片姜黄3g，大黄50g，生石膏30g，芒硝（烊化）20g，薄荷18g，盐黄柏15g，黄连10g，黄芩15g，生栀子10g，生地30g，桃仁20g，胆南星12g。水煎2次，共取500毫升，分2次服，每6小时1服，每日2剂。次日腹泻，日解六七次，先硬后溏，稀中夹滞。狂言稍止。至第4天晚上熟睡10小时后，检查能配合，言虽多而能制止。舌苔较前薄，脉弦数有力。仍予上方，改为日1剂。先后共服16剂，稍有心烦，余已如常。后予升降散、牛黄清心丸、逍遥丸调治2月痊愈。随访至今未复发。[李鸿琦，成荣生.杨栗山与《寒温条辨》.陕西中医，1992，8（6）：15-17.]

按语：本案为郁火内发，痰火扰心所致癫狂。治疗以泻热解毒，豁痰开窍为其要法。以杨氏增损三黄石膏汤加大剂大黄通腑泻热，使痰热浊邪自大便而出，以浊走浊道；又加桃仁、胆南星活血化痰；"心主血属营"，重用生地，清热凉血，滋阴降火，取"壮水之主以制阳光"之意。服后便解狂轻，药已中的，后予升降散、牛黄清心丸、逍遥丸调治2月痊愈。

【现代应用研究】

非典型病原体肺炎

薛伯寿治疗非典型病原体肺炎经验：若瘟疫热毒至深，表里俱实，扬之则越，降之则郁，郁则邪火犹存，兼之以发扬，则炎炎之势皆烬矣。扬之则越，兼之以发扬，即宜辛凉宣透，里之毒火则宜苦寒直折，表里同治，内外分消其势，病之轻者，加减凉膈散；病之重者，增损三黄石膏汤之类。非典三黄石膏汤：黄连8g，黄芩15g，麻黄8g，生石膏30g，杏仁10g，淡豆豉12g，连翘12g，蝉蜕4g，僵蚕10g，姜黄6g，栀子10g，淡竹叶6g，葱白三寸。[薛伯寿谈非典辨证论治思路.中国中医药报，2003-05-01.]

神解散

【原文】温病初觉，憎寒体重，壮热头痛，四肢无力，遍身酸痛，口苦咽干，胸腹满闷者，此方主之。

白僵蚕（酒炒，一钱）　蝉蜕（五个）　神曲（三钱）　金银花（二钱）　生地（二钱）　木通　车前子（炒研）　黄芩（酒炒）　黄连　黄柏（盐水炒）　桔梗（各一钱）

水煎去渣，入冷黄酒半小杯，蜜三匙，和匀冷服。

此方之妙，不可殚述。温病初觉，但服此药，俱有奇验。外无表药而汗液流通，里无攻药而热毒自解，有斑疹者即现，而内邪悉除，此其所以为神解也。（《伤寒瘟疫条辨·卷四·医方辨》）

【解析】本方主治温病初起表里俱热之证。方中白僵蚕、蝉蜕疏风泻热，配伍桔梗升提肺气，可使表开热散，郁火从解。金银花性寒质轻，轻可去实，寒可清热；黄芩清透上焦之热，酒炒之后，更增宣透之效。阳明多气多血，恐受内结之火热所伤，故用黄连，主入中焦，清热解毒；黄柏直走下焦，盐炒后可使泻火时无伤津之弊，二药合用，可使郁火由内下解。木通通行三焦，车前子甘寒利尿，生地凉血养阴，三药合用，使里热随小便而去且无伤阴之弊。热郁伤及脾胃运化之功，故加神曲助胃以运药力。蜂蜜凉润为导，黄酒温通为使。诸药相伍，使表腠开，里热清，气机畅，三焦通，郁火除。

【医案】

1. 发热

患儿，男，8岁。发热近2周，用西药抗生素及解热剂效果不佳。各项理化检查均为阴性。西医未明确诊断。刻下症：体温39.0℃，面色苍白，食少，微恶寒，时而汗出，口干饮水不多，大便干，小便清，舌质红苔薄黄，脉弦数。此风温夹湿邪伏于上中焦，治宜通达表里，以助气化。方用神解散加减。处方：僵蚕6g，蝉蜕6g，黄柏6g，粉葛12g，生地9g，知母6g，木通6g，泽泻6g，茯苓12g，石斛6g，枳壳6g，芦根9g，甘草4.5g。连服2剂，热退身和，用上方出入再进2剂而安。[李平.牛少宾温病治验浅谈.云南中医中药杂志，1999，20（1）：44-46.]

按语：用抗生素及解热剂治疗发热，仅适用于纯热无湿之气分热证，必见口渴多饮，大汗出，不恶寒反恶热等症状。本案患者虽高热，刻下却微恶寒，时而汗出，口干饮水不多，其属风温夹湿邪伏于上中焦所致。舌质红苔薄黄，脉弦数，一派温热之象。热邪最易耗伤津液，故出现大便干。治宜通达表里，以助气化，方用神解散加减，透、散、清、下合用，邪去正安，故病速愈。

2. 急乳蛾

患儿，男，11岁，初春发病。高热1天，体温39.5℃，憎寒体重，头痛咽痛，四肢乏力，出气秽浊，二目白睛布赤红血丝，排尿黄赤而量少，舌质红而苔黄，双侧扁桃体肿大，脉滑实而微现浮象。西医诊断：急性扁桃体炎。中医诊断：春温证、急乳蛾。处方神解散加减：白僵蚕3g，蝉蜕3g，神曲10g，金银花6g，生地6g，木通3g，车前子3g，黄芩（酒炒）3g，黄连3g，黄柏（盐炒）3g，桔梗3g，牡丹皮3g，玄参6g。5剂。二诊：1剂后热势渐退，2剂后体温正常，余剂服完病已痊愈。[赵学勤.神解散治疗温病内热外感型高热100例.北京中医，2000，（5）：27.]

按语：本案患者为先受外邪，引动在里伏热，热毒炽盛，聚于咽喉而成。治疗应表里同治，方用神解散加减，辛凉以解新邪，苦寒以清里热，表里合和，热解病退。

【现代应用研究】

小儿急性上呼吸道感染

杨帆等用银翘散合神解散加减治疗小儿急性上呼吸道感染110例，以体温恢复正常为有效，服药后36小时内，发热不减退者为无效。服药后体温恢复正常时间，6小时以内者为24例，占21.8%；12小时以内者为28例，占25.5%；1天以内者为34

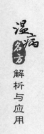

例，占31%；2天以内者为13例，占11.8%；3天以内者为4例，占3.6%；4天以内者为2例，占1.8%；无效者为5例，占4.5%。有效率为95.5%，24小时内退热者为78.3%。[杨帆，陈仁庆.银翘散合神解散加减治疗小儿急性上呼吸道感染110例临床观察.中国药物经济学，2012，（2）：217-218.]

大清凉散

【原文】温病表里三焦大热，胸满胁痛，耳聋目赤，口鼻出血，唇干舌燥，口苦自汗，咽喉肿痛，谵语狂乱者，此方主之。

白僵蚕（酒炒，三钱）　蝉蜕（全，十二个）　全蝎（去毒，三个）　当归　生地（酒洗）　金银花　泽兰（各二钱）　泽泻　木通　车前子（炒研）　黄连（姜汁炒）　黄芩　栀子（炒黑）　五味子　麦冬（去心）　龙胆草（酒炒）　丹皮　知母（各一钱）　甘草（生，五分）

水煎去渣，入蜂蜜三匙，冷米酒半小杯，童便半小杯，和匀冷服。

此方通泻三焦之热，其用童便者，恐不得病者小便也。《素问》曰"轮回酒"，《纲目》曰"还元汤"，非自己小便，何以谓之轮回？何以谓之还元乎？夫以己之热病，用己之小便，入口下咽，直达病所，引火从小水而降甚速也。此古人从治之大法，惜愚夫愚妇未曾晓也，甚且嘲而笑之，眼见呕血人，接自己小便饮一二碗立止，非其明效大验乎？（《伤寒瘟疫条辨·卷四·医方辨》）

【解析】本方主治温病表里三焦大热，方中黄连、黄芩、栀子、知母、龙胆草苦寒直折，泻火解毒；僵蚕、蝉蜕均为"温病之圣药"，合金银花疏风泻热；合全蝎息风定惊，防热极生风，可谓"先安未受邪之地"。丹皮、冷米酒、童便入血分，清利血络之热毒。童便于《素问》中被称为"轮回酒"，《本草纲目》中名为"还元汤"，《重庆堂随笔》记载"童子小便，最是滋阴降火妙品，故为血证要药"。本方以童便代替病者小便，意取童便清热利水、凉血化瘀之效，与泽泻、木通、车前子合用，增强利水之功，使火热邪气从小便而利。热灼阴津，生地、当归、五味子、麦冬、蜂蜜增液生津，可防利尿伤阴。诸药合用，以奏清热、利尿、凉血、生津之效。《血证论》评论本方："诸药清热利水，使瘟毒伏热从小便去；妙在三虫引药及酒达于外，使外邪俱豁然而解，是彻内彻外之方。"

小清凉散

【原文】温病壮热烦躁，头沉面赤，咽喉不利，或唇口颊腮肿者，此方主之。

白僵蚕（炒，三钱）　蝉蜕（十个）　银花　泽兰　当归　生地（各二钱）　石膏（五钱）　黄连　黄芩　栀子（酒炒）　牡丹皮　紫草（各一钱）

水煎去渣，入蜜、酒、童便冷服。

黄连清心火，亦清脾火。黄芩清肺火，亦清肝火。石膏清胃火，亦清肺火。栀子清三焦之火。紫草通窍和血，解毒消胀。银花清热解毒。泽兰行气消毒。当归和血。生地、丹皮凉血以养阴而退阳也。僵蚕、蝉蜕为清化之品，散肿消郁，清音定喘，使清升浊降，则热解而证自平矣。（《伤寒瘟疫条辨·卷四·医方辨》）

【解析】小清凉散主治温病气分热盛，上扰清窍之证。方中石膏善清气分邪热；黄连清心火；黄芩清肺、肝之火；栀子清三焦之火；金银花清热解毒；紫草活血凉血，泽兰、牡丹皮凉血活血；热邪未有不耗阴伤血者，以生地、当归润养阴血；僵蚕、蝉蜕合用，取升降散之意，散郁热、调气机，使清升浊降。酒为水谷之精，其气慓悍，可引热发散于外；童便清热利尿、凉血化瘀，可导邪热从小便而解；蜂蜜清热解毒、补中润燥，可防清热药物苦寒伤中。诸药合用，清散之功立显。

本方与大清凉散同名"清凉散"，皆治邪热内炽，清窍不利之证，但大清凉散主治热邪深入营血，与本方相比，其热势更甚，病位更深，故其所用药物清热之力更强，并着重凉血止血，清热开窍。而小清凉散所治之证以气分热盛为主，邪热尚未深入血分，故其用药清热之力较为和缓，以大清气热为主，兼以凉血。

【现代应用研究】

1.慢性肝病合并外感发热

张建文用小清凉散加减治疗慢性肝病合并外感发热，显示两组有效病例完全退热时间比较，小清凉散观察组退热疗效优于中西成药对照组（感冒清热颗粒12g，双黄连口服液20mL，维生素C片0.2g，葡醛内酯片0.1g）。小清凉散组治疗前后血清生化指标比较，结果显示：ALT（丙氨酸转移酶）、AST（谷草转氨酶）、Y-GT（谷氨酰基转移酶）、TBA（硫代巴比妥酸）含量均降低（$P<0.05$）。两组治疗前后血清生化指标比较，结果显示：小清凉散组ALT、AST、Y-GT、TBA含量均低于对照组（$P<0.05$）。在慢性肝病合并外感发热的治疗过程中使用小清凉散优于传统疗法。[张建文.小清凉散加减治疗慢性肝病合并外感发热患者60例.中国中医药信息杂志，2004，11（8）：730-731.]

2.小儿高热

高鸿用小清凉散化裁治疗小儿高热疗效确切。将52例高热患儿随机分为治疗组37例、对照组15例，治疗组在解除主要症状、退热及总疗效方面均优于对照组（$P<0.05$）。[高鸿.小清凉散治疗小儿高热37例疗效观察.中国中医急症，2002，11（6）：438.]

六一顺气汤

【原文】少阴、厥阴病，口燥咽干，怕热消渴，谵语神昏，大便燥实，胸腹满硬，或热结旁流，绕脐疼痛，厥逆脉沉伏者，此方主之。

大黄（酒浸，四钱）　芒硝（二钱五分）　厚朴（钱半）　枳实（一钱）　柴胡（三钱）　黄芩　白芍　甘草（生，各一钱）

水煎去渣，入铁锈水三匙，冷服。（《伤寒瘟疫条辨·卷四·医方辨》）

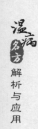

【解析】伤寒瘟疫不解，邪热内传，里热炽盛，消灼津液，肠中燥屎垢浊积滞难出，故大便秘结，胸腹满硬，甚或热结旁流，绕脐疼痛，厥逆脉沉伏；热盛伤津，阴精受损，故口燥咽干，怕热消渴；邪热内扰，神乱不清，故谵语神昏。治宜急下实热燥结，调畅气机。方中大黄推陈致新，走而不守，可峻下热结，荡涤肠胃；芒硝咸寒，咸能软坚，与大黄相须配伍，峻下热结之力甚强；六腑以通为用，厚朴、枳实理气行滞，通畅腑气以助硝、黄荡涤积热；柴胡、黄芩清泻里热；白芍合甘草酸甘化阴、敛阴和营。铁，五行属金，其性重坠，可引逆上之相火下行，亦可定心安神，故入铁锈水三匙，借金之余气以镇肝胆之木，既可助气下行，推陈涤荡，又平肝安神。诸味合之，共显"釜底抽薪，急下存阴"之道。

加味六一顺气汤

【原文】温病主方，治同前证。

白僵蚕（酒炒，三钱）　蝉蜕（十个）　大黄（酒浸，四钱）　芒硝（二钱五分）　柴胡（三钱）　黄连　黄芩　白芍　甘草（生，各一钱）　厚朴（一钱五分）　枳实（一钱）

水煎去渣，冲芒硝，入蜜、酒，和匀冷服。（《伤寒瘟疫条辨·卷四·医方辨》）

【解析】本方在六一顺气汤基础上加入黄连、僵蚕、蝉蜕，可见其清热和行气之功更甚。方中大承气汤攻下热结，急下存阴；柴胡、黄芩、黄连清泻热邪；热盛阴伤，用白芍、蜂蜜益阴，配甘草生津和中。温病最恐热结于内，故以升降散之僵蚕、蝉蜕通降气机、解毒散结，可增大黄、芒硝攻下之力，又助柴胡、黄连、黄芩泻热之功。酒性辛散，可助药力。诸药配伍，下积滞、清邪热、调气机，而诸症自除。

【现代应用研究】

小儿疱疹性口腔炎

高红伟用大柴胡汤合升降散加减治疗疱疹性口腔炎疗效较好。将患儿随机分为治疗组48例、对照组30例，观察患儿退热时间、疱疹消散及溃疡愈合时间，发现治疗组退热时间为（2.0±1.5）天，对照组为（3.0±1.2）天；疱疹消散及溃疡愈合时间，治疗组为（5.0±1.3）天，对照组为（7.0±1.1）天；两组比较，差异均有统计学意义（$P<0.05$）。治疗组有效率为93.75%，对照组有效率为80.00%，差异有统计学意义（$P<0.05$）。[高红伟，冯斌.大柴胡汤合升降散加减治疗小儿疱疹性口腔炎临床研究.中医学报，2012，27（7）：900–901.]

小复苏饮

【原文】温病大热，或误服发汗解肌药，以致谵语发狂，昏迷不省，燥热便秘，或饱食而复者，并此方主之。

白僵蚕（三钱）　蝉蜕（十个）　神曲（三钱）　生地（三钱）　木通　车前子（炒，各二钱）　黄

芩　黄柏　栀子（炒黑）　黄连　知母　桔梗　牡丹皮（各一钱）

水煎去渣，入蜜三匙，黄酒半小杯，小便半小杯，和匀冷服。（《伤寒瘟疫条辨·卷四·医方辨》）

【解析】温病治宜清凉者，误用辛温发散，以温治温，助纣为虐，使里热炽盛，扰心则昏狂，下灼则燥结，惟以清泻热邪为治病之关键。方中蝉蜕、僵蚕、桔梗疏散上焦热邪；黄芩、黄连、黄柏、栀子苦寒直折，清上彻下，通降三焦郁热；知母苦寒质润，清热滋阴；丹皮凉血活血。杨氏认为："温病充心，心经透出邪火，横行嫁祸，乘其瑕隙亏损之处，现出无穷怪状，令人无处下手，用药之要，只在泻心经之火为主，而余邪自退。"故以生地、木通、车前子三药取导赤之意，养阴、清热、利尿，导热从小便而出而又无伤阴之弊。因食复之病，以神曲健运中焦、化食运药，以绝热源。诸药合用，清热养阴，泻火利尿，诸症则除。

【医案】

痹证

患者，男，49岁。因右足拇趾肿痛1月余，加重3天就诊。患者1个月前，食海鲜并饮酒后于夜间突发右足拇趾肿痛，在市某医院查血尿酸566μmol/L，考虑为痛风性关节炎，给予"痛风骨康喷剂"及秋水仙碱治疗，症状有所改善。3天前无明显诱因右趾肿痛加重，遂来就诊。刻下症：右足拇趾红肿热痛，局部触痛，不敢踩地行走，纳差，舌红，苔黄腻，脉弦滑。查血尿酸534μmol/L。中医辨证：痹证，湿热痹阻。处方：黄芩6g，黄连6g，黄柏12g，栀子6g，大黄6g，忍冬藤30g，车前子（包煎）15g，姜黄15g，僵蚕15g，蝉蜕（后下）15g，元胡6g，砂仁6g，甘草3g。5剂，1剂/日，水煎分2次服。服药期间禁食含嘌呤类的食物。5天后复诊：肿痛减轻，可行走。效不更方，继服15剂，症状均消失。复查血尿酸364μmol/L。随诊2年未复发。[张希洲.黄连解毒汤合升降散治疗痛风性关节炎21例.时珍国医国药，2006，17（10）：2045.]

按语：本案病机为湿热痹阻，气机壅遏，脉络不畅。治以清热祛湿，泻火解毒，行气止痛为法。本案处方以黄连解毒汤合升降散加减，其用药有小复苏饮方之意，以本方清热祛湿解毒，又加忍冬藤、大黄、元胡凉血活血止痛，以甘草、砂仁代神曲健中焦运药力，并嘱谨慎饮食以绝病源。治疗、调护同施，故起重病。

人参固本汤

【原文】治温病虚极热极，循衣撮空，不下必死者。下后神思稍苏，续得肢体振寒，怔忡惊悸，如人将捕之状，四肢厥逆，眩晕郁冒，项背强直，此大虚之兆，将危之候也，此方救之。

人参（二钱）　熟地（三钱）　生地（二钱）　当归（二钱）　杭芍（一钱五分）　天冬（去心）　麦冬（去心）　五味　陈皮　知母　甘草（炙，各一钱）

水煎温、冷服之。服后虚回，止后服。盖温病乃火邪燥证，人参固为补元气之

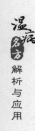

神丹，但恐偏于益阳，恣意投之有助火固邪之弊，不可不知也。

按：温病乃天地杂气之一也，有邪不除，淹缠日久，必至虚羸。庸工妄之，不问虚实久暂可否，辄用人参，殊不知无邪不病，邪去而正气自通，何虑虚之不复也。今妄投补剂，邪气益固，正气益郁，转郁转热，转热转瘦，转瘦转补，转补转郁，循环不已，乃至骨立而毙，犹言服参几许，补之不及奈何。余于乾隆甲戌、乙亥、丙子三年中，眼见亲友患温病服参受害者，不可枚举。病家止误一人，医家终身不悟，不知杀人无算，特书之以为滥用人参之戒，非禁之使不用也。果如前证虚危之极，非人参乌能回元气于无何有之乡哉。（《伤寒瘟疫条辨·卷五》）

【解析】本方主治温病淹缠日久，余邪暗耗精血之证。方以天冬、麦冬、生地、熟地、知母养阴清热；当归、白芍、炙甘草酸甘合化，补养阴血；阴阳互根，阴虚至极必致阳损，故以人参益气温阳；五味子皮甘肉酸，性平而敛，可收耗散之金，滋不足之水，防气阴再泄；陈皮辛温通达，理气畅中，防滋补药物滞脾阻中之弊。诸药合用，滋阴益气，扶正以祛邪，有补而不滞之妙。

【现代应用研究】

阴虚气弱咳嗽

钟祖群等用人参固本汤中人参叶替代人参治疗阴虚气弱咳嗽，使用对照方法将样本分为三组：治疗组在人参固本汤中用人参叶替代人参，对照组为原人参固本汤，空白组为人参固本汤去人参且不加人参叶，每组30例。结果显示，治疗组与对照组在治愈率和总有效率方面均无显著性差异（$P>0.05$），治疗组与空白组对照比较有显著性差异（$P<0.01$）。研究证明，人参叶同人参在治疗肺肾阴虚气弱咳嗽上功效无显著性差异，在人参固本汤可替代人参。[钟祖群，龚可，陈蓉，等.人参固本汤中人参叶替代人参治疗阴虚气弱咳嗽的临床疗效分析.现代临床医学，2008，34（3）：181-182.]

柴胡养荣汤

【原文】治温病阴枯血燥，邪热不退。

柴胡（三钱）　黄芩（二钱）　陈皮（一钱）　甘草（一钱）　当归（二钱）　白芍（一钱五分）　生地（三钱）　知母（二钱）　花粉（二钱）　蝉蜕（全，十个）　白僵蚕（酒炒，三钱）　大枣（二枚）

水煎温服。去当归、白芍、生地名柴胡清燥汤。数下后余热未尽，邪与卫搏，故热不能顿除，宜此汤和解之。（《伤寒瘟疫条辨·卷五》）

【解析】本方主治温病后期，余热未清，阴枯血燥。治宜解肌清热，养营润燥，清透余邪。方中柴胡、黄芩、知母清解余热；当归补血和血，生地滋阴补血，白芍养血和营，花粉清热养阴，四药合用，滋阴调营；白僵蚕、蝉蜕甘咸气寒，为清虚之品，疏风泻热，解散郁火；陈皮、大枣、甘草理气和中，并防滋补药物壅滞中焦。诸药合用，清余热，充津液，畅气机，有补而不滞、邪正兼顾之能。

解毒承气汤

【原文】温病三焦大热，痞满燥实，谵语狂乱不识人，热结旁流，循衣摸床，舌卷囊缩，及瓜瓤、疙瘩瘟，上为痈脓，下血如豚肝等证，厥逆脉沉伏者，此方主之。加栝蒌一个，半夏二钱，名陷胸承气汤，治胸满兼有上证者。

白僵蚕（酒炒，三钱） 蝉蜕（全，十个） 黄连（一钱） 黄芩（一钱） 黄柏（一钱） 栀子（一钱） 枳实（麸炒，二钱五分） 厚朴（姜汁炒，五钱） 大黄（酒洗，五钱） 芒硝（三钱，另入）

甚至痞满燥实坚结非常，大黄加至两余，芒硝加至五、七钱，始敢者，又当知之。

按：此乃温病要药也。然非厥逆脉伏，大热大实，及热结旁流，舌卷囊缩，循衣摸床等证，见之真而守之定，不可轻投。予用此方，救坏证、危证、大证而愈者甚众。虚极加人参二钱五分，如无参用熟地黄一两、归身七钱、山药五钱，煎汤入前药煎服，亦屡有奇验。《内经》曰：热淫于内，治以咸寒，佐之以苦，此方是也。加人参取阳生阴长，所谓无阳则阴无以生。加熟地等取血旺气亦不陷，所谓无阴则阳无以化，其理一也。（《伤寒瘟疫条辨·卷五》）

【解析】本方由大承气汤、升降散、黄连解毒汤合方化裁而成，主治温病三焦大热之证。其治当峻下热结，泻火解毒为法。大承气汤之大黄泻热通便，荡涤胃肠，又可活血祛瘀；芒硝咸寒软坚，润燥通便；二药合用，可增峻下热结之力。阳明腑实，气机阻滞，故以枳实、厚朴行气除满，又可助硝、黄推荡。黄芩味苦气寒，善清上焦之火；黄连味苦大寒，专泻诸火，又可清泻中焦；黄柏味苦微辛，大寒，性沉，善降三焦之火；栀子通泻三焦，导热下行，使邪热从小便而去；四药合用，苦寒直折，则火去热解。僵蚕清化而升阳，蝉蜕清虚而散火，火热势张，气机升降紊乱，故以二药解郁清热，并借其天地清化之气以散结行经，升阳解毒。诸药合用，可为泻火解毒、通腑泻热之良方。

【医案】

1.带下病

患者，女，35岁。病起发热（39.5℃）无寒，次日右下腹痛甚拒按，可触及条索状物；带下量多，黄白相兼，秽臭异常，口干引饮，面赤气粗，舌苔黄腻，脉洪数。血常规：白细胞15×10^9/L，中性粒细胞百分比89%，淋巴细胞百分比11%。经妇产科会诊，确诊急性盆腔炎。中医诊断：带下病，证属湿热蕴结，化火内炽，热壅血瘀，急当清热攻下，以解毒承气汤去白僵蚕、蝉蜕、玄明粉，加红藤、败酱草、金银花、紫花地丁、益母草。药服1剂，便下增多，体温恢复正常，下腹疼痛有减，但腹块仍存。前方继服3剂，腹块消匿，疼痛若失，带下如常，告临床治愈。[范中明.攻下法在妇科的应用.浙江中医学院学报，1994，18（1）：15-16.]

按语：患者带下量多，黄白相兼，秽臭异常，为湿热缠绵所致；肝经湿热，气血壅滞，故见腹痛；舌苔黄腻，脉洪数为湿热流注之象。治以清热化湿、解毒散结为法，以解毒承气汤加减。方中黄芩、黄连、黄柏、栀子同用，清彻三焦火热；金银花尤主化毒，专治痈疽；益母草生新血、行瘀血，消痈疡，散热毒；败酱草善破

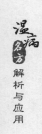

瘀血，排痈脓；紫花地丁清热解毒，消散痈肿；红藤可解毒消痈，活血散瘀；上药合用，增清热消痈之效。枳实、厚朴、大黄攻逐峻下，速攻其毒，使湿热瘀毒自大便而解。诸药合用，热去痈散，获效甚捷。

【现代应用研究】

慢性盆腔炎合并急性弥漫性腹膜炎

钱红霞等通过西医常规治疗联合解毒承气汤灌肠治疗慢性盆腔炎合并急性弥漫性腹膜炎，将128例患者随机分为对照组和治疗组（观察组）各64例。发现观察组治疗3天后腋温明显低于对照组（$P<0.05$）；观察组肠鸣音恢复时间、排气时间、排便时间和住院时间均明显短于对照组（$P<0.05$）；观察组并发症发生率为6.25%（4/64），对照组为18.75%（12/64），观察组明显低于对照组（$P<0.05$）；观察组治疗后WBC及血清TNF-α、CRP、IL-6水平均明显低于对照组（P均<0.05）；观察组治疗后外周血CD3$^+$、CD4$^+$、CD4$^+$/CD8$^+$均明显高于对照组（P均<0.05），CD8$^+$明显低于对照组（$P<0.05$）。解毒承气汤灌肠治疗可加快慢性盆腔炎合并急性弥漫性腹膜炎患者的术后恢复，抑制炎症反应，改善机体免疫功能。[钱红霞，杜玉坤，李丽，等.解毒承气汤灌肠治疗慢性盆腔炎合并急性弥漫性腹膜炎疗效及对免疫功能的影响.现代中西医结合杂志，2021，30（14）：1536-1539.]

三合汤

【原文】加减生化、小柴胡、小清凉三方而一之。治产后温病，大热神昏，四肢厥逆，谵语或不语等证。若发狂燥结，量加大黄、芒硝。《内经》曰：热淫于内，治以咸寒，佐之以苦。又曰：有病则病当之是也。

当归（八钱，酒洗）　川芎（三钱）　桃仁（不去皮尖，炒研，一钱）　红花（一钱，酒洗）　益母草（去老梗，五钱）　软柴胡（四钱）　黄芩（三钱）　栀子（三钱）　粉丹皮（三钱）　白僵蚕（酒炒，三钱）　蝉蜕（全，十二个）　金银花（三钱）　泽兰叶（三钱）　生甘草（一钱）

水煎去渣，入蜜、酒、童便和匀服。（《伤寒瘟疫条辨·卷五》）

【解析】此方系生化汤、小柴胡汤、小清凉散三方相合而成，主治产后瘟疫。妇人产后，气虚血弱，易感病邪，邪毒炽盛，热入营血，内陷心包，扰乱神明，阻滞清窍则大热、神昏、谵语；热邪阻滞气机，阴阳气不相顺接则四肢厥逆。产后瘟疫，宜补血活血、清热凉营。生化汤之当归、川芎、桃仁补血养营、行血化瘀；红花入血脉，和血行经；泽兰活血利水；上药合用，可治产后多虚多瘀之证。血室及冲任与少阳胆关系密切，生产亡血过多，血室冲任空虚，邪气易乘虚内陷，与血相结，客于血室，故用小柴胡汤之柴、芩以和解少阳枢机，疏达血室之热；为防热闭难解，再以丹皮清血中伏热，栀子清三焦之火，金银花清热解毒，同时以蝉蜕、僵蚕之轻清之品以疏郁达表，散结行经，开邪外出之门户。生甘草补脾胃、解热毒；益母草活血调经，清热解毒。药用蜜、酒、童便和匀服，酒助活血之力，蜜、童便以顾护阴血，使祛邪而不伤正。诸药合用，阴血得复，瘀血得除，气血得通，邪热得退，而诸症自除。

《疫疹一得》

清瘟败毒饮

【原文】治一切火热，表里俱盛，狂躁心烦，口干咽痛，大热干呕，错语不眠，吐血衄血，热盛发斑。不论始终，以此为主。后附加减。

生石膏（大剂六两至八两，中剂二两至四两，小剂八钱至一两二钱）　小生地（大剂六钱至一两，中剂三钱至五钱，小剂二钱至四钱）　乌犀角（大剂六钱至八钱，中剂三钱至四钱，小剂二钱至四钱）　真川连（大剂六钱至四钱，中剂二钱至四钱，小剂一钱至一钱半）　赤芍（大剂三钱，小剂一钱五分）　连翘（大剂三钱，小剂一钱五分）　桔梗（大剂三钱，小剂一钱五分）　生栀子（大剂三钱，小剂一钱半）　黄芩（大剂三钱，小剂一钱半）　知母（大剂三钱，小剂一钱五分）　丹皮（大剂四钱，中剂三钱，小剂一钱五分）　甘草（大剂三钱，中剂一钱五分，小剂八分）　元参（大剂三钱，小剂一钱五分）　竹叶（大剂三钱，小剂一钱五分）

疫证初起，恶寒发热，头痛如劈，烦躁谵妄，身热肢冷，舌刺唇焦，上呕下泄，六脉沉细而数，即用大剂；沉而数者，用中剂；浮大而数者，用小剂。如斑一出，即用大青叶，量加升麻四、五分，引毒外透，此内外化解、浊降清升之法，治一得一，治十得十。以视升提发表而愈剧者，何不俯取刍荛之一得也。

此十二经泄火之药也。斑疹虽出于胃，亦诸经之火有以助之。重用石膏直入胃经，使其敷布于十二经，退其淫热；佐以黄连、犀角、黄芩，泄心、肺火于上焦，丹皮、栀子、赤芍，泄肝经之火；连翘、元参解散浮游之火；生地、知母抑阳扶阴，泄其亢甚之火而救欲绝之水；桔梗、竹叶载药上行；使以甘草和胃也。此皆大寒解毒之剂，故重用石膏，先平甚者，而诸经之火，自无不平矣。

疫疹之症：头痛倾侧，本方加石膏、元参、甘菊花、川柏；静躁不常，本方加石膏、川连、犀角、丹皮、黄芩；骨节烦痛，腰如被杖，本方加石膏、元参、黄柏；遍体炎炎，本方加石膏、生地、川连、黄芩、丹皮；火扰不寐，本方加石膏、犀角、琥珀、川连；周身如冰，本方加石膏、川连、犀角、黄柏、丹皮、栀子；四肢逆冷，本方加石膏；筋抽脉惕，本方加石膏、丹皮、胆草；大渴不已，本方加石膏、花粉；胃热不食，本方加石膏、枳壳；胸膈遏郁，本方加川连、枳壳、桔梗、栝蒌霜；昏闷无声，本方加石膏、川连、犀角、黄芩、羚羊角、桑皮；筋肉瞤动，本方加生地、石膏、黄柏、元参；冷气上升，本方加石膏、生地、丹皮、川连、犀角、胆草；口秽喷人，本方加石膏、川连、犀角；满口如霜，本方加石膏、川连、连翘、犀角、黄柏、生地；咽喉肿痛，本方加石膏、桔梗、元参、牛子、射干、山豆根；嘴唇嫩肿，本方加石膏、川连、连翘、天花粉；脸上燎泡，本方加石膏、生地、银花、板蓝根、紫花地丁、马勃、归尾、丹皮；大头天行，本方加石膏、归尾、板蓝根、马勃、紫花地丁、银花、元参、僵蚕、生大黄脉实者量加。疖腮，本方加石膏、归尾、银花、元参、紫花地丁、丹皮、马勃、连翘、板蓝根；颈颌肿痛，本方加石膏、桔梗、牛子、夏枯草、山豆根、紫花地丁、元参、连翘、银花。耳后肿硬，本方加石膏、连翘、生地、天花粉、紫花地丁、丹皮、银花、元参、板蓝根。哈舌弄舌，本方加石膏、川连、犀角、黄柏、元参；红丝绕目，本方加菊花、红花、蝉蜕、归尾、谷精草；头汗如涌，本方加石膏、元参；咬牙，本方加石膏、生地、丹皮、龙胆草、栀子；鼻血泉涌，本方加石膏、生地、黄连、羚羊角、桑皮生用、元参、棕炭、黄芩；舌上珍珠，本方加石膏、川连、犀角、连翘、净银花、元参、花粉；舌如铁甲，本方加石膏、犀角、川连、知母、天花粉、连翘、元参、黄柏；舌丁，本方加石膏、川连、犀角、连翘、银花；舌长以片脑为末，涂舌上，应手而缩，甚者必须五钱而愈；舌衄，本方加石膏、丹皮、生地、川连、犀角、栀子、败棕炭；齿衄，本方加石膏、黄柏、生地、丹皮、栀子、犀角、黄连、元参、黄芩；谵语，本方加石膏、川连、犀角、丹皮、栀子、黄柏、龙胆草；呃逆，本方加石膏、柿蒂、银杏、竹茹、羚羊角、枇杷叶。不止，用四磨饮一钱，调服本方即止；四磨饮：沉香、槟榔、乌药、枳壳；呕吐，本方加石膏、川连、滑石、甘草、伏龙肝；似痫非痫，本方加石膏、川连、滑石、猪苓、泽泻、木通；热注大肠加同上；大便不通蜜煎导法，本方加生军；大便下血，本方加生地、槐花、棕炭、侧柏叶；小便短缩如油，本方加滑石、泽泻、猪苓、木通、通草、扁蓄；小便溺血，本方加生地、桃仁、滑石、茅根、川牛膝、琥珀、棕炭；发狂，本方加石膏、犀角、川黄连、栀子、丹皮、黄柏；痰中带血，本方加石膏、黄芩、棕炭、生桑皮、羚羊角、生地、栝蒌霜；遗尿，本方加石膏、川黄连、犀角、滑石；喘嗽，本方加桑皮、黄芩、石膏、羚羊角；发黄，本方加石膏、滑石、栀子、茵陈、猪苓、泽泻、木通；循衣摸床，本方加石膏、川连、犀角、丹皮、栀子、龙胆草；狐惑，本方加石膏、犀角、苦参、乌梅、槐子；战汗战后汗出、脉静、身凉，不用服药；尚有余热，即服本方小剂，一药而安；瘟毒发疮，本方加石膏、生地、川连、紫花地丁、金银花。上加升麻；下加川牛膝；胸加枳壳、蒲公英；背加威灵仙；出头皂刺。以上五十二症按症加减。以下痘后二十症，另载各症诸方于本症下。(《疫疹一得·卷下·疫疹诸方》)

【解析】本方主治瘟热疫毒，充斥内外，气血两燔，病情危重，急需气营（血）两清。本方为白虎汤、犀角地黄汤、黄连解毒汤三方加减化裁而成，其中白虎汤、黄连解毒汤清气分热毒，犀角地黄汤清营血分热邪，三方同用，清热解毒，凉血泻火之力较强。"重用石膏直入胃经，使其敷布于十二经，退其淫热"；加竹叶、栀子清心利尿，引热下行，使热自小便而出；玄参配伍知母清热养阴，扶阴抑阳；桔梗合竹叶载药上行；甘草和胃护中。"此皆大寒解毒之剂，故重用石膏，先平甚者，而诸经之火，自无不平矣"。临证又因具体病状灵活加减应用。

【医案】

1. 咽痹

患儿，男，7岁，因"咽痛10天，发热3天"就诊。查血常规+CRP：WBC 15.82×10^9/L，N% 28.7%，N 4.54×10^9/L，L% 64.9%，L 10.26×10^9/L，CRP<0.05mg/L。异常白细胞形态检查：异型淋巴细胞淋 12%。EB病毒抗体检测：EB病毒壳抗原IgM抗体（+）；EB病毒DNA检测（定量）3.59×10^4copies/mL。刻下：发热，咽痛，口渴，咳嗽，痰多难咯，无鼻塞，无涕，纳差，眠不安，大便干，两日一行，小便黄。舌绛，苔黄腻，脉数。左侧颈部淋巴结2~3个花生米大小肿大，表面光滑，无压痛，活动度可，与周围组织无粘连，咽充血，扁桃体Ⅱ度肿大，表面可见灰白色膜状分泌物，心腹（−）。诊断为小儿EB病毒感染（气营两燔证）。治以清热泻火，解毒利咽。方如下：石膏30g，焦栀子9g，生地黄12g，皂角刺9g，黄芩9g，知母9g，赤芍12g，玄参12g，连翘9g，牡丹皮12g，大青叶9g，马勃9g，生大黄3g。二诊：服3剂后，热退，咽痛减，大便通，家长拒绝为患儿再次抽血检查，故石膏改为21g，去大黄，加麦冬9g养阴，继服2剂后，病愈。[苏婕，刁娟娟.清瘟败毒饮加减治疗小儿EB病毒感染一则.亚太传统医药，2019，15（8）：80-81.]

按语：小儿脏腑柔弱，易为外邪所袭，发病容易且传变迅速。EB病毒从口鼻而入，传入气营，化毒化火，呈现一派火盛伤津、热毒上攻的气营两燔象，治应清热泻火，解毒利咽。故重用石膏辛甘大寒，清泻肺胃二经气分实热；知母清热养阴；黄芩苦寒清热，泻火燥湿；栀子苦寒直折，清泻三焦；上药合用，清气凉营、祛湿生津。生地黄、赤芍、牡丹皮、玄参，清热、凉血、散瘀；连翘透营转气，以助清热；大黄导病邪自大便而出；大青叶、马勃解毒利咽；皂角刺消肿化痰托毒。诸药合用，清气凉营，养阴生津，凉血散瘀，解毒利咽而起重疴。

2. 阴疮

患者，男，32岁。患者自述一年前因不洁性交阴茎及龟头反复出现密集小疱、糜烂，伴有渗出，剧烈疼痛，时伴瘙痒，在多家医院就诊，诊断为"生殖器疱疹"。予以抗病毒药物，用药后病情缓解，但平均每2个月发作一次，遂于我院就诊。刻下：龟头小水疱，片状糜烂面，周围红晕。自觉灼热疼痛、瘙痒，心中烦闷，口苦口臭，咽干燥，面色晦暗，食少便溏，小便黄赤，舌苔黄厚腻，脉滑数。辨证：脾虚湿蕴，热毒炽盛。治则：健脾祛湿，清热解毒。处方：四君子汤合清瘟败毒饮加减。处方：南沙参15g，炒白术15g，茯苓20g，泽泻20g，马齿苋15g，薏苡仁20g，黄柏15g，黄连10g，石膏20g，知母15g，生地15g，丹皮15g，连翘15g，地肤子15g，玄参15g，炙甘草8g。6剂，水煎服，日1剂。外用马齿苋水外洗或湿敷，日1~2次。叮嘱饮食应清淡，忌食烟酒、辛辣炙煿、肥甘厚味之品，忌食鱼腥海鲜、牛羊肉等发物以免加重皮损，多吃水果蔬菜，多饮水，适宜运动锻炼提高机体免疫力，保持局部清洁，避免搔抓，治疗期间避免同房。

二诊：无新发疱疹，糜烂减少，疼痛减轻，仍觉心中烦闷，咽干燥，纳差，大便较稀，自觉疲乏。治法同前，上方去泽泻、马齿苋、连翘，加玄参15g，合欢皮15g，郁金10g，麦冬15g，再服7剂，外治及饮食禁忌同前。三诊：皮损变薄，颜

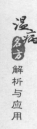

色较淡，有少量结痂，轻微瘙痒，心中较舒，渴欲饮水，纳差，大便不成形，舌淡苔腻，脉弦。辨证为脾气虚弱，阴虚邪恋。治则：健脾益气，养阴生津。处方：四君子汤合生脉饮加减。南沙参20g、炒白术20g、茯苓20g、玄参15g、麦冬15g、五味子15g、薏苡仁20g、黄柏15g、知母15g、生地10g、丹皮15g、地肤子15g、太子参10g、山药10g、炙甘草8g、再服8剂。外用黄连膏涂搽，饮食禁忌同前。四诊：皮损基本消失，诸症明显好转，继服7剂，巩固疗效，定期复诊，2周后，皮损痊愈，未再复发。

〔蒋友琼，高万玲．艾儒棣教授运用四君子汤合清瘟败毒饮治疗生殖器疱疹经验探析．四川中医，2021，39（2）：1-5.〕

按语： 本案生殖器疱疹反复发作，为湿热缠绵，本虚标实之证。治疗应予扶正祛邪、内外合治。方以四君子汤健脾利湿、培补后天；清瘟败毒饮清热凉血解毒，二方加减合用，祛邪不伤正，补中无恋邪之弊，补清同施，标本兼顾。同时以外治法注重局部，用药准确，吸收较快。并嘱患者饮食清淡，注意卫生，如此病体同调，医患结合而收全功。

3. 咳嗽

患者，女，45岁。2015年1月17日就诊，因咳嗽病史四年余，加重两周就诊。患者素有咳嗽病史，时轻时重。刻下症：神倦乏力，头晕头痛，口干苦而不欲饮，咽痛，关节肌肉酸痛。近两周咳嗽加重，恶寒发热37.6~38.5℃，面赤，干咳，夜间尤甚，胸闷时喘，情绪烦躁时咳嗽阵性加剧，偶有少量黏痰，短气，胃脘部连胸部隐隐作痛，上身皮肤可见散在瘀血斑点。纳差，大便稀溏，小便频痛。舌胖大中裂，苔黄厚腻，脉浮数。查白细胞升高，X线提示：右肺中下部有斑片状阴影，近肺门处较浓外边缘减淡，病灶密度低而均匀，边缘模糊。查体：咽喉部充血，布满黄豆状大小不等的水泡，颈部淋巴结肿大，查咽拭子实验报告提示有支原体感染。治以清热解毒，宣肺止咳，健脾养阴，降气平喘。方用清瘟败毒饮合华盖散加减，处方：麻黄6g、杏仁12g、生石膏（先煎）60g、桔梗6g、金银花25g、连翘25g、羚羊角5g、玄参12g、茯苓12g、黄芩6g、黄连3g、栀子6g、竹叶6g、生甘草3g、藿香12g、羌活10g，7剂。二诊：热退咳轻，全身痛减，心情平和，腹泻停，原方去羚羊角，减石膏30g，加知母12g、生地24g、丹皮12g，14剂。药讫，查各项指标正常，临床诸症消失。〔舒畅．清瘟败毒饮合华盖散治疗支原体肺炎45例临床研究．内蒙古中医药，2016，35（14）：30-31.〕

按语： 本案患者年逾四旬，"年过四十，阴气自半"，并有久咳病史，气阴双亏，邪热内伏为病之本。"有一分恶寒即有一分表证"，患者近来恶寒发热，咳嗽加重，并见皮肤斑点，乃为外感引动，内外合邪，成外有表寒，内有血热之复杂病机。治宜清瘟败毒饮合华盖散加减，解表宣肺，凉血解毒；因有便溏，加藿香、羌活化湿止泻，待热退咳轻，加大养阴之力，标本同治而收全效。

4. 急劳

患者，女，61岁。被某医院诊断为急性单核细胞白血病，未系统治疗。刻下症：神清，精神可，面色苍白，乏力，自觉口鼻热，胸中热，自觉咽部发热不利，口苦，心烦，鼻腔少量渗血，二便调，纳欠佳，舌绛红、苔黄厚而干，脉弦数。查体温37.9℃。中医诊断：急劳。辨证为邪盛正虚，以邪热内炽为主。方用清瘟败毒饮加减。处方：水牛角60g，丹皮15g，知母15g，赤芍15g，生地30g，石膏（先煎）100g，黄连9g，黄芩15g，生白术30g，栀子30g，连翘30g，白花蛇舌草50g，葛根30g，陈皮15g，天冬30g，吴茱萸3g，地骨皮15g，白及9g，太子参30g，甘草10g。二诊：热象减轻，体温控制，症状明显好转。前方酌加黄芪、党参等扶正驱邪。1年随访，病情稳定，症状好转。[冯磊.陈安民运用清瘟败毒饮治疗白血病经验.江西中医药，2015，46（11）：22-23.]

按语： 外感热毒侵犯人体，首犯肺卫，因其内传速度迅疾，直入营血骨髓，故常见白血病气营血同病。以清瘟败毒饮加减，方中地骨皮、白及、白花蛇舌草协助犀角地黄汤清热凉血止血；天冬、葛根增玄参、知母养阴生津之力；太子参、白术健脾益气，陈皮理气调中，吴茱萸温中下气，甘草益胃和中，不使大寒之剂损伤脾胃。诸药合用，共奏清热凉血、祛瘀止血、益气养阴之效。愈后调理以扶助正气为主，故二诊酌加黄芪、党参扶正驱邪，正气足则邪无所犯。

【现代应用研究】

1.小儿手足口病

耿伟等通过清瘟败毒饮联合中药熏洗治疗小儿手足口病（湿热蒸盛型），将92例小儿手足口病患者随机分为联合组及对照组，各46例。对照组使用中药熏洗治疗，联合组在对照组基础上加用清瘟败毒饮治疗。发现联合组治疗后总有效率为95.66%，明显高于对照组的82.61%（P<0.05）；联合组治疗后体温恢复时间、口腔溃疡恢复时间、手足皮疹消失时间、住院时间相比对照组明显缩短（P<0.05）；联合组治疗后相比对照组IL-6、CRP、TNF-α水平明显降低，IgA、IgG、IgM水平明显升高（P<0.05）；联合组治疗期间不良反应总发生率为8.70%，与对照组6.51%相比无明显差异（P>0.05）。可见清瘟败毒饮联合中药熏洗治疗湿热蒸盛型小儿手足口病有良好的治疗效果。[耿伟，吴其龙，饶龙香.清瘟败毒饮联合中药熏洗治疗小儿手足口病湿热蒸盛型临床效果及安全性分析.四川中医，2021，39（6）：166-169.]

2.儿童大叶性肺炎

徐沙沙等采用随机、对照方法将符合标准的大叶性肺炎患儿分为治疗组62例和对照组61例。对照组予退热、补液及雾化吸入等对症支持治疗，依据患儿临床特点及实验室指标合理选用抗生素；治疗组在对照组的基础上给予清瘟败毒饮加减口服治疗，观察期为14天。以退热时间、咳嗽消失时间、咳痰消失时间、喘息消失时间、中医证候、血清白介素-6（IL-6）及D-二聚体水平为有效性评价指标，以不良反应为安全性评价指标。发现治疗组总有效率为98.39%，显著优于对照组85.25%（P<0.05）；治疗组热退时间、咳嗽、咳痰消失时间、喘息消失时间、中医证候总积分、降低血清IL-6及D-二聚体方面均优于对照组（P<0.05）。显示清瘟败毒饮加减治疗大叶性肺炎疗效确切，安全性好。[徐沙沙，汤昱，赵二要，等.清瘟败毒饮加减治疗儿童大叶性肺炎临床观察.云南中医中药杂志，2022，43（5）：47-50.]

3. 系统性红斑狼疮

杨帆等选取系统性红斑狼疮患者80例，按随机数字表法分为对照组和治疗组，各40例。对照组给予糖皮质激素联合环磷酰胺治疗，治疗组在对照组基础上给予清瘟败毒饮加减治疗。观察两组患者SLEDAI变化，血清中免疫球蛋白IgA、IgG、IgM，补体C3、C4，MCP-4、IL-6、TNF-α水平变化，临床治疗效果及不良反应。结果：治疗组总有效率95.0%，明显高于对照组77.5%，两组比较差异具有统计学意义（$P<0.05$）。与对照组比较，治疗组治疗后血清中MCP-4、IL-6、TNF-α、免疫球蛋白IgA、IgG、IgM水平均降低，补体C3、C4水平均升高，组间比较差异具有统计学意义（$P<0.05$）。治疗组治疗后SLEDAI评分低于对照组。治疗组不良反应发生率7.5%，明显低于对照组20.0%（$P<0.05$）。研究发现清瘟败毒饮联合糖皮质激素、环磷酰胺治疗系统性红斑狼疮，临床效果及安全性较好。[杨帆，沈俊逸，林彤彤，等.清瘟败毒饮联合糖皮质激素、环磷酰胺治疗系统性红斑狼疮气营热盛证临床研究.陕西中医，2020，41（9）：1197-1199.]

4. 非寻常型银屑病

徐玉儒通过清瘟败毒饮加减联合复方甘草酸苷注射液治疗非寻常型银屑病，按治疗方法不同分为对照组（36例）和试验组（52例）。对照组采用复方甘草酸苷注射液治疗，试验组在对照组基础上加用清瘟败毒饮加减治疗。显示试验组治疗总有效率高于对照组，差异有统计学意义（$P<0.05$）；治疗后，两组IL-8、IL-17、VEGF水平均低于治疗前，且试验组低于对照组，差异均有统计学意义（$P<0.05$）。清瘟败毒饮加减联合复方甘草酸苷注射液治疗非寻常型银屑病患者的效果显著，能降低血清炎症细胞因子水平。[徐玉儒.清瘟败毒饮加减联合复方甘草酸苷注射液治疗非寻常型银屑病患者的效果.医疗装备，2021，34（2）：59-60.]

5. 肺炎合并脓毒症

罗峰等用清瘟败毒饮合大承气汤联合西药治疗肺炎合并脓毒症，将78例肺炎合并脓毒症患者随机分为治疗组和对照组，各39例。对照组采用常规西药治疗，治疗组在对照组治疗基础上加服清瘟败毒饮合大承气汤（生石膏、生地黄、知母、玄参、牡丹皮、黄芩、桔梗、大黄、生甘草、枳实、浙贝母、厚朴、炒杏仁、川贝母、芒硝）治疗。结果显示治疗组痊愈20例，显效11例，有效6例，无效2例，有效率为94.87%；对照组痊愈12例，显效10例，有效8例，无效9例，有效率为76.92%。两组对比，差别有统计学意义（$P<0.05$）。治疗后，治疗组APACHE-Ⅱ评分较对照组降低（$P<0.05$）。表明在肺炎合并脓毒症治疗中，清瘟败毒饮合大承气汤联合西药利于患者病情恢复。[罗峰，杨曼.清瘟败毒饮合大承气汤联合西药治疗肺炎合并脓毒症39例.中医研究，2019，32（7）：16-18.]

6. 红皮病型银屑病

李琴将58例红皮病型银屑病患者随机分为观察组与对照组，对照组使用常规西药治疗，观察组使用清瘟败毒饮加减治疗。研究发现对照组患者的总疗效为75.86%，明显低于观察组96.55%，两组数据之间差异有统计学意义（$P<0.05$）；观察组患者的不良反应发生率为6.90%，明显比对照组的31.03%低，两组数据之间差异有统计学

意义（*P*<0.05）。研究表明采用清瘟败毒饮加减治疗红皮病型银屑病，可有效改善患者的临床症状。［李琴.用清瘟败毒饮加减治疗红皮病型银屑病的效果观察.临床医药文献杂志，2018，5（3）：151-152.］

7.甲型H1N1流感病毒性肺炎

田有忠等通过中药清瘟败毒饮与中药针剂痰热清注射液治疗甲型H1N1流感病毒性肺炎，将90例甲型H1N1流感病毒性肺炎患者随机分为治疗组与对照组。治疗组50例，在常规西药基础上用中药清瘟败毒饮加味与中药针剂痰热清注射液治疗；对照组40例，在常规西药基础上给予奥司他韦150mg口服。结果显示治疗组总有效率为96.0%，对照组总有效率为70.0%，治疗组总有效率显著高于对照组（χ^2=11.436，*P*=0.001）。治疗后，两组血清TNF-α、IL-6、IL-8、CRP水平均低于治疗前，IL-10水平高于治疗前，且治疗组血清TNF-α、IL-6、IL-8、CRP水平均低于对照组，IL-10水平高于对照组（*P*<0.01）。研究发现中药清瘟败毒饮与中药针剂痰热清联用可减轻机体炎症反应，在甲型H1N1流感病毒性肺炎防治工作中具有重要意义。［田有忠，王东雁，刘守亮，等.清瘟败毒饮与痰热清注射液治疗甲型H1N1流感病毒性肺炎.中国临床研究，2019，32（2）：260-263.］

茯神镇惊汤

【原文】惊悸。

人参（一钱）　黄芪（一钱半，炙）　白芍（一钱）　麦冬（二钱）　当归（二钱）　茯神（三钱）　远志（一钱半）　龙齿（三钱，煅）　琥珀（一钱，研，冲服）　炙甘草（八分）　龙眼（三枚）　灯心（三十寸）（《疫疹一得·卷下·疫疹诸方》）

【解析】《济生方·惊悸怔忡健忘门》载："惊者，心卒动而不宁也；悸者，心跳动而怕惊也。"惊悸治应养心和营，镇惊安神。方中茯神附根而生，专理心经，宁心安神之功颇佳；煅龙齿入肝以定魂，敛肝以镇风；琥珀乃松脂入地千载化成，得土既久，宜入脾家，可辟百邪，安五脏，定魂魄。上三药同用，镇静安神之用更著。炙黄芪甘温益气补脾；龙眼肉补养心血以安神，人参补五脏之虚，可助黄芪益气生血；当归补血养心，可助龙眼肉养血安神；远志宁心安神；白芍、麦冬、炙甘草同用，滋阴和营。上药合用，养血安神之效更显。灯心草清心降火、利尿通淋，可导心热下行。全方共奏镇惊安神，补气养心之功，为治疗心脾两虚、气弱血亏、惊悸不安之良方。

琥珀养心汤

【原文】怔忡。

人参（一钱）　当归（二钱）　茯神（三钱）　枣仁（一钱半，炒）　远志（钱半，炒）　石菖蒲（一钱）　琥珀（一钱，研，冲服）　炙草（八分）　麦冬（二钱）　龙眼（三枚）（《疫疹一得·卷下·疫疹诸方》）

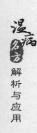

【解析】《济生方·惊悸怔忡健忘门》载："怔忡者，心中躁动不安，惕惕然后人将捕之也。"怔忡多因久病体虚、心脏受损导致心神失养，或邪毒、痰饮、瘀血阻滞心脉，导致心神被扰。治应养心安神，通窍定惊。方中人参补心安神，琥珀镇惊安神，茯神宁心安神，酸枣仁养心安神，当归养血荣心，龙眼肉补脾养心血，麦冬滋阴和营，远志交通心肾，菖蒲开心气以通窍，炙甘草调和诸药，诸药配伍，有益气养血、定惊安神之功。

梅枣噙化丸

【原文】喜唾。

乌梅（十枚）　黑枣（五个，去核，共捣如泥，加炼蜜为丸，弹子大，每用一丸，放口噙化。）（《疫疹一得·卷下·疫疹诸方》）

【解析】大病愈后，脾肺气虚，津液不摄，上溢于口而致喜唾，治宜补脾益肺，敛液固津。乌梅禀秋收之金气，气味俱降，敛津止唾；大枣气平，得地中正之土味，安中养脾。二药合用，以大枣和中之效慢补脾肺，以乌梅收敛之用敛液固津，适于大病愈后，缓补慢收之治。

加味参麦饮

【原文】多言。

人参（五分）　麦冬（三钱）　五味子（八分）　通草（八分）　石菖蒲（一钱）　川连（五分）　甘草（三分）　白芍（一钱）　灯心（三尺）（《疫疹一得·卷下·疫疹诸方》）

【解析】本方主治疫疹后期而见多言之症。瘟疫后期，余邪未尽，扰心乱神则多言，耗伤气阴则津亏。治宜清热养阴，通窍宁心。方中人参补肺气、生津液；白芍化阴补血；麦门冬养阴清肺而生津；五味子酸温，敛肺生津、收耗散之气。四药合用，补、化、润、敛，共成养阴生津之功。黄连、灯心草专泻心火以安定心神；通草可行血脉、利水道。三药合用，清热泻火，导热从小便而出。石菖蒲味辛，开心洞达，通九窍，益智慧；甘草顾护中焦。诸药同用，清热养阴，益气生津，通窍开智。

参麦黄连汤

【原文】昏睡。

人参（五分）　麦冬（三钱）　川连（四分）　生枣仁（五钱）　石菖蒲（一钱）　甘草（五分）（《疫疹一得·卷下·疫疹诸方》）

【解析】本方主治疫疹后期而见昏睡之症。疫疹后期，邪热未尽，伏于心胞络，闭阻清窍，心神受扰，可见终日昏昏不醒或错语呻吟。治宜清热养阴，宁心安神。

方中人参固气补血，凡脏腑之有气者，皆能补之；麦冬清心润肺。二药合用，可补气益阴。黄连味苦泻心，治心火诸病不可缺；石菖蒲可开心孔，补五脏，通九窍，益心智；大枣补中益气，安中养脾，与甘草同用，顾护中焦。诸药合用，清心滋阴、通窍安神之效佳。

《温病条辨》

银翘散

【原文】四、太阴风温、温热、温疫、冬温，初起恶风寒者，桂枝汤主之；但热不恶寒而渴者，辛凉平剂银翘散主之。温毒、暑温、湿温、温疟，不在此例。

辛凉平剂银翘散方

连翘（一两）　银花（一两）　苦桔梗（六钱）　薄荷（六钱）　竹叶（四钱）　生甘草（五钱）　芥穗（四钱）　淡豆豉（五钱）　牛蒡子（六钱）

上杵为散，每服六钱，鲜苇根汤煎，香气大出，即取服，勿过煎。肺药取轻清，过煎则味厚而入中焦矣。病重者，约二时一服，日三服，夜一服；轻者，三时一服，日二服，夜一服；病不解者，作再服。盖肺位最高，药过重，则过病所，少用又有病重药轻之患，故从普济消毒饮时时清扬法。今人亦有用辛凉法者，多不见效，盖病大药轻之故，一不见效，随改弦易辙，转去转远，即不更张，缓缓延至数日后，必成中下焦证矣。胸膈闷者，加藿香三钱、郁金三钱，护膻中；渴甚者，加花粉；项肿咽痛者，加马勃、元参；衄者，去芥穗、豆豉，加白茅根三钱、侧柏炭三钱、栀子炭三钱；咳者，加杏仁利肺气；二、三日病犹在肺，热渐入里，加细生地、麦冬保津液；再不解或小便短者，加知母、黄芩、栀子之苦寒，与麦、地之甘寒，合化阴气，而治热淫所胜。（《温病条辨·上焦篇·风温 温热 温疫 温毒 冬温》）

五、太阴温病，恶风寒，服桂枝汤已，恶寒解，余病不解者，银翘散主之。余证悉减者，减其制。（《温病条辨·上焦篇·风温 温热 温疫 温毒 冬温》）

十一、太阴温病，血从上溢者，犀角地黄汤合银翘散主之。有中焦病者，以中焦法治之。若吐粉红血水者，死不治；血从上溢，脉七、八至以上，面反黑者，死不治，可用清络育阴法。（《温病条辨·上焦篇·风温 温热 温疫 温毒 冬温》）

【解析】"温邪上受，首先犯肺"。温病初起，邪在肺卫，卫气被郁，腠理开阖失司，故见发热、微恶风寒、无汗或有汗不畅；肺开窍于鼻，邪从口鼻而入，肺失清肃，则见咳嗽；风热蕴结于肺系门户，可见咽喉红肿疼痛；"风挟温热则燥生""两阳相劫"易伤津液，出现口渴、咽干；舌尖红，苔薄白或微黄，脉浮数，均为温病初起之象。治宜辛凉透表，清热解毒。方中重用金银花、连翘清热解毒，芳香透邪，共为君药。薄荷、牛蒡子辛凉疏散上焦风热，且清利头目，解毒利咽；辛而微温之荆芥穗、淡豆豉，与薄荷、牛蒡子配伍，"去性存用"，增强辛解透表之力，体现

"在卫汗之可也"之法则，四药共为臣药。竹叶、芦根甘淡性寒，清热利尿，通畅膀胱腑气，给邪热以出路；桔梗上行，宣肺止咳；上三药共为佐药。甘草调和诸药，护胃安中，又合桔梗清利咽喉，是为佐使之用。全方用药，寒温配伍，既加强透邪之力，又辛而不烈，温而不燥，无伤阴之弊；疏散风热与清热解毒相配，构成清疏兼顾，以疏为主，轻疏灵动，"轻以去实"，而成"辛凉平剂"。

【医案】

1. 喉痛

赵某，二十六岁，乙酉年四月初四日。六脉浮弦而数，弦则为风，浮为在表，数则为热，证现喉痛。卯酉终气，本有温病之明文。虽头痛、身痛、恶寒甚，不得误用辛温，宜辛凉芳香清上。盖上焦主表，表即上焦也。

桔梗五钱　豆豉三钱　银花三钱　人中黄二钱　牛蒡子四钱　连翘三钱　荆芥穗五钱　郁金二钱　芦根五钱　薄荷五钱

煮三饭碗，先服一碗，即饮百沸汤一碗，覆被令微汗佳。得汗后，第二、三碗不必饮汤。服一帖而表解，又服一帖而身热尽退。

初六日，身热虽退，喉痛未止，与代赈普济散。日三四服，三日后痊愈。〔鲍健欣，校注.吴瑭，著.吴鞠通医案.北京：中国医药科技出版社，2012.01：4.〕

按语： 六脉浮弦而数，证属风热在表，以疏散风热、透卫解表为法，正合银翘散为治。"其在皮者汗而发之""覆被令微汗佳"，服药后覆被汗出，热退表解。唯喉痛不除，后以代赈普济散外透内清，升降相因，清滋并举而收效。

2. 风温

患儿，男，3岁。初诊：1960年3月3日。主诉：患儿昨晚起发热，体温38.6℃，伴咳嗽、喷嚏、流涕，大便干，小便黄。诊查：全身皮肤遍起红疹，舌边尖红，苔薄白而干，脉象浮数。辨证：温邪犯肺，肺气不宣，郁热波及营血，外发成疹。治法：辛凉解表，宣肺透疹。以银翘散加减，处方：银花10g，连翘10g，薄荷5g，豆豉6g，牛蒡子10g，桔梗5g，竹叶6g，芦根15g，浮萍6g。随访：服上药两剂后，热退疹消而愈。〔董建华主编.中国现代名中医医案精粹.第2集，北京：人民卫生出版社，2010.12：365.〕

按语： 陆子贤言："疹为太阴风热"，风温发疹，多因风热侵袭，内迫营分所致，属卫营同病。据《素问·至真要大论》"风淫于内，治以辛凉"及疹当清透的治疗原则，并参详舌脉，予以辛凉解表，凉营透疹为法。方用银翘散加浮萍，透卫凉营，使热退疹消而病获痊愈。

3. 热毒疮疡

患儿，男，11岁。初诊：1962年6月10日。主诉：患儿于三天前突然恶寒发热，两天后右上臂阵发性针刺样疼痛。西医诊断为右上臂脓肿、败血症。予抗感染治疗，并将右上臂脓肿切开引流。但患儿仍高热，应邀会诊。诊查：体温39℃，形寒发热，口略渴，汗出。脉滑数，舌质红润，微有黄苔。辨证、治法：邪热在卫气之间，当以辛凉透解，清热解毒为治。处方：淡豆豉10g，焦栀子10g，荆芥10g，紫地丁15g，银花30g，连翘15g，芦竹根30g，枯黄芩10g，竹叶10g，蒲公英30g，乳没

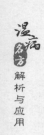

6g，苡仁15g，赤芍药10g。服上方药后体温降至正常，伤口愈合。后去栀、豉、荆芥、乳没之属，加生地、丹皮、知母等续服，半月后病愈出院。[董建华主编.中国现代名中医医案精华.第二集，北京：北京出版社，1990.07：1085.]

按语： 本案虽以右上臂脓肿为主症，但脉症合参，中医辨证仍为邪在上焦卫气之间，故当辛凉透解，清热解毒，予以银翘散加减。因有疮疡肿毒，故在重用银花、连翘的基础上，再加蒲公英、紫花地丁等清热解毒疗疮之品，药证相合，病必痊愈。

4.紫癜

患儿，6岁，入院前半月因"着凉"发热，最高体温38℃，于当地医院治疗，曾见好转。就诊前1周再次发热，最高体温38℃，无寒战及抽搐，偶咳，在当地医院治疗1日后体温暂正常，发现双下肢皮疹，呈暗紫色，部分融合成片，左右对称分布，伴痒感，未诉关节不适，无肉眼血尿及黑便、血便，住院治疗。考虑为过敏性紫癜，给予对症处理，皮疹减退，体温波动于36.5~37.8℃，多于午后较高，可自行下降至正常，当日无明显诱因皮疹加重，为进一步治疗来我院就诊。查体：体温38℃，双臀部、下肢、踝部、足背可见暗紫色丘疹，部分融合成片，高出皮面，左右对称分布，压之不褪色，疹间皮肤正常，余皮肤及黏膜无皮疹及黄染，颌下及腋窝可触及散在数个黄豆大小淋巴结，质软活动度好，无压痛。咽红，扁桃体肿大Ⅱ度。舌红苔薄黄，脉浮数。查血常规：WBC 14300/mm³，G% 34.5%，L% 56%，Hb 149/dl，PLT 533/mm³，尿常规未见异常。初步诊断：紫癜（血热妄行），发热（风热犯肺），拟以银翘散加减。方药：薄荷5g（后下），荆芥10g，连翘10g，金银花10g，枳壳10g，桔梗10g，芦根、白茅根各15g，赤芍10g，紫草10g，生石膏20g，炒黄芩10g，厚朴9g，牛蒡子10g，蝉蜕10g，柴胡6g，甘草6g。同时给予抗感染等对症治疗。于用药第2日患儿热退，疹减少，继服上方加减。后以疏运脾胃，调畅气机法巩固治疗4周。随访1年余未见复发，多次查尿常规无异常。[徐娜.银翘散儿科临床应用举隅.吉林中医药，2007（11）：48+66.]

按语： 患儿紫癜乃为外感风热，波及营分，卫营同病。予银翘散加紫草、茅根等药，以辛凉透表，清热凉营，使热邪外透内清，而紫癜自消。

5.水痘

患儿，男，8岁，2005年10月8日就诊，2天前发热，体温37~38℃，家长未予重视，昨日发现背部、颈部及前胸部出现红色丘疹，后发展为圆形水疱，有痒感，今可见部分抓破水疱及结痂，偶见咳嗽，流涕，舌苔薄，脉浮数。诊为水痘，属风热证，治以银翘散加减，方药：金银花、连翘、薄荷（后下）各5g，枳壳10g，桔梗10g，牛蒡子10g，甘草6g，前胡10g，青蒿10g，芦根20g，淡豆豉10g，黄芩10g，荆芥10g，柴胡10g，赤芍10g。服药1剂后，全身出现皮疹、水疱，以躯干部为主，疹色红，疱浆清亮。继服上方4剂见愈。[徐娜.银翘散儿科临床应用举隅.吉林中医药，2007（11）：48+66.]

按语： 此患儿为感受时邪犯于肺卫，风热与内湿相搏，发于肌肤而成痘疹。宜清热解毒，渗湿消疹。故予银翘散加青蒿、黄芩等清热祛药物湿，或透风于热外，或渗湿于热下，使热清湿除而病获愈。

【现代应用研究】

1.急性上呼吸道感染

苏成程等将120例急性上呼吸道感染患者随机分为两组，分别给予银翘散加减和西药（复方氨酚黄胺片）治疗。银翘散加减治疗组的治疗总有效率为96.7%，远高于西药组的80.0%，且银翘散组的治愈疗程和西药组相比也明显缩短。[苏成程，章匀，唐艳芬.银翘散加减治疗急性上呼吸道感染的临床治疗效果评价.内蒙古中医药，2016，35（13）：30.]

2.急性扁桃体炎

卢玉治疗中医辨证均为风热犯喉证的48例小儿急性扁桃体炎，对照组以阿莫西林克拉维酸钾治疗，治疗组用银翘散加减，即减苦杏仁、荆芥、淡豆豉，加牡丹皮、天花粉、蒲公英、紫花地丁、鸡内金以清热利咽、活血。结果显示，治疗组总有效率为91.7%，对照组为87.5%。且治疗组在小儿症状、体征消退时间及总有效率方面均明显优于对照组，差异有统计学意义。[卢玉，舒兰.加减银翘散治疗急乳蛾24例临床观察.中医药导报，2013，19（03）：59-60.]

3.小儿多发性抽动症

钱蕊通过银翘散加减联合西药治疗小儿多发性抽动症患者。将50例患者随机分为对照组和研究组，各25例。结果显示，研究组总有效率96%，远高于对照组68%，差异有统计学意义。研究表明，此方对小儿多发性抽动症有显著治疗效果，其不仅可以有效改善患儿的抽动症状，还可以显著提高患者的治疗有效率。[钱蕊.银翘散加减治疗小儿多发性抽动症的效果观察及有效率影响分析.新疆中医药，2020，38（06）：19-20.]

4.病毒性心肌炎

田明明等用银翘散加减治疗小儿风热犯心型病毒性心肌炎。将58例病毒性心肌炎患儿随机分为治疗组和对照组，各29例。结果显示，治疗组显效16例，有效11例，无效2例，总有效率93.1%；对照组显效12例，有效10例，无效7例，总有效率75.9%。治疗组疗效优于对照组（$P<0.05$）。[田明明，王雪峰.银翘散加减治疗小儿风热犯心型病毒性心肌炎临床观察.辽宁中医药大学学报，2015，17（01）：186-188.]

桑菊饮

【原文】六、太阴风温，但咳，身不甚热，微渴者，辛凉轻剂桑菊饮主之。

辛凉轻剂桑菊饮方

杏仁（二钱）　连翘（一钱五分）　薄荷（八分）　桑叶（二钱五分）　菊花（一钱）　苦梗（二钱）　甘草（八分）　苇根（二钱）

水二杯，煮取一杯，日二服。二、三日不解，气粗似喘，燥在气分者，加石膏、知母；舌绛暮热，甚燥，邪初入营，加元参二钱、犀角一钱；在血分者，去薄荷、苇根，加麦冬、细生地、玉竹、丹皮各二钱；肺热甚加黄芩；渴者加花粉。

〔方论〕此辛甘化风、辛凉微苦之方也。盖肺为清虚之脏，微苦则降，辛凉则平，立此方所以避辛温也。今世金用杏苏散通治四时咳嗽，不知杏苏散辛温，只宜风寒，不宜风温，且有不分表里之弊。此方独取桑叶、菊花者，桑得箕星之精，箕好风，风气通于肝，故桑叶善平肝风；春乃肝令而主风，木旺金衰之候，故抑其有余。桑叶芳香有细毛，横纹最多，故亦走肺络，而宣肺气。菊花晚成，芳香味甘，能补金水二脏，故用之以补其不足。风温咳嗽，虽系小病，常见误用辛温重剂销铄肺液，致久嗽成劳者，不一而足。圣人不忽于细，必谨于微，医者于此等处，尤当加意也。（《温病条辨·上焦篇·风温 温热 温疫 温毒 冬温》）

五五、感燥而咳者，桑菊饮主之。（《温病条辨·上焦篇·秋燥》）

【解析】本方主治温邪犯肺，邪热不甚而咳嗽之证。温邪从口鼻而入，致肺失清肃，故病变以咳嗽为主；因受邪轻浅，津未大伤，故见身不甚热，口微渴。治宜疏风清热，宣肺止咳。方中桑叶甘寒质轻，禀秋金之气，"得箕星之精"，轻清疏散，清宣肺热而肃肺止咳；菊花"独禀金精，专制风木，故为去风之要药"（《本草经疏》），与桑叶配伍，疏散上焦风热，凉降肺气而止咳，共为君药。《药品化义》载："薄荷，味辛能散，性凉而清，通利六阳之会首，祛除诸热之风邪。取其性锐而轻清，善行头面，用治失音，疗口齿，清咽喉。"薄荷辛凉气香，助桑、菊疏透风热，清利咽喉。杏仁苦降，肃降肺气；桔梗辛散，开宣肺气；二药相合，一宣一降，以调肺脏气机而止咳，以上共为臣药。连翘透邪解毒；芦根清热生津，共为佐药。甘草调和诸药，与桔梗相合利咽喉，与杏仁相配而止咳嗽，为佐使药。本方从"辛凉微苦"立法，辛凉与辛苦甘寒同用，使上焦风热得以疏散，肺气得以宣降，则表证解，咳嗽止，共奏疏风清热、宣肺止咳之功。全方用药剂量共十二钱六分，遵"治上焦如羽"之旨，为"辛凉轻剂"。

【医案】

1.咳嗽

患者，男，36岁。2004年7月5日诊。因咽痒咳嗽反复发作3个月，加重5天伴胸痛不适前来就诊。3个月前因饮酒后复感外邪，出现咽痒干咳，有时能咯出少许白痰。曾先后予西药喷托维林、中药止咳化痰治疗，反复未愈。5天前因吸烟饮酒后咳嗽加重，出现咽痛作痒，因痒致咳；有时呈阵发性呛咳。干咳少痰，咯痰不爽，昼夜均作，夜间更剧，咳甚则面红目赤，目胀，甚至呕恶，咳时牵扯左胸疼痛不适。无胸闷气短，饮食正常，大便偏干，小便通利。舌偏红、苔薄黄、少津，脉浮数。西医诊断为喉源性咳嗽。中医证属风热侵犯咽喉，肺气郁闭，失于宣降。治拟疏风散热，清热利咽，宣肺止咳。药用：桑叶10g，杭菊花12g，桔梗6g，前胡、连翘各10g，芦根15g，牛蒡子10g，蝉蜕、薄荷各6g，瓜蒌皮、枇杷叶各10g，生甘草6g。上方3剂后，咽痒干咳明显好转。再服5剂后，患者诸症消失而痊愈，随访半年未再复发。[林国清.加味桑菊饮治疗喉源性咳嗽75例.辽宁中医学院学报，2006（03）：64.]

按语：患者于春季饮酒后外感，发作咽痒干咳，持续数月之久，近来因吸烟饮酒而诱发加重。春季阳气升发，易感风热邪气。酒性辛温助风生热，患者饮酒后内热已生，外感风热，内外相合，风热相煽，两阳相劫，肺金肃降不及，故而出现咽干、咽痒、咳嗽之症。因烟燥酒热，故患者吸烟饮酒后致使症状加重。阳盛伤人之阴，夜间阴亏不能涵纳阳气，故而肺金不敛，冲气上逆致咳嗽加重。患者咳甚时面红目赤、目胀，甚至呕恶，咳时牵扯左胸疼痛不适，为气机冲逆不降，脉络不和所致。舌偏红、苔薄黄、少津，脉浮数，风热之象显矣。故以桑菊饮加蝉蜕、瓜蒌皮、枇杷叶疏风清热，肃肺止咳治疗，方证相应，奏效最捷。

2. 痉证

患儿，男，约3岁，初诊时间：2012年5月3日。主诉：发热半天，加重伴抽搐近1小时。患儿因受凉感冒出现发热加重，精神倦怠。约1小时前抽搐，伴神志不清、两眼上翻，每次持续约1分钟，抽搐缓解，共发作2次。就诊时患儿仍发热（体温39℃），精神萎靡，恶寒，少汗，头痛，咳嗽痰白不多，舌红、苔薄白，脉浮数。查体：神志清楚，皮肤无斑疹，咽部充血，扁桃体Ⅰ度肿大，心肺听诊无明显异常，颈软无明显抵抗。患儿病机属金囚木旺。治法：宣肺清热，平肝息风。方拟桑菊饮加味。处方：桑叶、连翘、菊花各8g，苦杏仁、桔梗、苇根各6g，甘草、薄荷（后下）各3g，蝉蜕、淡豆豉各5g。每天2剂，1剂2煎，水煎至150mL，分多次温服。家长要求打点滴，嘱可配合林格液250mL静脉滴注。次日，家长来电示患儿中药1剂后即得微汗，体温降低，咳嗽好转，暂无抽搐，安静入睡。嘱晨起继服中药1剂巩固疗效。［邵翠，吴智兵，杨德福.吴智兵教授临床应用桑菊饮验案3则.新中医，2015，47（7）：300-301.］

按语： 患儿高热，恶寒，咽痛，咳嗽，头痛，舌红、苔薄白，脉浮数，具风热表证的临床特点。患者伴抽搐，并非邪气入里，乃因风热袭肺，肺失宣降，不能制约肝木，致肝风内动而发痉，即金囚木旺，故治疗重点为"金囚"，即肺卫表郁，而非"木旺"。正如《温病条辨·解儿难·小儿痉病瘈病共有九大纲论》所言："风温咳嗽致痉者，用桑菊饮、银翘散辛凉例。"银翘散，辛凉平剂，清热力强，且佐辛散透表之品加强解表之力；桑菊饮，辛凉轻剂，君药桑叶、菊花主归肝、肺经，疏散肺热之余，尚有平肝息风之功；且苦杏仁肃降肺气，止咳力优。故本案以桑菊饮最佳，用后一剂而效。

3. 紫癜

患儿，男，10岁，1998年9月27日诊。皮肤红斑，黑便，尿血2天。西医诊断为过敏性紫癜（混合型）。患儿家长拒绝用西药（激素）而行中医治疗，症见两下肢呈对称性弥漫性红斑，色鲜艳，小者如针尖样大，大者则融合成片，按之不褪色，并有轻度瘙痒感，阵发性腹痛，大便色黑，小便色红，两膝关节肿痛，舌苔黄腻，脉浮数。血检三系均在正常范围，大便"OB"阳性，小便红细胞（+）。中医诊断为紫癜，属血证范畴。治宜清热凉血，疏风脱敏，方投桑菊饮加减。处方：桑叶、芦根各15g，野菊花、炒栀子、荆芥各6g，连翘、紫草、赤芍、白芍各10g，甘草2g，蝉蜕5g，水牛角（先煎）30g，服药3剂后，皮下红斑有所隐褪，并无新的红斑发出，瘙痒已除，大便由黑转黄，小便由红转淡黄。服药有效，继服3剂，红斑褪尽，大、小便常规检查正常。续用健脾和营方7剂善后，病愈返校。［胡春兰.桑菊饮临床新

用举隅.实用中医药杂志，2000，16（3）：42.]

按语： 患儿形体不足，气血未充，卫外不固，风邪外感，内郁肌肤，化热成火，灼伤血络，血溢于脉外而致紫癜。治宜桑菊饮加蝉蜕疏风透卫，加水牛角、栀子、紫草、赤芍、白芍等药物凉血散血，疏表清里，卫（营）血同调，而获痊愈。

4. 水肿

患者，男，19岁。因双眼睑浮肿3天，加重1天，于2011年4月13日入院。患者感冒后症状缓解但出现双眼睑水肿，在本院门诊服用补肾化湿固涩中药，及速尿治疗无效。症见：神疲，双眼睑浮肿，以右眼为甚，眼裂呈一细线，鼻塞无流涕，偶有咳嗽，纳差，恶心欲呕，腹胀无腹痛，口苦口干，小便量少600mL，大便调。舌红、苔厚偏黄，寸脉浮关尺脉沉弦。血分析：白细胞计数10.83×10⁹/L，中性粒细胞比例84.3%，球蛋白184g/L。尿蛋白（+++），24h尿蛋白6.0g/L；血总蛋白30.3g/L，白蛋白15.6g/L。既往有肾病综合征病史6年，水肿反复发作。查体腹微胀满，移动性浊音阳性，双下肢无水肿。中医诊断：水肿。辨证：风水泛滥，脾肾两虚，本虚标实之证。治法：疏风宣肺，健脾利水。方药：桑菊饮加减。处方：桑叶、菊花、桔梗、苦杏仁、连翘、芦根、白术各10g，黄芪、玉米须、茯苓各15g，薏苡仁30g，炙甘草6g。4剂，每天1剂。同时停用速尿片，加用青霉素钠480万U静脉滴注，每天2次。4月18日查：患者双眼睑浮肿消失，口微干，尿量增至2000mL，胃纳增，腹减轻。守上方去苦寒之连翘，加桑螵蛸10g，芡实15g以补肾收涩。病情明显好转，2天后患者要求出院。[邵翠，吴智兵，杨德福.吴智兵教授临床应用桑菊饮验案3则.新中医，2015，47（07）：300-301.]

按语： 该患者因风邪袭表，肺气郁闭，宣降失职，影响通调水道之能，风水相搏而出现眼睑浮肿等症；肺失宣降影响其他脏器气化失调，而出现小便不利；又因久病损伤脾肾，脾失转输，肾失开阖，水湿壅滞，故水肿反复发作。故以开宣肺气，使肺气宣畅，则停留水邪可经正常水道至膀胱而排出体外，达到治疗目的。此即"提壶揭盖"法。本病例在治肺的同时，也考虑到患者久病脾肾两虚，予补益脾肾，助其运化水湿，淡渗利湿，调畅气机，虚实兼顾，标本同治。方拟桑菊饮配以健脾化湿之黄芪、白术、茯苓、薏苡仁，佐以淡渗利湿之玉米须，开上、宣中、渗下，亦有叶天士分消走泄之寓意。故服药后，小便量增多，使邪有出路而肿消。

【现代应用研究】

1. 喉源性咳嗽

杨培培等通过检索数据库中桑菊饮加减（试验组）对比常规西药（对照组）治疗喉源性咳嗽的随机对照试验，评估纳入文献的偏倚风险，采用RevMan 5.2软件进行Meta分析。结果表明，与对照组比较，桑菊饮为主方治疗喉源性咳嗽疗效显著（OR=4.14，95%CI［3.01，5.69］，*P*<0.01）。有2项研究中对照组存在不同程度的不良反应，试验组则无相关不良反应报道。[杨培培，黄卓燕，李艺，等.桑菊饮治疗喉源性咳嗽Meta分析.广州中医药大学学报，2019，36（12）：2059-2063.]

2.新型冠状病毒感染

刘安平等用桑菊饮加减治疗风热犯肺证新型冠状病毒感染确诊患者。将患者随机分为对照组和治疗组各15例，近3天均无发热。对照组给予西药治疗，治疗组在对照组西药治疗基础上给予加味桑菊饮干预。治疗10天后，治疗组咳嗽、胸闷、纳差、便溏消失率均明显高于对照组（P 均<0.05）；两组症状评分、肺损伤程度评分及血清 hs-CRP 水平均较入组时明显降低（P 均<0.05），淋巴细胞计数均较入组时明显升高（P 均<0.05），治疗组症状和肺损伤程度好转幅度和 hs-CRP 水平、淋巴细胞计数好转幅度均明显高于对照组（P 均<0.05）。[刘安平，王伟，廖军委，等.加味桑菊饮治疗风热犯肺证新型冠状病毒肺炎疗效观察.现代中西医结合杂志，2021，30（22）：2395-2399.]

3.前庭神经炎

孙子涵用桑菊饮加减联合西药治疗前庭神经炎。将50例风邪外袭型前庭神经炎患者随机分为治疗组、对照组，各25例。结果显示，治疗组于治疗后前庭症状指数评分低于对照组，差异有统计学意义（$P<0.05$）；治疗组于治疗后半规管轻瘫值低于对照组，差异有统计学意义（$P<0.05$）；治疗组治疗后视频头脉冲试验数值与对照组比较，更趋向正常值，差异有统计学意义（$P<0.05$）。[孙子涵，孙海波.桑菊饮加减联合西药、前庭康复锻炼治疗风邪外袭型前庭神经炎临床研究.河南中医，2021，41（05）：758-761.]

4.面神经炎

吴绍彬将136例面神经炎患者随机分为治疗组和对照组，各68例，治疗组予桑菊饮加减配合针灸治疗，对照组予常规西药治疗，1个月后比较疗效。结果显示，治疗组治愈60例，好转6例，无效2例，总有效率97.1%；对照组治愈42例，好转6例，无效20例，总有效率70.6%。两组疗效比较治疗组优于对照组，提示桑菊饮加减结合针灸治疗面神经炎具有良好疗效。[吴绍彬.桑菊饮加减配合针灸治疗面神经炎.广西中医药，2009，32（04）：46-47.]

5.急性湿疹

史飞等用桑菊饮加减治疗婴儿期急性湿疹患者39例，中药水煎后将煎液用纱布湿敷局部湿敷，每次15~20min，每日3~4次，每剂用1天。对照组34例糜烂渗出用3%硼酸液局部湿敷，红斑丘疹为主用0.1%糠酸莫米霜外擦，每日1次。经1周治疗后，治疗组总有效率95.0%，对照组总有效率83.3%。经2周治疗后，对照组总有效率为97.5%，对照组总有效率为94.4%。[史飞，尹姣，赵庆利，等.桑菊饮加减湿敷治疗婴儿急性湿疹40例临床观察.中国临床医生，2005（03）：41-43.]

6.慢性结膜炎

李月英等选取中医辨证属火性上炎、淫热反克而致慢性结膜炎30例，用桑菊饮加减治疗。经10~40天内服治疗，27例痊愈，2例好转，1例无效，总有效率为96.6%。[李月英，刘倩，安培祯.桑菊饮加减治疗慢性结膜炎30例.江西中医药，1996（S1）：35-36.]

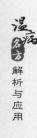

玉女煎去牛膝熟地加细生地元参方

【原文】十、太阴温病，气血两燔者，玉女煎去牛膝加元参主之。

气血两燔，不可专治一边，故选用张景岳气血两治之玉女煎。去牛膝者，牛膝趋下，不合太阴证之用。改熟地为细生地者，亦取其轻而不重，凉而不温之义，且细生地能发血中之表也。加元参者，取其壮水制火，预防咽痛失血等证也。

玉女煎去牛膝熟地加细生地元参方（辛凉合甘寒法）

生石膏（一两）　知母（四钱）　元参（四钱）　细生地（六钱）　麦冬（六钱）

水八杯，煮取三杯，分二次服，渣再煮一钟服。（《温病条辨·上焦篇·风温 温热 温疫 温毒 冬温》）

【解析】温热病邪侵入手太阴气分，气热未罢，波及营血分，形成两燔之证。邪热燔灼气分，故见壮热、口渴、苔黄燥；热灼营阴，热扰心神，则有心烦躁扰，甚或谵语；热伤血络，溢于肌肤，则见斑点隐隐。治宜清气凉血，养阴增液。玉女煎为张景岳治少阴不足，阳明有余所创，吴氏将其去牛膝，改熟地为细生地，加玄参而成。方中石膏、知母辛寒配伍苦寒，取"白虎"之意以清气分邪热；生地、玄参、麦冬甘寒之品，清营养阴。全方用药辛凉合甘寒相伍，可收气营两清、养阴生津之效。

【医案】

伤暑

梁，六十二岁，丙辰年六月二十三日。脉数急，身热头痛，思凉饮，暑伤手太阴，切忌误认伤寒而用羌防柴葛。

连翘三钱　桑叶钱半　甘草一钱　银花三钱　石膏四钱　苦桔梗二钱　薄荷八钱　豆豉钱半　知母二钱

二十四日，即于前方内加：

藿梗二钱　广郁金三钱　杏仁泥三钱　荷叶边一张

二十五日，六脉洪大而数，渴思凉饮，纯阳之证，气血两燔，用玉女煎。

石膏一两　细生地八钱　知母五钱　元参四钱　麦冬一两　生甘草三钱

煮三杯，分三次服。[鲍健欣，校注.吴瑭，著.吴鞠通医案.北京：中国医药科技出版社，2012.01：14.]

按语：暑热邪气侵入手太阴气分未解，燔及营血，形成两燔之证。血脉为热鼓动，故见脉洪大而数。邪热煎灼津液，津液大伤，则渴思凉饮。津液大伤，血液亦有受劫之机，故辛凉甘寒并用，速除炽盛之邪热，急救将竭之津液，以加减玉女煎治之，甘草有调和诸药之功，防辛寒之药伤正，亦有清热解毒之功，故用之。

2.消渴

患者因口渴多饮5年，四肢麻木2月余入院。患者有糖尿病病史3年余，口渴多饮，不规律口服降糖药，血糖控制尚可。近期因肢体麻木明显在外科住院2月，经综合治疗效不显，为寻求中西医结合治疗而来我院。目前服用格列齐特80mg bid，二甲双胍0.25g tid。证见口渴多饮不显，神疲乏力，两肢麻木，时有烦热、夜间尤甚，汗出较多，两下肢皮肤感觉稍减退，舌质黯淡、苔薄白有裂纹，少津，脉细。眼底检查示：小动脉硬化2级，空腹血糖5.8mmol/L，尿糖阴性。肾功能：正常。证属气阴两虚，血脉不和。中药宜滋阴降火，益气活血通络，方药玉女煎加减，一个月后，患者四肢烘热完全缓解，四肢麻木感缓而未平，组方重用祛风通络药，如鸡血藤、伸筋草等，3个月后症状消失。［李靖.玉女煎加减治疗糖尿病性周围神经病变50例.四川中医，2002，20：47-49.］

按语： 患者以神疲乏力，两肢麻木，时有烦热、夜间尤甚，汗出较多为主症，舌有裂纹，少津，脉细，为邪火内郁，阴津亏虚之象。以加减玉女煎清泻热邪，增液育阴，并配伍益气活血通络之品，使热退阴生，复脉通络而愈。

【现代应用研究】

1. 糖尿病

蒋文静等用玉女煎加减联合西药治疗2型糖尿病患者。通过将2型糖尿病患者90例按照随机数字表法分为观察组和对照组各45例，检测其血清中氧化应激因子、T细胞亚群及血糖控制水平。结果显示，观察组CD3$^+$、CD4$^+$、CD4$^+$/CD8$^+$比值高于对照组（$P<0.05$）；观察组MDA、AOPP、SOD优于对照组（$P<0.05$）；观察组FBG、HOMA-IR、HbA1c低于对照组，观察组FIN高于对照组（$P<0.05$），提示加减玉女煎有助于改善2型糖尿病患者免疫功能，抑制氧化应激反应，加强对血糖的控制。［蒋文静，李贺卿.玉女煎加减治疗2型糖尿病对AOPP、SOD及T细胞亚群的影响.新中医，2020，52（04）：23-25.］

2. 牙周炎

张红云用玉女煎加减治疗牙周炎患者，并观察其对龈沟液中病原菌及RANKL/OPG水平的影响。将100例患者随机分为对照组和观察组，各50例。结果表明，各组治疗后的牙周组织相关指标（PLI、BOP、AL、PD）及GCF中牙周病原菌（Pg、Tf、Aa）检出率均降低，GCF中RANKL浓度降低，OPG浓度增高，而RANKL/OPG降低（$P<0.05$），且以观察组治疗后上述指标改善更为显著（$P<0.05$），提示玉女煎加减治疗牙周炎的效果显著，既能减轻对牙周组织的损害、促进牙周再生，又能降低龈沟液中病原菌含量及促进牙槽骨改建。［张红云.玉女煎加减对牙周炎患者龈沟液中病原菌及RANKL/OPG水平的影响.四川中医，2017，35（07）：154-157.］

3. 月经过少

门佳囡用玉女煎加减治疗阴虚血燥型月经过少。通过选取卵巢储备功能下降（DOR）所致患者70例，将其采用随机数表法分为治疗组与对照组，各35例。治疗组给予加减玉女煎治疗，对照组给予补佳乐与达芙通序贯治疗。三个月经周期治疗后，结果显示治疗组总有效率为94.3%，愈显率为68.6%；对照组总有效率为85.7%，愈显率为40.0%。［门佳囡.加减玉女煎治疗阴虚血燥型月经过少的临床观察.黑龙江中医药大学，2020.］

4. 复发性口腔溃疡

傅惠娟等用玉女煎加减治疗56例复发性口腔溃疡。结果显示，治愈41例，占73.21%；好转13例，占23.21%；无效2例，占3.57%；总有效率96.42%。提示本病

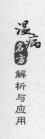

与火邪关系密切，以加减玉女煎治疗取得了较好的临床效果。[傅惠娟，张立学.加减玉女煎治疗复发性口腔溃疡56例疗效体会.全科医学临床与教育，2012，10（04）：452-453.]

五汁饮

【原文】十二、太阴温病，口渴甚者，雪梨浆沃之；吐白沫粘滞不快者，五汁饮沃之。

五汁饮方（甘寒法）

梨汁　荸荠汁　鲜苇根汁　麦冬汁　藕汁（或用蔗浆）

临时斟酌多少，和匀凉服，不甚喜凉者，重汤炖温服。（《温病条辨·上焦篇·风温　温热　温疫　温毒　冬温》）

五一、但热不寒，或微寒多热，舌干口渴，此乃阴气先伤，阳气独发，名曰瘅疟，五汁饮主之。（《温病条辨·上焦篇·温疟》）

一百、燥伤胃阴，五汁饮主之，玉竹麦门冬汤亦主之。（《温病条辨·中焦篇·秋燥》）

三十五、温病愈后，或一月，至一年，面微赤，脉数，暮热，常思饮不欲食者，五汁饮主之，牛乳饮亦主之。病后肌肤枯燥，小便溺管痛，或微燥咳，或不思食，皆胃阴虚也，与益胃、五汁辈。（《温病条辨·下焦篇·风温　温热　温疫　温毒　冬温》）

【解析】温邪灼伤肺胃阴津，可见口中燥渴、咳吐白沫、质黏不爽、咽干、唇燥等症，治宜清热养阴，生津润燥。本方梨汁甘凉滋润，具清肺润燥，益胃生津之功。荸荠汁凉润肺胃，清热化痰。苇根汁甘寒清热，益胃生津，且清而不凉，滋而不腻，故养胃润燥而无留邪之弊。麦冬汁甘寒质润，可清养肺胃，生津除烦。藕汁甘寒清热，凉血散瘀。五物皆选用鲜品，富含汁液，其甘润之效优于采用饮片煎汤，共奏清热生津、养阴润燥之功。

【医案】

1.发热

邱，十八岁。温热愈后，午后微热不除，脉弦数，面赤，与五汁饮三日，热退进食，七日痊愈。[鲍健欣，校注.吴瑭，著.吴鞠通医案.北京：中国医药科技出版社，2012.01：141.]

按语：温病瘥后，余热未尽，阴津已伤，当治以清热益阴，故用甘寒柔润之五汁饮而愈。

2.痤疮

患者，男，28岁，工程员，诉因就业环境改变，颜面间断出现鲜红色毛囊性丘疹2年余就诊。患者于2年前开始颜面颧部出现少量丘疹粉刺，轻度瘙痒，喜食辛辣刺激之品，曾用多种内服外用药物治疗，疗效不显，时轻时重。近3个月来丘疹渐渐增多，满布颜面。患者素有胃脘不适，口渴喜饮水，易饥食少，大便每日1次，舌淡，满布裂纹，苔薄少，脉细数，并拒绝服食药物治疗。辨证为肺胃阴虚，虚热上扰络脉。治宜养阴清热。故选用五汁饮加减以养肺濡胃，药用：梨汁50ml，荸荠汁50ml、鲜芦根汁50ml、麦冬汁50ml、甘蔗汁50ml、鲜莱菔汁50ml，混合每次300ml，每天3次，并嘱多用温水清洁面部，并禁忌服食辛辣刺激食品。半月后，患者脸部丘疹减少，红肿消退，口渴症状缓解。［廖莉思.五汁饮新用.江西中医药，2013，44（02）：48-49.］

按语： 痤疮多因脾胃蕴热，湿热内生，熏蒸于面而成。本患者胃脘不适，口渴，易饥食少，提示肺胃阴伤、邪热内盛。故以五汁饮加减清热生津，养阴益胃，再配合饮食调护，使热退津复，痤疮消退。

【现代应用研究】

1.急性酒精中毒肝损伤

谢梦洲等通过建立急性酒精性肝损伤的动物模型，测定发现五汁饮高剂量组ALT、AST含量降低（$P<0.01$），ADH、GSH、SOD含量高于模型组（$P<0.05$），并显著降低MDA含量（$P<0.05$）。提示五汁饮可能是通过激活ADH加快酒精代谢及SOD、GSH的抗氧化，实现保肝作用。［谢梦洲，冯楚雄，朱建平，等.五汁饮对急性酒精中毒大鼠肝脏的保护机制研究.湖南中医药大学学报，2016，36（06）：52-55.］

2.温病高热伤阴证

江凌圳等用五汁饮治疗温病高热伤阴证。通过大肠埃希菌内毒素，建立家兔温病高热伤阴的动物模型，灌服五汁饮，以体温、红细胞膜Na^+-K^+-ATP酶活力等作为相关性指标来观察五汁饮的养阴清热作用。结果显示，五汁饮组发热高峰和发热持续时间减短，造模24小时后红细胞膜Na^+-K^+-ATP酶活力下降明显，与造模前比较差异非常显著（$P<0.01$）。［江凌圳，徐珊，王英，等.五汁饮对温病高热伤阴作用的实验研究.中华中医药学刊，2007（03）：531-533.］

化斑汤

【原文】 十六、太阴温病，不可发汗，发汗而汗不出者，必发斑疹；汗出过多者，必神昏谵语。发斑者，化斑汤主之；发疹者，银翘散去豆豉，加细生地、丹皮、大青叶，倍元参主之。禁升麻、柴胡、当归、防风、羌活、白芷、葛根、三春柳。神昏谵语者，清宫汤主之，牛黄丸、紫雪丹、局方至宝丹亦主之。

化斑汤方

石膏（一两）　知母（四钱）　生甘草（三钱）　元参（三钱）　犀角（二钱）　白粳米（一合）

水八杯，煮取三杯，日三服，渣再煮一钟，夜一服。

〔方论〕此热淫于内，治以咸寒，佐以苦甘法也。前人悉用白虎汤作化斑汤者，以其为阳明证也。阳明主肌肉，斑家遍体皆赤，自内而外，故以石膏清肺胃之热，知母清金保肺而治阳明独胜之热，甘草清热解毒和中，粳米清胃热而保胃液，白粳

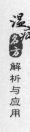
米阳明燥金之岁谷也。本论独加元参、犀角者，以斑色正赤，木火太过，其变最速，但用白虎燥金之品，清肃上焦，恐不胜任，故加元参启肾经之气，上交于肺，庶水天一气，上下循环，不致泉源暴绝也。犀角咸寒，禀水木火相生之气，为灵异之兽，具阳刚之体，主治百毒蛊疰，邪鬼瘴气，取其咸寒，救肾水，以济心火，托斑外出，而又败毒辟瘟也；再病至发斑，不独在气分矣，故加二味凉血之品。（《温病条辨·上焦篇·风温 温热 温疫 温毒 冬温》）

二一、阳明斑者，化斑汤主之。（《温病条辨·中焦篇·风温 温热 温疫 温毒 冬温》）

【解析】陆子贤称"斑为阳明热毒"，温病发斑为气营（血）两燔所致，治当清气凉血，养阴透斑为法。方中君以石膏清肺胃之热，知母清金保肺而治阳明独胜之热，甘草清热解毒和中，粳米清胃热而保胃液。玄参，《本草正义》载其"禀至阴之性，专主热病"，滋阴清热，壮水以制火；犀角灵异味咸，入血分，凉血解毒；上二药共为臣药。甘草清热解毒，调和诸药；粳米清胃热而保津液；二者共为佐使药。诸药相配，共奏清气凉血、解毒发斑之功。

【医案】

血证

患者，女，21岁。发热头痛，皮下赤点，鼻孔牙缝出血，阴道流血月余，曾用激素治疗。血小板从2万降至5千，以致病危。刻诊：面肤红赤，唇如涂脂，口臭，舌正红，苔黄薄，脉洪数。据脉察证，为阳明胃热亢盛，迫血妄行，治宜清热凉血。方选化斑汤：生石膏120g，玄参20g，生地30g，知母20g，金银花15g，丹皮20g，大黄10g，大青叶30g，甘草15g，嘱服3剂。药后头痛已减，鼻与牙缝、阴道出血锐减。药已应症，未曾更弦。前后服药70余剂，生石膏用量达15kg，症状均消失，血小板上升至14万，随访1年，未见复发，并顺产1男婴。［邓启源.化斑汤验案举隅.辽宁中医杂志，1989（6）：30-31.］

按语：患者阳明胃热亢盛，深入血分，则耗血动血，瘀热内阻，故见高热、窍道出血及贫血。治疗宜清气凉血、活血止血。方用化斑汤加金银花、丹皮、大黄、生地等，使气血两清，邪热退，阴液充，则斑消血止。

【现代应用研究】

1.黄褐斑

李印等用化斑汤内服、外敷方法治疗42例黄褐斑患者，其中治愈（黄褐斑完全消退）16例，好转（黄褐斑明显缩小）20例，无效（经4个疗程治疗无明显改善）6例，总有效率为85.7%。［李印，李金鑫.化斑汤治疗黄褐斑42例.现代中西医结合杂志，2011，20（12）：1503.］

2.系统性红斑狼疮皮损

杨芳选取本院具有完整病历记载的15例系统性红斑狼疮患者，维持入院前的西药用药与剂量（泼尼松+硫酸羟氯喹口服），配合中药化斑汤加减方治疗，以清热解毒、凉血化斑为原则，随证加减。治疗后，15例患者中显效8例，有效5例，无效2例，总有效率86.7%。［杨芳.化斑汤加减治疗系统性红斑狼疮皮损的临床疗效观

察.成都中医药大学，2015.〕

3. 玫瑰糠疹

王素梅等采用随机、单盲、对照的研究方法，将78例玫瑰糠疹患者随机分为治疗组40例，对照组38例。治疗组以口服银翘散合化斑汤治疗。对照组口服盐酸西替利嗪片，每次10mg，每日1次；维生素C片，每次0.2g，每日3次。结果显示治疗组显效率、总有效率以及治疗后皮疹颜色及瘙痒积分与对照组比较，差异均有统计学意义（$P<0.05$）。〔王素梅，吴玉敏，赵浩.银翘散合化斑汤治疗玫瑰糠疹疗效观察.北京中医药，2012，31（08）：601-603.〕

清宫汤

【原文】十六、太阴温病，不可发汗，发汗而汗不出者，必发斑疹；汗出过多者，必神昏谵语。发斑者，化斑汤主之；发疹者，银翘散去豆豉，加细生地、丹皮、大青叶，倍元参主之。禁升麻、柴胡、当归、防风、羌活、白芷、葛根、三春柳。神昏谵语者，清宫汤主之，牛黄丸、紫雪丹、局方至宝丹亦主之。

清宫汤方

元参心（三钱）　莲子心（五分）　竹叶卷心（二钱）　连翘心（二钱）　犀角尖（磨冲，二钱）　连心麦冬（三钱）

〔加减法〕热痰盛加竹沥、梨汁各五匙；咯痰不清，加栝蒌皮一钱五分；热毒盛加金汁、人中黄；渐欲神昏，加银花三钱、荷叶二钱、石菖蒲一钱。

〔方论〕此咸寒甘苦法，清膻中之方也。谓之清宫者，以膻中为心之宫城也。俱用心者，凡心有生生不已之意，心能入心，即以清秽浊之品，便补心中生生不已之生气，救性命于微芒也。火能令人昏，水能令人清，神昏谵语，水不足而火有余，又有秽浊也。且离以坎为体，元参味苦属水，补离中之虚；犀角灵异味咸，辟秽解毒，所谓灵犀一点通，善通心气，色黑补水，亦能补离中之虚，故以二物为君。莲心甘苦咸，倒生根，由心走肾，能使心火下通于肾，又回环上升，能使肾水上潮于心，故以为使。连翘象心，心能退心热。竹叶心锐而中空，能通窍清心，故以为佐。麦冬之所以用心者，《本经》称其主心腹结气，伤中伤饱，胃脉络绝，试问去心，焉能散结气，补伤中，通伤饱，续胃脉络绝哉？盖麦冬禀少阴癸水之气，一本横生，根颗联络，有十二枚者，有十四、五枚者，所以然之故，手足三阳三阴之络，共有十二，加任之尾翳，督之长强，共十四，又加脾之大络，共十五。此物性合人身自然之妙也，惟圣人能体物象，察物情，用麦冬以通续络脉。命名与天冬并称门冬者，冬主闭藏，门主开转，谓其有开合之功能也。其妙处全在一心之用，从古并未有去心之明文，张隐庵谓不知始自何人，相沿已久而不可改，瑭遍考始知自陶弘景始也，盖陶氏惑于诸心入心，能令人烦之一语，不知麦冬无毒，载在上品，久服身轻，安能令人烦哉！如参、术、芪、草，以及诸仁诸子，莫不有心，亦皆能令人烦而悉去之哉？陶氏之去麦冬心，智者千虑之失也。此方独取其心，以散心中秽浊之结气，

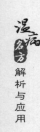
故以之为臣。(《温病条辨·上焦篇·风温 温热 温疫 温毒 冬温》)

二一、温毒神昏谵语者，先与安宫牛黄丸、紫雪丹之属，继以清宫汤。(《温病条辨·上焦篇·风温 温热 温疫 温毒 冬温》)

四一、暑温蔓延三焦，舌滑微黄，邪在气分者，三石汤主之；邪气久留，舌绛苔少，热搏血分者，加味清宫汤主之；神识不清，热闭内窍者，先与紫雪丹，再与清宫汤。(《温病条辨·中焦篇·暑温 伏暑》)

【解析】"火能令人昏，水能令人清，神昏谵语，水不足而火有余，又有秽浊也。"火旺水方之热盛神昏者，用清宫汤补水泻火，清心开窍。方中元参味苦属水，清热之中又能补阴；犀角灵异味咸，辟秽解毒，善通心气，色黑补水，故以二药为君。连心麦冬，散心中秽浊之结气，为臣药。连翘象心，心能退心热。竹叶心锐而中空，能通窍清心，故以为佐。莲心甘苦咸，倒生根，可交通心肾，故以为使。本方以犀角取尖，余皆用心，意取同类相投，心能入心，即以清心包之热，补肾中之水，且以解毒辟秽。诸药合用，共奏清心凉营，开窍醒神之功。

【医案】

1. 口疮

患者，女，32岁，1998年6月21日初诊。自诉有口腔溃疡反复发作史5年，时因劳累诱发加重。诊见：面赤心烦，口干而臭，大便秘结，小便短赤，舌体及两侧黏膜散在溃疡点，大小不一，表面有黄白分泌物，周围鲜红微肿。西医诊断：多发性口腔溃疡。中医诊断：口疮，证属心脾积热，且以心火偏亢为主。治当养阴泻火，取清宫汤加减：玄参15g，竹叶9g，连翘12g，莲子4g，生地黄12g，木通9g，生甘草5g，石膏30g，淡豆豉30g。水煎服，日1剂，连服2周，口腔肿痛明显改善，尿色转清。再服10剂，口腔溃疡基本消退，半年内无复发。［刘斌，曹顺明.清宫汤临床新用.山东中医杂志，2001（12）：754–755.］

按语：舌为心之苗，脾开窍于口，故口腔溃疡与心脾关系最为密切。该患者口疮是由思虑过度，劳伤心脾，郁而化火所致，其临床表现以心火旺为主，兼以阴伤，故以清宫汤化裁，共奏清心除烦、泻火养阴之功而收效。

【现代应用研究】

1. 急性病毒性心肌炎

夏队初用清宫汤加减治疗急性病毒性心肌炎，并与西药一般疗法进行临床对照观察。结果显示，治疗组32例，治愈15例，显效9例，有效6例，无效2例，总有效率93.75%；对照组28例，临床治愈6例，显效4例，有效10例，无效8例，总有效率71.42%。治疗组总有效率明显优于对照组，两组疗效有显著性差异（$P<0.01$）。［夏队初.清宫汤加减治疗急性病毒性心肌炎32例.湖南中医药导报，2000（06）：25–26.］

2. 狂证

王伟等用清宫汤加减治疗狂证患者270例，其中男性192例，女性78例。治疗45天后，痊愈96例，其症状消除，情绪、睡眠如常，1年内病无反复；显效104例，其症状部分消除，情绪或睡眠不稳定，1年内病情偶有反复；好转54例，其症状部分消除，情绪、睡眠无改善，1年内病情反复3次以上；无效16例，其症状未消除，情绪、睡眠无改善，1年内病情继续加重；总有效率为94%。[王伟，唐戈.清宫汤加减治疗狂证.吉林中医药，2002（01）：16.]

3.惊厥

李越兰等通过尼可刹米致惊厥小鼠模型，观察给予清宫汤后小鼠惊厥发生率的变化。结果显示，清宫汤能明显抑制小鼠的自主活动，并能显著对抗尼可刹米致小鼠惊厥的作用，提示清宫汤有明显的镇静、催眠、抗惊厥作用。[李越兰，陆红，张丽英.清宫汤镇静作用的实验研究.中国中医药信息杂志，2009，16（11）：27-28.]

安宫牛黄丸

【原文】十六、太阴温病，不可发汗，发汗而汗不出者，必发斑疹；汗出过多者，必神昏谵语。发斑者，化斑汤主之；发疹者，银翘散去豆豉，加细生地、丹皮、大青叶，倍元参主之。禁升麻、柴胡、当归、防风、羌活、白芷、葛根、三春柳。神昏谵语者，清宫汤主之，牛黄丸、紫雪丹、局方至宝丹亦主之。

安宫牛黄丸方

牛黄（一两）　郁金（一两）　犀角（一两）　黄连（一两）　朱砂（一两）　梅片（二钱五分）　麝香（二钱五分）　真珠（五钱）　山栀（一两）　雄黄（一两）　金箔衣　黄芩（一两）

上为极细末，炼老蜜为丸，每丸一钱，金箔为衣，蜡护。脉虚者人参汤下，脉实者银花、薄荷汤下，每服一丸。兼治飞尸卒厥，五痫中恶，大人小儿痉厥之因于热者。大人病重体实者，日再服，甚至日三服；小儿服半丸，不知再服半丸。

〔方论〕此芳香化秽浊而利诸窍，咸寒保肾水而安心体，苦寒通火腑而泻心用之方也。牛黄得日月之精，通心主之神。犀角主治百毒，邪鬼瘴气。真珠得太阴之精，而通神明，合犀角补水救火。郁金，草之香，梅片，木之香（按冰片，洋外老杉木浸成，近世以樟脑打成伪之，樟脑发水中之火，为害甚大，断不可用），雄黄，石之香，麝香，乃精血之香。合四香以为用，使闭锢之邪热温毒深在厥阴之分者，一齐从内透出，而邪秽自消，神明可复也。黄连泻心火，栀子泻心与三焦之火，黄芩泻胆、肺之火，使邪火随诸香一齐俱散也。朱砂补心体，泻心用，合金箔坠痰而镇固，再合真珠、犀角为督战之主帅也。（《温病条辨·上焦篇·风温 温热 温疫 温毒 冬温》）

十七、邪入心包，舌蹇肢厥，牛黄丸主之，紫雪丹亦主之。（《温病条辨·上焦篇·风温 温热 温疫 温毒 冬温》）

二一、温毒神昏谵语者，先与安宫牛黄丸、紫雪丹之属，继以清宫汤。（《温病条辨·上焦篇·风温 温热 温疫 温毒 冬温》）

三一、手厥阴暑温，身热不恶寒，清神不了了，时时谵语者，安宫牛黄丸主之，紫雪丹亦主之。（《温病条辨·上焦篇·暑温》）

五三、热多昏狂，谵语烦渴，舌赤中黄，脉弱而数，名曰心疟，加减银翘散主

之；兼秽，舌浊口气重者，安宫牛黄丸主之。（《温病条辨·上焦篇·温疟》）

九、阳明温病，下利谵语，阳明脉实，或滑疾者，小承气汤主之；脉不实者，牛黄丸主之，紫雪丹亦主之。（《温病条辨·中焦篇·风温 温热 温疫 温毒 冬温》）

三六、阳明温病，斑疹，温痘，温疮，温毒，发黄，神昏谵语者，安宫牛黄丸主之。（《温病条辨·中焦篇·风温 温热 温疫 温毒 冬温》）

七九、太阴脾疟，寒起四末，不渴多呕，热聚心胸，黄连白芍汤主之；烦躁甚者，可另服牛黄丸一丸。（《温病条辨·中焦篇·湿温》）

十八、痉厥神昏，舌短，烦躁，手少阴证未罢者，先与牛黄、紫雪辈，开窍搜邪；再与复脉汤存阴，三甲潜阳，临证细参，勿致倒乱。（《温病条辨·下焦篇·风温 温热 温疫 温毒 冬温》）

【解析】本方为清心开窍之名方。热邪内陷心包，扰乱心神，则见高热烦躁、神昏谵语。故治以清热凉血，开窍醒神。方中牛黄、犀角为动物药，其清热凉血解毒之效优于本草。珍珠、朱砂、金箔质重沉降，以重镇安神。黄芩、黄连、栀子苦寒，直折亢盛之火势，助前药清热凉血，以护心主。郁金、冰片、雄黄、麝香集草本、木本、矿石、动物之香药于一体，透邪除秽。全方苦寒芳香同用，以奏凉血、清热、解毒、透邪、安神之效。

【医案】

痉证

患儿，男，3岁。因高热2天，咳喘气促，神昏谵语，入急诊室观察治疗。患儿两天前发热咳嗽，病情日益加重，唇口发绀，鼻煽气促，喉间痰鸣，神昏不醒。查体：体温39.8℃，脉率186次/分，四肢轻微抽搐，瞳孔等大，光反应迟钝，心音弱，肺部有干湿性啰音，舌苔黄，脉数。证属邪热犯肺，逆传心包。给予输液抗炎的同时，配合中药清心凉血，涤痰开窍，佐以柔肝止痉。处方：犀角2g，生地、玄参、连翘各10g，桑叶、赤芍、钩藤各9g，全蝎、僵蚕、蝉蜕各3g。急煎并将安宫牛黄丸1粒溶于液汁内，徐徐灌肠后6小时左右，呼吸平和，肺部啰音明显减少，继投清肺化痰，止咳平喘剂而愈。[陈建平.辨证治疗小儿高热惊厥验案3则.浙江中医杂志，2002（11）：42-43.]

按语：本患邪热与痰气搏结，上蒙清窍而成热闭神昏。治以"急则治标"为原则，先用安宫牛黄丸、佐以凉血止痉之品清热解毒、豁痰开窍，使心神得复。待病情稳定，再以化痰止咳平喘药以祛余痰。标本缓急，施治得法，故收佳效。

【现代应用研究】

1.热射病

石玉娜等用安宫牛黄丸治疗热射病患者30例，对照组予以西医综合治疗。结果显示，安宫牛黄丸组治疗后的肛温及意识恢复时间均明显短于对照组（P均<0.05），血清TNF-α、IL-1、IL-6水平和APACHE Ⅱ评分均明显低于对照组（P均<0.05）。安宫牛黄丸组总有效率为93.3%（28/30），对照组为76.7%（23/30），2组比较差异有统计学意义（P<0.05）。[石玉娜，李阳，张冰怡.安宫牛黄丸治疗热射病的疗效观察.现代中西医结合杂志，2021，30（01）：30-33+43.]

2.急性脑梗死

曾胜等选取急性脑梗死患者40例，随机分为对照组和治疗组，各20例。对照组予尿激酶溶栓，其余常规给予抗血小板聚集、降脂稳定斑块、脑保护等；治疗组在对照组治疗的基础上加服安宫牛黄丸。结果显示，两组患者NIHSS评分较治疗前降低，且治疗组低于对照组。治疗组总有效率为95.0%，显著高于对照组的70.0%。〔曾胜，覃永安，许石隆，等.安宫牛黄丸联合尿激酶溶栓治疗急性脑梗死20例临床观察.中国民间疗法，2019，27（14）：79-81+85.〕

3.高血压脑出血

谢丽用安宫牛黄丸治疗高血压脑出血患者46例，对照组给予常规西医治疗。结果显示，安宫牛黄丸组总有效率为86.96%，明显高于对照组71.43%（$P<0.05$）；在神经功能损伤上，使用安宫牛黄丸患者的NIHSS评分明显低于对照组（$P<0.05$）。〔谢丽.安宫牛黄丸治疗高血压脑出血的临床效果分析.中国医药指南，2017，15（07）：181-182.〕

紫雪丹

【原文】十六、太阴温病，不可发汗，发汗而汗不出者，必发斑疹；汗出过多者，必神昏谵语。发斑者，化斑汤主之；发疹者，银翘散去豆豉，加细生地、丹皮、大青叶，倍元参主之。禁升麻、柴胡、当归、防风、羌活、白芷、葛根、三春柳。神昏谵语者，清宫汤主之，牛黄丸、紫雪丹、局方至宝丹亦主之。（《温病条辨·上焦·风温 温热 温疫 温毒 冬温》）

紫雪丹方（从《本事方》去黄金）

滑石（一斤） 石膏（一斤） 寒水石（一斤） 磁石（水煮，二斤，捣煎去渣，入后药） 羚羊角（五两） 木香（五两） 犀角（五两） 沉香（五两） 丁香（一两） 升麻（一斤） 元参（一斤） 炙甘草（半斤）

以上八味，共捣锉，入前药汁中煎，去渣，入后药。

朴硝、硝石各二斤，提净，入前药汁中，微火煎，不住手将柳木搅，候汁欲凝，再加入后二味。

辰砂（研细，三两） 麝香（研细，一两二钱） 入煎药拌匀。合成退火气。冷水调服一、二钱。

〔方论〕诸石利水火而通下窍。磁石、元参补肝肾之阴，而上济君火。犀角、羚羊泻心、胆之火。甘草和诸药而败毒，且缓肝急。诸药皆降，独用一味升麻，盖欲降先升也。诸香化秽浊，或开上窍，或开下窍，使神明不致坐困于浊邪而终不克复其明也。丹砂色赤，补心而通心火，内含汞而补心体，为坐镇之用。诸药用气，硝独用质者，以其水卤结成，性峻而易消，泻火而散结也。（《温病条辨·上焦篇·风温 温热 温疫 温毒 冬温》）

十七、邪入心包，舌蹇肢厥，牛黄丸主之，紫雪丹亦主之。（《温病条辨·上焦

篇·风温 温热 温疫 温毒 冬温》)

二一、温毒神昏谵语者，先与安宫牛黄丸、紫雪丹之属，继以清宫汤。(《温病条辨·上焦篇·风温 温热 温疫 温毒 冬温》)

三一、手厥阴暑温，身热不恶寒，清神不了了，时时谵语者，安宫牛黄丸主之，紫雪丹亦主之。(《温病条辨·上焦篇·暑温》)

三三、小儿暑温，身热，卒然痉厥，名曰暑痫，清营汤主之，亦可少与紫雪丹。(《温病条辨·上焦篇·暑温》)

三四、大人暑痫，亦同上法。热初入营，肝风内动，手足瘛瘲，可于清营汤中，加钩藤、丹皮、羚羊角。(《温病条辨·上焦篇·暑温》)

四四、湿温邪入心包，神昏肢逆，清宫汤去莲心、麦冬，加银花、赤小豆皮，煎送至宝丹，或紫雪丹亦可。(《温病条辨·上焦篇·湿温 寒湿》)

九、阳明温病，下利谵语，阳明脉实，或滑疾者，小承气汤主之；脉不实者，牛黄丸主之，紫雪丹亦主之。(《温病条辨·中焦篇·风温 温热 温疫 温毒 冬温》)

四一、暑温蔓延三焦，舌滑微黄，邪在气分者，三石汤主之；邪气久留，舌绛苔少，热搏血分者，加味清宫汤主之；神识不清，热闭内窍者，先与紫雪丹，再与清宫汤。(《温病条辨·中焦篇·暑温 伏温》)

十八、痉厥神昏，舌短，烦躁，手少阴证未罢者，先与牛黄紫雪辈，开窍搜邪；再与复脉汤存阴，三甲潜阳，临证细参，勿致倒乱。(《温病条辨·下焦篇·风温 温热 温疫 温毒 冬温》)

三十六、暑邪深入少阴消渴者，连梅汤主之；入厥阴麻痹者，连梅汤主之；心热烦躁神迷甚者，先与紫雪丹，再与连梅汤。(《温病条辨·下焦篇·暑温 伏温》)

【解析】本方主治热入营血，心窍闭阻，热极动风证。以清热凉血，清辛开窍，息风止痉为治。方中犀角善清心凉血解毒；羚羊角凉肝息风止痉；麝香辛温香窜，开窍。三药协力，清热凉血，平肝息风，醒神开窍之效显，共为君药。生石膏、寒水石大寒清热，除烦止渴；滑石寒滑利窍，清热利尿，使热邪从小便而去；玄参、升麻、甘草清热解毒；上六味共为臣药。方中清热药以甘寒、咸寒为主，而不用苦寒直折，不仅避免苦燥伤阴，而且又具有生津护液之用。青木香、丁香、沉香宣通解郁，行气通窍，以助麝香开窍醒神之功；朱砂、磁石重镇安神，增强除烦止痉之效；芒硝、硝石通腑泻热散结，使邪热从大便而解，七药共为佐药。诸药合用，共奏清热开窍，镇痉安神之功。

【医案】

暑风

患者，男，19岁，学生。1984年8月初诊。时值暑月，高热口渴，神昏妄言，上肢抽搐，面赤溲少，大便如豆酱汁，舌苔灰黄枯裂，脉数大。诊断为暑风，吴鞠通称为暑痫，名虽不同，其候则一。法宜清热镇痉，解毒凉血。先予冷开水调服紫雪丹3g，继予羚犀解毒汤：羚羊角1.5g，玄参、麦冬、丹皮、银花、蒌皮、人中黄各10g，次犀角、川连各3g，生地12g，川贝6g。服药3剂，热退神清，抽搐止，唯体痛不减，左脚酸胀，口干唇枯，改予滋液养胃法调治，药用条参、麦冬、苡仁、淮山、石斛各10g，生地12g，木瓜9g，生谷芽、甘草各3g。服5剂而诸症豁然。[周锡鹏.暑风治验.湖南中医杂志，1990（05）：56.]

按语： 暑风骤发，病重症险，非大剂清热镇痉不可解。故先调服紫雪丹，以辛凉开窍之力，达清心醒神、息风止痉之功。继予凉血镇静、滋阴养液之品以复正气，故能药到疾除，收效迅捷。

【现代应用研究】

1. 重症腮腺炎

李蔚青用紫雪丹治疗重症腮腺炎30例，并与使用注抗腮腺炎注射液的对照组32例进行比较。结果显示，62例患者均全部治愈，两组间平均疗程有显著性差异（$P<0.01$）；检测血淀粉酶，紫雪丹组全部降至正常范围，对照组明显降低，两组比较有显著性差异（$P<0.01$）；检测脑脊液，两组蛋白量及细胞数均明显降低或恢复正常，两组间有显著差异（$P<0.01$）。[李蔚青.紫雪丹治疗重症腮腺炎30例临床观察.济宁医学院学报，2002（04）：56.]

2. 小儿高热

文益华通过将紫雪丹填于患儿脐中，以胶布或伤湿止痛膏紧贴固定，治疗小儿高热200例。结果显示，体温在1天内降至正常，观察2天不再上升者180例；体温在1天内降至37.5℃以下，2天后正常者18例；体温持续1天不降者2例。[文益华.紫雪丹敷脐治疗小儿高热200例.河北中医，1991（04）：12.]

3. 惊厥

许俊杰等对紫雪丹进行了解热、镇静、抗惊厥的实验研究。结果发现，紫雪丹对BALB/C系纯种小白鼠的活动有明显的抑制作用，抑制率为56.6%。与三溴合剂比较无显著差异（$P>0.05$），但比三溴合剂镇静作用持续时间较长。此外紫雪丹对戊四氮引起的惊厥有明显的抑制作用，抑制率为70%，与对照组比较$\chi^2=6.455$，具有显著性差异（$P<0.05$），与苯巴比妥组比较无显著差异（$P>0.05$）。[许俊杰，孟庆棣.紫雪丹的实验研究.中药药理与临床，1985（00）：29.]

三黄二香散

【原文】二十、温毒敷水仙膏后，皮间有小黄疮如黍米者，不可再敷水仙膏，过敷则痛甚而烂，三黄二香散主之。

三黄取其峻泻诸火，而不烂皮肤，二香透络中余热而定痛。

三黄二香散方（苦辛芳香法）

黄连（一两） 黄柏（一两） 生大黄（一两） 乳香（五钱） 没药（五钱）

上为极细末，初用细茶汁调敷，干则易之，继则用香油调敷。（《温病条辨·上焦篇·风温 温热 温疫 温毒 冬温》）

【解析】温毒疮肿，敷水仙膏后，皮肤有小黄疱如黍米大者，为肺胃热毒，外窜肌肤血络所致，故以清热泻火解毒，散瘀消肿止痛为法。本方黄连、黄柏、大黄

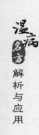

为苦寒之品,具有清热泻火解毒之功,三黄同用,疗效尤佳;乳香、没药味厚气香,活血止痛,消肿生肌。本方苦辛芳香配伍,苦寒清热而不凉遏,香窜通络而不助热,共奏清热解毒,消肿止痛,去腐生肌之效。

【医案】

蛇串疮

患者,女,21岁,学生,1979年7月21日初诊。5天前右腰部突然出现成批集簇水疱,渐次增多,刺痛甚剧,痛痒不安,经校医诊为带状疱疹,用抗生素无效。经人介绍来诊:右腰部(腰椎1~2节段处),右侧腹部及后背可见大片成簇密集水疱,皮肤灼红疼痛,不敢碰触,舌绛、苔净。脉弦细。用三黄二香散60g外用调敷患处,即日痛止眠安,2天后结痂,4天全消而愈。[殷大彰.三黄二香散外敷带状疱疹有捷效.新中医,1987,19(2):44.]

按语: 带状疱疹由热毒结聚而成,治之当清热解毒,活血消肿,正合三黄二香散之用。方中苦寒之黄连、黄柏大清炽盛之邪热,活血之乳香、没药散结聚之瘀血,大黄既助黄连、黄柏清解毒热,又协乳香、没药活血消肿。诸药合用,则毒热去而瘀血散,故痛止眠安,疱疹亦消。

【现代应用研究】

1. 皮肤炭疽

于文文使用三黄二香散湿敷治疗皮肤炭疽9例,并与使用碘伏湿敷治疗的对照组9例进行比较。结果显示,使用三黄二香散治愈7例,显效2例,无效0例,总有效率100%;对照组治愈4例,显效4例,无效1例,总有效率89%。[于文文,孙静兰.三黄二香散湿敷治疗皮肤炭疽的护理.世界最新医学信息文摘,2019,19(62):295-296.]

2. 带状疱疹

王艳艳选取52例带状疱疹患者,采用三黄二香散进行治疗,观察并记录疗效。结果显示,52例中7天内治愈36例,好转12例,第二个疗程全部治愈,治愈率100%,且无后遗症发生。[王艳艳.三黄二香散治疗带状疱疹52例疗效观察与护理体会.中国保健营养,2012,22(18):4037-4038.]

3. 急性睾丸炎

刘建国以三黄二香散外敷治疗急性附睾炎37例。结果显示,显效14例,其敷药1~2小时后疼痛即明显减轻,24小时内肿大附睾明显缩小,2~3天体温恢复正常;有效23例,其敷药2~6小时内疼痛好转,2~3天内肿大附睾明显缩小,3天内体温恢复正常,所有病例均在5~7天附睾炎性浸润消退,10~14天附睾恢复正常,无1例附睾睾丸化脓而需手术治疗者。[刘建国.三黄二香散外敷治疗急性附睾炎37例.中医外治杂志,2002(02):25.]

新加香薷饮

【原文】 二四、手太阴暑温,如上条证,但汗不出者,新加香薷饮主之。

证如上条，指形似伤寒，右脉洪大，左手反小，面赤口渴而言。但以汗不能自出，表实为异，故用香薷饮发暑邪之表也。按香薷辛温芳香，能由肺之经而达其络。鲜扁豆花，凡花皆散，取其芳香而散，且保肺液，以花易豆者，恶其呆滞也。夏日所生之物，多能解暑，惟扁豆花为最，如无花时，用鲜扁豆皮，若再无此，用生扁豆皮。厚朴苦温，能泻实满。厚朴，皮也，虽走中焦，究竟肺主皮毛，以皮从皮，不为治上犯中。若黄连、甘草，纯然里药，暑病初起，且不必用，恐引邪深入，故易以连翘、银花，取其辛凉达肺经之表，纯从外走，不必走中也。

温病最忌辛温，暑病不忌者，以暑必兼湿。湿为阴邪，非温不解，故此方香薷、厚朴用辛温，而余则佐以辛凉云。下文湿温论中，不惟不忌辛温，且用辛热也。

新加香薷饮方（辛温复辛凉法）

香薷（二钱）　银花（三钱）　鲜扁豆花（三钱）　厚朴（二钱）　连翘（二钱）

水五杯，煮取二杯。先服一杯，得汗止后服。不汗再服。服尽不汗，再作服。（《温病条辨·上焦篇·暑温》）

【解析】炎夏贪凉饮冷，易致外寒郁闭，暑湿内蕴。寒、热、湿三邪杂至互结之证，故宜三邪同治。《本草正义》记载："香薷气味清冽，质又轻扬，上之能开泄腠理，宣肺气，达皮毛，以解在表之寒；下之能通达三焦，疏膀胱，利小便，以导在里之水。"香薷辛温散外寒，芳香化湿浊，故有夏月必用香薷之说；扁豆花芳香而散，为解暑湿之良药；厚朴苦温，化湿畅中；三药相伍，解外寒，化内湿。双花、连翘苦寒清泄暑热，质地轻清又可达肺经之表。诸药合用，辛温复辛凉法，一方治寒、暑热、湿三邪，为夏季祛邪之良方。

【医案】

感冒

患者，男，51岁，2002年8月5日初诊。畏寒、清涕3天。口微渴，不欲饮水，微有汗出，大小便如常，舌质红苔薄白，脉略滑。自服维C银翘片2天无效。中医诊断为感冒，暑湿外感。予新加香薷饮加减：香薷9g，金银花15g，连翘15g，厚朴9g，薄荷12g，牛蒡子12g，甘草6g。2剂，每日1剂，水煎300mL，分次服。8月8日复诊，畏寒、清涕消失，微咳嗽，舌质淡红苔薄白，脉略滑。再予桑叶15g，菊花15g，3剂，泡茶饮而愈。[罗来荣.新加香薷饮治疗夏季感冒验案二则.实用中医药杂志，2017，33（11）：1336.]

按语：炎夏之季，暑多夹湿；暑热当令，腠理开启，贪凉饮冷，寒与湿交织，寒湿袭表，暑热内郁。本患者夏季外感，参合脉症，乃为寒湿热交织，故用新加香薷饮祛三邪，加薄荷、牛蒡、甘草增强开表宣肺之力以助散邪。

【现代应用研究】

1.湿热型流感

李秋露等探讨新加香薷饮治疗湿热型流感小鼠的免疫学机制。将50只C57BL/6小鼠随机分为5组：正常组，湿热组，湿热+病毒组，湿热+病毒+利巴韦林组，湿热+病毒+新加香薷饮组。正常组在正常环境下饲养，湿热组在湿热环境下造模，其他3组在湿热环境下给予甲1型流感病毒（FM1株）滴鼻造模。造模成功后湿热+病毒+利巴韦林组、湿热+病毒+新加香薷饮组分别给予利巴韦林、新加香薷饮干预治疗，其他组给予生理盐水灌胃。解剖取材后进行小鼠左肺叶苏木精-伊红（HE）染色，右肺叶肺组织血凝素（HA）、Toll样受体7（TLR7）与髓样分化因子（MyD88）基因逆转录实时荧光定量聚合酶链反应（qRT-PCR）的检测。结果显示，湿热型流感小鼠TLR7、MyD88 mRNA表达量显著升高，与正常组相比，湿热型小鼠饮水量及摄食量下降，大便偏湿，肛门红肿。与湿热组相比，湿热+病毒组小鼠体质量下降、精神萎靡、扎堆、皮毛蓬松、挠鼻、肺组织充血肿大、肺泡壁增厚、大量淋巴细胞浸润，HA mRNA相对表达量比较亦有差异（$P<0.05$），并且TLR7、MyD88 mRNA表达显著上调（$P<0.05$）。与湿热+病毒组相比，湿热+病毒+利巴韦林组、湿热+病毒+新加香薷饮组体质量下降趋势较缓慢，活动量稍多，肺组织结构虽紊乱，但渗出液较少，无透明膜的形成，而TLR7、MyD88 mRNA与湿热+病毒组相比差异无统计学意义（$P>0.05$）；与湿热+病毒+利巴韦林组相比，湿热+病毒+新加香薷饮组肺泡壁增生变厚程度较轻。由此可见，新加香薷饮可减轻病毒性肺炎的炎症反应，降低肺脏病理损伤，对湿热型流感小鼠有一定的治疗作用，然而其并未影响TLR7、MyD88基因的表达。[李秋露，郑珂，逄蓬等.新加香薷饮对湿热型流感小鼠的疗效机制研究.山东中医药大学学报，2017，41（05）：471-475.]

2.新型冠状病毒感染

杨秀娟等通过网络药理学和分子对接技术初探新加香薷饮治疗新型冠状病毒肺炎（COVID-19）的潜在活性成分、靶点、通路及分子机制。该研究从新加香薷饮中获得49个活性成分和321个靶点，发现了33条与治疗COVID-19相关的通路，包括肺病相关通路、病毒相关通路以及炎症-免疫相关通路，并发现了RELA、MAPK1、IL6、AKT1、MAPK8、TNF等6个基因可能与治疗COVID-19密切相关。通过分子对接发现金圣草黄素、绿原酸、咖啡酸、厚朴酚、和厚朴酚、麝香草酚、香荆芥酚与SARS-CoV-2 3CL和ACE2具有较高的亲和力。研究表明，中药治疗疾病是通过多组分、多靶点和多途径共同的结果，新加香薷饮具有治疗COVID-19的潜力。[杨秀娟，张东旭，董世奇等.基于网络药理学和分子对接技术初探新加香薷饮治疗新型冠状病毒肺炎潜力的研究.药物评价研究，2020，43（09）：1663-1672.]

3.阴暑

朱素有等选取58例阴暑症患者作为研究对象，采用随机数字表法将其分为对照组和治疗组，各29例。治疗组患者采用热敏灸联合新加香薷饮治疗，对照组患者采用新加香薷饮治疗。观察两组患者治疗前后的中医症状积分及治疗总有效率。结果两组患者治疗后的精神衰惫、头昏嗜睡、胸闷不畅、无汗或少汗、发热恶寒、恶心欲吐、渴不欲饮症状积分及总积分均低于本组治疗前，差异有统计学意义（$P<0.05$），且治疗后，治疗组患者的精神衰惫、头昏嗜睡、胸闷不畅、无汗或少汗、发热恶寒、恶心欲吐、渴不欲饮症状评分及总积分均低于对照组，差异有统计学意义（$P<0.05$）；治疗组患者的治疗总有效率高于对照组，差异有统计学意义（$P<0.05$）。表明运用热敏灸联合新加香薷饮治疗阴暑症的临床效果显著，值得临床应用及推广。[朱素有，漆公成，杜婷婷，等.热敏灸联合新加香薷饮治疗阴暑的临

床效果.中国当代医药，2020，27（04）：197-200.]

清络饮

【原文】二七、手太阴暑温，发汗后，暑证悉减，但头微胀，目不了了，余邪不解者，清络饮主之。邪不解而入中下焦者，以中下法治之。

既曰余邪，不可用重剂明矣，只以芳香轻药清肺络中余邪足矣。倘病深而入中下焦，又不可以浅药治深病也。

清络饮方（辛凉芳香法）

鲜荷叶边（二钱）　鲜银花（二钱）　西瓜翠衣（二钱）　鲜扁豆花（一枝）　丝瓜皮（二钱）　鲜竹叶心（二钱）

水二杯，煮取一杯，日二服。凡暑伤肺经气分之轻证皆可用之。（《温病条辨·上焦篇·暑温》）

【解析】本方主治暑湿余邪未净之证。余邪伤人，治则不必重剂，宜以辛凉芳香轻药祛暑清热，以免药过病所。本方鲜银花辛凉芳香，清热祛暑；鲜扁豆花芳香清散，解暑化湿，共为君药。西瓜翠衣清热解暑，生津止渴；丝瓜络清肺透络，合为臣药。鲜荷叶取用边者，因其祛暑清热之中而有疏散之意；暑先入心，故又用鲜竹叶心清心而利水道，共为佐药。诸药合用，药性清凉芳香，轻清走上，有清透肺中暑热之效。方中因多用鲜者，取其气清芳香，清解暑邪之效更佳。

【医案】

小儿暑风

患儿，男，1岁，1980年7月21日初诊，住院号1558。患儿近一月来发热，咳嗽，气促，痰少，精神萎靡，吃乳少，大便正常。在当地治疗不效，门诊以"暑温"（支气管肺炎）收入住院。检查：体温39.1℃，脉搏160次/分，呼吸4次/分，发育正常，母乳哺育，面色苍白，汗出，呼吸急促，鼻翼煽动，胸高撷肚，口唇干燥，抽搐，角弓反张，舌红苔黄，指纹红紫。心率160次/分，心律尚齐，两肺可闻及明显湿性啰音。立即给青霉素、链霉素、红霉素、地塞米松、去乙酰毛花苷、碳酸氢钠和输氧等，中药予羚角钩藤汤之类，病无好转。

7月22日上午会诊：发热（体温39℃），神昏，咳嗽，气促，鼻翼煽动，抽搐握拳，角弓反张，摇唇弄舌，角膜反射存在，瞳孔较正常人明显缩小，等圆等大，对光反射存在，心率200次/分，律齐，两肺有干湿性罗音，舌红苔黄，指纹红紫。中医认为属肝热生风，治宜平肝息风，方用羚角钩藤汤加洋参、蜈蚣、全蝎、抗热牛黄散等。西医诊为中毒性肺炎，继用上药加苯巴比妥镇痉。经上述中西医处理后，病情未能控制。中午12时又高热40℃，神昏，呼吸急促，鼻翼煽动，抽搐重，角弓反张，脉舌如前。病情愈剧，已入险途。请张老诊视。张老指出，此乃暑风之证。暑温温热不降，抽风当不止，先用雄黄20g研末加1~2个鸡蛋白，调敷胸腹，清热解毒，透邪外出，次用鲜荷叶铺地，令其卧之，以解暑退热，再服"清络饮"，处方：

《温病条辨》

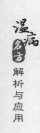

鲜荷叶6g，扁豆花6g，鲜竹叶6g，金银花6g，丝瓜络6g，鲜西瓜翠衣20g，一剂，水煎服。西药只给氧和支持疗法，停用抗痉退热之药。经上述处理后，体温逐渐下降，抽搐等症逐渐减轻。

7月23日：发热（体温38.2℃），神志清楚，呼吸平稳，眼球灵活，弄舌频频，抽搐小发作，间隔时间明显延长，舌红苔黄少津，指纹红紫。张老认为，此乃暑热伤津，停止给氧，仍守上方，日一剂，夜一剂，西药给支持疗法。7月24日，患儿抽搐未作，弄舌已止，能入睡，仍有低热、烦躁，精神尚好，呼吸平稳。至此，病已转入坦途，改用王氏清暑益气汤善后：朝白参6g，知母6g，生甘草8g，竹叶10g，麦冬6g，石斛10g，荷叶6g，西瓜翠衣20g。［邱德泽.张寿民老中医用"清络饮"治小儿暑风的验经.江西中医药，1982（04）：32-33.］

按语：暑风乃暑热炽盛，引动肝风，而见昏迷、抽搐等症。叶天士说暑邪皆着气分，重镇攻消，清气愈伤。寒凉冰遏，故用羚角、蜈蚣无效。治宜清泄暑邪。遵"轻可去实"原则，用轻清凉润之清络饮加减用药，使暑热消，心窍开，肺气清，而获良效。

【现代应用研究】

1.类风湿性关节炎

范为民等用清络饮加味治疗类风湿性关节炎患者25例，对照组25例予口服雷公藤多苷片治疗。结果显示，治疗组和对照组治疗后晨僵时间、关节压痛指数、关节肿胀指数及疼痛VAS评分，实验室指标HGB、PLT、ESR、CRP、RF、CHOL、TG、HDL、LDL都明显优于治疗前（$P<0.05$或$P<0.01$）。治疗组治疗后疼痛VAS评分优于对照组（$P<0.05$）。［范为民，李艳.清络饮加味治疗类风湿性关节炎临床观察.实用中医药杂志，2016，32（02）：108-109.］

2.慢性乙型肝炎

王萍等用清络饮加味治疗慢性乙型肝炎患者20例，对照组20例给予常规治疗。治疗组治疗后与治疗前比较，症状、体征、肝功能指标改善比较明显，肝纤维化指标HA、LN、PC-Ⅲ和Ⅳ-C明显降低，2组比较有显著性差异（$P<0.05$）。对照组治疗前与治疗后的肝纤维化指标比较无明显差异（$P<0.05$）。［王萍，段美蓉.清络饮加味治疗慢性乙型肝炎后肝纤维化20例观察.甘肃中医，2009，22（01）：27-28.］

3.特发性肺纤维化

臧凝子等基于Th1/Th2细胞因子失衡理论探讨中药复方清络饮对特发性肺纤维化急性加重（AE-IPF）大鼠的疗效及作用机制。将240只雄性Wistar大鼠随机分为阴性对照组、模型组、中药低剂量组、中药中剂量组、中药高剂量组、激素组，各40只。采用2次博来霉素气管内给药的方法进行AE-IPF造模。中药复方清络饮可有效改善AE-IPF大鼠咳嗽、喘息、发绀、体质量下降等一般状态；降低W/D和肺系数；增强肺内气体交换功能，改善低氧血症。从整体上有效延缓IPF向AE-IPF发展的病理进程，改善AE-IPF病理状态。不同时相IPF大鼠血清IL-12含量与IL-4/INF-γ比值呈高度负相关、肺组织IL-12 mRNA与IL-4 mRNA/INF-γ mRNA比值呈高度负相关，验证了IL-12在维持Th1/Th2细胞因子平衡方面存在重要作用。清络饮可抑制Th2代表性细胞因子IL-4表达，促进Th1代表性细胞因子INF-γ表达，促进Th1/Th2关键维稳细胞因子IL-12表达，进而改善Th1/Th2细胞因子失衡状态，发挥治疗AE-IPF作用。证实中药复方清络饮通过改善Th1/Th2细胞因子失衡状态治疗和延缓AE-IPF发展。

［臧凝子，庞立健，李品，等.基于Th1/Th2细胞因子失衡理论探讨中药复方清络饮对AE-IPF大鼠的疗效及作用机制.中华中医药杂志，2021，36（07）：4182-4191.］

清营汤

【原文】三十、脉虚，夜寐不安，烦渴，舌赤，时有谵语，目常开不闭，或喜闭不开，暑入手厥阴也。手厥阴暑温，清营汤主之；舌白滑者，不可与也。

夜寐不安，心神虚而阳不得入于阴也。烦渴舌赤，心用恣而心体亏也。时有谵语，神明欲乱也。目常开不闭，目为火户，火性急，常欲开以泄其火，且阳不下交于阴也；或喜闭不喜开者，阴为亢阳所损，阴损则恶见阳光也。故以清营汤急清宫中之热，而保离中之虚也。若舌白滑，不惟热重，湿亦重矣，湿重忌柔润药，当于湿温例中求之，故曰不可与清营汤也。

清营汤方（咸寒苦甘法）

犀角（三钱）　生地（五钱）　元参（三钱）　竹叶心（一钱）　麦冬（三钱）　丹参（二钱）　黄连（一钱五分）　银花（三钱）　连翘（连心用，二钱）

水八杯，煮取三杯，日三服。（《温病条辨·上焦篇·暑温》）

十五、太阴温病，寸脉大，舌绛而干，法当渴，今反不渴者，热在营中也，清营汤去黄连主之。（《温病条辨·上焦篇·风温 温热 温疫 温毒 冬温》）

三三、小儿暑温，身热，卒然痉厥，名曰暑痫，清营汤主之，亦可少与紫雪丹。（《温病条辨·上焦篇·暑温》）

三四、大人暑痫，亦同上法。热初入营，肝风内动，手足瘛疭，可于清营汤中，加钩藤、丹皮、羚羊角。（《温病条辨·上焦篇·暑温》）

二十、阳明温病，舌黄燥，肉色绛，不渴者，邪在血分，清营汤主之。若滑者，不可与也，当于湿温中求之。（《温病条辨·中焦篇·风温 温热 温疫 温毒 冬温》）

【解析】热入营分，耗伤营阴，治当清营热，养营阴，佐以透热转气为法。方中犀角咸寒，清营解毒，败血中之热，为君药。"心主血属营"，黄连苦寒，清泻心火助犀角以凉营。热甚必伤阴液，故以生地、玄参、麦冬甘寒与咸寒并用，清营热而养阴液，达祛邪不伤正、养阴不留邪之效。丹参苦微寒，清营热，养营阴。上五味共为臣药。银花、连翘、竹叶心以清泻气分热邪，兼解温热之毒，能"透热转气"，共为佐药。诸药合用，共奏清营养阴，透热转气之功。

【医案】

喉痹

患者，女，45岁。2006年10月10日初诊。慢性咽炎病史2年。平素咽痒、咽干、咳嗽、无痰，以夜间加重，影响睡眠。曾在多家医院就诊，诊断为慢性咽炎。服用

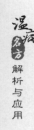

金嗓子喉宝、西瓜霜含片、甘草片、蛇胆川贝液、二氯丙嗪等疗效不显。诊见：咽痒、干咳，呈阵发性，夜间咳甚，严重影响睡眠，乃至彻夜难眠，心情焦虑急躁，曾产生自杀念头，纳食可，二便调，舌绛红苔少，脉细数。查体：咽壁淡红，扁桃体Ⅰ度肿大，胸部CT及心电图检查均无异常，诊断为喉痹。证属营热阴伤，心神被扰。治宜清营热，养营阴，安心神。方用清营汤加减，处方：生地、酸枣仁各15g，玄参20g，竹叶、丹参、沙参各10g，朱砂、黄连、金银花、连翘、甘草各6g。每天1剂，水煎服。并嘱忌食辛辣炙煿。服药5剂后，咳嗽明显好转，睡眠较前改善，能安静入睡4~5小时。心情较前舒畅，未曾再产生轻生念头。上药继续服用7剂，咳嗽、失眠消失，惟时感咽干、咽痒，给予金银花、玄参、麦冬泡水代茶饮，半年后诸症消失。[王光明.清营汤加减治疗慢性咽炎30例.新中医，2008，40（3）：76.]

按语： 患者病情夜间加重，咽干、咽痒、无痰，可知为阴伤液亏证。本有阴虚为患，又大肆使用苦寒之品，阴液愈亏，变证丛生。今见舌绛苔少，是病入营分；邪热内扰心神，故见心情焦虑急躁。营热阴伤，故以清营汤主之，加酸枣仁、丹参，以安养心神，药证相合，故数剂向愈。后病症大减，不宜再施汤剂，故以平和之药代茶饮以善其后。

【现代应用研究】

1.湿疹

姚放用清营汤加味治疗湿疹患者50例，对照组以常规西医治疗，比较两组患者临床疗效及治疗前后中医证候积分、白细胞介素-4（IL-4）、干扰素-γ（IFN-γ）、白三烯（LTs）、血清免疫球蛋白E（IgE）。结果显示，使用清营汤治疗有效率为92.00%，显著高于对照组的66.00%，差异有统计学意义（$P<0.05$）。两组治疗后的中医证候主症评分、IL-4、IFN-γ、LTs及IgE水平较同组治疗前改善明显，且用清营汤加味改善效果明显优于对照组（$P<0.05$）。[姚放.清营汤加味治疗湿疹患者的临床疗效及对免疫因子的影响.中国药物经济学，2020，15（02）：107-110.]

2.血栓闭塞性脉管炎

王昕用加减清营汤治疗血栓闭塞性脉管炎43例，与单纯给予前列腺素E1治疗43例对照。结果显示，两组治疗后血浆D-二聚体、vWf水平均明显低于治疗前，且中药组明显低于对照组；两组治疗后NK细胞、CD4$^+$及CD4$^+$/CD8$^+$水平均明显上调，CD8$^+$水平明显下调，且中药组各免疫指标改善情况均优于对照组；中药组治疗后总有效率显著高于对照组；两组不良反应发生率比较差异无统计学意义。[王昕.前列腺素E1联合加减清营汤治疗血栓闭塞性脉管炎疗效观察.现代中西医结合杂志，2019，28（03）：296-298.]

3.银屑病

卢志坚用清营汤加减治疗风热血燥型银屑病患者31例，对照组31例给予阿维A胶囊治疗，比较两组的治疗效果以及复发情况。结果显示，两组治疗后中药组总有效率明显高于对照组，差异显著（$P<0.05$），具有统计学意义；中药组患者PASI积分改善明显优于对照组，差异显著（$P<0.05$），具有统计学意义。[卢志坚.清营汤加减治疗62例银屑病患者的临床应用效果.内蒙古中医药，2015，34（05）：19.]

三仁汤

【原文】四三、头痛恶寒，身重疼痛，舌白不渴，脉弦细而濡，面色淡黄，胸闷不饥，午后身热，状若阴虚，病难速已，名曰湿温。汗之则神昏耳聋，甚则目瞑不欲言，下之则洞泄，润之则病深不解，长夏深秋冬日同法，三仁汤主之。

头痛恶寒，身重疼痛，有似伤寒，脉弦濡，则非伤寒矣。舌白不渴，面色淡黄，则非伤暑之偏于火者矣。胸闷不饥，湿闭清阳道路也。午后身热，状若阴虚者，湿为阴邪，阴邪自旺于阴分，故与阴虚同一午后身热也。湿为阴邪，自长夏而来，其来有渐，且其性氤氲粘腻，非若寒邪之一汗而解，温热之一凉则退，故难速已。世医不知其为湿温，见其头痛恶寒身重疼痛也，以为伤寒而汗之，汗伤心阳，湿随辛温发表之药蒸腾上逆，内蒙心窍则神昏，上蒙清窍则耳聋，目瞑不言。见其中满不饥，以为停滞而大下之，误下伤阴，而重抑脾阳之升，脾气转陷，湿邪乘势内渍，故洞泄。见其午后身热，以为阴虚而用柔药润之，湿为胶滞阴邪，再加柔润阴药，二阴相合，同气相求，遂有锢结而不可解之势。惟以三仁汤轻开上焦肺气，盖肺主一身之气，气化则湿亦化也。湿气弥漫，本无形质，以重浊滋味之药治之，愈治愈坏。伏暑、湿温，吾乡俗名秋呆子，悉以陶氏《六书》法治之，不知从何处学来，医者呆，反名病呆，不亦诬乎！再按：湿温较诸温，病势虽缓而实重，上焦最少，病势不甚显张，中焦病最多，详见中焦篇，以湿为阴邪故也，当于中焦求之。

三仁汤方

杏仁（五钱）　飞滑石（六钱）　白通草（二钱）　白蔻仁（二钱）　竹叶（二钱）　厚朴（二钱）生薏仁（六钱）　半夏（五钱）

甘澜水八碗，煮取三碗，每服一碗，日三服。（《温病条辨·上焦篇·湿温 寒湿》）

【解析】本方主治湿温初起，湿重于热证。治以宣畅气机，清热利湿。方中杏仁宣利上焦肺气，气行则湿化；白蔻仁芳香化湿，行气宽中，畅中焦之脾气；薏苡仁甘淡性寒，渗湿利水而健脾，使湿热从小便而去。三仁合用，三焦分消，是为君药。滑石、通草、竹叶甘寒淡渗，加强君药利湿清热之功，是为臣药。半夏、厚朴行气化湿，散结除满，是为佐药。用甘澜水煮，甘淡质轻，不致增湿。诸药配伍，宣上、畅中、渗下并行，以治弥漫之湿，使气机宣泄，三焦通畅，则湿祛热除，诸症自消。

【医案】

郁证

患者，女。家属代诉：患者5年前退休后闲散在家，闷闷不乐，寡言少语，思维迟钝，渐渐情绪不稳，坐立不安，烦躁焦虑，悲观流泪，时而整夜不眠，对周围事物不感兴趣，常有自杀念头。伴饮食不香，口中无味，便秘，体重减轻。查体：舌体胖，质暗淡，苔黄腻，脉弦滑。治以三仁汤加减。处方：柴胡10g，郁金10g，香附10g，厚朴10g，半夏10g，生薏苡仁30g，杏仁6g，砂仁6g，淡竹叶10g，飞滑石10g，木通10g，石菖蒲10g，炙远志6g，胆南星10g，生大黄10g（后下）。患者服7剂后，睡眠好转，情绪平稳，大便已通，饮食好转，继以上方加黄连3g、莲子心

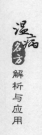

6g，连服2月余而痊愈。［隆呈祥.三仁汤治疗神经系统疾病体会.中国中医药信息杂志，2001，（02）：75.］

按语： 患者素体脾胃虚弱，气虚运化无力，清阳不升，浊阴不降，而生湿浊，故见饮食不香，口中无味，便秘，体重减轻，质暗淡，苔黄腻，脉弦滑。因环境变化，肝气郁结，化热生痰，湿热痰浊上蒙脑窍，扰乱神明而致郁证。湿热为本，故选用三仁汤宣通气机，清化湿热，又兼气郁，故在三仁汤中另加疏肝之品，药证相合，效验甚佳。疾病近愈，再于原方加黄连、莲子心清心除烦，以善其后。

【现代应用研究】

1.溃疡性结肠炎

柴小琴等用三仁汤加减治疗急性发作期溃疡性结肠炎（湿热证）患者30例，对照组30例给予美沙拉嗪片口服治疗。两组患者腹痛、腹泻、腹胀、里急后重、脓血便、肛门灼热感评分均降低（$P<0.05$），且试验组患者治疗后积分低于对照组（$P<0.05$）；两组治疗后结肠镜评分、黏膜组织评分、Mayo指数评分均降低，且试验组明显低于对照组（$P<0.05$）；两组患者治疗后IL-6、IL-8、TNF-α均降低，且试验组低于对照组（$P<0.05$）；试验组总有效率为86.67%，高于对照组的73.33%（$P<0.05$）。［柴小琴，冯文哲，雷彪，等.三仁汤加减治疗急性期溃疡性结肠炎（湿热证）患者的临床研究.中国中医急症，2022，31（03）：381-383+398.］

2.糖尿病

王耀辉用三仁汤治疗肥胖2型糖尿病患者43例，对照组44例给予常规西医治疗。4周为1个疗程，治疗2个疗程后比较两组治疗前后血糖水平、肥胖体征变化情况。治疗前观察组血糖水平、肥胖体征指标较对照组无显著差异（$P>0.05$）；治疗后两组血糖及肥胖体征指标均有一定改善，但三仁汤组改善幅度更具临床治疗意义，差异有统计学意义（$P<0.05$）。［王耀辉.三仁汤治疗肥胖2型糖尿病效果与安全性.中医药临床杂志，2019，31（09）：1715-1717.］

3.慢性浅表性胃炎

王娟用三仁汤加味治疗慢性浅表性胃炎患者30例，对照组30例给予常规西药治疗，比较两组的临床疗效并观察两组的不良反应发生率。结果显示，治疗组总有效率为93.33%，优于对照组的73.33%，两组比较差异有统计学意义（$P<0.05$）。治疗组中1例患者出现恶心、纳差，给予对症处理后，好转继续治疗，不良反应发生率为3.33%；对照组中1例患者胃痛、便秘，停药后缓解，不良反应发生率为3.33%，两组比较差异无统计学意义（$P>0.05$）。［王娟.三仁汤加味治疗慢性浅表性胃炎的临床疗效及不良反应观察.青海医药杂志，2020，50（05）：72-73.］

银翘马勃散

【原文】四五、湿温喉阻咽痛，银翘马勃散主之。

肺主气，湿温者，肺气不化，郁极而一阴一阳（谓心与胆也）之火俱结也。盖金病不能平木，木反挟心火来刑肺金。喉即肺系，其闭在气分者即阻，闭在血分者即痛也，故以轻药开之。

银翘马勃散方（辛凉微苦法）

连翘（一两）　牛蒡子（六钱）　银花（五钱）　射干（三钱）　马勃（二钱）

上杵为散，服如银翘散法。不痛，但阻甚者，加滑石六钱，桔梗五钱，苇根五钱。（《温病条辨·上焦篇·湿温　寒湿》）

【解析】 咽喉为肺之门户，湿热郁阻咽喉，肺气不化而致喉阻咽痛。法当清热化湿，宣肺利咽。本方用金银花、连翘质轻气香，开宣肺气，气化则热清湿散。牛蒡子，《本草害利》谓其"辛苦而寒，泻热散结除风，宣肺气，清咽喉，理痰嗽，通行诸经，开毛窍除热毒"；射干，《神农本草经》载其"主咳逆上气，喉痹咽痛，不得消息，散结气"，本方用之，可清热解毒，消痰，利咽。二药配伍，利咽消肿之力显著，开气分之闭阻。牛蒡子质润滑利，润肠通便，肺病治肠，使上焦湿热浊毒自大便而解；马勃轻虚上浮，入气、血分，清肺利咽，凉血消肿，以开血分痹结。诸药合用，清肺气、利咽喉，有轻以去实之功。

【医案】

1.急乳蛾

患儿，女，4岁8个月。2000年6月2日初诊。症见咽喉疼痛，无发热恶寒，大便干结如羊粪，小便黄，舌红，苔黄，脉浮数。查体：咽充血，扁桃体Ⅰ度肿大，无脓性分泌物。中医诊断：急乳蛾，证属外感风热。治以疏风清热、解毒利咽。药用：银花、连翘、槟榔各15g，马勃、牛蒡子、薄荷、射干、丹皮、栀子各10g，板蓝根、炒枳实各12g。服药4剂，患儿咽喉疼痛明显缓解，大便变软易解，上方去炒枳实、槟榔，继服3剂痊愈。［敖素华，韦衮政.胡天成教授运用银翘马勃散经验撷萃.四川中医.2002，20（1）：4.］

按语： 患儿以咽痛为主症，虽无发热恶寒，然结合扁桃体、二便、舌脉情况，辨证为外感风热。治宜疏散风热、清热解毒、肃肺利咽，银翘马勃散加味，肺肠同治，效验甚佳。疾病近愈，去下气之品，以防伤正。

【现代应用研究】

1.小儿急性扁桃体炎

邓吉华用银翘马勃汤治小儿急性扁桃体炎60例。治愈51例（扁桃体肿痛、化脓灶完全消除，临床症状消失），占85.0%；有效7例（扁桃体由Ⅱ度肿大变为Ⅰ度，或由Ⅰ度肿大变小而未完全消退，化脓灶消除），占11.7%；无效2例（服药5天以上，病情未有改善，改用其他疗法），占3.3%。总有效率96.7%。［邓吉华.银翘马勃汤治小儿急性扁桃体炎60例.江西中医药，2000（06）：14.］

2.喉源性咳嗽

敖素华等用银翘马勃散加味治疗外感风热型喉源性咳嗽患者，对照组给予西医常规治疗。结果显示，治疗组50例，痊愈36例，有效10例，无效4例，总有效率为92.0%。对照组52例，痊愈14例，有效20例，无效18例，总有效率65.4%。治疗组痊愈率和总有效率均高于对照组，经统计学处理均有显著性差异（*P*<0.05）。［敖素

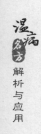

华，彭素岚，王俊峰.银翘马勃散加味治疗喉源性咳嗽50例.陕西中医，2005（12）：1273-1274.]

3. 小儿疱疹性咽峡炎

杨珊妹等用银翘马勃利咽颗粒治疗疱疹性咽峡炎患者30例，对照组30例给予口服利巴韦林颗粒治疗，治疗5天后观察患儿临床综合疗效。总有效率、治愈率治疗组分别为96.67%、26.67%，对照组分别为93.33%、6.67%，两组比较，差异均有统计学意义（P<0.05）。[杨珊妹，张春华，曹宏.银翘马勃利咽颗粒治疗疱疹性咽峡炎30例.湖南中医杂志，2015，31（07）：69-70.]

4. 小儿手足口病

张磊用银翘马勃散加减治疗小儿手足口病150例，治疗组95例给予口服利巴韦林及阿昔洛韦片治疗。结果显示，观察组治愈132例，有效8例，无效10例，总有效率为93%；对照组治愈65例，有效15例，无效10例，总有效率为84%，两组比较有显著性差异（P<0.05）。[张磊.银翘马勃散加减治疗小儿手足口病150例.光明中医，2011，26（05）：955-956.]

宣痹汤

【原文】四六、太阴湿温，气分痹郁而哕者（俗名为呃），宣痹汤主之。
上焦清阳膹郁，亦能致哕，治法故以轻宣肺痹为主。
宣痹汤（苦辛通法）
枇杷叶（二钱）　郁金（一钱五分）　射干（一钱）　白通草（一钱）　香豆豉（一钱五分）
水五杯，煮取二杯，分二次服。（《温病条辨·上焦篇·湿温 寒湿》）

【解析】本方主治上焦肺气痹郁证。湿热阻痹上焦，肺胃失于清降，上逆发为呃逆；湿热郁阻咽喉，则咽痛、喉中如有物阻；湿热郁闭肺络，故咳喘。治宜开宣肺痹，疏通气机。方中枇杷叶苦辛性寒，清肺气，降肺火；郁金辛香不烈，先升后降，化湿理气开郁；豆豉开表透邪；射干苦寒，化痰利咽；通草淡渗利湿，使湿热自小便而利。本方药取轻灵，乃治上焦如羽，非轻不举之意。诸药合用，共达宣透上焦湿痹、郁热之效。

【医案】

肺痹

患者，男，56岁，2013年1月11日首诊。患者自诉吸烟后胸部不适2月余，既往有慢性浅表性胃炎病史、焦虑症病史。现胸痛，自胸骨右侧向两侧放射，按之痛减，面色偏暗，口腔有灼热感，眠可，大便三日未行，小便可。外院CT示：右肺中叶肺大疱。舌暗红，苔薄白脉弦。诊断为肺痹，胸膈气机不利。处方：瓜蒌皮15g，炒枳实10g，法半夏9g，炙枇杷叶12g，淡豆豉10g，降香6g，薤白9g，旋覆花10g，郁金15g。2013年2月12日二诊：患者自诉右侧胸闷窜痛减轻，口腔灼热消失，大便日一次。舌暗红，面色暗。诊断胸膈气机不利，兼血瘀。上方加醋香附9g，茜

草10g。［王春霞，刘喜明.上焦宣痹汤临床应用心得.中医药通报，2014，13（03）：13–14+16.］

按语： 患者胸痛、胸闷，结合CT"右肺中叶肺大疱"及舌脉情况，可知该病为肺气宣发受阻，上焦不通而胸阳不布所致。故以上焦宣痹汤加减治之，宣降结合，轻宣郁痹。因无咽痛，故去射干；无湿邪，故去通草。少佐宣通胸阳、活血化瘀之品，以调理气机升降，宣痹达郁，则患者诸症有减。

【现代应用研究】

1. 咽源性咳嗽

黄彩瑜等用上焦宣痹汤加减治疗咽源性咳嗽患者30例，对照组30例给予咳特灵和金嗓子喉片治疗。结果显示，治疗组总有效率为96.67%（29/30），高于对照组的73.33%（22/30），差异有统计学意义（P<0.05）。治疗组治疗后咳嗽、咳痰、咽痒、咽痛、流涕、鼻塞各项中医证候积分均低于对照组，差异均有统计学意义（P<0.01）。［黄彩瑜，冯耀文，张磊.上焦宣痹汤加减治疗咽源性咳嗽30例疗效观察.湖南中医杂志，2020，36（11）：49–51.］

2. 慢性咽喉炎

叶谋华用上焦宣痹汤加味治疗慢性咽喉炎患者50例，对照组50例给予草珊瑚含片治疗。结果显示，观察组总有效率98.00%，对照组总有效率78.00%，观察组总有效率明显优于对照组，差异具有统计学意义（P<0.05）。且观察组患者临床治疗依从性、满意度均明显优于对照组，差异具有统计学意义（P<0.05）。［叶谋华.上焦宣痹汤加味治疗慢性咽喉炎疗效观察.深圳中西医结合杂志，2016，26（22）：72–73.］

3. 小儿支原体肺炎

罗金等用上焦宣痹汤治疗小儿痰热闭肺型肺炎55例，对照组55例给予口服阿奇霉素颗粒治疗。结果显示，治疗组在咳嗽消失时间、肺部啰音吸收时间及胸片恢复正常时间方面均优于对照组（P<0.01）。治疗组治愈率为74.54%，总有效率为92.73%；对照组治愈率为54.55%，总有效率为85.45%，治疗组的治愈率和总有效率均高于对照组（P<0.05）。［罗金，柯旭，张水堂，等.上焦宣痹汤对小儿支原体肺炎痰热闭肺证临床观察.中医儿科杂志，2014，10（03）：30–32.］

杏仁汤

【原文】 五二、舌白渴饮，咳嗽频仍，寒从背起，伏暑所致，名曰肺疟，杏仁汤主之。

肺疟，疟之至浅者。肺疟虽云易解，稍缓则深，最忌用治疟印板俗例之小柴胡汤，盖肺去少阳半表半里之界尚远，不得引邪深入也，故以杏仁汤轻宣肺气，无使邪聚则愈。

杏仁汤方（苦辛寒法）

杏仁（三钱）　黄芩（一钱五分）　连翘（一钱五分）　滑石（三钱）　桑叶（一钱五分）　茯苓块

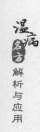

（三钱）　白蔻皮（八分）　梨皮（二钱）

水三杯，煮取二杯，日再服。（《温病条辨·上焦篇·温疟》）

【解析】本证为伏暑内停，湿热内蕴，伤及肺脏所致。治以清热利湿，肃肺止咳。方中重用杏仁，"中实而降里"（《温病条辨》），肃降肺气而止咳；"滑石利窍，不独小便也，上能利毛腠之窍，下能利精溺之窍"（《本草纲目》）；杏仁与滑石配伍，宣肃肺气，由肺而达膀胱以利湿。桑叶禀足秋金凉降之气，疏风热、降肺气而止咳；白蔻辛香上升，"为肺家本药"（《药性切用》），"散肺中滞气，宽膈进食"（《用药法象》），白蔻皮以皮治皮，以透解在肺之湿热，化湿理肺；黄芩苦寒，以清燥肺之湿热邪气；茯苓甘平，淡渗利湿；梨皮养阴润肺，防苦燥药物伤阴。全方苦辛寒润合用，清湿热、降肺气、润养阴而肺疟得解。

【医案】

肺疟

患者，男，33岁，住市某院外二科，1982年2月5日会诊。患者因肝硬化合并食道静脉破裂出血而于1987年1月7日住市立某医院，当晚行脾切除术及胃底静脉结扎术。术后每日上午10时左右，先觉背部怕冷，约过20~30分钟即发热，体温逐渐上升至39℃多，至晚汗出热退。西医认为感染，先用抗生素治疗，每3日更换一种抗生素，至2月5日病情毫无缓解，其中合并西医支持疗法，如输液输血、输入白蛋白等，并用中药滋阴清热之剂，体温始终不见下降，乃于2月5日请余会诊。诊时除上述症状外，并有咳嗽痰不易出，色白量少，喉干胸闷，口渴欲冷饮但量不多，食后稍胀，体温下降时虽有汗出，但汗出至胸，不能下达至脚，口黏，小便黄，苔白稍厚，舌红，脉弦数，两寸俱浮。诊断为肺疟，投以杏仁汤加味：杏仁10g、黄芩10g、连翘10g、白蔻仁6g、滑石15g、冬桑叶10g、射干10g、郁金10g、白通草3g、鲜梨1个（连皮切），3剂，每日1剂。2月8日二诊：药后怕冷除，体温下降至37.8℃，咳嗽减轻，胸闷除，唇仍干燥，口渴稍减，口稍黏，苔白稍厚，脉弦稍数，寸稍旺，仍用上方去射干、郁金、枇杷叶，3剂，每日1剂。以后连诊几次，均同上方不变，至2月17日，体温降至37.4℃，口黏除，唇齿干燥亦消失，小便转为淡黄，乃转用青蒿鳖甲汤，热全退清。［伍炳彩.杏仁汤临床应用举隅.江西中医药，1987（6）：26-29.］

按语：术后午间发热，屡施清热养阴不效，又见热退时汗出至胸，不能下达至脚，乃湿热胶着为患。治当清利湿热，清宣肺气，证合杏仁汤，故加减治之，效如桴鼓。药后诸症皆去，但留有余热，以青蒿鳖甲汤养阴透热，以解余邪。

【现代应用研究】

1. 支气管哮喘

王玉珏等用加味杏仁汤治疗支气管哮喘轻、中度发作患者56例。观察疗效，控制37例，显效8例，好转10例，无效1例。控制率为66%，有效率为98%。［王玉珏，倪志坚.加味杏仁汤治疗支气管哮喘56例体会.云南中医中药杂志，2002（04）：20.］

2. 新型冠状病毒感染

杏仁汤是《江西省新冠肺炎中医药防治方案（试行第三版）》的推荐方剂之一。

伍炳彩教授认为，湿毒郁肺证是该次新型冠状病毒肺炎的常见证型，故辨证使用杏仁汤加减治疗18例，临床疗效满意。[张元兵，伍建光，王丽华，等.杏仁汤治疗新型冠状病毒肺炎体会.中医药通报，2020，19（04）：1-3.]

桑杏汤

【原文】五四、秋感燥气，右脉数大，伤手太阴气分者，桑杏汤主之。

前人有云：六气之中，惟燥不为病，似不尽然。盖以《内经》少秋感于燥一条，故有此议耳。如阳明司天之年，岂无燥金之病乎？大抵春秋二令，气候较夏冬之偏寒偏热为平和，其由于冬夏之伏气为病者多，其由于本气自病者少，其由于伏气而病者重，本气自病者轻耳。其由于本气自病之燥证，初起必在肺卫，故以桑杏汤清气分之燥也。

桑杏汤方（辛凉法）

桑叶（一钱） 杏仁（一钱五分） 沙参（二钱） 象贝（一钱） 香豉（一钱） 栀皮（一钱） 梨皮（一钱）

水二杯，煮取一杯，顿服之，重者再作服（轻药不得重用，重用必过病所。再，一次煮成三杯，其二、三次之气味必变，药之气味俱轻故也）。（《温病条辨·上焦篇·秋燥》）

【解析】秋感燥气，右脉数大，肺气不降，咳逆上气；燥热耗津，口鼻干燥，治宜辛凉甘润为法。方中桑叶"芳香有细毛，横纹最多，故亦走肺络，而宣肺气。"杏仁质润沉降，助桑叶凉降肺气而治咳逆，二者共为君药。沙参与贝母配伍，可养阴润肺，化痰止咳，为臣药。香豆豉苦辛性凉，辛散轻浮，疏散燥热，与桑、杏配伍宣降肺气以复其常。栀子皮、梨皮苦甘合化，清肺热，滋肺阴，又合"以皮治皮"之理。上三药共为佐药。全方以辛、苦、甘伍用，解表邪，畅气机，润肺燥，为治秋燥之良方。

【医案】

寒疫

患者，男，22岁，武汉人，2020年2月2日初诊。主诉：咳嗽4日。4日前出现咳嗽，痰少色白而黏稠，咽中不适，纳呆，无恶寒发热、乏力症状。舌暗红、苔黄干。1月27日肺部CT示：右肺尖胸膜下多发肺大疱。2月2日肺部CT结果示：双肺尖肺大疱，双下肺少许纤维灶。期间服用阿比多尔片、连花清瘟颗粒，未见明显好转。西医诊断：新型冠状病毒感染。中医诊断：寒疫（证属毒入少阳，化燥伤肺）。治以小柴胡汤合桑杏汤加减，处方：北柴胡15g，黄芩15g，法半夏9g，北沙参15g，桑叶15g，苦杏仁10g，浙贝母10g，瓜蒌15g，前胡10g，连翘20g，蒲公英20g，甘草10g，生姜5g。5剂，每日1剂，水煎，分早晚两次口服。

2020年2月12日复诊：2月6日配齐中药开始服用，服药3天后咳嗽、咯痰、咽喉不适消失，饮食尚可。2月9日肺部CT结果示：双肺尖肺大疱，双下肺少许纤维

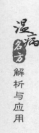
灶；2月12日CT检查结果无异常。嘱继服上方5剂，巩固疗效。［陈志威，张华敏，王乐，等.新型冠状病毒肺炎验案3则.中医杂志，2020，61（09）：745-748.］

按语： 本例属新冠肺炎轻症，患者主症为干咳，痰少色白而黏稠，不欲食，舌暗红、苔黄稍干，乃疫毒化燥伤阴，以小柴胡汤合桑杏汤加减。小柴胡汤合连翘、蒲公英和解少阳，透邪解毒；桑杏汤清宣温燥，润肺止咳；瓜蒌、前胡降气化痰。诸药合用，药证相应而疗效显著。

【现代应用研究】

1. 呼吸道感染干咳

陈香政选取2017年12月~2018年12月本院收治的呼吸道感染干咳患者100例作为研究对象，随机分为对照组和观察组，后者在治疗中采用中药桑杏汤，前者则按照常规治疗进行，将两组的治疗效果进行对比。结果通过对两组治疗后具体情况分析可得，在总有效率方面，对照组达80%（40/50），而观察组却高达94%（47/50）。在咽喉缓痛、咳嗽缓解以及声嘶时间上，观察组数据分别为：（3.07±0.26）天，（3.28±0.33）天，（2.08±0.27）天。对照组数据分别为：（4.15±0.34）天，（4.31±0.67）天，（3.01±0.38）天。通过对两组的总有效率等进行分析后可知，桑杏汤在治疗呼吸道感染干咳病症时可以起到非常好的疗效，与此同时，对患者的康复治疗也有所促进，该方法值得被推广利用。［陈香政.桑杏汤对呼吸道感染引起的干咳的治疗作用分析.中西医结合心血管病电子杂志，2019，7（24）：165-166.］

2. 支原体肺炎

鄢家琼将医院收治的90例支原体肺炎小儿患者设为研究对象，依据建档顺序分为对照组与分析组，各45例。对照组行阿奇霉素序贯疗法，分析组在其基础上加入口服中药桑杏汤治疗，总结对比两组患儿治疗情况。结果显示，分析组患儿退热时间、咳嗽消失时间、啰音消失时间明显短于对照组（$P<0.05$）；对两组患儿嗜酸性粒细胞、血清IgE指标水平检测显示，分析组显著低于对照组（$P<0.05$）。说明桑杏汤联合阿奇霉素应用于小儿支原体肺炎中疗效确切，有助于及时改善患儿临床症状，减少治疗时间，具有进一步大样本深入研究价值。［鄢家琼.桑杏汤联合阿奇霉素治疗小儿支原体肺炎临床疗效观察.内蒙古中医药，2018，37（01）：48-49.］

3. 亚急性甲状腺炎

黄敏将60例亚急性甲状腺炎（SAT）患者按随机数字表法分为治疗组和对照组，各30例。对照组予解热镇痛药、糖皮质激素治疗；治疗组采用中医急性期论治，在对照组基础上予中药桑杏汤加减治疗。结果治疗组治愈15例，显效12例，有效2例，无效1例，总有效率为96.67%。对照组治愈9例，显效10例，有效7例，无效4例，总有效率为88.67%。2组总有效率比较，差异有统计学意义（$P<0.05$）。表明桑杏汤加减治疗SAT急性期疗效确切，未见明显不良反应。［黄敏.桑杏汤铺治亚急性甲状腺炎60例.实用临床医学，2016，17（12）：17-18+21.］

4. 咳嗽变异性哮喘

易小玲等纳入医院2012年6月~2013年11月门诊收治的风燥犯肺型咳嗽变异性哮喘患者68例，将其随机分为中西医结合治疗组36例与西医对照组32例，中西医结合治疗组予桑杏汤合过敏煎加减口服，1剂/天，分2次口服，同时予沙美特罗替卡松粉吸入剂吸入，每次100µg，2次/天；西药对照组予沙美特罗替卡松粉吸入剂吸入，每次100µg，2次/天，疗程为21天。一个疗程后，比较两组病例前后症状改善情况，分析两组患者的治疗效果。结果显示临床治疗21天后，中西医结合治疗组总有效率为94.44%，对照组的临床总有效率为78.13%；治疗组的疗效高于对照组，两组之间有显著性差异（$P<0.05$）。表明桑杏汤合过敏煎治疗风燥犯肺型咳嗽变异性哮喘的疗效确切。[易小玲，徐玉萍，苏有琼.桑杏汤合过敏煎加减治疗风燥犯肺型咳嗽变异性哮喘.中医临床研究，2015，7（35）：98-99.]

沙参麦冬汤

【原文】五六、燥伤肺胃阴分，或热或咳者，沙参麦冬汤主之。

沙参麦冬汤（甘寒法）

沙参（三钱）　玉竹（二钱）　生甘草（一钱）　冬桑叶（一钱五分）　麦冬（三钱）　生扁豆（一钱五分）　花粉（一钱五分）

水五杯，煮取二杯，日再服。久热久咳者，加地骨皮三钱。（《温病条辨·上焦篇·秋燥》）

【解析】燥伤肺津，故见干咳少痰；伤及胃津，则咽干口渴。治当清养肺胃，生津润燥。方中沙参甘苦性寒，麦冬"禀少阴癸水之气"，二者补肺阴、清肺火，共为君药。玉竹养阴润燥，天花粉清热生津，两药相配可加强君药养阴生津、清热润燥之功，为臣药。冬桑叶以秋金之气清燥热，肃肺气；生甘草、甘缓护中和胃。白扁豆"味甘平而不甜，气清香而不窜，性温乎而色微黄"（《药品化义》），"得乎中和，脾之谷也……专治中宫之病"（《本草纲目》），本品健脾化湿，与大队甘寒滋润药物相配而无生湿碍脾之弊。本方"甘寒救其津液"，又与化湿和中药物伍用，清不过寒，润不呆滞，使肺胃之阴得复，燥热之气得除。

【医案】

咳嗽

患者，男，68岁，因反复咳嗽10余年，加重2周就诊。患者自诉有慢性支气管炎病史10余年，每逢秋冬季节就会出现咳嗽咳痰，以咳白色泡沫痰多见，咳嗽时间较长，自行口服止咳药效果不佳，直到天气转暖时好转。2周前，患者受凉后再次出现咳嗽，干咳少痰，晨起时咳声连续，伴咽干口渴，少气懒言，食欲下降，夜寐较差，大便干结，小便黄，舌红，苔少，舌形老，脉沉细弱。查体：体温36.3℃，血压125/78mmHg，双肺可闻及少量干啰音，余无特殊。辅助检查：胸部X片显示肺纹理紊乱。西医诊断：慢性支气管炎。中医诊断：咳嗽，肺阴亏虚证。治以滋阴补气，润肺止咳，予以沙参麦冬汤加减：沙参18g、麦冬15g、玉竹15g、桑叶15g、百部10g、桔梗10g、杏仁10g、党参10g、陈皮10g、茯神10g、石斛10g、火麻仁10g、酸枣仁10g。7剂，水煎服，每日1剂，分两次服。5天后复诊患者症状明显好转，予以

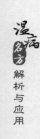

原方3剂，继续服用。[黄焕芝，符启芬，石峻.石峻教授治疗干咳临床经验.中医临床研究，2020，12（29）：27-29.]

按语：患者年老，咳嗽日久，肺阴本虚，再受外感而病发。干咳无痰、咽干口渴，又见舌红苔少，脉沉细弱，辨证为肺阴亏虚，故治以沙参麦冬汤滋阴润燥、生津止咳。病久耗气，见少气懒言，故用党参补气，百部润肺止咳。桔梗、杏仁一升一降，可复肺脏宣肃之能。食欲下降，加陈皮理气健脾，石斛养胃生津。另有夜寐不佳，加茯神、酸枣仁宁心安神，药证相合，诸症自解。

【现代应用研究】

1.慢性阻塞性肺病

高媛用沙参麦冬汤治疗慢阻肺患者40例，对照组40例给予基础西药治疗。结果显示，观察组患者的肺功能（用力肺活量、1秒用力呼气容积）水平优于对照组。在6min步行距离结果上，观察组患者为（432.56±30.75）m，高于对照组的（396.44±30.89）m。观察组患者的治疗总有效率为92.5%，对照组则为77.5%。[高媛.西药、沙参麦冬汤标准化治疗慢阻肺的效果.中国标准化，2021（02）：90-92.]

2.慢性支气管炎

冯奕超用沙参麦冬汤加减治疗慢性支气管炎患者91例，对照组91例采取常规疗法。观察组中1例患者病情无变化，1例恶化，89例病情改善，总有效率97.8%；对照组中17例患者病情无变化，4例病情恶化，70例有所改善，总有效率为76.9%。两组患者疗效比较差异显著（$P<0.05$）。[冯奕超.沙参麦冬汤加减治疗慢性支气管炎的应用效果及有效率评价.黑龙江中医药，2020，49（05）：65-66.]

3.肺癌

高朋娟用沙参麦冬汤联合化疗治疗肺癌患者40例，实施TP化疗方案患者40例为对照组。结果显示，研究组各项免疫功能指标、KPS评分以及体质量指数均优于对照组，差异具有统计学意义（$P<0.05$）。[高朋娟.沙参麦冬汤联合化疗在肺癌患者中的应用价值评估.临床医药文献电子杂志，2020，7（18）：156+164.]

翘荷汤

【原文】五七、燥气化火，清窍不利者，翘荷汤主之。

清窍不利，如耳鸣目赤，龈胀咽痛之类。翘荷汤者，亦清上焦气分之燥热也。

翘荷汤（辛凉法）

薄荷（一钱五分）　连翘（一钱五分）　生甘草（一钱）　黑栀皮（一钱五分）　桔梗（二钱）　绿豆皮（二钱）

水二杯，煮取一杯，顿服之。日服二剂，甚者日三。

〔加减法〕耳鸣者，加羚羊角、苦丁茶；目赤者，加鲜菊叶、苦丁茶、夏枯草；咽痛者，加牛蒡子、黄芩。（《温病条辨·上焦篇·秋燥》）

【解析】燥邪化火，侵入上焦气分，随经上扰头目清窍，故见耳鸣，目赤，龈肿，咽痛。燥热内盛，伤及津液，则见发热，口渴。治以"治上焦如羽"为旨，当轻清宣透，清解上焦燥热。方中薄荷辛凉透热，气香通窍清利头目；连翘苦寒轻清，清泻邪热；二药共用，使上焦燥热得以清宣。桔梗、甘草宣肺利咽；栀子皮、绿豆皮，以皮走皮，清泻肺热而不致苦寒耗阴。诸药合用，辛凉轻清，清解上焦燥热，为辛凉清火之良剂。

【医案】

燥痹

患者，女，42岁，2009年11月17日初诊。症见口干眼干1月余，伴发热1周。2009年在医院经体检及唇腺活检明确诊断为原发性干燥综合征。近日无明显诱因反复发热，医院建议加用泼尼松口服，患者改往中医院求治。现症见发热，体温37.5~38℃，微恶风寒，略感口渴，咽干咽痛，大便干，牙龈肿痛，舌红苔薄黄，脉浮数。用吴鞠通《温病条辨》翘荷汤加减，处方：生石膏30g，蒲公英20g，牛蒡子、板蓝根各15g，连翘、桔梗各12g，薄荷、栀子、荆芥、淡竹叶各10g，大黄6g（后下），甘草8g。1日1剂，水煎服，7天为1疗程。用药1周后，发热缓解，体温正常，原方续服1周后自行停药，3月后随访未再出现发热等症。［余春，童安荣，魏冬梅.翘荷汤治疗早期干燥综合征体会.陕西中医，2011，32（12）：1695–1696.］

按语：干燥综合征，中医称为"燥痹"，为燥邪所致。此患者因燥热上干清窍，见发热、口渴、咽干咽痛，牙龈肿痛；实热内结于里，则大便干。故治宜清热泻火、生津润燥，投以翘荷汤加大黄、板蓝根等，清上泻下、釜底抽薪，而诸症自瘥。

【现代应用研究】

1.咽痛

黄莹用翘荷汤加减治疗风热外袭型咽痛患者30例，对照组30例给予西药头孢呋辛酯片治疗。结果显示，治疗组中痊愈15例，总有效率为93.33%，对照组总有效率为80.00%，差异具有统计学意义（P<0.05）。治疗组及对照组的不良反应发生率分别是3.33%与10.00%，差异具有统计学意义（P<0.05）。提示翘荷汤加减对咽痛治疗效果优于西药头孢呋辛，且不良反应少。［黄莹.翘荷汤加减治疗风热外袭型咽痛30例.四川中医，2016，34（07）：133–135.］

2.疱疹性口腔炎

高菊杨用翘荷汤化裁治疗疱疹性口腔炎患者26例，西医常规治疗患者25例为对照组。结果显示，治疗组治愈11例，有效12例，无效3例，总有效率89.46%；对照组治愈6例，有效11例，无效6例，总有效率76.00%，差异具有统计学意义（P<0.05）。［高菊杨，左明晏.翘荷汤治疗疱疹性口腔炎的临床观察.湖北中医杂志，2015，37（10）：36.］

3.急性扁桃体炎

郭苏云用翘荷汤加减治疗急性扁桃体炎患者88例，疗效标准参照《中医内外妇儿病证诊断疗效标准》拟定。结果显示，治愈36例，好转47例，无效5例，总有效率94.2%，治疗效果颇佳。［郭苏云.翘荷汤加减治疗急性扁桃体炎88例小结.湖南中医药导报，2003（10）：32.］

杏苏散

【原文】二、燥伤本脏，头微痛，恶寒，咳嗽稀痰，鼻塞，嗌塞，脉弦，无汗，杏苏散主之。

本脏者，肺胃也。《经》有嗌塞而咳之明文，故上焦之病自此始。燥伤皮毛，故头微痛、恶寒也。微痛者，不似伤寒之痛甚也。阳明之脉，上行头角，故头亦痛也。咳嗽稀痰者，肺恶寒，古人谓燥为小寒也；肺为燥气所搏，不能通调水道，故寒饮停而咳也。鼻塞者，鼻为肺窍。嗌塞者，嗌为肺系也。脉弦者，寒兼饮也。无汗者，凉搏皮毛也。按杏苏散，减小青龙一等。此条当与下焦篇所补之痰饮数条参看。再杏苏散乃时人统治四时伤风咳嗽通用之方，本论前于风温门中已驳之矣；若伤燥凉之咳，治以苦温，佐以甘辛，正为合拍。若受重寒夹饮之咳，则有青龙；若伤春风，乃燥已化火无痰之证，则仍从桑菊饮、桑杏汤例。

杏苏散方

苏叶　半夏　茯苓　前胡　苦桔梗　枳壳　甘草　生姜　大枣（去核）　橘皮　杏仁

〔加减法〕无汗，脉弦甚或紧，加羌活，微透汗。汗后咳不止，去苏叶、羌活，加苏梗。兼泄泻腹满者，加苍术、厚朴。头痛兼眉棱骨痛者，加白芷。热甚加黄芩，泄泻腹满者不用。

〔方论〕此苦温甘辛法也。外感燥凉，故以苏叶、前胡辛温之轻者达表；无汗脉紧，故加羌活辛温之重者，微发其汗。甘、桔从上开，枳、杏、前、苓从下降，则嗌塞鼻塞宣通而咳可止。橘、半、茯苓，逐饮而补肺胃之阳。以白芷易原方之白术者，白术，中焦脾药也，白芷，肺胃本经之药也，且能温肌肉而达皮毛。姜、枣为调和营卫之用。若表凉退而里邪未除，咳不止者，则去走表之苏叶，加降里之苏梗。泄泻腹满，金气太实之里证也，故去黄芩之苦寒，加术、朴之苦辛温也。（《温病条辨·上焦篇·补秋燥胜气论》）

【解析】"燥为小寒"，闭表遏卫，故见恶寒无汗、头微痛。凉燥伤肺，肺失宣降，津液不布，聚而为痰，则咳嗽痰稀。燥伤肺阴，肺系不利而致鼻塞咽干。治宜辛开温润，疏表透邪。方中苏叶辛温不燥，发表散邪，宣发肺气，使凉燥之邪从外而散；杏仁苦温而润，降利肺气，润燥止咳，两者共为君药。前胡疏风降气，止咳化痰；桔梗、枳壳一升一降，助苏叶、杏仁宽胸理气化痰，共为臣药。半夏、橘皮祛湿化痰，理气行滞；茯苓健脾渗湿以杜生痰之源，同用为佐。生姜、大枣、甘草调和营卫，协调诸药，共为使药。纵观全方，苦温甘辛合法，表里同治，共奏轻宣凉燥，理肺化痰之功。

【医案】

咳嗽

患儿，男，7岁，2020年4月25日初诊。主因"咳嗽伴咳痰1个月"就诊。患儿1个月前无明显诱因发热，伴咳嗽、咳痰、咽痛，服用"小儿豉翘清热颗粒、蒲地蓝口服液、头孢克肟颗粒"等1天，余热退，后继服前药共1周。诸症虽减，但仍出现阵发性咳嗽伴咳痰。现患儿：咳嗽，晨起甚，伴咳痰色白，量中等，咽喉不利，纳食一般，大便软黏，1次/天，小便调，无发热腹胀，舌淡红苔少，脉细。查体见：咽部充血扁桃体（－），双肺：呼吸音粗，未闻及啰音。辅助检查：血常规、胸片（－）。考虑为感染后咳嗽，辨为咳嗽（肺脾两虚，痰饮内停证），治以理肺温脾、化痰止咳兼顾利咽。处方：苏叶、杏仁、桔梗、枳壳、陈皮、黄芩、百部、蜜紫菀、前胡、浙贝母、麦冬、玄参、赤芍、牡丹皮各10g，蝉蜕、清半夏各6g，蜜麻黄5g，蜜枇杷叶15g，木蝴蝶3g，8剂，水煎服，每日1剂。5月3日复诊：患儿咳嗽明显减轻，晨起夜间偶咳，日间基本不咳，少量白痰，咽喉已利，纳食增，大便成形，每日1次，前方去赤芍、牡丹皮、蝉蜕，加山药、鸡内金各10g，7剂后渐愈。[乔阳阳，胡淑萍.运用杏苏散加减治疗小儿咳嗽经验.医学理论与实践，2021，34（08）：1438-1439.]

按语： 患儿有呼吸道感染病史，经清热类药物治疗，病止大半。然大寒之品伤阳，则津液不布，遂致痰饮内伏于肺，故咳嗽日久，迁延不愈。运用杏苏散加减治之，理肺温脾、化痰止咳兼顾利咽。复诊咽喉已利，但咳痰未尽，故去牡丹皮、赤芍等寒凉品，加山药、鸡内金以消食助运，滋脾行津，患儿肺脾调运，故而向愈。

【现代应用研究】

1.慢性支气管炎急性发作期

冯焕珍等用杏苏散加减治疗痰浊肺阻型慢性支气管炎急性发作期患者42例，对照组42例给予西医常规治疗。结果显示，观察组喘息、咳嗽、咳痰、哮鸣的中医证候积分明显低于对照组，差异具有统计学意义（$P<0.05$）；观察组咳嗽、咳痰、喘息、哮鸣症状消失时间均明显少于对照组（$P<0.05$）；观察组治疗总有效率95.2%，对照组总有效率83.3%，差异具有统计学意义（$P<0.05$）。[冯焕珍，区晓芬，区晓珊.杏苏散加减治疗痰浊阻肺型慢性支气管炎急性发作期的疗效观察.齐齐哈尔医学院学报，2019，40（16）：2033-2034.]

2.风热咳嗽

曾娟等用杏苏散加减治疗风热咳嗽患者40例，对照组40例给予常规止咳药物治疗，对两组患者疗效及临床症状进行观察。结果显示，治疗组治疗总有效率为92.50%，高于对照组的60.00%，差异有统计学意义（$P<0.05$）；治疗组治疗后咳嗽及咳痰症状评分均低于对照组，差异有统计学意义（$P<0.05$）。[曾娟，齐密霞，唐欣宁，等.杏苏散加减治疗风热咳嗽临床疗效观察.中医临床研究，2018，10（11）：23-24.]

3.咳嗽变异性哮喘

马爱萍等用杏苏散治疗咳嗽变异性哮喘47例，对照组47例给予酮替芬、茶碱缓释片治疗。结果显示：治疗组显效20例，有效24例，无效3例，总体有效率93.6%；对照组显效12例，有效25例，无效10例，总体有效率78.7%。治疗组总体有效率高于对照组，差异有统计学意义（$P<0.05$）。[马爱萍，经剑颖.杏苏散加减治疗咳嗽变异性哮喘47例.医学理论与实践，2013，26（12）：1599-1600.]

化癥回生丹

【原文】七、燥气延入下焦，搏于血分而成癥者，无论男妇，化癥回生丹主之。

大邪中表之燥证，感而即发者，诚如目南先生所云，与伤寒同法，学者衡其轻重可耳。前所补数条，除减伤寒法等差二条，胸胁腹痛一条，与伤寒微有不同，余俱兼疝瘕者，以《经》有燥淫所胜，男子癩疝，女子少腹痛之明文。疝瘕已多见寒湿门中，疟证、泄泻、呕吐已多见于寒湿、湿温门中，此特补小邪中里，深入下焦血分，坚结不散之痼疾。若不知病宜缓通治法，或妄用急攻，必犯瘕散为蛊之戒。此蛊乃血蛊也，在妇人更多，为极重难治之证，学者不可不豫防之也。化癥回生丹法，系燥淫于内，治以苦温，佐以甘辛，以苦下之也。方从《金匮》鳖甲煎丸与回生丹脱化而出。此方以参、桂、椒、姜通补阳气，白芍、熟地守补阴液，益母膏通补阴气，而消水气，鳖甲胶通补肝气，而消癥瘕，余俱芳香入络而化浊。且以食血之虫，飞者走络中气分，走者走络中血分，可谓无微不入，无坚不破。又以醋熬大黄三次，约入病所，不伤他脏，久病坚结不散者，非此不可。或者病其药味太多，不知用药之道，少用独用，则力大而急；多用众用，则功分而缓。古人缓化之方皆然，所谓有制之师不畏多，无制之师少亦乱也。此方合醋与蜜共三十六味，得四九之数，金气生成之数也。

化癥回生丹方

人参（六两）　安南桂（二两）　两头尖（二两）　麝香（二两）　片子姜黄（二两）　公丁香（三两）　川椒炭（二两）　虻虫（二两）　京三棱（二两）　蒲黄炭（一两）　藏红花（二两）　苏木（三两）　桃仁（三两）　苏子霜（二两）　五灵脂（二两）　降真香（二两）　干漆（二两）　当归尾（四两）　没药（二两）　白芍（四两）　杏仁（三两）　香附米（二两）　吴茱萸（二两）　元胡索（二两）　水蛭（二两）　阿魏（二两）　小茴香炭（三两）　川芎（二两）　乳香（二两）　良姜（二两）　艾炭（二两）　益母膏（八两）　熟地黄（四两）　鳖甲胶（一斤）　大黄（八两，共为细末，以高米醋一斤半，熬浓，晒干为末，再加醋熬，如是三次，晒干，末之）

共为细末，以鳖甲、益母、大黄三胶和匀，再加炼蜜为丸，重一钱五分，蜡皮封护。同时温开水和，空心服；瘀甚之证，黄酒下。

一、治癥结不散不痛。

一、治癥发痛甚。

一、治血痹。

一、治妇女干血痨证之属实者。

一、治疟母左胁痛而寒热者。

一、治妇女经前作痛，古谓之痛经者。

一、治妇女将欲行经而寒热者。

一、治妇女将欲行经，误食生冷腹痛者。

一、治妇女经闭。

一、治妇女经来紫黑，甚至成块者。

一、治腰痛之因于跌扑死血者。

一、治产后瘀血，少腹痛，拒按者。

一、治跌扑昏晕欲死者。

一、治金疮、棒疮之有瘀滞者。（《温病条辨·上焦篇·补秋燥胜气论》）

【解析】本方主要为瘀血内结癥瘕结块而设。燥气深入下焦血分而成癥积，见局部结块、按之觉硬，或有青紫瘀血、肿痛不已；瘀血不去，新血不生，内而脏腑、外在毛腠均失于阴血濡养出现肌肤甲错等燥结之象。故治宜活血散瘀，破结消肿，守阴润燥为法。方中杏仁、桃仁、水蛭、虻虫、益母膏、阿魏、当归尾、干漆、川芎、两头尖、延胡索、三棱、红花、蒲黄、五灵脂、姜黄诸药活血祛瘀、软坚散结，其中水蛭、虻虫"以食血之虫，飞者走络中气分，走者走络中血分，可谓无微不入，无坚不破"。以醋熬大黄，"入病所，不伤他脏，久病坚结不散者，非此不可"。苏木、丁香、降香、乳香、没药、香附芳香入络而化浊。人参、肉桂、川椒、吴茱萸、小茴香、良姜、艾叶、苏子霜温中散寒、通补阳气；熟地、当归、白芍、鳖甲滋补阴血而治燥结。本方药味虽多，但"有制之师不畏多"，寒热并用，攻补兼施，共奏活血祛瘀，消癥散结之功。

【医案】

肠覃

患者，女，25岁，未婚。1962年冬季，于行经期间，不慎坠入井中。此后，经期不准，经行血少而少腹痛。1963年1月开始发现左小腹部有包块，并逐渐增大，每因劳累即少腹有胀满下坠感。曾针灸治疗数次，少腹痛略减，但包块未见缩小。至6月间，逐渐增大，腹部膨隆。服香棱丸数剂，亦未效。至8月间，至某医院妇科检查，诊断为卵巢囊肿，拟做手术治疗。因患者不愿手术治疗，于9月30日来我院住院治疗。检查：面色苍白，精神抑郁，表情淡漠，舌质色淡，苔滑白，脉沉细而涩，少腹有包块，呈椭圆形（如妊娠5个月），按之不痛而移动，边缘清楚，质软而滑。诊断为肠覃症。用化癥回生丹原方，如法制成丸药，每丸6g，每次服1丸，每天服2次。治疗经过：初服月余，包块渐软而略缩小。又服1个月，包块缩小2/3。出院后，又继续服药1个月。经服上药3个月后，来我院检查：包块全部消失，身体恢复健康。停药3个月后，至某医院检查，认为卵巢囊肿已愈。在服上药期间，患者除自觉头面、手脚皮肤干燥外，并无其他不适。[路新.化癥回生丹治愈卵巢囊肿（肠覃、石瘕）1例.上海中医药杂志，1965（08）：16.]

按语："因虚、积冷、结气……血寒积结，胞门寒伤，经络凝坚。"（《金匮要略·妇人杂病脉证并治第二十二》）本患者经期坠井，血络空虚，寒湿内侵血分，凝滞经脉，而发为卵巢囊肿。治以化癥回生丹活血逐瘀，软坚散结，守补阴血。方证相符，而起沉疴。

【现代应用研究】

不稳定型心绞痛

王永红等用化癥回生丹治疗不稳定型心绞痛患者70例，对照组70例给予西药治疗，观察对颈动脉软斑块的作用及影响。结果显示，观察组显效率和总有效率分

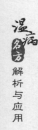

别为71.43%和94.29%，均高于对照组的57.14%和78.57%（$P<0.05$）。观察组治疗后血清TC、LDL-C、HDL-C、TG数值均优于对照组（$P<0.05$）。观察组颈部血管斑块的改善程度优于对照组（$P<0.05$）。[王永红，秦芳芳，赵京梅，等.化癥回生丹对不稳定型心绞痛患者颈动脉软斑块的影响.临床合理用药杂志，2017，10（14）：24-25.]

复亨丹

【原文】八、燥气久伏下焦，不与血搏，老年八脉空虚，不可与化癥回生丹，复亨丹主之。

金性沉著，久而不散，自非温通络脉不可。既不与血搏成坚硬之块，发时痛胀有形，痛止无形，自不得伤无过之营血，而用化癥矣。复亨大义，谓剥极而复，复则能亨也。其方以温养温燥兼用，盖温燥之方，可暂不可久，况久病虽曰阳虚，阴亦不能独足，至老年八脉空虚，更当豫护其阴。故以石硫黄补下焦真阳，而不伤阴之品为君，佐以鹿茸、枸杞、人参、茯苓、苁蓉补正，而但以归、茴、椒、桂、丁香、草薢，通冲任与肝肾之邪也。按《解产难》中，已有通补奇经丸方，此方可以不录。但彼方专以通补八脉为主，此则温养温燥合法；且与上条为对待之方，故并载之。按《难经》：任之为病，男子为七疝，女子为瘕聚。七疝者，朱丹溪谓：寒疝、水疝、筋疝、血疝、气疝、狐疝、癞疝，为七疝。《袖珍》谓：一厥、二盘、三寒、四癥、五附、六脉、七气为七疝。瘕者血病，即妇人之疝也。后世谓：蛇瘕、脂瘕、青瘕、黄瘕、燥瘕、狐瘕、血瘕、鳖瘕，为八瘕。盖任为天癸生气，故多有形之积。大抵有形之实证宜前方，无形之虚证宜此方也。

按燥金遗病，如疝、瘕之类，多见下焦篇寒湿、湿温门中。再载在方书，应收入燥门者尚多，以限于边幅，不及备录，已示门径，学者隅反可也。

复亨丹方（苦温甘辛法）

倭硫黄（十分，按倭硫黄者，石硫黄也，水土硫黄断不可用）　鹿茸（酒炙，八分）　枸杞子（六分）　人参（四分）　云茯苓（八分）　淡苁蓉（八分）　安南桂（四分）　全当归（酒浸，六分）　小茴香（六分，酒浸，与当归同炒黑）　川椒炭（三分）　草薢（六分）　炙龟板（四分）

益母膏和为丸，小梧桐子大。每服二钱，日再服；冬日渐加至三钱，开水下。

按前人燥不为病之说，非将寒、燥混入一门，即混入湿门矣。盖以燥为寒之始，与寒相似，故混入寒门。又以阳明之上，燥气治之，中见太阴；而阳明从中，以中气为化，故又易混入湿门也。但学医之士，必须眉目清楚，复《内经》之旧，而后中有定见，方不越乎规矩也。（《温病条辨·上焦篇·补秋燥胜气论》）

【解析】《临证指南医案》云："由脏腑络伤，已及奇经。"络病实证为"病入络脉"，络病虚证则为"病及奇经"。吴鞠通承叶氏之旨，提出络病久及奇经之说。燥气延及下焦，搏于血分而成癥者，用化癥回生丹以络病治法；而燥气久伏下焦，不与血搏，老年八脉空虚者，则按奇经治法，用润养温燥兼用之复亨丹。方中硫黄"补命门不足"（《本草纲目》），补下焦真阳为君。鹿茸、人参、茯苓、苁蓉益气温阳补正以助君药温补下元之力。小茴香、川椒、肉桂温通冲任；龟板味浊质重，填补真阴；枸杞"为肝肾真阴不足，劳乏内热补益之要药"（《本草经疏》）；当归补血和血，助枸杞润而滋补；上共为臣药。萆薢淡薄渗湿，苦能降下。益母草性滑而利，活血利尿。预其填补，先扫其浊，萆薢、益母草与大队补益之品配伍，补而不塞，利不损正，为佐药。全方集苦温甘辛合用，温补、通润，"老年八脉空虚"及肾阳亏虚、阴血不足者此方为宜。

霹雳散

【原文】主治中燥吐泻腹痛，甚则四肢厥逆，转筋，腿痛，肢麻，起卧不安，烦躁不宁，甚则六脉全无，阴毒发斑，疝瘕等证，并一切凝寒痼冷积聚。寒轻者，不可多服；寒重者，不可少服，以愈为度。非实在纯受湿、燥、寒三气阴邪者，不可服。

桂枝（六两）　公丁香（四两）　草果（二两）　川椒（炒，五两）　小茴香（炒，四两）　薤白（四两）　良姜（三两）　吴茱萸（四两）　五灵脂（二两）　降香（五两）　乌药（三两）　干姜（三两）　石菖蒲（二两）　防己（三两）　槟榔（二两）　荜澄茄（五两）　附子（三两）　细辛（二两）　青木香（四两）　薏仁（五两）　雄黄（五钱）

上药共为细末，开水和服。大人每服三钱，病重者五钱；小人减半。再病重者，连服数次，以痛止厥回，或泻止筋不转为度。

〔方论〕按《内经》有五疫之称，五行偏胜之极，皆可致疫。虽疠气之至，多见火证；而燥金寒湿之疫，亦复时有。盖风火暑三者为阳邪，与秽浊异气相参，则为温疠，湿燥寒三者为阴邪，与秽浊异气相参，则为寒疠。现在见证，多有肢麻转筋，手足厥逆，吐泻腹痛，胁肋疼痛，甚至反恶热而大渴思凉者。《经》谓雾伤于上，湿伤于下。此证乃燥金寒湿之气（《经》谓阳明之上，中见太阴；又谓阳明从中治也），直犯筋经，由大络、别络，内伤三阴脏真，所以转筋，入腹即死也。既吐且泻者，阴阳逆乱也。诸痛者，燥金湿土之气所搏也。其渴思凉饮者，少阴篇谓自利而渴者，属少阴虚，故饮水求救也。其头面赤者，阴邪上逼，阳不能降，所谓戴阳也。其周身恶热喜凉者，阴邪盘踞于内，阳气无附欲散也。阴病反见阳证，所谓水极似火，其受阴邪尤重也。诸阳证毕现，然必当脐痛甚拒按者，方为阳中见纯阴，乃为真阴之证，此处断不可误。故立方会萃温三阴经刚燥苦热之品，急温脏真，保住阳气。又重用芳香，急驱秽浊。一面由脏真而别络大络，外出筋经经络以达皮毛；一面由脏络腑络以通六腑，外达九窍。俾秽浊阴邪，一齐立解。大抵皆扶阳抑阴，所谓离照当空，群阴退避也。再此证自唐宋以后，医者皆不识系燥气所干，凡见前证，俗名曰痧。近时竟有著痧证书者，捉风捕影，杂乱无章，害人不浅。即以痧论，未有不干天地之气而漫然成痧者。究竟所感何气，不能确切指出，故立方毫无准的。其误皆在前人谓燥不为病，又有燥气化火之说。瑭亦为其所误，故初刻书时，再三疑虑，

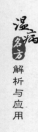

辨难见于杂说篇中，而正文只有化气之火证，无胜气之寒证。其燥不为病之误，误在《阴阳应象大论》篇中，脱秋伤于燥一条；长夏伤于湿，又错秋伤于湿，以为竟无燥证矣。不知《天元纪》，《气交变》，《五运行》，《五常政》，《六微旨》诸篇，平列六气，燥气之为病，与诸气同，何尝燥不为病哉！《经》云：风为百病之长。按风属木，主仁。《大易》曰：元者善之长也，得生生之机，开生化之源，尚且为病多端，况金为杀厉之气。欧阳氏曰：商者伤也，主义主收，主刑主杀。其伤人也，最速而暴，竟有不终日而死者。瑭目击神伤，故再三致意云。（《温病条辨·上焦篇·补秋燥胜气论》）

【解析】"湿燥寒三者为阴邪，与秽浊异气相参，则为寒疠"。寒疠来势凶猛，传变迅速，病情危笃，症见吐泻无度、腹痛转筋或厥逆肢冷等危重之象。又直中脏腑，暴伤真阳，出现面赤戴阳，下利清谷，狂躁不安的阴盛格阳证。吴氏创霹雳散论治寒疠。方中用细辛、桂枝、乌药、小茴香、荜澄茄、良姜辛温之品通阳散寒破凝滞。附子、吴茱萸、干姜、川椒辛热破阴回阳。公丁香芳香浓烈，槟榔"能消能磨""为疏利之药"（《温疫论》），草果辛烈气雄，三药相合散寒湿、化秽浊。青木香、五灵脂、降香、薤白辛温气香，行气散结，化瘀止痛。雄黄、石菖蒲燥湿杀虫、开窍避秽。薏仁、防己淡渗利湿，疏筋缓急以治转筋。"立方荟萃温三阴经刚燥苦热之品，急温脏真，保住阳气。又重用芳香，急驱秽浊"为"苦温芳香，扶阳逐秽"之良方，可治疗寒湿凝结，气机不畅，真阳受损之胸胁痛、腹痛、腹泻、疝瘕、呕吐等诸疾。但本方辛温燥烈，易耗气伤阴，故"非实在纯受湿、燥、寒三气阴邪者，不可服"。

增液汤

【原文】十一、阳明温病，无上焦证，数日不大便，当下之。若其人阴素虚，不可行承气者，增液汤主之。服增液汤已，周十二时观之，若大便不下者，合调胃承气汤微和之。

此方所以代吴又可承气养荣汤法也。妙在寓泻于补，以补药之体，作泻药之用，既可攻实，又可防虚。余治体虚之温病，与前医误伤津液、不大便、半虚半实之证，专以此法救之，无不应手而效。

增液汤方（咸寒苦甘法）

元参（一两） 麦冬（连心，八钱） 细生地（八钱）

水八杯，煮取三杯，口干则与饮，令尽，不便，再作服。

〔方论〕温病之不大便，不出热结液干二者之外。其偏于阳邪炽甚，热结之实证，则从承气法矣；其偏于阴亏液涸之半虚半实证，则不可混施承气，故以此法代之。独取元参为君者，元参味苦咸微寒。壮水制火，通二便，启肾水上潮于天，其能治液干，固不待言，《本经》称其主治腹中寒热积聚，其并能解热结可知。麦冬主治心腹结气，伤中伤饱，胃络脉绝，羸瘦短气，亦系能补能润能通之品，故以为之佐。生地亦主寒热积聚，逐血痹，用细者，取其补而不腻，兼能走络也。三者合用，作增水行舟之计，故汤名增液，但非重用不为功。

本论于阳明下证，峙立三法：热结液干之大实证，则用大承气；偏于热结而液不干者，旁流是也，则用调胃承气；偏于液干多而热结少者，则用增液，所以迴护其虚，务存津液之心法也。

按吴又可纯恃承气以为攻病之具，用之得当则效，用之不当，其弊有三：一则邪在心包、阳明两处，不先开心包，徒攻阳明，下后仍然昏惑谵语，亦将如之何哉？吾知其必不救矣。二则体亏液涸之人，下后作战汗，或随战汗而脱，或不蒸汗徒战而脱。三者下后虽能战汗，以阴气大伤，转成上嗽下泄，夜热早凉之怯证，补阳不可，救阴不可，有延至数月而死者，有延至岁余而死者，其死均也。在又可当日，温疫盛行之际，非寻常温病可比，又初创温病治法，自有矫枉过正不暇详审之处，断不可概施于今日也。本论分别可与不可与、可补不可补之处，以俟明眼裁定，而又为此按语于后，奉商天下之欲救是证者。至若张氏、喻氏，有以甘温辛热立法者，湿温有可用之处，然须兼以苦泄淡渗，盖治外邪，宜通不宜守也，若风温、温热、温疫、温毒，断不可从。（《温病条辨·中焦篇·风温 温热 温疫 温毒 冬温》）

十五、下后数日，热不退，或退不尽，口燥咽干，舌苔干黑，或金黄色，脉沉而有力者，护胃承气汤微和之；脉沉而弱者，增液汤主之。（《温病条辨·中焦篇·风温 温热 温疫 温毒 冬温》）

十六、阳明温病，下后二、三日，下证复现，脉下甚沉，或沉而无力，止可与增液，不可与承气。此恐犯数下之禁也。（《温病条辨·中焦篇·风温 温热 温疫 温毒 冬温》）

三三、阳明温病，下后脉静，身不热，舌上津回，十数日不大便，可与益胃、增液辈，断不可再与承气也。下后舌苔未尽退，口微渴，面微赤，脉微数，身微热，日浅者亦与增液辈；日深舌微干者，属下焦复脉法也。勿轻与承气，轻与者肺燥而咳，脾滑而泄，热反不除，渴反甚也，百日死。（《温病条辨·中焦篇·风温 温热 温疫 温毒 冬温》）

【解析】本方主治阳明温病，热结津亏之便秘。温病耗损津液，阴亏液涸，大肠失于濡养，无水舟停而致便秘。津液亏虚，不能上承，则口渴；阴虚内热，见舌干红，脉细数。治宜滋阴清热，润燥通便。本方重用玄参，苦咸而凉，"启肾水上潮于天"，壮水制火，可滋肠燥，为君药。麦冬甘寒色白质润，滋养中上二焦阴津；细生地甘苦性寒，养阴清热，补而不腻，共为臣药。本方咸寒苦甘同用，共奏养阴生津润燥之功，寓泻于补，以补药之体为泻药之用，旨在增水行舟而润肠通便。

【医案】

咳嗽

患者，女，45岁，1997年7月18日初诊，因发热、咳嗽、痰黄3天来诊。曾服先锋霉素、咳特灵等症状未见好转。咽痛咽痒，咳嗽剧烈，整夜不能安睡，咯痰黄稠，口干多饮，大便干结。体检：体温38.8℃，咽充血（++），心率110次/分，律整，双肺可闻及细湿啰音，舌尖边红，苔黄，脉细数。血常规：白细胞总数

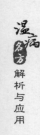
9.4×10^9/L，中性粒细胞百分比76%，淋巴细胞百分比24%。胸透示：双肺纹理增粗，中、下肺有少量斑片状影。西医拟诊为支气管肺炎。中医诊断为咳嗽，辨证属痰热郁肺，治以清热化痰，宣肺止咳。处方：黄芩、连翘、前胡各15g，桔梗、百部、北杏、荆芥各10g，鱼腥草、桑白皮各25g，2剂。二诊，病人诉发热退，咽痛消失，但仍咳嗽剧烈，痰粘难咯，夜不能寐，大便难。此乃热伤肺津，肺失肃降。原方加入玄参、麦冬、生地各25g，川贝10g，再进2剂，即觉痰稀易咯，大便通畅，咳嗽缓解。[何建宇.增液汤临床活用.江西中医药，2002，4（02）：26.]

按语：本案为肺热内郁，耗伤阴津灼液成痰。先以大剂清热之品，虽热退而津亏难复，后拟增液汤与原方合用加川贝，以滋阴清热，润肺化痰之功，使肺气自降，药证相合，故而痊愈。

【现代应用研究】

1.慢传输型便秘

毕继发用增液汤加减方治疗慢传输型便秘（气阴两虚型）患者40例，对照组40例给予麻仁软胶囊治疗。结果显示，治疗组便秘症状积分的改善情况明显高于对照组（$P<0.05$）。治疗组有效率为77.5%，对照组有效率为70%，差异具有统计学意义（$P<0.05$）。[毕继发.增液汤加减方治疗慢传输型便秘（气阴两虚型）的临床观察.辽宁中医药大学，2020.]

2.口干燥症

冯绍斌等用加味增液汤治疗鼻咽癌放疗后口干燥症患者20例，与常规治疗患者20例对照，观察并记录两组患者放疗结束后1个月的口干程度。结果显示，观察组的口干症占20%，说明口干程度较轻；而对照组口干症占60%，提示放疗后口干症状较严重。观察组口干燥症状程度较对照组显著减轻，差异具有统计学意义（$P<0.05$）。[冯绍斌，柯尊斌，伦小川.加味增液汤对鼻咽癌放疗后口干燥症的疗效观察.深圳中西医结合杂志，2018，28（13）：58-59.]

3.肠吸收特性

田雨闪等通过HPLC研究增液汤的肠吸收特性。结果显示，增液汤中5-羟糠醛、肉桂酸、甲基麦冬黄烷酮A和甲基麦冬黄烷酮B在整个肠段吸收较好。哈帕俄苷、安格洛苷C介于难吸收与易吸收之间，十二指肠的吸收明显高于回肠和空肠段。[田雨闪，杜中英，戚进.增液汤的体内肠吸收评价研究.海峡药学，2016，28（07）：14-16.]

益胃汤

【原文】十二、阳明温病，下后汗出，当复其阴，益胃汤主之。

温热本伤阴之病，下后邪解汗出，汗亦津液之化，阴液受伤，不待言矣，故云当复其阴。此阴指胃阴而言，盖十二经皆禀气于胃，胃阴复而气降得食，则十二经之阴皆可复矣。欲复其阴，非甘凉不可。汤名益胃者，胃体阳而用阴，取益胃用之义也。下后急议复阴者，恐将来液亏燥起，而成干咳身热之怯证也。

益胃汤方（甘凉法）

沙参（三钱） 麦冬（五钱） 冰糖（一钱） 细生地（五钱） 玉竹（炒香，一钱五分）

水五杯，煮取二杯，分二次服，渣再煮一杯服。(《温病条辨·中焦篇·风温温热 温疫 冬温》)

阳明温病，下后脉静，身不热，舌上津回，十数日不大便，可与益胃、增液辈，断不可再与承气也。下后舌苔未尽退，口微渴，面微赤，脉微数，身微热，日浅者亦与增液辈；日深舌微干者，属下焦复脉法也。勿轻与承气，轻与者肺燥而咳，脾滑而泄，热反不除，渴反甚也，百日死。(《温病条辨·中焦篇·风温 温热 温疫 温毒 冬温》)

三十五、温病愈后，或一月，至一年，面微赤，脉数，暮热，常思饮不欲食者，五汁饮主之，牛乳饮亦主之。病后肌肤枯燥，小便溺管痛，或微燥咳，或不思食，皆胃阴虚也，与益胃、五汁辈。(《温病条辨·下焦篇·风温 温热 温疫 温毒 冬温》)

【解析】本方主治阳明温病，胃阴损伤证，治宜甘凉生津，养阴益胃为法。方中生地、麦冬为甘凉益胃之上品，养阴清热，生津润燥，共为君药。北沙参、玉竹养阴生津，助君药之力，共为臣药。冰糖濡养肺胃，调和诸药，为使药。本方配伍甘凉清润，清而不寒，润而不腻，为热病后期，胃阴亏虚之效方。

【医案】

小儿发热

患儿，男，3岁。1980年12月因高热住入某院，通过实验室检查、胸透、摄片，结合临床表现，初步诊断为肺炎，先后用红霉素、青霉素、四环素、泼尼松、中药清热解毒剂等疗法，不效。尔后又疑为肺结核，用链霉素、异烟肼等抗痨药治疗40余日不奏效。无奈，患者家属要求出院，出院时体温波动在38.5~40℃。1981年2月，邀余前诊，当时患儿精神萎靡不振，言语低微，两颧发红，体温39℃，发热以夜间为甚，手足心热于手足背，纳食差，口渴饮水不多，舌质红苔少，脉数，二便尚可。吾予益胃汤原方加白术一味，嘱取3剂，每日1剂二服，早晚各1次，当晚患儿即服1次，次日热退，3剂尽服，诸症痊愈。随访再无复发。[张跃英.益胃汤加味治愈小儿高热一例.山西中医，1988（03）：40.]

按语：外感时邪，本应从表而解，反用大寒之品，邪不得散，反伤胃阴，故有两颧发红，发热以夜间为甚，手足心热于手背，苔少脉数等阴虚内热之象。结合精神萎靡不振，言语低微，纳食差，辨证为胃阴损伤证。治宜甘凉生津，养阴益胃。以益胃汤加白术治之，滋阴养胃而益脾气，气阴两复则正气旺，诸症随之而解。

【现代应用研究】

1.慢性萎缩性胃炎

徐文才等用益胃汤治疗胃阴不足型慢性萎缩性胃炎患者30例，与西药常规治疗患者30例对照。结果显示，观察组治愈12例，好转17例，无效1例，总有效率96.0%；对照组治愈2例，好转9例，无效19例，总有效率36.0%。观察组总有效

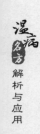

率明显高于对照组，其复发率也明显低于对照组，差异均有统计学意义（$P<0.05$）。［徐文才.益胃汤治疗胃阴不足型慢性萎缩性胃炎的疗效观察.智慧健康,2021,7（03）：158-160.］

2.早发性卵巢功能不全

殷增兰等用益胃汤治疗早发性卵巢功能不全患者30例，对照组30例给予口服补佳乐和地屈孕酮片治疗。结果显示，两组患者治疗后对照组总有效率为66.67%，试验组为93.33%，两组比较差异有统计学意义（$P<0.05$）；两组患者治疗后试验组的FSH明显低于对照组，E_2、AMH明显高于对照组，差异均有统计学意义（$P<0.05$）。［殷增兰，张英杰.益胃汤治疗早发性卵巢功能不全疗效观察.实用中医内科杂志，2022，36（02）：67-69.］

3.糖尿病胃轻瘫

李秋健使用益胃汤治疗2型糖尿病胃轻瘫患者50例，与多潘立酮治疗患者50例对照。结果显示，治疗组患者临床疗效改善优于对照组，差异有统计学意义（$P<0.05$）；两组患者临床症状积分均较治疗前减少，差异有统计学意义（$P<0.05$），且治疗组临床症状积分改善更优，差异有统计学意义（$P<0.05$）。［李秋建.益胃汤治疗2型糖尿病胃轻瘫临床研究.医学信息，2018，31（18）：137-139.］

银翘汤

【原文】十三、下后无汗脉浮者，银翘汤主之；脉浮洪者，白虎汤主之；脉洪而芤者，白虎加人参汤主之。

此下后邪气还表之证也。温病之邪，上行极而下，下行极而上，下后里气得通，欲作汗而未能，以脉浮验之，知不在里而在表，逐邪者随其性而宣泄之，就其近而引导之，故主以银翘汤，增液为作汗之具，仍以银花、连翘解毒而轻宣表气，盖亦辛凉合甘寒轻剂法也。若浮而且洪，热气炽甚，津液立见销亡，则非白虎不可。若洪而且芤，金受火克。元气不支，则非加人参不可矣。

银翘汤方（辛凉合甘寒法）

银花（五钱）　连翘（三钱）　竹叶（二钱）　生甘草（一钱）　麦冬（四钱）　细生地（四钱）

（《温病条辨·中焦篇·风温　温热　温疫　温毒　冬温》）

【解析】下后无汗为阴伤，脉浮乃表象，"逐邪者随其性而宣泄之，就其近而引导之。"下后邪气还表，仍从表治，以银翘汤主之。方中生地、麦冬仿增液汤之意甘寒养阴以滋汗源；银花、连翘解毒而轻宣表气；生甘草，奠安中焦，又能清热解毒。此方乃"辛凉合甘寒轻剂法也"，为阴虚伤表之效方。

【医案】

小儿麻疹

患儿，男，3岁。于麻疹后5天出现39℃高热，咳嗽，声音嘶哑，烦躁口渴。检查见患儿烦躁不安，口唇干燥，皮肤斑点鲜红，咽喉红肿，舌质红绛，苔黄干，指纹紫。麻疹后5天疹子当退而不退，体温该降而不降，更见声音嘶哑，咽喉红肿，此为麻疹并发喉炎之证。治宜清热解毒，透营转气。方用银翘汤加杏仁两剂症减，四剂而愈。[周济安，周天寒.银翘汤临床治例.四川中医，1983（05）：28.]

按语： 麻邪为病，肺胃热盛，故高热，咳嗽，口渴；热毒循经上攻咽喉，则声音嘶哑，咽喉红肿。治疗重在透热转气，清热解毒。方以银翘汤加杏仁，宣泄透邪外出，兼祛痰止咳，使疹出而诸症自愈。

【现代应用研究】

1.流行性腮腺炎

王吉英等用银翘汤加减治疗流行性腮腺炎患者28例，与常规西医治疗患者33例对照，两组均以服药6天为1疗程，在此期间不加用其他疗法或外敷药物。经治疗1疗程后，治疗组痊愈19例，有效7例，无效2例，总有效率为93.6%。对照组痊愈13例，有效14例，无效6例，总有效率为81.8%。[王吉英，付蕴英.银翘汤加减治疗流行性腮腺炎28例.辽宁中医杂志，2002（06）：350.]

2.紫癜性肾炎

韩玉昆等用银翘汤加减治疗风热伤络型紫癜性肾炎患者65例，与常规西医治疗患者55例对照。结果显示，治疗组痊愈33例，显效16例，有效10例，无效6例，总有效率90.77%；对照组痊愈17例，显效20例，有效6例，无效12例，总有效率78.18%。治疗组在临床疗效方面优于对照组，两组比较有统计学差异（$P<0.05$）。[韩玉昆，郭鹏丽，王卫东.银翘汤加减治疗紫癜性肾炎65例.光明中医，2014，29（01）：68–69.]

护胃承气汤

【原文】 十五、下后数日，热不退，或退不尽，口燥咽干，舌苔干黑，或金黄色，脉沉而有力者，护胃承气汤微和之；脉沉而弱者，增液汤主之。

温病下后，邪气已净，必然脉静身凉，邪气不净，有延至数日邪气复聚于胃，须再通其里者，甚至屡下而后净者，诚有如吴又可所云。但正气日虚一日，阴津日耗一日，须加意防护其阴，不可稍有卤莽，是在任其责者临时斟酌尽善耳。吴又可于邪气复聚之证，但主以小承气，本论于此处分别立法。

护胃承气汤方（苦甘法）

生大黄（三钱）　元参（三钱）　细生地（三钱）　丹皮（二钱）　知母（二钱）　麦冬（连心，三钱）

水五杯，煮取二杯，先服一杯，得结粪，止后服，不便，再服。（《温病条辨·中焦篇·风温 温热 温疫 温毒 冬温》）

【解析】 温病下后余热不净，复结于里，当通腑实、搜余热、复阴津，吴氏创护胃承气汤。本方乃增液汤加大黄、知母、丹皮而成。增液汤增水行舟以护阴；知母，"知病之母也"，下润肾，上清肺金，清热泻火，生津润燥；丹皮泻血中伏火，《本草求真》记有"丹皮能泻阴中之火，使火退而阴生"；大黄苦寒通腑泻热，推陈出新。诸药苦甘合化，清热、濡润、通下，服后以得结粪为度。

【医案】

便秘

男，80岁，1996年5月因便秘3年来诊。有Ⅱ型糖尿病史7年。症见口干咽燥、多食易饥，时有口苦，脘腹胀满，大便干结难排，3~5日排便1次，舌暗红而干，苔黄燥，脉沉而有力，空腹血糖14.3mmol/L。诊为消渴便秘，给予护胃承气汤加减，水煎服。方药如下：生大黄9g，玄参9g，生地12g，牡丹皮6g，知母6g，麦冬15g，茵陈15g。服药1剂，排干结大便2次，服药2剂，排稀便2次。患者脘腹胀满、口干咽燥减轻，无口苦，苔黄消失，大便有排不尽之感。上方减大黄、茵陈，加黄芪20g继服。服药16剂，患者诸症皆除，血糖降至正常。嘱其注意饮食调节，将护胃承气汤原方大黄减半，炼蜜为丸，间断服用，至今各项指标均正常。[袁云成.浅析消渴便秘辨治.吉林中医药，2001（02）：1-2.]

按语： 患者有糖尿病病史多年，口干咽燥、多食易饥、舌干苔燥为阴津亏损之象。结合口苦、舌暗红、苔黄燥，可知里热亦盛，邪气仍在。脘腹胀满、大便干结难排、脉沉而有力，提示已具可下之症。故分辨其阴伤程度和余邪之轻重，时时兼顾胃阴，予护胃承气汤加减，缓下热结，养正益阴兼以通腑泻热，则病可向愈。

新加黄龙汤

【原文】 十七、阳明温病，下之不通，其证有五：应下失下，正虚不能运药，不运药者死，新加黄龙汤主之。喘促不宁，痰涎壅滞，右寸实大，肺气不降者，宣白承气汤主之。左尺牢坚，小便赤痛，时烦渴甚，导赤承气汤主之。邪闭心包，神昏舌短，内窍不通，饮不解渴者，牛黄承气汤主之。津液不足，无水舟停者，间服增液，再不下者，增液承气汤主之。

《经》谓下不通者死，盖下而至于不通，其为危险可知，不忍因其危险难治而遂弃之。兹按温病中下之不通者共有五因：其因正虚不运药者，正气既虚，邪气复实，勉拟黄龙法，以人参补正，以大黄逐邪，以冬、地增液，邪退正存一线，即可以大队补阴而生，此邪正合治法也。其因肺气不降，而里证又实者，必喘促、寸实，则以杏仁、石膏宣肺气之痹，以大黄逐肠胃之结，此脏腑合治法也。其因火腑不通，左尺必现牢坚之脉（左尺，小肠脉也，俗候于左寸者非，细考《内经》自知），小肠热盛，下注膀胱、小便必涓滴，赤且痛也，则以导赤去淡通之阳药，加连、柏之苦通火腑，大黄、芒硝承胃气而通大肠，此二肠同治法也。其因邪闭心包，内窍不通者，前第五条已有先与牛黄丸，再与承气之法，此条系已下而不通，舌短神昏，闭已甚矣，饮不解渴，消亦甚矣，较前条仅仅谵语，则更急而又急，立刻有闭脱之虞，阳明大实不通，有消亡肾液之虞，其势不可少缓须史，则以牛黄丸开手少阴之闭，以承气急泻阳明，救足少阴之消，此两少阴合治法也。再此条亦系三焦俱急，当与前第九条用承气、陷胸合法者参看。其因阳明太热，津液枯燥，水不足以行舟，而结粪不下者，非增液不可。服增液两剂，法当自下，其或脏燥太甚之人，竟有不下者，则以增液合调胃承气汤，缓缓与服，约二时服半杯沃之，此一腑中气血合治法也。

新加黄龙汤（苦甘咸法）

细生地（五钱）　生甘草（二钱）　人参（一钱五分，另煎）　生大黄（三钱）　芒硝（一钱）　元参（五钱）　麦冬（连心，五钱）　当归（一钱五分）　海参（洗，二条）　姜汁（六匙）

水八杯，煮取三杯。先用一杯，冲参汁五分、姜汁二匙，顿服之，如腹中有响声，或转矢气者，为欲便也；候一、二时不便，再如前法服一杯；候二十四刻，不便，再服第三杯；如服一杯，即得便，止后服，酌服益胃汤一剂，余参或可加入。

〔方论〕此处方于无可处之地，勉尽人力，不肯稍有遗憾之法也。旧方用大承气加参、地、当归，须知正气久耗，而大便不下者，阴阳俱惫，尤重阴液消亡，不得再用枳、朴伤气而耗液，故改用调胃承气，取甘草之缓急，合人参补正，微点姜汁，宣通胃气，代枳、朴之用，合人参最宣胃气，加麦、地、元参，保津液之难保，而又去血结之积聚，姜汁为宣气分之用，当归为宣血中气分之用，再加海参者，海参咸能化坚，甘能补正，按海参之液，数倍于其身，其能补液可知，且蠕动之物，能走络中血分，病久者必入络，故以之为使也。（《温病条辨·中焦篇·风温　温热　温疫　温毒　冬温》）

【解析】阳明温病，应下失下，伤阴耗液，正气日损，而成腑实内结、气阴双亏之虚实夹杂之证。若单纯攻下则损伤正气，一味扶正则实邪愈壅，正如吴氏所云："此处方于无可处之地，勉尽人力。"治当攻补并施，邪正兼顾。方中大黄苦寒攻下、芒硝咸软燥结，二者合用，通降腑实。以麦冬、生地、元参三药合为增液汤，甘苦寒凉，"保津液之难保，而又去血结之积聚"。当归一药二用，补血和血强增液，润肠通便助硝黄。再加海参，味厚浓浊，更助养阴之力。人参、甘草甘温益气。本方妙在微点生姜汁，宣通胃气，代枳、朴之用，又防甘补壅滞之弊，实现"虚能受补"之目的。全方益气养阴，泻热通便，重在滋阴扶正，兼以攻下祛邪，为邪正合治法也。

【医案】

便秘

患者，女，80岁。肺恶性肿瘤化疗后，外感高热后转为低热，口干不思饮食，精神萎靡不振，虚烦少寐，不时呓语，腹微痛，大便10日未行，时有便意而不得解，虚坐努责，痛苦难当，舌红绛，苔焦黑干燥，脉细数。诊断：阳明腑实，气阴两亏。治宜补益气阴，泻下通便；方选吴氏新加黄龙汤。处方：西洋参10g（另煎兑服），生地黄20g，玄参15g，海参15g（另煎兑服），大黄9g（后下），麦冬20g，生甘草6g，芒硝6g（冲服），当归15g。服药1剂后，便下燥屎数枚，后下稀便及未消化食物。嘱其服温粥调养脾胃，后方去芒硝、大黄，加白术15g、茯苓15g、鸡内金15g，健脾益气消食化积，诸症渐消，精神好转。[王冰，樊茂蓉，芮娜.试论吴鞠通承气汤类方及其临床应用.上海中医药杂志，2017，51（01）：77-80.]

按语：高龄患者，经肿瘤化疗，正气本虚，再感外邪入里，实证已成，而气阴双亏。予新加黄龙汤治之，意在补益气阴，兼以通下泻热，使邪退而正气得复。因病者年老体虚，脾胃不足，药后便通，嘱其温粥调养，并加健脾补养之四君子汤意，旨在顾护胃气以扶正。

【现代应用研究】

1.阿片类药物所致便秘

张俊萍等用新加黄龙汤治疗肿瘤患者阿片类镇痛药物所致便秘38例，对照组30例给予麻仁软胶囊治疗。结果显示，治疗组显著改善23例，部分改善12例，无改善3例，改善率92.1%；对照组显著改善12例，部分改善10例，无改善8例，改善率73.3%。两组差异有显著性意义（P<0.05）。[张俊萍，田菲.新加黄龙汤治疗肿瘤患者阿片类镇痛药物所致便秘38例临床观察.江苏中医药，2010，42（09）：34.]

2.眼病

李天德用新加黄龙汤加减治疗麦粒肿扩散、眶蜂窝组织炎、泪腺炎等眼病患者36例，其均为抗生素治疗无效患者。结果显示，治疗后治愈34例，好转2例，总有效率100%，提示新加黄龙汤对眼病疗效显著。[李天德.新加黄龙汤眼科新用36例.现代中医药，2005，（02）：30-31.]

3.老年性肠梗阻

陆敬宪等用新加黄龙汤治疗老年性肠梗阻患者58例，并以《中药新药临床研究指导原则（试行）》评定疗效标准。结果显示，治疗后治愈40例（68.9%），好转11例（18.9%），无效7例（12.1%），总有效率为87.9%。[陆敬宪，管翰粟.新加黄龙汤治疗老年性肠梗阻临床观察.亚太传统医药，2015，11（19）：128-129.]

宣白承气汤

【原文】同新加黄龙汤原文。

宣白承气汤方（苦辛淡法）

生石膏（五钱）　生大黄（三钱）　杏仁粉（二钱）　栝蒌皮（一钱五分）

水五杯，煮取二杯，先服一杯，不知再服。（《温病条辨·中焦篇·风温　温热　温疫　温毒　冬温》）

【解析】"喘促不宁，痰涎壅滞，右寸实大"，肺气不降，而里证又实者，治以宣白承气汤，一则宣肺化痰，开其壅滞，又可逐肠胃之热结，通其腑实。方中石膏色白质重，清肺热，降肺气；大黄苦寒攻下腑实；杏仁、瓜蒌化痰降气，合石膏以"宣白"；杏仁、瓜蒌通便，合大黄以"承气"。药虽四味，但宣、清、透、下多法合用，肃肺通腑，体现脏腑同治法。

【医案】

鼻衄

患者，男，19岁。鼻衄反复发作2年，近10日又作。初诊给予费氏豢龙汤4帖，衄血未止，血色鲜红，时夹血块，1日3~5次，天热劳累后症状加重，面色无华，舌红苔薄黄，脉弦。治从肺胃热盛，络伤血溢入手。处方：生大黄8g（后下），生石膏15g（研末，先煎），杏仁10g（杵），生地12g，怀牛膝14g，黄芩6g，仙鹤草、藕节炭各15g。服药3帖，鼻衄仅发2次，唯见大便稀薄，继进3帖，衄血未再犯。停药后大便自调。更用益气养阴之方以调理善后。[刘晨.宣白承气汤活用举隅.山西中医，1992，8（8）：49-50.]

按语： 患者鼻衄色鲜，舌红苔黄，为肺胃热盛，络伤血溢。予宣白承气汤清泄肺胃邪热，通降腑气引火下行；加黄芩清热凉血；仙鹤草、藕节炭、怀牛膝凉血止血，引血下行。药证相合，便通火清，衄止而愈。

【现代应用研究】

1.慢性阻塞性肺病

常庆军用宣白承气汤治疗慢性阻塞性肺疾病急性加重期患者42例，与西医常规治疗患者42例对照，比较两组疗效。结果显示，观察组显效21例，有效19例，无效2例，治疗总有效率95.2%；对照组显效17例，有效14例，无效11例，治疗总有效率73.8%。观察组治疗总有效率高于对照组（$P<0.05$），治疗后肺功能优于对照组（$P<0.05$）。[常庆军.宣白承气汤对慢性阻塞性肺疾病急性加重期的临床分析.中国卫生标准管理，2016，7（36）：114-115.]

2.肺炎

刘爽用宣白承气汤加减治疗痰热壅肺型重症肺炎患者48例，与常规治疗患者48例对照。结果显示，观察组治疗显效27例、有效18例、无效3例，治疗有效率为93.75%，对照组显效22例、有效15例、无效11例，治疗有效率为77.08%，两组有效率差异具有统计学意义（$P<0.05$）；且观察组TNF-α、hs-CRP、WBC较低，差异具有统计学意义（$P<0.05$）。提示宣白承气汤可显著改善其临床症状，减少炎性因子作用。[刘爽.宣白承气汤加减治疗痰热壅肺型重症肺炎的效果分析.中国医药指南，2019，17（09）：167-168.]

3.粘连性肠梗阻

张明杰等对腹部术后确诊为粘连性肠梗阻的42例患者，在西医常规治疗的基础上加用宣白承气汤加减，服药2周后观察疗效。结果显示，治愈27例，显效11例，有效3例，无效2例，总有效率95.23%，提示宣白承气汤治疗粘连性肠梗阻疗效确切。[张明杰，左明晏.宣白承气汤加减治疗粘连性肠梗阻42例.内蒙古中医药，2013，32（30）：51.]

导赤承气汤

【原文】 同新加黄龙汤原文。

导赤承气汤

赤芍（三钱） 细生地（五钱） 生大黄（三钱） 黄连（二钱） 黄柏（二钱） 芒硝（一钱）

水五杯，煮取二杯，先服一杯，不下再服。（《温病条辨·中焦篇·风温 温

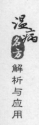

热 温疫 温毒 冬温》）

【解析】阳明温病，应下失下，热迫小肠，下注膀胱，小便赤痛，涓滴而下。方中重用生地甘寒养阴以滋溺源；赤芍苦寒，清热凉血，活血止痛，兼能利水以治尿赤；黄连、黄柏通降小肠火腑；硝、黄"承胃气而通大肠"。诸药相合，解大、小肠与膀胱之邪，以奏滋阴清热，通肠利尿之效，"此二肠同治法也"。

【医案】

血淋

患者，女，34岁，工人。1983年6月25日初诊。身体不适1周，尿频且急，溺时疼痛，尿色红赤，身热口渴，腹部胀满，大便干结5日未行，苔黄燥，脉弦数，左尺牢坚。尿常规：红细胞（+++），白细胞（+++）。尿培养：大肠埃希菌>10万/ml。此阳明腑实，小肠热盛之候也。法当通阳明之结，泄小肠之热，仿导赤承气汤意。处方：细生地15g，京赤芍12g，黄连6g，黄柏9g，生大黄9g（后下），芒硝10g（冲），石韦15g，凤尾草、白花蛇舌草各30g。服上方2剂，腑通、溲畅、痛解，后以养阴清利剂，调治半月，尿常规正常，尿培养2次均无菌生长。［周宁.《温病条辨》"五承气汤"运用辨析.江苏中医杂志，1987（08）：5-7.］

按语：患者尿频且急，溺时疼痛，尿色红赤，乃小肠热盛，湿热下注膀胱，气化失司所致。又见腹部胀满，大便干结5日未行，提示热结阳明腑实。苔黄燥，脉弦数，左尺牢坚，为腑实兼小肠热盛之象。故以导赤承气汤酌加清利之品，通导大小肠之热，双管齐下，药证相符，数剂而愈。

【现代应用研究】

急性肾盂肾炎

陈洁研究导赤承气汤对急性肾盂肾炎的影响及其作用机制。通过制作大鼠急性肾盂肾炎模型，观察给药后实验指标的变化。结果显示，导赤承气汤能升高急性肾盂肾炎大鼠SIgA水平，降低WBC、N、IL-2、CRP、尿白细胞水平，且减轻肾盂黏膜下及间质区中性粒细胞及淋巴细胞浸润、毛细血管扩张、充血及间质水肿。并指出其治疗机制与导赤承气汤的抑菌抗炎，增强尿道局部免疫功能有关。［陈洁.导赤承气汤治疗大肠杆菌致的大鼠急性肾盂肾炎的实验研究.河北医科大学，2016.］

牛黄承气汤

【原文】同新加黄龙汤原文。

牛黄承气汤

即用前安宫牛黄丸二丸，化开，调生大黄末三钱，先服一半，不知再服。（《温病条辨·中焦篇·风温 温热 温疫 温毒 冬温》）

【解析】本方主治温病热入心包兼阳明腑实证。邪闭心包，内窍不通，神昏舌短，内闭已甚。阳明大实不通，销铄肾液，故饮不解渴。"其势不可少缓须臾"，以安宫牛黄丸清心豁痰，开手少阴之热闭；大黄生用研末，其攻下腑实之效峻捷。诸药合用，通腑开窍，急下存阴，腑实得通，热毒得泻，则热退便通神清。

【医案】

痢疾

患儿，男，4岁。1975年7月10日来诊。神志不清3小时，身体灼热，舌蹇肢厥，腹胀便秘，口燥欲饮，体温40.1℃。实验室检查：白细胞14.2×10^9/L，中性粒细胞百分比88%，淋巴细胞百分比12%。肛诊后取脓血便做粪检：白细胞（++++），红细胞（++），巨噬细胞（+）。西医诊断为"中毒性菌痢"。给予补液、抗菌、激素等治疗，中毒症状虽有好转，但余情如故。舌苔黄腻、舌质红绛，脉细数。此乃邪陷心包，腑有热结之候。当此闭脱之际，非凉开攻下不可。治以安宫牛黄丸2丸（化开），生大黄末9g（调和），频频鼻饲。药后腑垢畅行，均为赤白黏液便，热势挫降，神志清楚，余情亦减，后予清肠化湿之剂而奏全功。[周宁.《温病条辨》"五承气汤"运用辨析.江苏中医杂志，1987（08）：5-7.]

按语： 患儿身体灼热，舌蹇肢厥，神志不清，乃邪热内陷心包所致。腹胀便秘，口燥欲饮，舌绛，苔腻，脉细数，可知阳明腑实，湿热化燥耗伤阴液。故以牛黄丸急开手少阴之热闭，用大黄攻泻阳明腑垢热邪，肠脑同治。药证投合，奏效迅捷。

【现代应用研究】

1.脓毒症脑病

戴春钦等用牛黄承气汤治疗脓毒症脑病25例，与标准西药治疗25例对照。结果显示，观察组有效22例，无效3例，有效率88%；对照组有效16例，无效9例，有效率64%，两组差异有统计学意义（$P<0.05$）。治疗后两组NSE、TNF-α、IL-6水平均有不同程度下降，观察组低于对照组（$P<0.05$）。[戴春钦，林巧燕.牛黄承气汤治疗脓毒症脑病临床疗效的观察.中医临床研究，2020，12（27）：98-100.]

2.病毒性发热

张思超等通过建立兔病毒性发热模型，应用牛黄承气汤灌胃治疗，观察其解热效应和对胸腺中$CD4^+$、$CD8^+$含量的影响。结果显示，牛黄承气汤具有显著的解热效果和增加胸腺中$CD4^+/CD8^+$比值的作用（$P<0.05$），提示牛黄承气汤具有解热和增强免疫的作用。[张思超，周东民，王晓君，等.牛黄承气汤对病毒性发热兔的退热及免疫调控作用研究.山东中医药大学学报，2009，33（01）：66-67+70.]

增液承气汤

【原文】 同新加黄龙汤原文。

增液承气汤

即于增液汤内，加大黄三钱，芒硝一钱五分。

水八杯，煮取三杯，先服一杯，不知再服。（《温病条辨·中焦篇·风温 温热 温疫 温毒 冬温》）

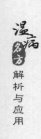

【解析】"其因阳明太热，津液枯燥，水不足以行舟，结粪不下者，非增液不可。服增液两剂，法当自下，其或脏燥太甚之人，竟有不下者"可用增液承气汤。《灵枢·经脉》载"大肠手阳明之脉，主津液所生病者"。张景岳注："凡大肠之或泄或秘，皆津液所生之病，而主在大肠也。"大肠液亏，以生地、玄参、麦冬增液汤滋肠液以补大肠之体；大黄、芒硝苦降咸软，攻下腑实以承大肠之用。全方正邪合治，使阴液得复，热结得下，体用同调，"此一腑中气血合治法也"。

【医案】

肠结

患者，女，30岁，因腹痛、腹胀，肛门排气、排便停止2天就诊。患者有便秘史，时腹痛、腹胀，但不剧烈，2天前无明显诱因上述症状加重，伴肛门排气、排便停止，恶心，无呕吐，村卫生所曾予大承气汤及西药治疗（具体不详）未能获效。查患者痛苦面容，其腹微隆，全腹触痛，左下为著，叩击音呈鼓音，肠鸣音亢进，予X线透视见肠管充气明显，左下腹有梯状气液平面，提示低位肠梗阻。血常规：白细胞11.2×10^9/L，中性粒细胞百分比80%。患者拒绝住院治疗，查其脉，一派数急，查其舌，红而苔剥。此津亏热结，无水行舟之象。法当泻热通腑，增水行舟。即予增液承气汤：玄参30g，大黄10g，生地黄25g，麦门冬25g，芒硝10g。1剂，水煎分服。嘱服药后症状不解，即随诊。一服见效，服完病去若失。[王安生.增液承气汤治疗肠梗阻1例.甘肃中医，2006，（10）：13.]

按语：患者素有便秘史，时腹痛、腹胀，提示病邪结聚于肠腑。然曾用大承气汤未解，说明此非单纯的邪热积聚大肠。详诊其脉数急，舌红苔剥，可知此病乃热伤阴津太过，无水行舟所致。故以增液承气汤治之，滋阴增液以润其燥，兼以泻热通腑，攻补同用，效如桴鼓。

【现代应用研究】

1.老年功能性便秘

焦玉冯用增液承气汤加味治疗老年功能性便秘患者34例，与六味安消胶囊治疗患者34例对照。结果显示，治疗组显效20例，有效10例，无效2例；对照组显效9例，有效16例，无效9例。治疗组总有效率94.12%，对照组为73.53%，差异有统计学意义（$P<0.05$）。治疗组患者的起效时间明显比对照组缩短，组间数据比较有统计学差异（$P<0.05$）。[焦玉冯.增液承气汤加味治疗老年功能性便秘疗效观察.山西中医，2020，36（06）：13-14.]

2.急性期中风

徐长庆等用加减增液承气汤治疗急性期中风患者34例，与西医常规治疗患者34例对照。结果显示，治疗组痊愈16例，显效12例，有效5例，无效1例；对照组痊愈7例，显效9例，有效11例，无效7例。治疗组总有效率97.06%，对照组为79.41%，差异有统计学意义（$P<0.05$）。[徐长庆，王醽恩.加减增液承气汤治疗急性期中风临床观察.山西中医，2019，35（02）：33-34.]

3.小儿病毒性肺炎

赵玉敏等用增液承气汤治疗小儿病毒性肺炎患者50例，与利巴韦林治疗患者50

例对照，观察两组患儿临床疗效。结果显示，观察组患儿中显效41例，有效8例，无效1例，总有效率为98%；对照组患儿中显效15例，有效14例，无效11例，总有效率为78%；两组患儿总有效率比较，差异有统计学意义（$P<0.05$）。观察组不良反应发生率为6%，对照组不良反应发生率为28%，差异有统计学意义（$P<0.05$）。提示增液承气汤治疗小儿病毒性肺炎效果明显，且安全性高。［赵玉敏.增液承气汤治疗小儿病毒性肺炎的临床分析.中国实用医药，2016，11（26）：221-222.］

黄连黄芩汤

【原文】十九、阳明温病，干呕口苦而渴，尚未可下者，黄连黄芩汤主之。不渴而舌滑者属湿温。

温热，燥病也。其呕由于邪热夹秽，扰乱中宫而然，故以黄连、黄芩彻其热，以芳香蒸变化其浊也。

黄连（二钱）　黄芩（二钱）　郁金（一钱五分）　香豆豉（二钱）

水五杯，煮取二杯，分二次服。（《温病条辨·中焦篇·风温　温热　温疫　温毒　冬温》）

【解析】温热挟秽浊蕴阻中焦，胃气不降，故见干呕，影响少阳枢机，出现口苦，热耗阴津而渴。无阳明腑实可下之征，不宜攻下，以黄连、黄芩苦寒清泻中焦热邪而和降胃气；郁金行气化湿；香豆豉辛凉透热，又芳香除秽化浊。全方用药苦辛芳香，共奏泻热、化浊、除秽之效。

冬地三黄汤

【原文】二九、阳明温病，无汗，实证未剧，不可下，小便不利者，甘苦合化，冬地三黄汤主之。

大凡小便不通，有责之膀胱不开者，有责之上游结热者，有责之肺气不化者。温热之小便不通，无膀胱不开证，皆上游（指小肠而言）热结，与肺气不化而然也。小肠火腑，故以三黄苦药通之；热结则液干，故以甘寒润之；金受火刑，化气维艰，故倍用麦冬以化之。

冬地三黄汤方（甘苦合化阴气法）

麦冬（八钱）　黄连（一钱）　苇根汁（半酒杯，冲）　元参（四钱）　黄柏（一钱）　银花露（半酒杯，冲）　细生地（四钱）　黄芩（一钱）　生甘草（三钱）

水八杯，煮取三杯，分三次服，以小便得利为度。（《温病条辨·中焦篇·风温　温热　温疫　温毒　冬温》）

【解析】"热病有余于火，不足于水"，水不足火有余，小便无由而生，惟以滋水泻火为急务，不可再用淡渗销烁津液。小肠火腑非苦不通，黄连、黄芩、黄柏，三黄大苦性寒通降火腑；麦冬、玄参、生地乃增液汤，甘苦寒凉滋阴生津以助水源；

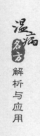

苇根汁清热生津；银花露辛凉清解；生甘草清热、益气、和中。本方以苦寒通其火腑，甘寒润燥化阴，"甘得苦则不呆滞，苦得甘则不刚燥，合而成功"，为"甘苦合化阴气法"。

【医案】

白疕

患者，39岁，于1年前在项后长癣，后向腰腹及上肢扩展，皮损肥厚浸润，色红，呈慢性苔藓样损害，瘙痒甚剧，影响睡眠，精神不振，饮食减少，大便干结，舌质红，根部苔黄，脉弦细。曾多方求治，用过多种癣药膏均不见效。证属风湿热郁久伤血化燥。治宜滋阴清热、燥湿解毒、杀虫止痒。处方：生地30g，玄参10g，麦冬10g，黄芩10g，黄柏10g，银花10g，苦参10g，白鲜皮10g，苍耳子10g，赤芍10g，黄连6g，甘草6g，上方水煎，服至7剂，瘙痒基本停止，皮损变薄，继服6剂，皮损消退痊愈，嘱服3剂以巩固疗效。[刘媛文，谢红兵.冬地三黄汤临床运用举隅.云南中医中药杂志，2004，25（4）：63.]

按语：本案患者泛发性神经性皮炎，皮损肥厚浸润，色红，呈慢性苔藓样损害，病位在皮肤，皮毛为肺之所属，当从肺与皮毛论治。瘙痒甚剧，舌质红，根部苔黄，呈苔藓样损害，是风湿热为患。饮食减少，大便干结，脉弦细，可知阴血已伤。证属风湿热郁久、伤血化燥。治宜滋阴清热、燥湿解毒，方以冬地三黄汤，加白鲜、苦参、苍耳等清热燥湿止痒，方证相合，故数剂而愈。

【现代应用研究】

1.慢性阻塞性肺疾病继发肺部真菌感染

崔新富用冬地三黄汤治疗慢性阻塞性肺疾病继发肺部真菌感染患者42例，与西医常规治疗患者42例对照。结果显示，观察组痊愈18例，有效13例，进步8例，无效3例；对照组痊愈13例，有效11例，进步9例，无效9例。观察组总有效率92.86%，对照组总有效率78.57%，差异有统计学意义（$P<0.05$）；观察组临床症状、肺部CT、痰培养结果改善优于对照组（$P<0.05$）；观察组肺功能指标优于对照组（$P<0.05$）。[崔新富.冬地三黄汤辅治慢性阻塞性肺疾病继发肺部真菌感染疗效观察.实用中医药杂志，2020，36（12）：1599–1600.]

2.口腔溃疡

平小英用冬地三黄汤加味治疗阿帕替尼引起的口腔溃疡患者10例，对照组10例给予复方氯己定含漱液治疗。结果显示，试验组治疗有效总计率较对照组数值提升（$P<0.05$）；试验组治疗效果满意总计率较对照组数值提升（$P<0.05$）；试验组治疗7天后视觉模拟评分（VAS）数值较治疗前和对照组数值下降（$P<0.05$）。[平小英.冬地三黄汤加味治疗阿帕替尼引起的口腔溃疡的临床疗效.世界最新医学信息文摘，2019，19（44）：153+155.]

3.急性肾衰

王红梅等研究冬地三黄汤对急性肾衰模型大鼠肾功能的影响。制作急性肾衰的动物模型，14天后从股动脉取血，检测BUN、Cr及β_2-MG的血清含量。结果显示，中药治疗组与模型对照组血清BUN、Cr含量相比，有显著差异（$P<0.05$）。提示冬地

三黄汤能够有效降低急性肾功能衰竭模型大鼠血清尿素氮和肌酐的含量。[王红梅，徐照，王凤洲，等.冬地三黄汤对急性肾衰模型大鼠肾功能的影响.内蒙古中医药，2011，30（02）：1-2.]

三石汤

【原文】四一、暑温蔓延三焦，舌滑微黄，邪在气分者，三石汤主之；邪气久留，舌绛苔少，热搏血分者，加味清宫汤主之；神识不清，热闭内窍者，先与紫雪丹，再与清宫汤。

蔓延三焦，则邪不在一经一脏矣，故以急清三焦为主。然虽云三焦，以手太阴一经为要领。盖肺主一身之气，气化则暑湿俱化，且肺脏受生于阳明，肺之脏象属金色白，阳明之气运亦属金色白。故肺经之药多兼走阳明，阳明之药多兼走肺也。再肺经通调水道，下达膀胱，肺痹开则膀胱亦开，是虽以肺为要领，而胃与膀胱皆在治中，则三焦俱备矣，是邪在气分而主以三石汤之奥义也。若邪气久羁，必归血络，心主血脉，故以加味清宫汤主之。内窍欲闭，则热邪盛矣，紫雪丹开内窍而清热最速者也。

三石汤方

飞滑石（三钱） 生石膏（五钱） 寒水石（三钱） 杏仁（三钱） 竹茹（炒，二钱） 银花（三钱，花露更妙） 金汁（一酒杯，冲） 白通草（二钱）

水五杯，煮成二杯，分二次温服。

〔方论〕此微苦辛寒兼芳香法也。盖肺病治法，微苦则降，过苦反过病所，辛凉所以清热，芳香所以败毒而化浊也。按三石，紫雪丹中之君药，取其得庚金之气，清热退暑利窍，兼走肺胃者也；杏仁、通草为宣气分之用，且通草直达膀胱，杏仁直达大肠；竹茹以竹之脉络，而通人之脉络；金汁、银花，败暑中之热毒。（《温病条辨·中焦篇·暑温 伏暑》）

【解析】虽言"暑温蔓延三焦"，但"舌滑微黄"，湿盛明矣，实属暑湿蔓延三焦，故以三石汤"辛凉所以清热，芳香所以败毒而化浊"。方中石膏解肌清热，除烦止渴；寒水石清热降火，利窍消肿；滑石利尿通淋，清热解暑，使三焦热毒从小便排除，三药"取其庚金之气，清热退暑利窍"为君药。"杏仁、通草为宣气分之用，且通草直达膀胱，杏仁直达大肠"，杏仁、通草通利二便；竹茹"以竹之脉络，而通人之脉络"；以上共为臣药。金汁、银花露清凉芳香，泻暑热、化湿浊，"败暑中之热毒"，为佐使药。诸药合用，苦寒芳香，清暑热，化湿秽、畅二便，为清利三焦暑湿之良方。

【医案】

湿温

患者，男，31岁，农民，于1994年9月3日始觉恶寒，发热，间有几声咳嗽。第2天在聚餐回家渴饮凉开水2碗后觉腹部隐隐不适，每天发热，下午及夜间较高，近几天身热持续不退，体温在39℃左右。9月8日患者腹痛加剧前来就诊，诊见：腹

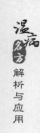
部疼痛（以脐周为主），上脘痞塞感，高热（体温39.2℃），面红而垢，心烦胸闷，耳鸣耳聋，口干但不欲多饮，咳嗽痰黄，大便稀烂，黄褐色，2~3次/日，小便黄少，舌红、苔黄腻，脉滑数。诊为湿温，证属热重于湿，湿势弥漫三焦。治宜清利三焦湿热，方选三石汤加减：滑石30g，生石膏30g（先煎），寒水石15g，北杏仁12g，竹茹15g，金银花12g，通草10g，黄芩12g，大腹皮12g，枳实10g，木香10g（后下），车前草20g。服药3剂后，发热、耳鸣耳聋减轻，胸闷、心烦。好转，效不更方，守上方去竹茹、通草，加石菖蒲12g、胆星10g，继服3剂。前后服药12剂，诸恙悉除。〔史志云.温病耳聋治验3则.河南中医，2000，20（2）：64.〕

按语： 患者先感外邪，出现恶寒、发热之表证，后饮凉水而病重。所现诸症，结合脉象可知，此为湿热之邪弥漫三焦所致。而其耳鸣耳聋，乃湿热蒸腾，上蒙清窍，浊邪害清之故。治以清利三焦湿热为主，用三石汤加减，切中病因病机，故耳鸣耳聋自消，诸症悉除。

【现代应用研究】

1. 泌尿系结石

叶任高用三石汤治疗泌尿系结石患者44例，与西医常规治疗患者31例对照。结果显示，治疗组治愈14例，好转21例，未愈9例，总有效率为79.5%；对照组治愈7例，好转11例，未愈13例，总有效率为58%；治疗组优于对照组（P<0.05）。并提示以三石汤治疗泌尿系结石，尤其是横径小于0.8cm的结石，疗效显著。〔黄赛花.叶任高应用三石汤为主治疗泌尿系结石的经验.中国临床医生，2001（06）：48.〕

2. 手足口病

陈宽厚等用三石汤治疗普通型手足口病患者30例，与利巴韦林针剂联合痰热清针剂治疗患者30例和利巴韦林针剂治疗患者30例对照。结果显示，治疗组退热效果显效率为87.5%，高于对照1组的70.3%，高于对照2组的62.5%，差异有统计学意义（P<0.05）；治疗组退疹效果显效率为91.4%，高于对照1组的74.6%，高于对照2组的55.3%，差异有统计学意义（P<0.05）。〔陈宽厚，何爱萍.用三石汤治疗30例普通型手足口病患者的疗效观察.求医问药（下半月），2013，11（06）：176-177.〕

3. 小儿过敏性紫癜

余姝娅等用三石汤加味治疗小儿过敏性紫癜患者30例，依据《中医病证诊断疗效标准》制定疗效标准。结果显示，治疗后痊愈17例，好转7例，有效3例，无效3例，总有效率为90%。提示应用三石汤加味治疗过敏性紫癜皮肤型颇有效果。〔余姝娅，常克.三石汤加味治疗小儿过敏性紫癜皮肤型30例.辽宁中医杂志，2004，（09）：765.〕

杏仁滑石汤

【原文】四二、暑温伏暑，三焦均受，舌灰白，胸痞闷，潮热呕恶，烦渴自利，汗出溺短者，杏仁滑石汤主之。

舌白胸痞，自利呕恶，湿为之也。潮热烦渴，汗出溺短，热为之也。热处湿中，湿蕴生热，湿热交混，非偏寒偏热可治，故以杏仁、滑石、通草先宣肺气，由肺而达膀胱以利湿。厚朴苦温而泻湿满。芩、连清里而止湿热之利，郁金芳香走窍而开闭结。橘、半强胃而宣湿化痰以止呕恶，俾三焦混处之邪，各得分解矣。

杏仁滑石汤方（苦辛寒法）

杏仁（三钱） 滑石（三钱） 黄芩（二钱） 橘红（一钱五分） 黄连（一钱） 郁金（二钱） 通草（一钱） 厚朴（二钱） 半夏（三钱）

水八杯，煮取三杯，分三次服。（《温病条辨·中焦篇·暑温 伏暑》）

【解析】本方主治湿热弥漫三焦证。热处湿中，湿蕴生热，湿热交混，故有自利、呕恶、胸痞、苔白之湿象，又见潮热、烦渴、汗出、溺短之热形。因湿热并重，非偏寒偏热单一之法可治。方中杏仁、滑石、通草宣肺以利膀胱，助湿邪从小便而解；厚朴苦温，泄湿消满；黄连、黄芩清热燥湿；郁金芳香，化湿开窍；橘红、半夏宣湿醒胃，化痰止呕。全方用苦、辛之品开上、畅中、渗下，而达分消走泄湿热之效。

【医案】

泄泻

患儿，男，1岁半，1982年3月12日就诊。腹泻3天伴发热、咳嗽，经青霉素、四环素治疗，症不减。症见：发热（肛温38.5℃）、大便质稀色黄，形似蛋花汤，日行十余次，肛门红，尿黄短赤，偶有咳嗽，舌红，苔黄腻、纹紫。此证为湿热伤及胃肠，试拟杏仁滑石汤（杏仁5g，滑石10g，黄芩5g，黄连3g，陈皮5g，法半夏3g，郁金2g，木通5g，厚朴4g）加石膏10g，前胡5g。1剂后症状好转，续进1剂，诸恙悉除。［苏林.杏仁滑石汤治疗小儿湿热泄泻.四川中医，1984，2（3）：204.］

按语：患儿发热、肛门红，尿黄短赤，舌红，纹紫，提示乃热邪为患。曾用抗生素未解，阳损津停，反生内湿。详诊其舌，见苔黄腻，已成湿热夹杂之证。大便质稀色黄，形似蛋花汤，是因湿热阻滞、胃肠传导失常所致。故以杏仁滑石汤加减，清热燥湿、和中止泻，方证相合，故数剂获效。

【现代应用研究】

1. 小儿手足口病

张月香等用杏仁滑石汤加减辅助治疗小儿手足口病患者50例，与单纯西药治疗患者50例对照。结果显示，观察组治愈30例，显效17例，无效3例；对照组治愈20例，显效15例，无效15例。观察组治愈率明显高于对照组，差异有统计学意义（$P<0.05$）。且观察组治疗后皮疹消退、体温恢复正常及口腔溃疡消失时间均短于对照组（$P<0.05$）。［张月香，李芳.杏仁滑石汤加减辅助治疗小儿手足口病效果观察.中国乡村医药，2019，26（22）：32-33.］

2. 慢性肾衰竭并痰热壅肺证

朱利文用杏仁滑石汤加味治疗慢性肾衰竭并痰热壅肺证患者36例，与西医常规治疗患者25例对照。结果显示，治疗组显效13例，有效21例，无效2例，总有效率94.4%；对照组显效4例，有效14例，无效7例，总有效率72%。两组总有效率差异有统计学意义（$P<0.05$）。［朱利文.加味杏仁滑石汤治疗慢性肾衰竭并痰热壅肺证36例临床观察.中医药研究，2002，（04）：19-20.］

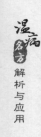

3.小儿厌食症

丁庆玲用杏仁滑石汤加减治疗小儿脾胃湿热型厌食症患者35例，与藿香清胃颗粒治疗患者35例对照。结果显示，主症食欲、食量积分，次症口臭、大便黏滞、大便臭秽、小便黄少积分及主症积分、次症积分、总积分对比，治疗组与对照组比较差异均存在统计学差异（$P<0.05$），说明治疗组疗效均优于对照组。治疗4周后的总有效率，治疗组为91.18%，对照组为84.85%，两组的疾病疗效差异存在统计学意义（$P<0.05$）。在中医证候疗效评价上，治疗组均优于对照组（$P<0.05$）。[丁庆玲.杏仁滑石汤加减治疗小儿脾胃湿热型厌食症的临床观察.成都中医药大学，2021.]

人参泻心汤

【原文】五四、湿热上焦未清，里虚内陷，神识如蒙，舌滑脉缓，人参泻心汤加白芍主之。

湿在上焦，若中阳不虚者，必始终在上焦，断不内陷；或因中阳本虚，或因误伤于药，其势必致内陷。湿之中人也，首如裹，目如蒙，热能令人昏，故神识如蒙，此与热邪直入包络谵语神昏有间。里虚故用人参以护里阳，白芍以护真阴；湿陷于里，故用干姜、枳实之辛通；湿中兼热，故用黄芩、黄连之苦降。此邪已内陷，其势不能还表，法用通降，从里治也。

人参泻心汤方（苦辛寒兼甘法）

人参（二钱）　干姜（二钱）　黄连（一钱五分）　黄芩（一钱五分）　枳实（一钱）　生白芍（二钱）

水五杯，煮取二杯，分二次服，渣再煮一杯服。（《温病条辨·中焦篇·湿温》）

【解析】"中阳本虚，或因误伤于药"，湿热由上焦内陷中焦，出现脘腹痞闷的中焦湿热之症。方中重用人参、干姜甘辛温热，健运中焦，温补脾阳。黄芩、黄连苦寒清热燥湿，与干姜配伍，辛开苦降以消痞；生白芍味酸性寒，滋补阴血，与辛热之品，可防其燥烈伤阴。吴氏补中虚时不用炙甘草和大枣，"温病之兼湿者，忌柔喜刚"，其在《医医病书·六十七·甘草论》中曰："甘草纯甘，不兼他味，故独擅甘草之名，其性守而不走。甘属土，土主信也，为其守也，故中满腹胀者忌之。"本证为湿热蕴阻，中虚气馁，草、枣甘温滋腻，助热生湿，碍脾滞胃，故以人参补气，干姜助阳，去草、枣不用，更加枳实，苦辛通降以消痞。

三香汤

【原文】五五、湿热受自口鼻，由募原直走中道，不饥不食，机窍不灵，三香汤主之。

三香汤方（微苦微辛微寒兼芳香法）

栝蒌皮（三钱）　桔梗（三钱）　黑山栀（二钱）　枳壳（二钱）　郁金（二钱）　香豉（二钱）　降香末（三钱）

水五杯，煮取二杯，分二次温服。

〔方论〕按此证由上焦而来，其机尚浅，故用蒌皮、桔梗、枳壳微苦微辛开上，山栀轻浮微苦清热，香豉、郁金、降香化中上之秽浊而开郁。上条以下焦为邪之出路，故用重；此条以上焦为邪之出路，故用轻；以下三焦均受者，则用分消。彼此互参，可以知叶氏之因证制方，心灵手巧处矣！惜散见于案中而人多不察，兹特为拈出，以概其余。(《温病条辨·中焦篇·湿温》)

【解析】本方主治湿热阻窍证。湿热秽浊之邪，客于膜原，升降出入之机受阻，湿浊阻于中道，见不饥不食；湿热上蒙清窍，浊邪害清，遂致机窍不灵。法当轻清宣泄郁热，兼以芳香化湿除秽。方中桔梗、枳壳、瓜蒌壳为君，开达上焦肺气，畅中焦气机；香豆豉、郁金、降香为臣，芳香开郁，祛湿化浊；栀子为佐，苦寒以清三焦邪热。诸药合用，共奏宣肺清热，开郁化湿之功。

【医案】

胃痛

患者，男，45岁。1989年6月18日诊。患慢性萎缩性胃炎2年余，屡服中西药物，未见明显效果。症见胃脘部灼热疼痛，无饥饿感，食量明显减少，心烦口渴，偶有呃逆或干呕。察其舌质红干，苔黄微腻，脉弦数。证属湿热中阻，胃气郁闭之候，治宜芳香化湿，清热和胃，方用三香汤加味。处方：瓜蒌壳、栀子、郁金各12g，桔梗、枳壳、降香、淡豆豉各10g，麦门冬、半夏各15g，甘草3g。服上方3剂后，症状明显减轻，食量有所增加，后守方去半夏加沙参15g，共进10余剂，诸症悉除。

[周天寒.三香汤临床应用举隅.实用医学杂志，1993，9（2）：34.]

按语：患者胃脘部灼热疼痛，心烦口渴，是胃火亢盛所致；呃逆、干呕，乃胃火上逆之证；无饥饿感、食量明显减少，结合舌脉，可知是湿热困阻中焦，脾胃升降失司之故。法当清热开郁，祛湿化浊。予三香汤治之，湿化热除、升降复常而闭阻中焦之证可愈。

【现代应用研究】

1.功能性消化不良

周晓曦用加味三香汤治疗肝郁脾虚型功能性消化不良患者66例，与口服莫沙比利治疗患者66例对照。结果显示，观察组治愈24例，显效19例，有效17例，无效6例，总有效率为90.91%；对照组治愈7例，显效15例，有效23例，无效21例，总有效率为68.18%，两组总有效率差异有统计学意义（P<0.05）。[周晓曦.加味三香汤治疗肝郁脾虚型功能性消化不良66例.西部中医药，2019，32（08）：76-78.]

2.术后胃瘫综合征

张挽澜用加味三香汤治疗结肠癌术后胃瘫脾虚气滞证30例，与西医常规治疗30例对照。结果显示，治疗组治愈2例，显效19例，有效9例，无效0例，愈显率70%；对照组治愈0例，显效12例，有效16例，无效2例，愈显率40%，治疗组愈显率优于对照组（P<0.05）。且治疗组在脘腹胀满、腹痛的改善上优于对照组（P<0.05）。[张挽澜.加味三香汤治疗结肠癌术后胃瘫脾虚气滞证的临床研究.北京中医药大学，2012.]

3. 失眠

宋慧平用加味三香汤治疗郁热扰神型失眠症患者34例，对照组32例给予舒眠胶囊治疗。治疗组治愈16例，显效9例，有效7例，无效2例，总有效率为94.12%；对照组治愈8例，显效5例，有效11例，无效8例，总有效率为75.00%。两组差异有统计学意义（$P<0.05$）。且治疗组在改善睡眠质量、时间等症状方面优于对照组（$P<0.05$）。[宋慧平. 加味三香汤治疗郁热扰神型失眠症的机理探讨及疗效评价. 山东中医药大学，2021.]

黄芩滑石汤

【原文】六三、脉缓身痛，舌淡黄而滑，渴不多饮，或竟不渴，汗出热解，继而复热，内不能运水谷之湿，外复感时令之湿，发表攻里，两不可施，误认伤寒，必转坏证，徒清热则湿不退，徒祛湿则热愈炽，黄芩滑石汤主之。

脉缓身痛，有似中风，但不浮，舌滑不渴饮，则非中风矣。若系中风，汗出则身痛解而热不作矣。今继而复热者，乃湿热相蒸之汗，湿属阴邪，其气留连，不能因汗而退，故继而复热。内不能运水谷之湿，脾胃困于湿也；外复受时令之湿，经络亦困于湿矣。倘以伤寒发表攻里之法施之，发表则诛伐无过之表，阳伤而成痉；攻里则脾胃之阳伤，而成洞泄寒中，故必转坏证也。湿热两伤，不可偏治，故以黄芩、滑石、茯苓皮清湿中之热，蔻仁、猪苓宣湿邪之正，再加腹皮、通草，共成宣气利小便之功，气化则湿化，小便利则火腑通而热自清矣。

黄芩滑石汤方（苦辛寒法）

黄芩（三钱）　滑石（三钱）　茯苓皮（三钱）　大腹皮（二钱）　白蔻仁（一钱）　通草（一钱）　猪苓（三钱）

水六杯，煮取二杯，渣再煮一杯，分温三服。（《温病条辨·中焦篇·湿温》）

【解析】脉缓身痛，渴不多饮，舌淡黄而滑，汗出热解，继而复热，此为内不能运水谷之湿，外复感时令之湿，内外合邪而致。发表攻里，两不可施，误认伤寒，必转坏证，徒清热则湿不退，徒祛湿则热愈炽，黄芩滑石汤主之。方中黄芩清热燥湿，以清胶结之热；"祛湿不利小便，非其治也"，滑石配茯苓皮、猪苓、通草，淡渗利湿，导湿热从小便而解；大腹皮、白豆蔻燥湿开郁，理气醒脾，使气行则湿化。诸药合用，苦辛寒法，两解湿热，使湿祛热清，诸症自解。

【医案】

喉痹

患者，男，35岁，2008年8月26日初诊。近日来咽喉红肿疼痛，吞咽受阻，头昏，大便溏稀，下午低热，脘痞不适，小便混浊，经他医用疏风清热、滋阴降火、清热解毒中药配合抗生素治疗后效果不佳。咽喉红肿疼痛，吞咽受阻，头昏，身濡困倦乏力，脘痞不适，下午低热、大便溏稀、小便混浊，舌红苔黄腻，脉濡。证属风热夹湿，入于脾胃郁而化火，上烁咽喉。治以清热渗湿，解毒利咽。方用黄芩滑石汤加味。黄芩15g，滑石30g，茯苓皮15g，大腹皮15g，白蔻仁6g（后下），通草10g，猪苓12g，射干12g，金银花15g，半枝莲15g，木蝴蝶15g，马勃12g，桔梗12g，甘草6g。每日1剂，水煎服。服3剂后咽喉红肿疼痛明显减轻，头昏、神疲乏力、身濡困倦、胃脘不适、大便溏稀也减轻，舌红苔黄腻减轻，脉濡缓。继服上方3剂后咽喉疼痛、吞咽不利消失，余症随之消失，继服上方2剂巩固治疗。[陈燕萍.黄芩滑石汤加味治案三则.实用中医药杂志，2014，30（09）：874.]

按语： 患者夏月外感湿热之邪，在表不解，入于脾胃郁而化火，上熏咽喉，故咽喉红肿疼痛，吞咽不利。温热困脾，气机受阻，故身濡困倦乏力；清阳不升，故头昏；脾失健运，则大便溏稀；湿热下移，故小便混浊。热因湿邪所遏，见午后低热。舌红苔黄腻，脉濡，亦是湿热内蕴之象。故以黄芩滑石汤清热渗湿，佐以解毒利咽之品，方证相应，故病除。

【现代应用研究】

1.急性鼻窦炎

钟敏茹等用黄芩滑石汤治疗急性鼻窦炎患者56例，与头孢呋辛酯治疗患者56例对照，两组连续治疗7天。结果显示，治疗组痊愈19例，显效20例，有效13例，总有效率92.86%；对照组痊愈12例，显效16例，有效19例，无效9例，总有效率83.93%；治疗组总有效率明显高于对照组，两组差异有统计学意义（$P<0.05$）。[钟敏茹，邱宝珊，李丽君，等.黄芩滑石汤治疗急性鼻窦炎的疗效观察.中国中医急症，2020，29（09）：1625-1627.]

2.糖尿病

晏和国等用黄芩滑石汤治疗湿热困脾型2型糖尿病患者30例，与二甲双胍口服治疗患者30例对照，两组治疗8周。结果显示，治疗组痊愈0例，显效15例，有效12例，无效3例，总有效率90.0%；对照组痊愈0例，显效13例，有效10例，无效7例，总有效率76.7%；两组差异具有统计学意义（$P<0.05$）。[晏和国，尹朝兰，赵一佳，等.黄芩滑石汤治疗湿热困脾型2型糖尿60例临床观察.中国民族民间医药，2019，28（07）：100-102.]

3.婴幼儿病毒性肠炎

姚梦华用加减黄芩滑石汤治疗婴幼儿病毒性肠炎48例，与西医常规治疗39例对照。结果显示，治疗组治愈18例，有效26例，无效4例，总有效率91.67%；对照组治愈11例，有效16例，无效12例，总有效率69.23%。两组疗效比较，有统计学差异（$P<0.05$）。[姚梦华.加减黄芩滑石汤治疗婴幼儿病毒性肠炎48例.江西中医药，2008（11）：38.]

宣痹汤

【原文】 六五、湿聚热蒸，蕴于经络，寒战热炽，骨骱烦疼，舌色灰滞，面目痿黄，病名湿痹，宣痹汤主之。

经谓：风寒湿三者合而为痹。《金匮》谓：经热则痹。盖《金匮》诚补《内经》之不足。痹之因于寒者固多，痹之兼乎热者，亦复不少，合参二经原文，细验于临证之时，自有权衡。本论因载湿温而类及热痹，见湿温门中，原有痹证，不及备载痹证之全，学人欲求全豹，当于《内经》《金匮》，喻氏、叶氏以及宋元诸名家，合而参之自得。大抵不越寒热两条，虚实异治。寒痹势重而治反易，热痹势缓而治反难，实者单病躯壳易治，虚者兼病脏腑夹痰饮腹满等证，则难治矣，犹之伤寒两感也。此条以舌灰目黄，知其为湿中生热；寒战热炽，知其在经络；骨骱疼痛，知其为痹证。若泛用治湿之药，而不知循经入络，则罔效矣。故以防己急走经络之湿，杏仁开肺气之先，连翘清气分之湿热，赤豆清血分之湿热，滑石利窍而清热中之湿，山栀肃肺而泻湿中之热，薏苡淡渗而主挛痹，半夏辛平而主寒热，蚕沙化浊道中清气，痛甚加片子姜黄、海桐皮者，所以宣络而止痛也。

宣痹汤方（苦辛通法）

防己（五钱）　杏仁（五钱）　滑石（五钱）　连翘（三钱）　山栀（三钱）　薏苡（五钱）　半夏（醋炒，三钱）　晚蚕沙（三钱）　赤小豆皮（三钱，赤小豆乃五谷中之赤小豆，味酸肉赤，凉水浸取皮用。非药肆中之赤小豆。药肆中之赤豆乃广中野豆，赤皮蒂黑肉黄，不入药者也。）

水八杯，煮取三杯，分温三服。痛甚加片子姜黄二钱，海桐皮三钱。（《温病条辨·中焦篇·湿温》）

【解析】本方主治湿热痹证，治当清利湿热，宣通经络。方中防己祛经络之湿，通络止痛；蚕沙、薏苡仁除湿行痹，通利关节；滑石清热利湿；连翘、山栀子泻火，清热解毒，助解骨节热炽烦痛；赤小豆、半夏燥湿化浊；杏仁宣利肺气，通调水道，助水湿下行。诸药合用，共奏通利三焦，清热利湿，宣痹止痛之功。

【医案】

痹证

患者，女，42岁，2012年7月20日初诊。主诉：反复双手关节肿痛半年，加重1周。症见：双手关节红肿热痛，活动受限，手不能握，得凉则痛减，伴口渴不欲饮，小便黄，大便不爽，舌质红，苔黄腻，脉数。患者于半年前久居潮湿之地，逐渐出现双手关节对称性肿痛，活动功能受限，曾经外院诊断为类风湿关节炎，服用阿司匹林、泼尼松等西药治疗半个月后好转，但停药后病情反复。1周前因冒雨作业，症状加重，遂来就诊。查体：双手近端指间关节肿胀，呈轻度梭形改变，腕关节稍有尺偏畸形，活动受限，双膝关节轻度肿胀，压痛（＋）。实验室检查：抗链球菌溶血素"O"试验420U，类风湿因子（＋），红细胞沉降率48mm/h。西医诊断：类风湿关节炎。中医诊断：痹证，证属湿郁热壅，痹阻经络。治宜清热除湿，宣痹通络。方用宣痹汤加减，处方：汉防己15g，杏仁12g，滑石15g，连翘15g，山栀子10g，薏苡仁30g，醋半夏9g，蚕沙10g，赤小豆10g，黄柏15g，川牛膝10g，炒苍术10g，路路通12g，石膏30g，甘草6g。1日1剂，水煎3次分服。服上方20剂后，关节疼痛及口渴等诸症好转。继服30剂后，临床症状消失，抗链球菌溶血素"O"试验、RF、红细胞沉降率正常。随访4个月，未见不适。[赵崇智.宣痹汤治疗湿热痹临床运用体会.中医研究，2013，26（10）：53-54.]

按语： 患者反复关节红肿热痛，得凉则痛，详参舌脉，可知是湿热痹阻筋骨关节，气血运行不畅所致。口渴不欲饮、小便黄，为湿热内郁，津液耗伤之故。湿性黏腻，故见大便不爽。治以宣痹汤清热除湿、宣痹通络，佐以祛风活血、舒筋止痛之品，疗效显著。

【现代应用研究】

1. 痛风

殷贝等运用网络药理学方法，探讨宣痹汤治疗痛风的作用机制。结果预测，宣痹汤治疗痛风的有效成分44个及共同作用靶点82个，获得IL1B、PTGS2、IL6、MAPK1、IL2、IL10等核心靶点32个，GO富集分析显示其干预炎症、免疫、核酸代谢等生物学过程，KEGG通路分析显示IL-17信号通路、TNF信号通路、NF-κB信号通路、NOD样受体信号通路、Toll样受体信号通路等为显著性较高的通路。提示宣痹汤可通过抑制炎症因子及相关的炎症通路，调控核酸代谢的过程，进而抑制痛风中的炎症反应，减少尿酸生成和排泄，从而发挥抗痛风的作用。［殷贝，毕艺鸣，夏亚情，等.宣痹汤治疗痛风机制的网络药理学研究.中药新药与临床药理，2020，31（10）：1189-1197.］

2. 腰椎间盘突出

茹国华用宣痹汤治疗腰椎间盘突出症患者45例，与口服双氯芬酸钠患者45例对照，疗程均为2个月。结果显示，治疗组治愈21例，显效13例，有效6例，无效1例；对照组治愈8例，显效11例，有效13例，无效7例。治疗组总有效率97.56%，明显高于对照组的82.05%，差异有统计学意义（$P<0.05$）。且治疗组JOA、ODI评分及血清TNF-a、IL-1水平改善优于对照组，差异有统计学意义（$P<0.05$）。［茹国华.宣痹汤治疗腰椎间盘突出症的疗效及对血清TNF-a和IL-1的影响.淮海医药，2018，36（03）：256-258.］

3. 膝关节滑膜炎

陈世柱等用宣痹汤治疗膝关节滑膜炎患者75例，对照组35例给予关节腔内注射配合口服抗生素和制动休息治疗。结果显示，治疗组治愈69例，显效4例，有效2例，治愈率为92%；对照组治愈22例，显效10例，有效3例，治愈率为63%。两组治愈率具有显著性差异（$P<0.01$）。随访3月后，对照组复发4例，复发率11.43%；治疗组复发2例，复发率2.67%，治疗组复发率明显低于对照组（$P<0.05$）。［陈世柱，王勇刚，昝强.宣痹汤治疗膝关节滑膜炎的临床分析.甘肃中医学院学报，2007，（02）：33-34.］

薏苡竹叶散

【原文】 六六、湿郁经脉，身热身痛，汗多自利，胸腹白疹，内外合邪，纯辛走表，纯苦清热，皆在所忌，辛凉淡法，薏苡竹叶散主之。

上条但痹在经脉，此则脏腑亦有邪矣，故又立一法。汗多则表阳开，身痛则表

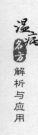

邪郁，表阳开而不解表邪，其为风湿无疑。盖汗之解者寒邪也，风为阳邪，尚不能以汗解，况湿为重浊之阴邪，故虽有汗不解也。学者于有汗不解之证，当识其非风则湿，或为风湿相搏也。自利者小便必短，白疹者，风湿郁于孙络毛窍。此湿停热郁之证，故主以辛凉解肌表之热，辛淡渗在里之湿，俾表邪从气化而散，里邪从小便而驱，双解表里之妙法也，与下条互斟自明。

薏苡竹叶散方（辛凉淡法，亦轻以去实法）

薏苡（五钱） 竹叶（三钱） 飞滑石（五钱） 白蔻仁（一钱五分） 连翘（三钱） 茯苓块（五钱） 白通草（一钱五分）

共为细末，每服五钱，日三服。（《温病条辨·中焦篇·湿温》）

【解析】湿热郁阻气分，蒸于卫表，故见身热身痛，汗多自利，胸腹白疹。本证因内外合病，"纯辛走表，纯苦清热，皆在所忌，辛凉淡法，薏苡竹叶散主之"。《本草经疏》载薏苡仁："性燥能除湿，味甘能入脾补脾，兼淡能渗泄。"方中重用以补脾渗湿。《本草纲目》言："滑石利窍，不独小便也，上能利毛腠之窍，下能利精溺之窍。"本品质重滑利，可解表利尿，表里同治。竹叶甘辛淡寒，与苦寒连翘配伍，一可解表之热，又能清热利尿，以助滑石之力。豆蔻辛温芳香，化湿和中；茯苓健脾渗湿；二药与薏苡仁配伍，可绝生湿之源。白通草味淡体轻，可"通阴窍涩不利""渗湿于热下"。全方用药，"辛凉解肌表之热，辛淡渗在里之湿，俾表邪从气化而散，里邪从小便而驱，双解表里之妙法也"。

【医案】

湿疹

患者，男，21岁，于2012年7月17日就诊。主诉双下肢皮疹数日，症见双下肢散在红色丘疹，患者自我感觉有明显的瘙痒感，且每于夏季发作，曾用葡萄糖酸钙有效。纳可、夜寐流涎、大便每日1~2次、疲倦、舌淡苔白、脉弦，诊断为湿疹（湿热蕴表、血虚夹风），治宜清热利湿、养血祛风止痒。方药：生薏苡仁30g，竹叶12g，苦参15g，白鲜皮12g，白芷15g，追地风15g，浮萍30g，牛蒡子15g，当归15g，独活15g。7剂，每日1剂，水煎服400ml，分2次早晚空腹服。7月23日复诊，湿疹已退，有少许色素沉着。上方加连翘15g，7剂前法继服，巩固疗效，随访未再复发。[贾志新，冯五金.薏苡竹叶散加减治疗湿疹验案一则.中国中医基础医学杂志，2014，20（06）：844+846.]

按语：患者湿疹反复发作，见双下肢散在红色丘疹，为湿热之邪蕴于肌表所致。自述有明显的瘙痒感，乃血虚化燥生风为患。结合其他诸症，可知湿重于热，以风湿为主。故予薏苡竹叶散治之，佐以祛风养血之品，表里兼治、虚实兼顾、气血两清，则诸症可愈。

【现代应用研究】

1.手足汗疱疹

黄琼远等用薏苡竹叶散加减治疗手足汗疱疹患者60例，与左西替利嗪治疗患者60例对照。结果显示，治疗组痊愈33例，显效14例，有效8例，无效5例，总有效率91.66%；对照组痊愈10例，显效18例，有效17例，无效15例，总有效率

75.00%。两组患者治疗前后临床疗效比较，治疗组总有效率优于对照组，有统计学意义（$P<0.05$）。［黄琼远，刘方，秦琴，等.薏苡竹叶散加减治疗手足汗疱疹60例疗效观察.四川中医，2015，33（10）：137–138.］

2.婴幼儿湿疹

吴颖等用加味薏苡竹叶散治疗婴幼儿湿疹30例，对照组30例给予单纯氯苯那敏和维生素C片治疗。结果显示，治疗组痊愈18例，显效5例，有效7例，无效2例，总有效率93.3%；对照组痊愈6例，显效9例，有效7例，无效8例，总有效率73.3%。治疗组疗效明显优于对照组，两组比较差异有统计学意义（$P<0.05$）。［吴颖，王有鹏，王玲芝.加味薏苡竹叶散治疗婴幼儿湿疹的临床疗效观察.中医临床研究，2014，6（11）：62–63.］

3.蛇串疮

周淑桂等用薏苡竹叶散加味治疗脾经湿盛型蛇串疮患者56例，与西医常规治疗患者40例对照，两组疗程均为10天。结果显示，治疗组痊愈45例，显效7例，好转3例，无效1例，总有效率为92.9%；对照组痊愈26例，显效5例，好转4例，无效5例，总有效率为77.5%。治疗组总有效率优于对照组，有显著性差异（$P<0.05$）。［周淑桂，高春秀.薏苡竹叶散加味治疗脾经湿盛型蛇串疮疗效观察.北京中医药，2008（05）：369–370.］

二金汤

【原文】七十、夏秋疸病，湿热气蒸，外干时令，内蕴水谷，必以宣通气分为要。失治则为肿胀。由黄疸而肿胀者，苦辛淡法，二金汤主之。

此揭疸病之由与治疸之法，失治之变，又因变制方之法也。

二金汤方（苦辛淡法）

鸡内金（五钱） 海金沙（五钱） 厚朴（三钱） 大腹皮（三钱） 猪苓（三钱） 白通草（二钱）

水八杯，煮取三杯，分三次温服。（《温病条辨·中焦篇·湿温》）

【解析】本方为湿热黄疸，失治成肿胀而设。治当清湿热，退黄疸，利气机。海金沙"主通关窍，利水道"。鸡内金，《医学衷中参西录》论其："鸡之脾胃也。中有瓷石、铜、铁皆能消化，其善化瘀积可知。"重用二金，可消"内蕴水谷"，通窍利水，化积清热，除湿利尿消肿。厚朴、大腹皮理气化湿，宽中消胀；猪苓、白通草利水渗湿，而消肿满。全方偏于清中下焦湿热，共奏利湿退黄、理气消胀之功。

【医案】

鼓胀

患者，男，40岁，1977年5月上旬初诊。主诉患肝炎2年，腹大胫肿1年余。2年前曾患急性黄疸型肝炎，经治疗后，黄疸消退。1976年12月跌入冬水田中，全身湿透，当晚即感头痛、身痛，发热、咳嗽。数日后，肝区疼痛，胸胁闷胀，四肢乏

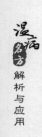

力，食量下降，不久出现下肢浮肿，渐至腹部肿大。某医院诊断为肝硬化腹水，治疗无效，遂来我院治疗。症见精神不振，面色萎黄，肌肤不荣，两目暗黄，腹大如瓮，青筋显露，脐心突起，下肢肿大，口唇青紫，舌苔粗白，舌中微黄，舌边有瘀点，语音低微，大便秘结，小便短少淡黄，两胁胀痛，纳差。脉弦细微数。诊断：鼓胀，腹水气滞血瘀型。治以二金汤加味：鸡内金15g，海金沙24g，厚朴18g，通草4g，猪苓12g，郁金12g，大腹皮12g，三棱6g，莪术6g，桃仁10g。服上方5剂后，食欲增进，腹水已去1/3。前方去猪苓、通草，加枳实10g，陈皮12g，防己10g，黄芪15g，嘱服15剂；另增香砂六君子丸每日2次，每次20g。服完上药后，腹水基本消尽，腹满胁痛均随之缓解，但舌光无苔，舌质红绛，脉象弦细而数。遂以固本为主，用一贯煎滋养肝、脾、肾。处方：生地30g，沙参15g，枸杞子12g，麦冬20g，当归12g，川楝子3个，制何首乌20g，丹参24g，醋炙鳖甲18g，牡蛎30g，白芍15g。共服40余剂而愈。后以滋水清肝饮10剂而收功。5年后访未见复发，能参加体力劳动。[杨洁清，杨永勤.肝硬化腹水治验.四川中医，1984，（5）：49.]

按语： 患者有肝炎水肿病史，内有水湿未解，又感寒湿，内外合邪而发病，结合舌脉，辨证为湿热发黄，气滞血瘀。故以二金汤治之，清热祛湿、理气消胀，佐以行血之品，药证相合，故大有效验。后增香砂六君子丸，顾护脾胃。病去正虚，以固本善后。

【现代应用研究】

尿路结石

苏绍华用二金汤加减治疗尿路结石患者110例。结果显示，其治愈88例，有效8例，无效14例，总有效率87%。在治愈的88例中，共排出结石94块，收集到的结石标本50块，其中最大者1.2cm×0.7cm。提示本方对单发、直径小的结石效果最佳，且无明显毒副作用，还可防治肾脏并发症。[苏绍华.复方二金汤治疗尿路结石110例小结.江西中医药，2005（11）：36.]

草果知母汤

【原文】 七六、背寒，胸中痞结，疟来日晏，邪渐入阴，草果知母汤主之。

此素积烦劳，未病先虚，故伏邪不肯解散，正阳馁弱，邪热固结。是以草果温太阴独胜之寒，知母泻阳明独胜之热，厚朴佐草果泻中焦之湿蕴，合姜、半而开痞结，花粉佐知母而生津退热；脾胃兼病，最畏木克，乌梅、黄芩清热而和肝；疟来日晏，邪欲入阴，其所以升之使出者，全赖草果（俗以乌梅、五味等酸敛，是知其一，莫知其他也。酸味秉厥阴之气，居五味之首，与辛味合用，开发阳气最速，观小青龙汤自知）。

草果知母汤方（苦辛寒兼酸法）

草果（一钱五分）　知母（二钱）　半夏（三钱）　厚朴（二钱）　黄芩（一钱五分）　乌梅（一钱五分）　花粉（一钱五分）　姜汁（五匙，冲）

水五杯，煮取二杯，分二次温服。

按此方即吴又可之达原饮去槟榔，加半夏、乌梅、姜汁。治中焦热结阳陷之证，最为合拍，吴氏乃以治不兼湿邪之温疫初起，其谬甚矣。（《温病条辨·中焦篇·湿温》）

【解析】疟来日晏，深入阴分，湿热蕴结，中焦失和。治宜清热祛湿，燮理中焦。方中草果性温香燥，辛烈气雄，温太阴之寒，开中焦湿蕴；厚朴气味俱厚，"辛能散结，苦能燥湿"（《本草经疏》），合草果泻中焦之湿蕴；知母苦甘寒，能泄阳明之热；半夏、姜汁开结除痞；黄芩清燥热之余。乌梅生津养阴、天花粉滋阴退热，二药合用，防诸辛燥药耗散阴津。"脾胃如夫妻"，辛温香燥易耗胃阴，甘酸养胃阴则生湿碍脾，实属两难，当燥湿与养阴并举，以矛盾解决矛盾。本方集辛开、苦降、酸收药物于一体，调和中焦矛盾，即叶天士所谓两和太阴、阳明法。

【医案】

咽痛

患者，男，44岁。2005年4月19日初诊。患者上有咽痛，下有胃中灼热，自觉从胃至咽喉灼热火辣。历时3个半月，二便正常。从表面看，似属郁火伤津证，但视舌黯红，苔白极厚极腻、满布舌面，脉弦滑而数。辨证为草果知母汤证，处方：草果5g，知母10g，厚朴15g，法半夏10g，生姜5g，黄芩10g，天花粉10g，乌梅10g，苍术10g，石菖蒲10g，滑石30g。7剂。服用后厚腻舌苔退净，咽痛、胃中灼热诸症消失而愈。[张文选.温病方证与杂病辨治.北京：中国科技医药出版社，2017：391.]

按语："咽喉为肺胃之门户"，患者胃至咽喉灼热火辣，为胃火炎上所致。但其舌黯红、苔白厚腻，为脾湿明矣。阳明热盛，太阴湿阻，中焦失和，故予草果知母汤加减，燥脾湿、滋胃阴，调和中焦，复其升降，则诸症自愈。

【现代应用研究】

1. 干预癫痫的机制

梁鞾斌等将60只大鼠随机分成正常对照组、模型组及草果知母汤低、中、高剂量组和西药对照组，每组10只。采用腹腔注射戊四氮（PTZ）法建立癫痫大鼠模型。草果知母汤低、中、高剂量组分别给予草果知母汤1.25g/kg、2.50g/kg、5.00g/kg，西药对照组腹腔注射丙戊酸钠（200mg/kg），连续给药5周。与正常对照组比较，模型组大鼠Racine评分、海马组织铁含量及ROS水平、海马组织Keapm1 RNA及蛋白水平均升高（$P<0.05$）；海马组织GSH水平、海马神元细胞数和海马组织GPX4、Nrf2及HO-1 mRNA及蛋白表达水平、海马CA1区GPX4、Nrf2蛋白免疫组化积分光密度降低（$P<0.05$）。与模型组比较，草果知母汤低、中、高各剂量及西药对照组大鼠Racine评分、海马组织铁含量及ROS水平、海马组织Keap1 mRNA及蛋白水平降低（$P<0.05$），海马组织GSH水平、海神经元细胞数和海马组织GPX4、Nr2及HO-1 mRNA水平及蛋白表达水平、海马CA1区GPX4、Nr2蛋白表达积分光密度升高（$P<0.05$）。显示草果知母汤能够修复癫痫大鼠海马组织氧化损伤，其机制可能与调节Keap1/Nrf2/HO-1/GPX4通路进而阻断海马神经元铁死亡有关。[梁鞾斌，张高炼，

郭建辉，等.Keap1/Nrf2/HO-1/GPX4信号通路阻断癫痫大鼠海马神经元铁死亡机制及草果知母汤的干预效应.中西医结合心脑血管病杂志，2022，20（18）：3323-3329.]

2.老年肾病综合征慢性纤维化

文辉选取94例老年慢性肾病综合征患者，以随机数表分为西药组和联合组，各47例。西药组给予常规西药支持治疗（醋酸泼尼松片+双嘧达莫片+辛伐他汀片），联合组在接受常规西药支持治疗的同时给予草果知母汤辨证加减。对比治疗前后主症、次症评分、总分及临床效果、治疗前后血清纤维化指标变化、不良反应。结果治疗后两组主症、次症评分和总分，血清肿瘤坏死因子样凋亡微弱诱导剂（TWEAK）、血栓蛋白（sTM）转化生长因子（TGF）-β1纤维化指标水平均显著下降（$P<0.05$），且治疗后上述指标两组间对比，联合组均显著低于西药组（$P<0.05$）；两组临床效果等级分布差异显著（$P<0.05$）。总有效率相对比，联合组明显高于西药组（$P<0.05$）；不良反应发生率相比较，联合组与西药组差异无统计学意义（$P>0.05$），且均可耐受。显示草果知母汤辨证加减不仅可有效减轻老年肾病综合征的症状，增强疗效，还可显著控制慢性纤维化，并且不会明显增多不良反应。［文辉.草果知母汤辨证加减对老年肾病综合征慢性纤维化的作用.中国老年学杂志，2021，41（14）：3019-3022.]

3.癫痫

戴克银等用草果知母汤及中医情志干预治疗癫痫患者57例，与常规临床治疗患者57例对照。结果显示，观察组显效47例，有效9例，无效1例；对照组显效37例，有效13例，无效7例。观察组治疗有效率98.25%，高于对照组的87.72%，差异具有统计学意义（$P<0.05$）。［戴克银，陈明翠.草果知母汤及中医情志干预改善癫痫患者认知功能及生活质量效果研究.四川中医，2018，36（06）：130-133.]

麦冬麻仁汤

【原文】七八、疟伤胃阴，不饥不饱，不便，潮热，得食则烦热愈加，津液不复者，麦冬麻仁汤主之。

暑湿伤气，疟邪伤阴，故见证如是。此条与上条不饥不饱不便相同。上条以气逆味酸不食辨阳伤，此条以潮热得食则烦热愈加定阴伤也。阴伤既定，复胃阴者莫若甘寒，复酸味者，酸甘化阴也。两条胃病，皆有不便者何？九窍不和，皆属胃病也。

麦冬麻仁汤方（酸甘化阴法）

麦冬（连心，五钱）　火麻仁（四钱）　生白芍（四钱）　何首乌（三钱）　乌梅肉（二钱）　知母（二钱）

水八杯，煮取三杯，分三次温服。（《温病条辨·中焦篇·湿温》）

【解析】胃为阳土，喜润恶燥，疟伤胃阴，津液不复，故不饥不饱、不便。方中麦冬"叶色常青，根须内劲外柔"（《本草乘雅》），甘寒质润，为滋补胃阴之用药。味酸之白芍、乌梅与麦冬配伍，酸甘化阴，以润阳明燥土。因不便者，以九窍不和皆属胃病也，以甘平润下，用火麻仁润降阳明。疟邪未尽，用何首乌截疟，《本草求真》谓其："妙在直入少阳之经，其气甚雄，雄则足以折疟邪之势，其味甚涩，涩则足以堵疟邪之路。"知母"质性滋润，得寒水之精"（《本草崇原》），泻火有余，补水不足。诸药合用，酸甘代阴，苦甘合化，共奏祛邪截疟，养阴清热，润降阳明之功。

【医案】

暑温

王案，暑湿伤气，疟久伤阴，食谷烦热愈加，邪未尽也。病已一月，不饥不饱，大便秘阻，仍有潮热，全是津液暗伤。胃口不得苏醒。甘寒清热，佐以酸味，胃气稍振，清补可投。麦冬，干首乌，乌梅肉，知母，火麻仁，生白芍。[鲁兆麟点评.叶天士著.临证指南医案·疟.北京：北京科学技术出版社，2014.5：242.]

按语： 九窍不和，皆属胃病。不饥不饱，胃口不得苏醒，大便秘阻，乃胃阴不足，津液亏损所致。究其病因，是暑湿之邪侵袭气分，疟久未愈伤阴之故，叶氏称其"邪未尽也"。故以麦冬麻仁汤治之，养阴清热，胃阴得复，胃气平和，则诸症获愈。

【现代应用研究】

老年功能性便秘

李璇用麦冬麻仁汤加减治疗老年功能性便秘30例，与麻仁胶囊治疗30例对照。结果显示，治疗组治愈3例，显效17例，有效8例，无效2例；对照组痊愈1例，显效11例，有效13例，无效5例。治疗组总有效率为93.3%，对照组总有效率为83.3%，两组差异有统计学意义（$P<0.05$）。[李璇.加减麦冬麻仁汤治疗老年功能性便秘肠燥津亏证的临床研究.湖南中医药大学，2016.]

黄连白芍汤

【原文】七九、太阴脾疟，寒起四末，不渴多呕，热聚心胸，黄连白芍汤主之；烦躁甚者，可另服牛黄丸一丸。

脾主四肢，寒起四末而不渴，故知其为脾疟也。热聚心胸而多呕，中土病而肝木来乘，故方以两和肝胃为主。此偏于热甚，故清热之品重，而以芍药收脾阴也。

黄连白芍汤方（苦辛寒法）

黄连（二钱）　黄芩（二钱）　半夏（三钱）　枳实（一钱五分）　白芍（三钱）　姜汁（五匙，冲）

水八杯，煮取三杯，分三次温服。（《温病条辨·中焦篇·湿温》）

【解析】脾主四肢，疟邪侵犯足太阴经，则阳为邪阻，不能通达四末而寒；脾湿内郁，则不渴；邪热聚于心胸，故多呕。治宜苦辛宣降，和胃清里。方用苦寒之黄连、黄芩，清泄肝胃之热，为主药；配以半夏、生姜、枳实理气化湿，和胃止呕；中土病而肝木来乘，佐白芍以泄肝木。诸药合用，共奏辛开苦降，平肝和胃之功。

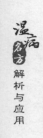

青蒿鳖甲汤

【原文】 八三、脉左弦，暮热早凉，汗解渴饮，少阳疟偏于热重者，青蒿鳖甲汤主之。

少阳切近三阴，立法以一面领邪外出，一面防邪内入为要领。小柴胡汤以柴胡领邪，以人参、大枣、甘草护正；以柴胡清表热，以黄芩、甘草苦甘清里热；半夏、生姜两和肝胃，蠲内饮，宣胃阳，降胃阴，疏肝；用生姜、大枣调和营卫。使表者不争，里者内安，清者清，补者补，升者升，降者降，平者平，故曰和也。青蒿鳖甲汤，用小柴胡法而小变之，却不用小柴胡之药者，小柴胡原为伤寒立方，疟缘于暑湿，其受邪之源，本自不同，故必变通其药味，以同在少阳一经，故不能离其法。青蒿鳖甲汤以青蒿领邪，青蒿较柴胡力软，且芳香逐秽、开络之功则较柴胡有独胜。寒邪伤阳，柴胡汤中之人参、甘草、生姜，皆护阳者也；暑热伤阴，故改用鳖甲护阴，鳖甲乃蠕动之物，且能入阴络搜邪。柴胡汤以胁痛、干呕为饮邪所致，故以姜、半通阳降阴而清饮邪；青蒿鳖甲汤以邪热伤阴，则用知母、花粉以清热邪而止渴，丹皮清少阳血分，桑叶清少阳络中气分。宗古法而变古方者，以邪之偏寒偏热不同也。此叶氏之读古书，善用古方，岂他人之死于句下者，所可同日语哉！

青蒿鳖甲汤方（苦辛咸寒法）

青蒿（三钱）　知母（二钱）　桑叶（二钱）　鳖甲（五钱）　丹皮（二钱）　花粉（二钱）

水五杯，煮取二杯。疟来前，分二次温服。（《温病条辨·中焦篇·湿温》）

十二、夜热早凉，热退无汗，热自阴来者，青蒿鳖甲汤主之。

夜行阴分而热，日行阳分而凉，邪气深伏阴分可知；热退无汗，邪不出表而仍归阴分，更可知矣，故曰热自阴分而来，非上中焦之阳热也。邪气深伏阴分，混处气血之中，不能纯用养阴，又非壮火，更不得任用苦燥。故以鳖甲蠕动之物，入肝经至阴之分，既能养阴，又能入络搜邪；以青蒿芳香透络，从少阳领邪外出；细生地清阴络之热，丹皮泻血中之伏火；知母者，知病之母也，佐鳖甲、青蒿而成搜剔之功焉。再此方有先入后出之妙，青蒿不能直入阴分，有鳖甲领之入也；鳖甲不能独出阳分，有青蒿领之出也。

青蒿鳖甲汤方（辛凉合甘寒法）

青蒿（二钱）　鳖甲（五钱）　细生地（四钱）　知母（二钱）　丹皮（三钱）

水五杯，煮取二杯，日再服。（《温病条辨·下焦篇·风温　温热　温疫　温毒　冬温》）

【解析】 吴氏于《温病条辨》中焦、下焦篇分立青蒿鳖甲汤。中焦方因暑湿致疟而设，仿小柴胡法，因柴胡清热而无化湿之力，故以青蒿代之，其入少阳，苦寒清热，芳香化湿以治少阳湿热。暑热伤阴，鳖甲护阴，且能入阴络搜邪。用知母、花粉以清热邪而止渴，丹皮清少阳血分，桑叶清少阳络中气分。

下焦方主治温病后期邪伏阴分证。方中鳖甲咸寒，直入阴分，滋阴退热，入络搜邪；青蒿苦辛而寒，其气芳香，清热透络，引邪外出。两药相配共为君药，"有先入后出之妙，青蒿不能直入阴分，有鳖甲领之入也；鳖甲不能独出阳分，有青蒿领之出也"。细生地甘寒，滋阴凉血；知母苦寒质润，滋阴降火，共助鳖甲以养阴退虚热，为臣药。丹皮辛苦性凉，泻血中伏火，以助青蒿清透阴分伏热，为佐药。全方滋清相伍，邪正兼顾，养阴不恋邪，清热不伤阴，为清中有透，"先入后出"之剂。

【医案】

发热

患者，女，32岁，1994年11月19日初诊。症见：低热持续不退1月余，发热以夜间为甚，白昼缓解。发热时伴汗出恶寒，自觉面部灼热，精神不振，大便干燥，小便如常，舌质红，苔薄白，脉缓。测体温37.5℃，胸部X线摄片检查及血清肥达反应化验正常。辨证属于营卫不和，邪伏阴分，治宜调和营卫，滋阴透热，方用桂枝汤合青蒿鳖甲汤加减：桂枝8g，炒白芍15g，青蒿15g，生地15g，知母10g，荆芥6g，银花15g，蔓荆子10g，防风8g，川芎10g，黄芪15g，柴胡8g，黄芩10g，当归10g，服1剂后发热即止，继服2剂，诸症消失。［章丽武.低热不退治验1例.山西中医，1996，4（03）：31.］

按语： 患者持续低热1月余，发热特点为夜热早凉，结合大便干燥，可知伏热伤及阴分。而发热时伴有汗出、恶寒，苔薄白，脉缓，为表寒未解，腠理空虚之太阳中风。治当养阴清透邪热，兼以疏风解表。故予青蒿鳖甲汤合桂枝汤加减，表里并治，邪正兼顾，数剂而愈。

【现代应用研究】

1.肺癌骨转移

崔晓楠用青蒿鳖甲汤治疗肺癌骨转移患者33例，与单纯常规治疗患者33例对照。结果显示，观察组中13例无疼痛感，13例患者为轻度疼痛，7例为中度疼痛，无严重疼痛患者；而对照组中则7例无疼痛感，10例为轻度疼痛，8例为中度疼痛，余下8例患者为重度疼痛，观察组疼痛改善情况明显优于对照组（$P<0.05$）。且观察组在治疗疼痛缓解、活动能力情况、KPS生活质量评分、不良反应方面均明显优于对照组，差异有统计学意义（$P<0.05$）。［崔晓楠.观察青蒿鳖甲汤治疗肺癌骨转移的治疗效果.当代医学，2018，24（03）：8-10.］

2.系统性红斑狼疮

刘颖等用青蒿鳖甲汤治疗阴虚内热型系统性红斑狼疮患者18例，与常规西药治疗患者18例对照。结果显示，观察组治疗总有效率94.44%、不良反应率5.56%，对照组总有效率66.67%、不良反应率11.11%，观察组均优于对照组，差异有统计学意义（$P<0.05$）。［刘颖，曹春.青蒿鳖甲汤治疗阴虚内热型系统性红斑狼疮的临床效果及不良反应发生率影响评价.智慧健康，2019，5（34）：60-61.］

3.骨伤术后发热

彭世端用青蒿鳖甲汤加减治疗骨伤术后发热患者45例，与常规西医治疗患者45例对照。结果显示，观察组治愈16例，显效15例，有效12例；对照组治愈14例，显效12例，有效10例。观察组总有效率为93.3%，明显高于对照组的80.0%，差异

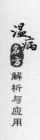

有统计学意义（*P*<0.05）。［彭世端.青蒿鳖甲汤加减治疗骨伤术后发热45例.光明中医，2018，33（17）：2523–2525.］

加减芩芍汤

【原文】八九、滞下已成，腹胀痛，加减芩芍汤主之。

此滞下初成之实证，一以疏利肠间湿热为主。

加减芩芍汤方（苦辛寒法）

白芍（三钱）　黄芩（二钱）　黄连（一钱五分）　厚朴（二钱）　木香（煨，一钱）　广皮（二钱）

水八杯，煮取三杯，分三次温服。忌油腻生冷。

〔加减法〕肛坠者，加槟榔二钱。腹痛甚欲便，便后痛减，再痛再便者，白滞加附子一钱五分，酒炒大黄三钱；红滞加肉桂一钱五分，酒炒大黄三钱，通爽后即止，不可频下。如积未净，当减其制，红积加归尾一钱五分，红花一钱，桃仁二钱。舌浊脉实有食积者，加楂肉一钱五分，神曲二钱，枳壳一钱五分。湿重者，目黄舌白不渴，加茵陈三钱，白通草一钱，滑石一钱。（《温病条辨·中焦篇·湿温》）

【解析】本方主治湿热下利证。湿热之邪，客于肠间，壅滞气血，湿热与气血搏结，化为脓血，乃成湿热下利。治当疏利肠间湿热。方中白芍善调气血，止泻利腹痛；苦寒之黄连、黄芩清热燥湿；厚朴燥湿除满；陈皮、木香行气导滞，除胀止痛。诸药合用，共成清热燥湿，行气化滞之剂。

【现代应用研究】

肠道易激综合征

邱明山等用加减芩芍汤治疗肠道易激综合征患者36例。结果显示，36例中临床治愈29例，占81%；好转5例，占14%；改善2例，占5%；总有效率100%。随访半年，5例因饮食不节（酗酒、进食奶制品、麦制品）复发，继服上药有效。［邱明山，许松树.加减芩芍汤治疗肠道易激综合征36例.福建中医药，1999（06）：36.］

滑石藿香汤

【原文】九一、滞下红白，舌色灰黄，渴不多饮，小溲不利，滑石藿香汤主之。

此暑湿内伏，三焦气机阻窒，故不肯见积治积，乃以辛淡渗湿宣气，芳香利窍，治所以致积之因，庶积滞不期愈而自愈矣。

滑石藿香汤方（辛淡合芳香法）

飞滑石（三钱）　白通草（一钱）　猪苓（二钱）　茯苓皮（三钱）　藿香梗（二钱）　厚朴（二钱）　白蔻仁（一钱）　广皮（一钱）

水五杯，煮取二杯，分二次服。（《温病条辨·中焦篇·湿温》）

【解析】本方主治暑湿内伏，三焦阻滞证，治当宣达三焦气机以分消暑湿。方中滑石为君，清热利水通淋，以止泄泻。藿香化湿解暑，和中止呕；通草清热利水；茯苓健脾利水渗湿，共为臣药。猪苓利水渗湿，合滑石、通草、茯苓，利小便实大便；白蔻仁、陈皮理气调中，化湿和胃；厚朴行气化湿，消痞除满，共为佐药。全方辛淡合芳香，利湿清热，行气导滞，为"辛淡渗湿宣气，芳香利窍"之剂。

【医案】

便秘

患者，50岁。患习惯性便秘有年，服通便剂则每解稀便。食欲不振，口内黏腻，胸脘不畅，口不渴，两下肢终年浮肿，夏季尤甚，小便色黄。脉细滑。舌苔黄腻，舌质红。湿热阻滞脾胃，气机不利，治宜淡渗芳化，以利气机，宗滑石藿香汤：藿香9g，猪苓9g，陈皮6g，白豆蔻3g，厚朴6g，白通草6g，生薏苡仁12g，杏仁6g，枳壳9g。服上方食欲得以改善，能正常解大便。[周泽溥.滑石藿香汤一方多用.上海中医药杂志，1992，（5）：30.]

按语：患者便秘多年，小便色黄，乃湿热蕴滞下焦，肠道气机不利所致。食欲不振，口内黏腻，胸脘不畅，因湿热交阻中焦，脾胃运化失职。湿热阻滞三焦，脾胃升降失司，致水湿停聚不行，见肌肤水肿。舌红苔黄腻，脉细滑，亦为湿热内蕴之象。故予滑石藿香汤，清热利湿，宣通三焦，则诸症自解。

【现代应用研究】

1.急性胃肠炎

周泽溥等用滑石藿香汤治疗急性胃肠炎患者60例。结果显示，57例治愈（呕吐止，大便正常，其他症状消失，临床检验正常），3例未愈（症状未见改善），治愈率为95%。治愈时间2~5天，平均3.7天。[周泽溥，王扣珍.滑石藿香汤治疗急性胃肠炎60例.江苏中医，1998（08）：27.]

2.口疮

周泽溥用滑石藿香汤治疗口疮患者42例，服药5天为1疗程。经1个疗程治疗后，30例治愈（口腔溃疡愈合，局部无不适感），9例好转（口疮虽然时有复发，但数量减少，程度减轻），3例无效（口疮症状及溃疡无明显变化），总有效率为92.9%。[周泽溥.滑石藿香汤治疗口疮42例.浙江中医杂志，1997（08）：352.]

玉竹麦门冬汤

【原文】一百、燥伤胃阴，五汁饮主之，玉竹麦门冬汤亦主之。

玉竹麦门冬汤（甘寒法）

玉竹（三钱）　麦冬（三钱）　沙参（二钱）　生甘草（一钱）

水五杯，煮取二杯，分二次服。土虚者，加生扁豆。气虚者，加人参。（《温病条辨·中焦篇·秋燥》）

【解析】燥伤胃阴治以甘寒沃法。方中玉竹甘平柔润，滋阴生津，专治肺胃阴伤；麦冬养阴生津止渴，共为主药。沙参清肺养阴，益胃生津；生甘草清热和中，调和诸药，共为佐使。诸药合用，共奏甘寒生津，滋养胃阴之功。

【医案】

消渴

患者，女，36岁，1987年8月14日入院。患者1983年首次发病，曾住某医院，诊断精神分裂症。1987年4月10日第3次发病，主要表现兴奋话多，好管闲事，精力充沛。于1987年8月14日来我院留医，诊断躁郁症。住院初期给予碳酸锂0.2g，日服3次，精神症状逐渐好转。当碳酸锂增至日量1.2g时，患者出现口干、烦渴、喜饮。有时夜间需起床饮水1~2次。患者舌质红，舌苔黄，脉数。中医诊断为消渴，证属胃燥热。治宜养阴润燥，清热生津。给予玉竹麦门冬汤加减（玉竹15g，麦冬15g，沙参12g，葛根12g，天花粉12g）煎服，每日1剂，分2次服。用药3剂后口干明显减轻，饮水次数减少。用10剂后，口干、烦渴、喜饮等症状全部消失。当碳酸锂剂量继续增加到日量1.5g时，再未出现口干、烦渴、喜饮症状。[谷植林，黎若云.玉竹麦门冬汤加减治疗碳酸锂引起的烦渴30例.广西中医药，1988，（4）：46.]

按语：碳酸锂可致口干、烦渴喜饮，胃阴亏耗之副作用。治宜养阴润燥，清热生津。以玉竹麦门冬汤加葛根、天花粉以增生津止渴之功。药证相合，则诸症自解。

加减复脉汤

【原文】一、风温、温热、温疫、温毒、冬温，邪在阳明久羁，或已下，或未下，身热面赤，口干舌燥，甚则齿黑唇裂，脉沉实者，仍可下之；脉虚大，手足心热甚于手足背者，加减复脉汤主之。

温邪久羁中焦阳明阳土，未有不克少阴癸水者，或已下而阴伤，或未下而阴竭。若实证居多，正气未至溃败，脉来沉实有力，尚可假手于一下，即《伤寒论》中急下以存津液之谓。若中无结粪，邪热少而虚热多，其人脉必虚，手足心主里，其热必甚于手足背之主表也。若再下其热，是竭其津而速之死也。故以复脉汤复其津液，阴复则阳留，庶可不至于死也。去参、桂、姜、枣之补阳，加白芍收三阴之阴，故云加减复脉汤。在仲景当日，治伤于寒者之结代，自有取于参、桂、姜、枣，复脉中之阳；今治伤于温者之阳亢阴竭，不得再补其阳也。用古法而不拘用古方，医者之化裁也。

二、温病误表，津液被劫，心中震震，舌强神昏，宜复脉法复其津液，舌上津回则生；汗自出，中无所主者，救逆汤主之。

误表动阳，心气伤则心震，心液伤则舌謇，故宜复脉复其津液也。若伤之太甚，阴阳有脱离之象，复脉亦不胜任，则非救逆不可。

三、温病耳聋，病系少阴，与柴胡汤者必死，六、七日以后，宜复脉辈复其精。

温病无三阳经证，却有阳明腑证（中焦篇已申明腑证之由矣）、三阴脏证。盖脏者藏也，藏精者也。温病最善伤精，三阴实当其冲。如阳明结则脾阴伤而不行，脾胃脏腑切近相连，夫累及妻，理固然也，有急下以存津液一法。土实则水虚，浸假而累及少阴矣，耳聋、不卧等证是也。水虚则木强，浸假而累及厥阴矣，目闭、痉厥等证是也。此由上及下，由阳入阴之道路，学者不可不知。按温病耳聋，《灵》《素》称其必死，岂少阳耳聋，竟至于死耶？《经》谓：肾开窍于耳，脱精者耳聋。盖初则阳火上闭，阴精不得上承，清窍不通，继则阳亢阴竭，若再以小柴胡汤直升少阳，其势必至下竭上厥，不死何待！何时医悉以陶氏《六书》统治四时一切病证，而不究心于《灵》《素》《难经》也哉！于温病六七日以外，壮火少减，阴火内炽耳聋者，悉以复阴得效。曰宜复脉辈者，不过立法如此，临时对证，加减尽善，是所望于当其任者。

四、劳倦内伤，复感温病，六、七日以外不解者，宜复脉法。此两感治法也。甘能益气，凡甘皆补，故宜复脉。服二、三帖后，身不热而倦甚，仍加人参。

五、温病已汗而不得汗，已下而热不退，六、七日以外，脉尚躁盛者，重与复脉汤。

已与发汗而不得汗，已与通里而热不除，其为汗下不当可知。脉尚躁盛，邪固不为药衰，正气亦尚能与邪气分争，故须重与复脉，扶正以敌邪，正胜则生矣。

六、温病误用升散，脉结代，甚则脉两至者，重与复脉，虽有他证，后治之。

此留人治病法也。即仲景里急，急当救里之义。

七、汗下后，口燥咽干，神倦欲眠，舌赤苔老，与复脉汤。

在中焦下后与益胃汤，复胃中津液，以邪气未曾深入下焦。若口燥咽干，乃少阴之液无以上供，神昏欲眠，有少阴但欲寐之象，故与复脉。

八、热邪深入，或在少阴，或在厥阴，均宜复脉。

此言复脉为热邪劫阴之总司也。盖少阴藏精，厥阴必待少阴精足而后能生，二经均可主以复脉者，乙癸同源也。

加减复脉汤方（甘润存津法）

炙甘草（六钱）　干地黄（六钱，按地黄三种用法：生地者，鲜地黄未晒干者也，可入药煮用，可取汁用，其性甘凉，上中焦用以退热存津；干地黄者，乃生地晒干，已为丙火炼过，去其寒凉之性，本草称其甘平；熟地制以酒与砂仁，九蒸九晒而成，是又以丙火、丁火合炼之也，故其性甘温。奈何今人悉以干地黄为生地，北人并不知世有生地，金谓干地黄为生地，而曰寒凉，指鹿为马，不可不辨）　生白芍（六钱）　麦冬（不去心，五钱）　阿胶（三钱）　麻仁（三钱，按柯韵伯谓：旧传麻仁者误，当系枣仁。彼从心悸动三字中看出传写之误，不为无见，今治温热，有取于麻仁甘益气，润去燥，故仍从麻仁）

水八杯，煮取八分三杯，分三次服。剧者加甘草至一两，地黄、白芍八钱，麦冬七钱，日三，夜一服。（《温病条辨·下焦篇·风温 温热 温疫 温毒 冬温》）

【解析】叶天士言："热邪不燥胃阴，必耗肾液。"温病误表、误用升散或劳倦内伤，复感温病或热邪久羁，均致津液被劫，累及下焦肝肾，真阴耗竭，"均宜复脉""此言复脉为热邪劫阴之总司也"。本方由炙甘草汤去参、桂、姜、枣、酒之辛温通阳之品，加白芍收三阴之阴。"在仲景当日，治伤于寒者之结代，自有取于参、桂、姜、枣，复脉中之阳；今治伤于温者之阳亢阴竭，不得再补其阳也。用古法而不拘用古方，医者之化裁也。"

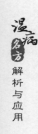

【医案】

胃热阴伤

患者，女，56岁，退休职工。因发热、头昏，心烦呕吐不止收住内科。经治疗后，高热已退，头昏稍好转，但纳差，心烦欲呕仍存在。面色痿黄，声音低弱，全身无力，倦卧于床，舌光红无苔，脉沉细数，手心发热，便秘溲黄，口干燥，渴不思饮，饮则即吐。辨证：胃热上逆，营阴被劫。治则：止呕降逆，滋阴润燥。方剂：加减复脉汤合二陈汤加味。党参20g、生地20g、白芍15g、麦冬15g、阿胶20g、麻仁15g、法夏20g、陈皮15g，茯苓15g、焦楂20g、炙甘草15g、代赭石20g。服法：先用生姜泡水或藿香正气水服用，待呕止逆消再用上方煎液，小剂量进服，待胃气和，以上方正常饮用，3次/日。经上方服用6剂后，患者精神稍好，可坐起，并可少量饮食，再以上方为主加健脾补气药又服7剂之后痊愈出院。[曾恒香.试述加减复脉汤在临床上的运用.广东医学，2002（S1）：184.]

按语： 本患热病之后，气阴两伤，胃气不降。胃逆不纳，则无以运药，故急则治标，以生姜泡水或藿香正气水，先平胃气。再以加减复脉汤合二陈汤加味，滋阴清热、生津润燥，兼化痰燥湿、理气和中。药证相符，则病获愈。

【现代应用研究】

1.病毒性心肌炎合并房室传导阻滞

侯炽均用加减复脉汤治疗病毒性心肌炎合并房室传导阻滞患者30例，与西医常规治疗患者30例对照。结果显示，实验组显效10例，有效19例，无效1例，总有效率96.67%；对照组显效8例，有效16例，无效6例，总有效率80.00%。实验组总有效率明显高于对照组，差异有统计学意义（$P<0.05$）。[侯炽均.加减复脉汤治疗病毒性心肌炎合并房室传导阻滞的临床观察.北方药学，2016，13（02）：39.]

2.术后发热

胡学跃等用加减复脉汤化裁治疗术后发热患者31例，服药后以12小时为阶段测量体温。结果显示，其中有18例在首次测量时观察到体温下降，有9例在72小时内降至正常，占81.5%；3例患者在72小时后120小时内体温降至正常，剩下的1例在160个小时内体温仍未恢复正常，总痊愈率96.77%。[胡学跃，左明晏.加减复脉汤化裁治疗术后发热31例.内蒙古中医药，2015，34（09）：81.]

一甲复脉汤

【原文】 九、下后大便溏甚，周十二时三、四行，脉仍数者，未可与复脉汤，一甲煎主之；服一二日，大便不溏者，可与一甲复脉汤。

下后法当数日不大便，今反溏而频数，非其人真阳素虚，即下之不得其道，有亡阴之虑。若以复脉滑润，是以存阴之品，反为泻阴之用。故以牡蛎一味，单用则力大，即能存阴，又涩大便，且清在里之余热，一物而三用之。

一甲复脉汤方

即于加减复脉汤去麻仁，加牡蛎一两。(《温病条辨·下焦篇·风温 温热

温疫 温毒 冬温》)

十、下焦温病，但大便溏者，即与一甲复脉汤。

温病深入下焦劫阴，必以救阴为急务。然救阴之药多滑润，但见大便溏，不必待日三、四行，即以一甲复脉法，复阴之中，预防泄阴之弊。(《温病条辨·下焦篇·风温 温热 温疫 温毒 冬温》)

【解析】温病热邪深入于下焦耗竭肾阴，封藏固摄失司，见大便溏。治当滋阴，兼以固摄。本方由加减复脉汤去麻仁加牡蛎而成。方中干地黄、麦冬、阿胶甘润以滋阴补血，甘寒而凉血清热；白芍、牡蛎养血敛阴，柔肝潜阳，牡蛎又善固涩止泻；甘草益气和中。本方乃酸甘济阴佐以收涩之法，酸能敛阴生津，甘则益脾和胃，涩可去脱固肠，共奏益阴止泻之功。

【医案】

腹痛

患者，男，40岁，工人，1976年5月10日初诊。下利10天后，腹常隐隐作痛20天，经常解赤色黏液便，潮热、口干、盗汗、舌红无苔、舌中部裂纹、脉虚大无力。诊断：胃阴亏虚腹痛（慢性结肠炎、浅表性胃炎）。治则：滋养胃阴。方药：复脉汤加味，熟地30g，杭白芍30g，麦冬10g，阿胶15g，煅牡蛎30g，玉竹参15g，白头翁10g，甘草6g，水煎服。连服6剂痛减，共服20余剂，诸症消失。1年后随访未见复发。[谢天生.加减复脉汤临床运用一得.云南中医学院学报，1984（01）：24-25.]

按语：本案为下利伤阴之证，故用一甲复脉汤滋阴固摄，佐以玉竹益胃生津、白头翁凉血止痛。药证相合，共使阴津得养，阴复则阳留，中焦运化有原，而达治疗目的。

【现代应用研究】

甲状腺功能亢进症并发慢性腹泻

张中旭等用一甲复脉汤治疗甲状腺功能亢进症并发腹泻患者32例，对照组31例给予他巴唑治疗。结果显示，观察组显效12例，好转16例，无效4例，有效率87.5%；对照组显效6例，好转12例，无效13例，有效率54.8%。两组有效率差异有统计学意义（$P<0.05$）。[张中旭，肖莉，李俊岭.一甲复脉汤治疗甲状腺机能亢进症并发慢性腹泻32例.河南中医学院学报，2006（04）：41-42.]

二甲复脉汤

【原文】十三、热邪深入下焦，脉沉数，舌干齿黑，手指但觉蠕动，急防痉厥，二甲复脉汤主之。

此示人痉厥之渐也。温病七、八日以后，热深不解，口中津液干涸，但觉手指掣动，即当防其痉厥，不必俟其已厥而后治也。故以复脉育阴，加入介属潜阳，使阴阳交纽，庶厥不可作也。

二甲复脉汤方（咸寒甘润法）

即于加减复脉汤内，加生牡蛎五钱，生鳖甲八钱。(《温病条辨·下焦篇·

风温 温热 温疫 温毒 冬温》)

【解析】热邪入于下焦，耗伤真阴，阴亏不能滋涵阳气，阳失其制，动而太过生风成痉。治当滋阴息风，方以加减复脉汤滋阴润燥，以解下焦之热，救已伤之阴；加牡蛎、鳖甲味厚质重，以滋阴潜阳，平肝息风，交纽阴阳，急防痉厥。

【医案】

痉证

患者，女，40岁，1982年6月21日因四肢麻木7天，抽搐2次收住地区医院。患者7天前出现四肢麻木，以肘、膝关节以下明显，此后不明原因四肢抽搐2次，每次历时约10分钟。抽搐时神志清楚，头不痛，无眼球斜视，无吐白沫，稍感恶心，胸前紧闷。诊断：癔病，低钙性抽搐。经多种西药对症处理，症无改善，遂请中医会诊。症见患者四肢麻木，以肘、膝关节以下明显，时有抽搐，胸前麻木，每发持续1~2小时，日2~3次。发作时手托床沿，喜压心口。苔黄而干，舌质稍绛，脉沉细而缓。证属肝阴不足，阴虚风动。治拟滋阴息风通络。方用二甲复脉汤化裁：败龟板20g，白芍15g，阿胶10g，麦冬10g，生地20g，天麻5g，钩藤6g，僵蚕10g，黄芩10g，蜈蚣1条。3剂药后，抽搐、麻木明显缓减，舌脉同前，上方加当归10g，瓜蒌壳20g。3剂后，四肢抽搐已止，惟感四肢麻木及胸前阵发性麻木时有发作，但为时短。舌质转红，苔微黄，脉沉细。二诊方加柴胡6g，枳壳6g，炙甘草6g。3剂后病愈出院，迄今未见复发。[陈文邦.二甲复脉汤治愈抽搐.四川中医，1985（11）：46.]

按语：患者肢麻、抽搐、苔黄而干，脉沉细，脉症合参，辨证为肝肾不足，阴虚风动，予二甲复脉汤滋阴潜阳，配以息风止痉、活血通络药治之，疗效显著，又以理气宽中之品善后。

【现代应用研究】

血浆脂蛋白增高

高杰用二甲复脉汤治疗单纯性血浆脂蛋白增高患者51例，与用烟酸干预患者36例、未采取治疗患者47例对照。4周为1个疗程，连用3个疗程。结果显示，治疗组疗效明显优于烟酸干预组（*P*<0.05）及对照组（*P*<0.01），提示二甲复脉汤可有效降低血浆脂蛋白，且效果优于烟酸。[高杰.二甲复脉汤对血浆脂蛋白（α）的影响.山东中医杂志，2005（01）：15–17.]

三甲复脉汤

【原文】十四、下焦温病，热深厥甚，脉细促，心中憺憺大动，甚则心中痛者，三甲复脉汤主之。

前二甲复脉，防痉厥之渐，即痉厥已作，亦可以二甲复脉止厥。兹又加龟板名三甲者，以心中大动，甚则痛而然也。心中动者，火以水为体，肝风鸱张，立刻有吸尽西江之势，肾水本虚，不能济肝而后发痉；既痉而水难猝补，心之本体欲失，故而大动也。甚则痛者，"阴维为病主心痛"，此证热久伤阴，八脉丽于肝肾，肝肾虚而累及阴维故心痛，非如寒气客于心胸之心痛，可用温通。故以镇肾气、补任脉、通阴维之龟板止心痛，合入肝搜邪之二甲，相济成功也。

三甲复脉汤方（同二甲汤法）

即于二甲复脉汤内，加生龟板一两。（《温病条辨·下焦篇·风温 温热 温疫 温毒 冬温》）

十八、痉厥神昏，舌短，烦躁，手少阴证未罢者，先与牛黄、紫雪辈，开窍搜邪；再与复脉汤存阴，三甲潜阳。临证细参，勿致倒乱。（《温病条辨·下焦篇·风温 温热 温疫 温毒 冬温》）

七十八、燥久伤及肝肾之阴，上盛下虚，昼凉夜热，或干咳，或不咳，甚则痉厥者，三甲复脉汤主之，定风珠亦主之，专翕大生膏亦主之。（《温病条辨·下焦篇·秋燥》）

【解析】温病邪热久羁下焦，真阴被灼，水亏木旺，虚风内动。治宜滋阴养液，潜阳息风。本方由加减复脉汤加牡蛎、鳖甲、龟甲化裁而来。方中加减复脉汤滋养肝肾之阴；牡蛎，咸寒属水，以水滋木，"性善收敛有保合之力"（《医学衷中参西录》）；鳖甲、龟甲味浊质重，配伍牡蛎滋肾水，潜浮阳，息肝风。全方以大队味厚浓浊之品，滋阴养液，配以介类潜阳息风，使真阴得复，浮阳得潜，则虚风自平。

【医案】

痉证

患者，女，38岁。2001年6月11日晨起发现左侧口眼歪斜，诊为面神经炎，初期针灸治疗3周，恢复缓慢，后改为口服激素、维生素 B_1 及维生素 B_{12} 注射治疗，恢复较快，但半个月后出现病侧面部眼角及口角肌肉不自主间歇性抽搐，逐渐加重。曾多方治疗效果不佳。诊见神态安详，形体偏瘦，面色较暗，舌质暗红，苔薄白，脉弦细。予三甲复脉汤，方用生牡蛎15g，生龟板15g，生鳖甲15g，生地黄10g，炙甘草5g，炒白芍10g，青蒿15g，枸杞子10g，焦三仙各10g。7剂后症状明显减轻，面部肌肉原有僵硬感消失，再予补中益气汤加牡蛎、龟板、鳖甲、枸杞子各10g，服2周后痊愈，随访至今未复发。[高京宏.应用三甲复脉汤治疗面肌抽搐1例.中国民间疗法，2002，（06）：54.]

按语：面神经炎多为络虚邪中而发，患者病史逾月，正虚邪恋，参合脉症，本案辨证为肝肾之阴不足，筋脉失养，虚风内动，故予三甲复脉汤治之，以滋水涵木、潜阳息风，另加青蒿、焦三仙，清余热，健中焦。7剂后症减，后培补脾肾，固本复元调理而愈。

【现代应用研究】

1.小儿多汗症

孔凡颖用三甲复脉汤治疗小儿气阴亏虚型多汗症患者60例，与常规治疗患者60例对照。结果显示，观察组治疗总有效率为95.00%，显著高于对照组的80.00%，差异有统计学意义（$P<0.05$）。且观察组中医证候积分为（4.18±0.85）分，显著低于对照组的（8.02±1.64）分，差异有统计学意义（$P<0.05$）。提示小儿气阴亏虚型多汗症给予三甲复脉汤治疗，能够显著改善患儿症状和证候。[孔凡颖.三甲复脉汤对

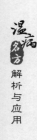

小儿气阴亏虚型多汗症证候积分及疗效的影响研究.中国现代药物应用，2020，14
（20）：209-211.］

2.绝经前后诸证

马丽然等用加减三甲复脉汤治疗肝肾阴虚绝经前后诸证患者30例，与口服替勃龙
患者30例对照。治疗6个月后，观察组总有效率为93.3%，显著高于对照组的76.8%，
差异有统计学意义（*P*<0.05）。治疗后烘热汗出、失眠、腰膝酸软、烦躁易怒、骨关节
痛积分两组均明显降低，且观察组上述中医症状积分降低更加明显，差异有统计学意
义（*P*<0.05）。［马丽然，江媚，刘旭昭.加减三甲复脉汤治疗肝肾阴虚绝经前后诸证的
疗效及其对骨密度的影响.世界中医药，2019，14（05）：1266-1269+1273.］

3.快速性心律失常

吕本林用三甲复脉汤治疗心阴虚型快速性心律失常患者37例，与常规西药治
疗患者37例对照。结果显示，实验组治愈16例、显效11例、有效8例、无效2例，
总有效率94.59%；对照组治愈11例、显效7例、有效10例、无效9例，总有效率
75.68%。实验组总有效率高于对照组，差异有统计学意义（*P*<0.05）。［吕本林.三
甲复脉汤治疗心阴虚型快速性心律失常临床分析.中西医结合心血管病电子杂志，
2017，5（22）：134.］

小定风珠

【原文】十五、既厥且哕（俗名呃忒），脉细而劲，小定风珠主之。

温邪久踞下焦，烁肝液为厥，扰冲脉为哕，脉阴阳俱减则细，肝木横强则劲。故
以鸡子黄实土而定内风；龟板补任（谓任脉）而镇冲脉；阿胶沉降，补液而息肝风；
淡菜生于咸水之中而能淡，外偶内奇，有坎卦之象，能补阴中之真阳，其形翁合，故
又能潜真阳之上动；童便以浊液仍归浊道，用以为使也。名定风珠者，以鸡子黄宛如
珠形，得巽木之精，而能息肝风，肝为巽木，巽为风也。龟亦有珠，具真武之德而镇
震木。震为雷，在人为胆，雷动未有无风者，雷静而风亦静矣。亢阳直上巅顶，龙上
于天也，制龙者，龟也。古者蓁龙御龙之法，失传已久，其大要不出乎此。

小定风珠方（甘寒咸法）

鸡子黄（生用，一枚）　真阿胶（二钱）　生龟板（六钱）　童便（一杯）　淡菜（三钱）

水五杯，先煮龟板、淡菜得二杯，去滓，入阿胶，上火烊化，内鸡子黄，搅令
相得，再冲童便，顿服之。（《温病条辨·下焦篇·风温　温热　温疫　温毒　冬温）

【解析】热邪耗损真阴，肝肾不足，筋脉失养，故见痉厥。真阴亏则火旺，肝火
旺则横逆犯胃，胃阴本涸，又兼肝火扰动，则胃气上逆而哕。治宜滋阴潜阳，息风
止哕。方中鸡子黄为"奠安中焦之圣品"，镇定中焦，"其正中有孔，故能上通心气，
下达肾气"；阿胶、龟板、淡菜三药味浊质重，"壮水之主以制阳光"，以镇潜浮越之
阳；童便滋阴降火。本方荟萃血肉有情浓浊之品，补阴以配阳，阴充则阳自降、风
自平，而哕逆除。

【医案】

阳明温病

患者，男，89岁，退休工程师。患者于1978年夏季因"感冒发热，渐至呕吐，四肢厥冷"而来院就诊，诊断为休克型肺炎。住院治疗10多天，体温仍持续在38℃以上，血压靠升压药维持，病情日趋恶化，而以中医治疗。症见：面赤而憔，目淡无神，口唇干燥，四肢蠕动，循衣摸床，胡言妄语，呃逆连声，其家属云："10多天未进食，亦未大便，只能饮少量水，小便既黄且短。"察其腹满拒按，身热无汗，四肢尚温，舌质红绛，苔黄厚腻，脉细数而实。此属阳明温病，非急下不能荡除阳明久羁之邪。又见无汗，小便不利，谵语，此热伤营分，邪闭心包，故方配伍清营开窍之品：大黄、厚朴、麦冬、玄参、连翘、竹叶心、郁金10g，芒硝6g（冲），生地15g，人工牛黄1.5g（冲）。1剂。头煎大便得下，热退大半，二煎去芒硝。2日后，白天体温已近正常，诸症悉减，能进少量饮食，撤除升压药。但半夜仍发热，口燥咽干，舌苔干黑，脉细数有力，拟吴氏护胃承气汤微和之：大黄、玄参、麦冬各10g，生地15g，丹皮、知母各6g，1剂。服后体温正常，舌苔渐化，饮食渐增，但其继续呃逆未愈，夜半为甚，持续数日，脉细而劲，小定风珠主之：鸡子黄1枚，阿胶6g，生龟板18g，童便40ml，淡菜10g，2剂。先煮龟板、淡菜，去滓，入阿胶烊化，调鸡子黄，再冲童便，顿服之，1剂呃逆大减，2剂后痊愈。以饮食调养半月余，起居如常，胸透肺部阴影全消，乃出院。［张明月.休克型肺炎治验.浙江中医学院学报，1982，（3）：56.］

按语： 患者因失治而热陷心包，气营两伤。急拟开窍醒神，气营两清之品治之。复诊见虚多实少，故予滋阴为主，略佐涤邪。三诊症见呃逆，夜半为甚，脉细而劲，可知为下焦阴虚，风动上逆所致。投小定风珠，以滋阴潜阳、息风降逆，药证相合，故数剂而愈。

大定风珠

【原文】 十六、热邪久羁，吸烁真阴，或因误表，或因妄攻，神倦瘛疭，脉气虚弱，舌绛苔少，时时欲脱者，大定风珠主之。

此邪气已去八、九，真阴仅存一、二之治也。观脉虚苔少可知，故以大队浓浊填阴塞隙，介属潜阳镇定。以鸡子黄一味，从足太阴，下安足三阴，上济手三阴，使上下交合，阴得安其位，斯阳可立根基，俾阴阳有眷属一家之义，庶可不致绝脱欤！

大定风珠方（酸甘咸法）

生白芍（六钱）　阿胶（三钱）　生龟板（四钱）　干地黄（六钱）　麻仁（二钱）　五味子（二钱）　生牡蛎（四钱）　麦冬（连心，六钱）　炙甘草（四钱）　鸡子黄（生，二枚）　鳖甲（生，四钱）

水八杯，煮取三杯，去滓，再入鸡子黄，搅令相得，分三次服。喘加人参，自汗者加龙骨、人参、小麦，悸者加茯神、人参、小麦。（《温病条辨·下焦篇·风温 温热 温疫 温毒 冬温》）

七十八、燥久伤及肝肾之阴，上盛下虚，昼凉夜热，或干咳，或不咳，甚则

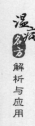
痉厥者,三甲复脉汤主之,定风珠亦主之,专翁大生膏亦主之。(《温病条辨·下焦篇·秋燥》)

【解析】热邪久羁,灼伤真阴,筋脉失养,故手足蠕动,甚则瘛疭;阴虚水亏,心神失养,见神倦欲寐;真阴竭极,阴阳行将绝离,则有时时欲脱之势。此为有阳无阴,厥阳独行,治宜滋阴潜阳,息风止痉固脱。方中鸡子黄、阿胶味厚浓浊,填补下焦真阴,"鸡子黄镇定中焦,通彻上下,合阿胶能预熄内风之震动也",二者共为君药。麦冬、生地、白芍酸甘化阴,滋水涵木,柔肝濡筋,共为臣药。龟板、鳖甲、牡蛎乃为"畜鱼置介"法,滋阴潜阳,重镇息风;火麻仁养阴润燥;五味子补阴敛阳,均为佐药。甘草调和诸药,与五味子、白芍配伍,酸甘化阴。诸药以酸甘咸合用,共奏滋阴潜阳,柔肝息风之功。

【医案】

自汗

患者,男,20岁,农民。1996年2月16日初诊。自述病起高热之后,经常自汗出已1年余,曾服桂枝加龙骨牡蛎汤、玉屏风散等治疗,数月未见寸功,而前来就诊。查体温、脉率、血压未见异常,咽部无特殊发现,心肺腹部无异常发现。唯皮肤汗湿,扪之润手。望之状若无疾。舌淡苔薄,脉沉细尺小数,诊为自汗。但揣测前医按阳虚证治,为何不效?乃因高热之后,阴津亏损,阳无所附,津液外泄所致。辨证属阴虚阳浮,治当滋阴潜阳以敛汗。拟大定风珠二贴:生白芍20g、阿胶10g、生龟板10g、干地黄20g、麻仁6g、五味子10g、生牡蛎20g、麦冬(去心)12g、炙甘草6g、鸡子黄2枚、生鳖甲10g、生龙骨20g、浮小麦20g。煎服法:取水八杯,煮取三杯,取汁趁热加鸡子黄搅匀后,分三次服,尽剂而瘥,后随访1年未见复发。[白文.应用大定风珠治疗自汗的经验.中国农村卫生,2013(04):53.]

按语:此案患者因热病之后,伤阴耗液,阳气浮越于外无所依附故而汗出,故予大定风珠加减治之,以调摄阴阳,使阴阳共济,则汗自止。

【现代应用研究】

1.帕金森病

汪海芹等用大定风珠治疗帕金森病患者20例,与多巴丝肼、普拉克索治疗患者20例对照。经过1个月治疗,结果治疗组显效10例,有效5例,好转4例,无效1例;对照组显效6例,有效3例,好转5例,无效6例。治疗组总有效率为95.0%,高于对照组的70.0%,差异有统计学意义(P<0.05)。[汪海芹,蔡忠明.大定风珠治疗帕金森病40例临床观察.世界最新医学信息文摘,2019,19(26):155+160.]

2.原发性震颤

聂伟用大定风珠加减治疗原发性震颤患者24例,与扑痫酮片治疗患者24例对照。治疗1个月后,观察震颤改善的情况。结果显示,治疗组显效16例,有效7例,无效1例,总有效率87.50%;对照组显效3例,有效15例,无效6例,总有效率54.17%。治疗组总有效率与对照组相比,具有显著性差异(P<0.05)。[聂伟.大定风珠加减治疗原发性震颤24例.江西中医药,2012,43(02):25.]

3. 中风后失眠

刘芳用大定风珠加味治疗中风后失眠患者30例，与安神补脑液治疗患者30例对照。结果显示，治疗组治愈15例，显效8例，有效4例，无效3例；对照组治愈10例，显效7例，有效6例，无效7例。治疗组总有效率90.0%，高于对照组的76.7%，差异有统计学意义（P<0.05）。[刘芳.大定风珠加味治疗中风后失眠30例.新中医，2009，41（12）：70-71.]

护阳和阴汤

【原文】二十八、热入血室，医与两清气血，邪去其半，脉数，余邪不解者，护阳和阴汤主之。

此系承上条而言之也。大凡体质素虚之人，驱邪及半，必兼护养元气，仍佐清邪，故以参、甘护元阳，而以白芍、麦冬、生地，和阴清邪也。

护阳和阴汤方（甘凉甘温复法，偏于甘凉，即复脉汤法也）

白芍（五钱）　炙甘草（二钱）　人参（二钱）　麦冬（连心炒，二钱）　干地黄（炒，三钱）

水五杯，煮取二杯，分二次温服。（《温病条辨·下焦篇·风温　温热　温疫　温毒　冬温》。）

【解析】热入血室，邪去其半，余邪不解，气阴两伤，故以人参、甘草甘温益气护阳，白芍、麦冬、生地黄甘酸合阴，性寒清余热。此为甘凉甘温复法，温病善后之治。

【医案】

狂证

患者，22岁，未婚。1981年7月24日初诊。病湿温两旬余，始见身热恶寒，肢倦脘痞，热势午后较剧，经服甘露消毒丹和三仁汤数剂后，又现气阴被伤之象，遂与竹叶石膏汤加减治之，基本痊愈。恰逢经水适断，饮食失慎，情志不畅，而再度发作，症见身热夜甚，汗出不退，烦躁少寐，梦语如谵，时有神志错乱，意识如蒙，少气乏力，口干纳少，舌红少津，脉细数。实验室检查：白细胞3.5×10⁹/L，中性粒细胞百分比70%，淋巴细胞百分比30%。体温38℃。证属湿热余邪乘虚下陷，扰于血室。拟吴鞠通护阳和阴汤加味，处方：赤白芍各10g，炙甘草6g，麦门冬10g，太子参12g，生地15g，丹皮12g，青蒿10g。2剂，水煎日服1剂。二诊：药后热势渐退，神志如常，夜能安寐，纳食增进，舌质转润，脉虚数，继予上方减青蒿5g，丹皮6g。2剂后，诸症悉退，仍予护阳和阴汤3剂以巩固。[许振亚，李福康.热入血室证治举隅.山东中医杂志，1987（03）：44-45.]

按语：病患湿温，湿性粘腻，其势缠绵，又属阴邪最善伤阳。然热邪久羁，耗气灼津，更易伤阴。此罹者余邪未尽，气阴已伤，复因进食失慎，情志不遂，又值经水适断血室空虚，内伏之邪入而乘之。治需益气养阴，清透邪热，以护阳和阴汤加减，白芍、麦门冬、太子参、炙甘草益气养阴，更以青蒿、丹皮、赤芍、生地清透血分伏邪，兼以凉解血热，使内伏之邪外达而解，余热尽退，津气来复。

连梅汤

【原文】三十六、暑邪深入少阴消渴者，连梅汤主之；入厥阴麻痹者，连梅汤主之；心热烦躁神迷甚者，先与紫雪丹，再与连梅汤。

肾主五液而恶燥，暑先入心，助心火独亢于上，肾液不供，故消渴也。再心与肾均为少阴，主火，暑为火邪，以火从火，二火相搏，水难为济，不消渴得乎！以黄连泻壮火，使不烁津，以乌梅之酸以生津，合黄连酸苦为阴；以色黑沉降之阿胶救肾水，麦冬、生地合乌梅酸甘化阴，庶消渴可止也。

肝主筋而受液于肾，热邪伤阴，筋经无所秉受，故麻痹也。再包络与肝均为厥阴，主风木。暑先入心，包络代受，风火相搏，不麻痹得乎！以黄连泻克水之火，以乌梅得木气之先，补肝之正，阿胶增液而息肝风，冬、地补水以柔木，庶麻痹可止也。心热烦躁神迷甚，先与紫雪丹者，开暑邪之出路，俾梅、连有入路也。

连梅汤方（酸甘化阴酸苦泻热法）

云连（二钱）　乌梅（去核，三钱）　麦冬（连心，三钱）　生地（三钱）　阿胶（二钱）

水五杯，煮取二杯，分二次服。脉虚大而芤者，加人参。（《温病条辨·下焦篇·暑温 伏暑》）

【解析】本方主治暑伤心肾证。暑热久羁，灼伤阴液，肾水耗损，心火亢炽，则心热烦躁；日久心肾之阴大亏，津不上润，见消渴不已；肝肾之阴失养，不能濡养筋脉，故肢体麻痹。治宜泻南补北，清心泻火，滋肾养液。方中黄连苦寒，清心泻火，为君药。乌梅味酸，敛阴生津，为臣药。佐以阿胶、生地滋肾液，麦冬甘寒滋阴。全方以酸苦泻热、酸甘化阴法，使心火清而肾水复，则消渴、麻痹均可除。

【医案】

绝经前后诸证

患者，女，47岁。1995年5月5日诊。近3年来，自感烘热频繁，心悸汗出，失眠多梦，口苦咽干，大便干结，月经稀少。舌红苔薄，脉细数。诊为更年期综合征，此属肝肾阴虚，心火亢盛，心肾不交所致。治宜补肝肾、清心火、交通心肾。方用连梅汤出入：黄连、乌梅各6g，生地、百合各15g，麦冬、阿胶（化服）、合欢皮12g，远志8g，龙骨、牡蛎各30g。服药10剂，烘热、汗出、心悸好转，每夜睡眠6小时以上，继服上方获愈。［杨善栋.连梅汤活用治疗月经病.浙江中医杂志，1998，（2）：88.］

按语：患者年近五旬，月经稀少，参详舌脉，可知为肾阴亏虚证。阴液不足，肠道失于濡养，见大便干结。肾水不足，不能上济于心，心火亢盛，则烘热频繁，心悸汗出，失眠多梦，口苦咽干。故予连梅汤清心火、滋肾水，加百合清心养阴，远志交通心肾，龙骨、牡蛎安神潜阳。药证相符，故而收效。

【现代应用研究】

1.急性细菌性痢疾

史宪莹等用加味连梅汤治疗急性菌痢患者108例。结果显示，治愈80例（症状消失、大便镜检正常培养连续3次阴性），好转28例（症状消失或减轻，大便镜检正常，培养致病菌转阴或未转阴）。其中3天内痊愈者57例，4~6天痊愈者23例，总有效率为100%。［史宪莹，史霞.加味连梅汤治疗急性菌痢108例.实用中医内科杂志，2003，（05）：413-415.］

2.糖尿病

韩笑等用连梅汤治疗肥胖2型糖尿病患者40例，与口服盐酸二甲双胍片治疗患者40例对照。两组均以4周为1个疗程，治疗2个疗程。结果显示，治疗组显效14例，有效21例，无效5例；对照组显效9例，有效16例，无效15例。治疗组总有效率为87.5%，明显高于对照组的62.5%，差异有统计学意义（$P<0.05$）。［韩笑，朴春丽，仝小林.连梅汤治疗肥胖2型糖尿病40例.中医研究，2010，23（06）：26-27.］

3.灼口综合征

黄霞萍用连梅汤加味治疗灼口综合征患者80例，与六味地黄丸治疗患者40例对照。结果显示，治疗组显效22例，有效42例，无效16例；对照组显效5例，有效14例，无效21例。治疗组总有效率为80.0%，明显高于对照组的47.5%，差异有统计学意义（$P<0.05$）。［黄霞萍.连梅汤加味治疗灼口综合征80例临床观察.口腔医学，2007（11）：615-616.］

椒梅汤

【原文】三十七、暑邪深入厥阴，舌灰，消渴，心下板实，呕恶吐蛔，寒热，下利血水，甚至声音不出，上下格拒者，椒梅汤主之。

此土败木乘，正虚邪炽，最危之候，故以酸苦泻热，辅正驱邪立法，据理制方，冀其转关耳。

椒梅汤方（酸苦复辛甘法，即仲景乌梅圆法也，方义已见中焦篇）

黄连（二钱） 黄芩（二钱） 干姜（二钱） 白芍（生，三钱） 川椒（炒黑，三钱） 乌梅（去核，三钱） 人参（二钱） 枳实（一钱五分） 半夏（二钱）

水八杯，煮取三杯，分三次服。(《温病条辨·下焦篇·暑温 伏暑》)

【解析】本方主治土虚木旺，下寒上热证，治宜扶正祛邪，寒温并调。方中花椒极辛、乌梅极酸、黄连极苦，为驱蛔杀虫之主药；黄芩苦寒泻火，以治上热；干姜辛热，温中散寒，兼以祛蛔；白芍柔肝；人参补虚；枳实破气消痞；半夏降逆止呕。诸药合用，以酸苦复辛甘法，共奏清上温下之功。

【医案】

眩晕

患者，女，43岁，工人。平素面㿠体弱，时犯头晕目眩、乏力呕吐等。以春季

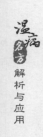
发作频繁，症状尤甚。病已数载，逐年加重。此次发病已三天，伴心烦懒言，语声低，静卧不欲动，目闭不欲开，两耳轰鸣，上肢麻木感。诊之四肢微颤，舌淡齿痕，苔薄白，脉弦缓无力。此由素体脾胃虚弱，中气不足，木失栽培，入春肝木司令，升发太过，脾土愈伤所致。治应培土建中，抑木息风。疏方：川椒10g，乌梅15g，黄芩10g，黄连10g，干姜10g，半夏20g，白芍20g，党参20g，枳实15g。三剂后诸症大减，可进饮食。再服三剂，诸症悉平。后用香砂六君子加白芍调治一周。一年未见复发。[董廷汉．椒梅汤临床活用.上海中医药杂志，1986（08）：31-32.]

按语： 王旭高云："肝木之条达，全赖肾水之涵养，脾土之栽培。"土虚则木必摇，木摇必生风，肝风内扰，最多眩冒昏晕之证。本案患者素体脾胃虚弱，中气不足，木失栽培，入春肝木司令，升发太过所致。治应培土建中，抑木息风。以椒梅汤寒温并用，补虚泻实，培中土、清肝木，则诸症悉平，后以调补脾土固本而收全功。

【现代应用研究】

1.慢性溃疡性结肠炎

闵瑜用椒梅汤治疗慢性溃疡性结肠炎患者78例。结果显示，治愈26例，好转47例，无效5例，总有效率为93.6%。[闵瑜.椒梅汤治疗慢性溃疡性结肠炎78例的临床观察.北方药学，2013，10（06）：36.]

2.胆囊炎、胆石症

邓月贞等用椒梅汤加减治疗胆囊炎、胆石症患者80例。结果显示，痊愈22例，显效21例，好转30例，无效7例，总有效率为91.2%。[邓月贞，刘德荣.椒梅汤加减治疗胆囊炎胆石症80例.广西中医药，1993（05）：19-20.]

3.腹型过敏性紫癜

潘焕鹤用椒梅汤治疗腹型过敏性紫癜患者68例。结果显示，停药一周痊愈34例，停药三周再痊愈32例，无效1例。剔除转科1例，总有效率为98.5%。[潘焕鹤.椒梅汤治疗腹型过敏性紫癜68例临床观察.江苏中医，1988（03）：9-10.]

三才汤

【原文】三十九、暑邪久热，寝不安，食不甘，神识不清，阴液元气两伤者，三才汤主之。

凡热病久入下焦，消烁真阴，必以复阴为主。其或元气亦伤，又必兼护其阳。三才汤两复阴阳，而偏于复阴为多者也。温热、温疫未传，邪退八、九之际，亦有用处。暑温未传，亦有用复脉、三甲、黄连阿胶等汤之处。彼此互参，勿得偏执。盖暑温不列于诸温之内，而另立一门者，以后夏至为病暑，湿气大动，不兼湿不得名暑温，仍归温热门矣。既兼湿，则受病之初，自不得与诸温同法，若病至未传，湿邪已化，惟余热伤之际，其大略多与诸温同法；其不同者，前后数条，已另立法矣。

三才汤方（甘凉法）

人参（三钱）　天冬（二钱）　干地黄（五钱）

水五杯，浓煎两杯，分二次温服。欲复阴者，加麦冬、五味子。欲复阳者，加茯苓、炙甘草。（《温病条辨·下焦篇·暑温　伏暑》）

【解析】本方主治暑温日久，气阴两伤。症见睡卧不安，不思饮食，神志不清。治当益气养阴生津。方中天冬甘苦寒凉，清金降火，滋阴润燥，为治疗肺肾阴伤之要药；人参甘温不燥，益气生津；干地黄清热凉血，滋阴生津。全方以天、地、人三才，甘凉之法，标本同治，为气阴双补之良剂。

【医案】

巅顶痛

患者，女，78岁。于2001年3月2日来诊。自诉高血压病史6年，血压波动在150~190/90~130mmHg之间。经常头昏、头晕、头痛，近年来随年龄增大，体质日衰，并出现巅顶部疼痛，服索米痛片、安乃近片、镇脑宁及降压药物效果不佳，特来服中药治疗。症见：形体消瘦，头昏，头顶百会穴处疼痛，时感有气上冲顶，其痛如裂，腰酸，耳鸣，寐差，口干舌燥，神倦乏力，血压176/110mmHg，舌红少苔，脉弦细数。处方：生地30g，天门冬20g，生晒参15g，生牡蛎30g，制龟板15g，炙甘草10g，淮牛膝15g。水煎，待药液偏凉适口而服。次日来诊，诉上方当日服药3次，头顶痛及口干舌燥明显减轻，夜寐也可，测血压146/90mmHg，守方继进2剂，巅顶痛除，嘱再进2剂，以资巩固。[刘开文.三才汤的临床应用.中国民族民间医药杂志，2001（05）：274-276.]

按语：患者年逾七旬，五液交枯，水不涵木，肝阳无制，上元清空之处，故头晕目眩；阴虚生风，出现耳鸣；口干舌燥，神倦乏力乃气阴两伤。故予三才汤益气滋阴，佐以牡蛎、龟板、牛膝平肝潜阳，则诸症自解。

【现代应用研究】

1.围绝经期心悸

毛乐用加味三才汤结合敷脐治疗围绝经期心悸患者40例，与稳心颗粒治疗患者40例对照。治疗30天后，治疗组治愈13例，好转23例，未愈4例，总有效率90.0%；对照组治愈7例，好转24例，未愈9例，总有效率77.5%。治疗组疗效优于对照组，差异有统计学意义（$P<0.05$）。[毛乐.加味三才汤结合敷脐治疗围绝经期心悸40例临床观察.中医临床研究，2015，7（35）：53-55.]

2.抗衰老

曲凤玉等探讨三才汤的抗衰老作用。通过采用D-半乳糖衰老小鼠，灌胃三才汤醇提液30天，测定衰老小鼠脑SOD、NOS、Na^+-K^+-ATP酶活力和NO、MDA含量。结果表明，三才汤醇提液能提高衰老小鼠脑SOD、NOS和NA^+-K^+-ATP酶的活性（$P<0.01$和$P<0.05$），降低脑组织MDA含量（$P<0.01$），提高脑NO含量（$P<0.01$），提示三才汤醇提液对衰老小鼠脑有抗氧化作用，从而延缓小鼠脑衰老。[曲凤玉，武冬梅，张鹏霞，等.三才汤乙醇提取液对D-半乳糖衰老小鼠脑抗氧化作用的实验研究.黑龙江医药科学，1999（01）：5-6.]

3.糖尿病

张雨时用三才汤加味治疗糖尿病患者12例，总疗程3~6个月。结果显示，治愈3例，好转7例，无效2例。［张雨时.三才汤加味治疗糖尿病.江苏中医，1999（05）：33.］

香附旋覆花汤

【原文】四十一、伏暑、湿温胁痛，或咳，或不咳，无寒，但潮热，或竟寒热如疟状，不可误认柴胡证，香附旋覆花汤主之；久不解者，间用控涎丹。

按伏暑、湿温，积留支饮，悬于胁下，而成胁痛之证甚多，即《金匮》水在肝而用十枣之证。彼因里水久积，非峻攻不可；此因时令之邪，与里水新搏，其根不固，不必用十枣之太峻，只以香附、旋覆，善通肝络而逐胁下之饮，苏子、杏仁，降肺气而化饮，所谓建金以平木；广皮、半夏消痰饮之正，茯苓、薏仁，开太阳而合阳明，所谓治水者必实土，中流涨者开支河之法也。用之得当，不过三、五日自愈。其或前医不识病因，不合治法，致使水无出路，久居胁下，恐成悬饮内痛之证，为患非轻，虽不必用十枣之峻，然不能出其范围，故改用陈无择之控涎丹，缓攻其饮。

香附旋覆花汤方（苦辛淡合芳香开络法）

生香附（三钱）　旋覆花（绢包，三钱）　苏子霜（三钱）　广皮（二钱）　半夏（五钱）　茯苓块（三钱）　薏仁（五钱）

水八杯，煮取三杯，分三次温服。腹满者，加厚朴；痛甚者，加降香末。（《温病条辨·下焦篇·暑温　伏暑》）

【解析】本方主治痰湿阻滞肝络证。治宜运脾除湿，疏肝通络。方中香附、旋覆花为君，疏肝通络，理气止痛。苏子利膈消痰，降气定喘；半夏燥湿化痰，下气降逆；陈皮理气健脾，燥湿化痰，皆以为臣。茯苓、薏苡仁渗湿健脾，畅利中焦，共为佐使。诸药合用，共奏疏肝理肺、运脾化湿、降气通络之功。

【医案】

胸痛

患者，男，37岁，初诊日期：1996年6月15日。胸部疼痛胀满近二月，曾经数家医院诊查，但各项检查如心电图、B超、胃镜、肝功等均未见异常，疼痛反有加重趋势。细查方知病起于盛怒而暴饮啤酒，醉醒后即觉胸部疼痛胀满，牵引两胁，且逐渐加重，并见食差脘痞，大便软溏不爽，咳吐白痰，苔白腻，脉弦滑。诊为肝气郁结，湿痰阻滞，法宜疏肝通络，理气化痰，方用香附旋覆花汤加减：香附12g，旋覆花12g（包煎），法半夏10g，茯苓15g，橘红10g，生苡仁18g，葛花10g，枳实8g，白术15g，元胡10g，二芍各12g，郁金10g，黄连5g。服药2剂，疼痛缓解，饮食稍增，8剂后疼痛基本消失，纳好便调，脘亦畅。嘱再服4剂。半年后偶遇，诉诸症消失后未再复发，即使遇有小忿，亦未胸疼。［樊镒.香附旋覆花汤临床运用举隅.北京中医，1999，（05）：46-47.］

按语： 患者因情志、饮食而胸痛加重，牵引两胁，提示肝气郁结，脉络不通，气机失调。故予香附旋覆花汤加减，佐以柔肝止痛、化湿健脾之品，使肝气调达，湿痰消除，而病获愈。

【现代应用研究】

1. 恶性胸腔积液

王红玲用香附旋覆花汤联合西医治疗恶性胸腔积液患者34例，与单纯西医常规治疗患者30例对照，总疗程为4周。结果显示，治疗组总有效率47.1%，对照组总有效率33.3%，差异有统计学意义（$P<0.05$）；胸水缓解期比较，观察组3个月后胸水复发的比例为15.6%，对照组为9.7%，差异有统计学意义（$P<0.01$）。[王红玲，王媛媛.香附旋覆花汤联合西医常规治疗恶性胸腔积液疗效观察.中医药临床杂志，2018，30（09）：1690–1692.]

2. 外伤性气血胸

李建萍用香附旋覆花汤加减治疗外伤性气血胸34例。结果显示，主症解除、X线复查证实气血胸消失时间最短6天，最长12天。骨折愈合时间最短27天，最长36天。[李建萍.香附旋覆花汤加减治疗外伤性气血胸34例.江苏中医，1988（03）：24.]

3. 冠心病稳定型心绞痛

王殿明用香附旋覆花汤加减治疗冠心病稳定型心绞痛（痰浊闭阻证）患者47例。结果显示，患者治疗后心绞痛总积分4.13±3.49，较治疗前11.83±2.26下降，差异具有统计学意义（$P<0.05$）。心绞痛疗效总有效率为86.96%，其中显效16例，有效24例，无效6例，无加重患者。且治疗后患者躯体活动受限程度、心绞痛稳定状态、心绞痛发作情况、治疗满意程度和疾病认知程度等方面积分均有所改善，差异均有统计学意义（$P<0.05$）。[王殿明.香附旋覆花汤加减治疗冠心病稳定型心绞痛（痰浊闭阻证）的临床观察.黑龙江中医药大学，2021.]

宣清导浊汤

【原文】五十五、湿温久羁，三焦弥漫，神昏窍阻，少腹硬满，大便不下，宣清导浊汤主之。

此湿久郁结于下焦气分，闭寒不通之象，故用能升、能降、苦泄滞、淡渗湿之猪苓，合甘少淡多之茯苓，以渗湿利气；寒水石色白性寒，由肺直达肛门，宣湿清热，盖膀胱主气化，肺开气化之源，肺藏魄，肛门曰魄门，肺与大肠相表里之义也；晚蚕沙化浊中清气，大凡肉体未有死而不腐者，蚕则僵而不腐，得清气之纯粹者也，故其粪不臭不变色，得蚕之纯清，虽走浊道而清气独全，既能下走少腹之浊部，又能化浊湿而使之归清，以己之正，正人之不正也，用晚者，本年再生之蚕，取其生化最速也，皂荚辛咸性燥，入肺与大肠，金能退暑，燥能除湿，辛能通上下关窍，子更直达下焦，通大便之虚闭，合之前药，俾郁结之湿邪，由大便而一齐解散矣。二苓、寒石，化无形之气；蚕沙、皂子，逐有形之湿也。

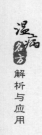

宣清导浊汤（苦辛淡法）

猪苓（五钱） 茯苓（六钱） 寒水石（六钱） 晚蚕沙（四钱） 皂荚子（去皮，三钱）

水五杯，煮成两杯，分二次服，以大便通快为度。（《温病条辨·下焦篇·湿温》）

【解析】 湿久郁结于下焦气分，肠道闭塞不通，传导失司，故少腹硬满，大便不通；浊气上蒸，蒙闭清窍，则神识如蒙。治宜淡渗利湿，降浊通便。方中寒水石宣湿清热；猪苓、茯苓淡渗利湿，通调水道；皂荚子燥湿开郁，通便祛浊；晚蚕沙化湿浊，宣清气。诸药合用，苦辛淡法，共奏宣通气机、清化湿浊之功。

【医案】

湿温

患者，30岁，1997年6月23日初诊。患者2月前下乡淋雨感湿。翌日全身困倦，不欲饮食，发热，体温在38℃左右波动，肌内注射青霉素钠、复方奎宁，服中药银翘散、藿朴夏苓汤等，未效。刻诊：体温38.2℃，微恶寒，四肢乏力，不欲食，面色萎黄，大便不畅，小便短涩，舌质淡红、苔白腻，脉弦滑。中医诊断为湿温，证属湿浊内蕴胃肠。治宜清热化湿，升清降浊。方用宣清导浊汤加味：蚕沙12g，泽兰12g，茯苓20g，猪苓15g，皂荚子10g，佩兰10g，青蒿12g，薏苡仁30g（炒），寒水石30g。每日1剂，水煎服。6月26日二诊：2剂热退，二便通调。上方去泽兰，继服2剂，诸症消失。［李鳌才.宣清导浊汤临证验案举隅.山西中医，1999，15（1）：47.］

按语： 病起涉水淋雨，故夹湿邪为患。发热、全身困倦、不欲饮食为湿热困阻脾胃，中焦气机不利所致。大便不畅、小便短涩是因湿热郁结于下焦，壅阻肠道气机，影响膀胱气化功能所致。结合舌质淡红、苔白腻，脉弦滑，为湿热蕴结之象。故以宣清导浊汤加减治之，清热利湿，开通下焦浊窍之闭。方法得宜，则数剂即愈。

【现代应用研究】

1. 功能性便秘

唐迎超用宣清导浊汤加味治疗湿热型功能性便秘患者30例，与乳果糖口服溶液治疗患者30例对照，两组疗程均为4周。结果显示，治疗组总有效率达90%，对照组总有效率为76.67%，在疗效分布上治疗组优于对照组（$P<0.05$）。且在改善中医症状及生活质量方面，治疗组均优于对照组（$P<0.05$）。［唐迎超.宣清导浊汤加味治疗湿热型功能性便秘临床疗效观察.河北大学，2020.］

2. 慢性肾衰竭

赵会承等用宣清导浊汤加味治疗下焦湿毒型慢性肾衰竭患者51例，与常规西药治疗患者50例对照。结果显示，观察组显效20例，有效26例，稳定4例，无效1例；对照组显效17例，有效22例，稳定8例，无效3例。观察组总有效率为90.2%，明显高于对照组的78.0%，差异有统计学意义（$P<0.05$）。［赵会承，赵艳梅，朱容，等.宣清导浊汤加味治疗下焦湿毒型慢性肾衰竭疗效及对肾功能、生活质量的影响.现代中西医结合杂志，2021，30（13）：1446–1449.］

3. 后循环缺血性眩晕

崔建杰等用宣清导浊汤加减治疗后循环缺血性眩晕患者30例，与西医常规治疗患者28例对照。结果显示，治疗组治愈22例，好转5例，未愈3例，总有效率

90.0%；对照组治愈10例，好转8例，未愈10例，总有效率64.3%。治疗组疗效优于对照组，差异具有统计学意义（*P*<0.05）。且治疗组在取效时间上明显短于对照组（*P*<0.05）。[崔建杰，张志良.自拟宣清导浊定眩汤治疗后循环缺血性眩晕58例.中国中医药科技，2021，28（04）：658-659.]

茵陈白芷汤

【原文】六十三、酒客久痢，饮食不减，茵陈白芷汤主之。

久痢无他证，而且能饮食如故，知其病之未伤脏真胃土，而在肠中也；痢久不止者，酒客湿热下注，故以风药之辛，佐以苦味入肠，芳香凉淡也。盖辛能胜湿而升脾阳，苦能渗湿清热，芳香悦脾而燥湿，凉能清热，淡能渗湿也，俾湿热去而脾阳升，痢自止矣。

茵陈白芷汤方（苦辛淡法）

绵茵陈　白芷　北秦皮　茯苓皮　黄柏　藿香（《温病条辨·下焦篇·湿温》）

【解析】本方主治湿热久痢，治宜清热利湿，升阳止痢。方中茵陈苦辛性寒，发陈致新，与苦寒之黄柏同用，燥湿除热，使湿热自小便而利。白芷、藿香辛温气香，胜湿邪、悦脾气、升清阳。茯苓皮淡渗利湿；秦皮色青气寒，味苦性涩，清热燥湿止痢。全方以辛温胜湿，苦寒清热，芳香悦脾，共奏祛湿热、止泻痢之效。

【医案】

淋证

患者，女，23岁，已婚。主诉：尿频，尿急，小便涩痛伴小腹胀痛3天。就诊时，坐卧不安，急迫欲尿，自述3天前晚饭进餐麻辣烫，其间口服冰冻果啤饮料，1小时后，小便频数、急迫、涩痛，饮开水后稍减轻。第2天就诊时，诸症如故，望其舌尖边稍红，苔薄黄腻，脉弦数，辨证为膀胱湿热之淋证。方选茵陈白芷汤加味以清化湿热，利尿通淋。处方：茵陈12g、白芷10g、藿香10g、黄柏6g、土茯苓30g、秦艽10g、萆薢10g、木通6g、蛇舌草15g、石苇15g、车前子30g、甘草6g。4付，每日1剂。两次水煎取汁300ml，早晚温服，并嘱其忌食凉饮冷，多饮温开水。5天后复诊，小便正常。再进3剂，减车前子、木通、黄柏，加杜仲10g、川断10g、生地12g，补肾固脬以巩固疗效。[夏虎义.茵陈白芷汤治验举隅.内蒙古中医药，2013，32（03）：75-76.]

按语：患者因饮食不节，内生湿热下注小肠，故见尿频、尿急、尿痛，为湿热郁阻，膀胱气化失司所致。故予茵陈白芷汤，清利下焦湿热，佐以利尿通淋之品治之。复诊大邪已去，故补肾以扶正固本。

【现代应用研究】

1.慢性结肠炎

谢一民等用茵陈白芷汤加减治疗慢性结肠炎湿热内蕴型患者39例。结果显示，治愈15例，占38.5%；显效20例，占51.3%；无效4例，占10.2%；总有效率为

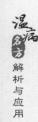

89.8%。[谢一民，杨逸凎.茵陈白芷汤加减治疗慢性结肠炎湿热内蕴型39例.实用中医药杂志，2020，36（09）：1147.]

2.溃疡性结肠炎

李春芳用茵陈白芷汤联合灌肠治疗溃疡性结肠炎患者40例，与口服柳氮磺吡啶肠溶片患者30例对照。结果显示，治疗组显效26例，好转13例，无效1例，总有效率97.5%；对照组显效2例，好转19例，无效9例，总有效率70.0%。两组比较，治疗组明显优于对照组（P<0.05）。[李春芳.茵陈白芷汤保留灌肠治疗溃疡性结肠炎40例疗效观察.实用中西医结合临床，2010，10（03）：46.]

断下渗湿汤

【原文】六十六、久痢带瘀血，肛中气坠，腹中不痛，断下渗湿汤主之。

此涩血分之法也。腹不痛，无积滞可知，无积滞，故用涩也。然腹中虽无积滞，而肛门下坠，痢带瘀血，是气分之湿热久而入于血分，故重用樗根皮之苦燥湿、寒胜热。涩以断下，专入血分而涩血为君；地榆得先春之气，木火之精，去瘀生新；茅术、黄柏、赤苓、猪苓开膀胱，使气分之湿热，由前阴而去，不致遗留于血分也，楂肉亦为化瘀而设，银花为败毒而然。

断下渗湿汤方（苦辛淡法）

樗根皮（炒黑，一两）　生茅术（一钱）　生黄柏（一钱）　地榆（炒黑，一钱五分）　楂肉（炒黑三钱）　银花（炒黑，一钱五分）　赤苓（三钱）　猪苓（一钱五分）

水八杯，煮成三杯，分三次服。（《温病条辨·下焦篇·湿温》）

【解析】本方主治湿热下注血分之久痢。湿热久郁下焦，气病及血，见下痢伴有瘀血，肛中气坠。然无积滞，故腹中不痛。治宜清热燥湿，化瘀止痢。方中樗根皮清热燥湿，固涩止血；茅术、黄柏清化湿热；猪苓、赤苓清利湿热；地榆炭凉血止血；楂肉活血化瘀；银花清热解毒。以上诸药，通涩并用，标本同理，使湿邪有排出之路，热邪有清解之机，血止而不留瘀，邪除而正气无伤，共奏渗湿清热，化瘀止血之功，故而久痢自解。

【医案】

带下病

患者，女，29岁。1983年7月2日初诊。新产廿八朝，恶露甫净2日，入房犯禁，湿浊之邪内袭，伤害胞宫，累及肝肾，带脉受戕，先是白带连绵，半月后血分亦伤，冲任不固，以致赤带又见，证延经月，带量有增无已，或白多于赤，或赤多于白，质稠黏，甚则成块而下。自脐下至曲骨之分，以及少腹两侧灼痛已四日，阴内亦似火灼，且痒。此湿热入血，蓄结成脓之象。无怪其所下率为气味奇臭，质稠浊似脓之物。询得口干而苦，小溲赤涩不爽，大便干。幸胃纳不减，脉象稍数，舌边尖俱红而黯、苔黄腻而厚，且罩灰。证属赤白带下，由湿郁化火，灼伤奇经使然。故清湿热，凉营血，解毒消结。仿吴氏断下渗湿汤合四妙加味。处方：樗根皮20g，地榆炭、丹皮参、怀牛膝各10g，赤猪苓各12g，茅术6g，炒黄柏10g，败酱草12g，金银花15g，薏苡仁、马齿苋各30g，煎汤代水。3剂。另：苦参、蛇床子各15g，白矾6g。5剂，煎汤坐浴。5日复诊：阴痒已止，带下渐减，赤色转淡，臭秽之气已不若前甚，脐腹、阴内灼痛均有减轻。湿火渐敛，血热亦减。前方去丹皮，3剂。另龙胆泻肝丸15g，每午前服5g。8日三诊：赤带全无，白带亦减十之八，臭气若失，脐腹、阴内之痛已愈，但觉微热而已。询得他无所苦，再以标本兼顾。处方：太子参15g，茅白术各9g，淮山药、樗根皮各15g，炒黄柏9g，地榆10g，赤猪苓各10g，制香附10g，薏苡仁20g。3剂后痊愈。续予三诊方3剂，以巩固疗效。〔王少华，王淑善.断下渗湿汤治疗带下的经验体会.江苏中医杂志，1987，（8）：12-15.〕

按语： 患者产后入房犯禁，后见赤白带，质稠黏，甚则成块而下。实乃湿热秽浊之邪凑之，郁阻胞宫，伤及血分所致。故予断下渗湿汤加味，祛湿清热，凉营止血，解毒消结，药证相应，故病向愈。后以疏肝健脾之品收尾，标本兼顾，则诸症悉除。

【现代应用研究】

带下病

张惠和用加味断下渗湿汤治疗带下症232例。结果显示，痊愈139例，好转82例，无效11例，总有效率95.2%。最短治愈时间5天，最长21天，平均13天。〔张惠和.加味断下渗湿汤治疗带下症232例.陕西中医，1990（09）：407.〕

人参乌梅汤

【原文】 七十、久痢伤阴，口渴舌干，微热微咳，人参乌梅汤主之。

口渴微咳于久痢之后，无湿热客邪款证，故知其阴液太伤，热病液涸，急以救阴为务。

人参乌梅汤（酸甘化阴法）

人参　莲子（炒）　炙甘草　乌梅　木瓜　山药

按此方于救阴之中，仍然兼护脾胃。若液亏甚而土无他病者，则去山药、莲子，加生地、麦冬，又一法也。（《温病条辨·下焦篇·湿温》）

【解析】 本方主治久痢伤阴证。泻痢日久，耗气伤阴，津不上承，故见口渴舌干，微热微咳。治宜酸甘化阴，健脾止痢。方中人参为君，大补元气。山药、莲子肉为臣，助人参健脾益气，兼能止泻。乌梅味酸收敛止泻，木瓜理脾利湿止泻，共为佐药。甘草为使，调和诸药。本方以酸甘化阴法，于救阴之中，兼护脾胃，共奏益气养阴，补脾止痢之功。

【医案】

小儿泄泻

患儿，男，7个月，1987年10月1日诊治。患儿腹泻1周，泻下水样便，色黄如蛋花，一日八、九次，甚或更多，乳食较少，精神欠佳，倦怠嗜睡，舌质淡红，舌

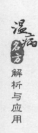

苔少，指纹细。曾用西药呋喃唑酮、盐酸吗啉胍、庆大霉素等未效。中医辨证属脾胃气阴两虚滑脱不禁之证，治以人参乌梅汤合赤石脂禹馀粮丸投之：党参10g、乌梅10g、木瓜10g、生谷芽10g、山楂炭9g、山药15g、扁豆15g、赤石脂15g、禹余粮12g。服二剂泻止、二便饮食正常，继原方去赤石脂、禹余粮加莲米10g，以巩固疗效。[肖国兴，肖正安.人参乌梅汤在儿科临床应用.成都中医学院学报，1983，（4）：29-30.]

按语：患儿肠胃嫩弱，易于损伤。腹泻日久伤阴耗气，故予人参乌梅汤，养阴益气，酸甘化阴以治本虚，合以赤石脂禹馀粮丸，涩肠止泻，急以治标，标本兼顾而获良效。

【现代应用研究】

1.慢性功能性腹泻

刘争辉等用加减人参乌梅汤治疗慢性功能性腹泻患者33例，治疗组32例给予西药及对症支持治疗。结果显示，治疗组治愈24例，显效5例，有效1例，无效3例；对照组治愈14例，显效5例，有效2例，无效10例。治疗组总有效率90.1%，高于对照组的68.8%，差异有显著性差异（$P<0.05$）。[刘争辉，张成明.加减人参乌梅汤治疗慢性功能性腹泻临床观察.现代中医药，2016，36（05）：25-26+44.]

2.小儿厌食

薛辉等用人参乌梅汤加减治疗小儿厌食症66例，服药2周后评定疗效。结果显示，显效54例，有效12例，总有效率100%。其中服药1周显效者38例，占57.5%。[薛辉，马丙祥.人参乌梅汤加减治疗小儿厌食症66例.四川中医，1999（11）：43.]

专翁大生膏

【原文】七十八、燥久伤及肝肾之阴，上盛下虚，昼凉夜热，或干咳，或不咳，甚则痉厥者，三甲复脉汤主之，定风珠亦主之，专翁大生膏亦主之。

肾主五液而恶燥，或由外感邪气久羁而伤及肾阴，或不由外感而内伤致燥，均以培养津液为主。肝木全赖肾水滋养，肾水枯竭，肝断不能独治，所谓乙癸同源，故肝肾并称也。三方由浅入深，定风浓于复脉，皆用汤，从急治。专翁取乾坤之静，多用血肉之品，熬膏为丸，从缓治。盖下焦深远，草木无情，故用有情缓治。再暴虚易复者，则用二汤；久虚难复者，则用专翁。专翁之妙，以下焦丧失皆腥臭脂膏，即以腥臭脂膏补之，较之丹溪之知柏地黄，云治雷龙之火而安肾燥，明眼自能辨之。盖凡甘能补，凡苦能泻，独不知苦先入心，其化以燥乎！再雷龙不能以刚药直折也，肾水足则静，自能安其专翁之性；肾水亏则动而躁，因燥而躁也。善安雷龙者，莫如专翁，观者察之。

专翁大生膏（酸甘咸法）

人参（二斤，无力者以制洋参代之）　茯苓（二斤）　龟板（另熬胶，一斤）　乌骨鸡（一对）

鳖甲（一斤，另熬胶）　牡蛎（一斤）　鲍鱼（二斤）　海参（二斤）　白芍（二斤）　五味子（半斤）
萸肉（半斤）　羊腰子（八对）　猪脊髓（一斤）　鸡子黄（二十圆）　阿胶（二斤）　莲子（二斤）
芡实（三斤）　熟地黄（三斤）　沙苑蒺藜（一斤）　白蜜（一斤）　枸杞子（炒黑，一斤）

　　上药分四铜锅（忌铁器，搅用铜勺），以有情归有情者二，无情归无情者二。文火细炼三昼夜，去渣，再熬六昼夜，陆续合为一锅，煎炼成膏，末下三胶，合蜜和匀，以方中有粉无汁之茯苓、白芍、莲子、芡实为细末，合膏为丸。每服二钱，渐加至三钱，日三服，约一日一两，期年为度。每殒胎必三月，肝虚而热者，加天冬一斤，桑寄生一斤，同熬膏，再加鹿茸二十四两为末（本方以阴生于八，成于七，故用三七二十一之奇方，守阴也。加方用阳生于七，成于八，三八二十四之偶方，以生胎之阳也。古法通方多用偶，守法多用奇，阴阳互也）。（《温病条辨·下焦篇·秋燥》）

　　【解析】本方主治久燥伤及肝肾之阴证。秋燥复气深入下焦，伤及肝肾之阴，阳偏亢盛，则上盛下虚，昼凉夜热，或干咳，或不咳，甚则痉厥。"治中焦如权"，方中乌骨鸡、鲍鱼、海参、羊腰子、猪脊髓、鸡子黄、阿胶诸血肉有情之品味厚重浊，填补精血；白芍、五味子、麦冬、熟地黄、白蜜、沙苑蒺藜、枸杞子滋补肝肾；龟板、鳖甲、牡蛎滋阴潜阳息风；人参、茯苓、莲子、芡实健脾益气，运中焦。纵观全方，虽药物繁杂，但法度分明，以有情、无情之品，滋肝肾，潜浮阳，息内风，而诸症自除。

《随息居重订霍乱论》

燃照汤

【原文】诸郁之发，必从热化。土郁者，中焦湿盛，而升降之机乃窒。其发也，每因吸受暑秽，或饮食停滞，遂至清浊相干，乱成顷刻，而为上吐下泻。治法如燃照汤宣土郁而分阴阳。（《随息居重订霍乱论·病情篇》）

凡伤暑霍乱，有身热烦渴，气粗喘闷，而兼厥逆躁扰者，慎勿认为阴证，但察其小便必黄赤，舌苔必黏腻，或白厚，宜燃照汤澄冷服一剂，即现热象。（《随息居重订霍乱论·病情篇》）

治暑秽挟湿，霍乱吐下，脘痞烦渴，苔色白腻，外显恶寒肢冷者。

飞滑石（四钱）　香豉（炒，三钱）　焦栀（二钱）　黄芩（酒炒）　省头草（各一钱五分）　制厚朴　制半夏（各一钱）

水煎，去滓，研入白蔻仁八分，温服。苔腻而厚浊者，去白蔻，加草果仁一钱，煎服。（《随息居重订霍乱论·药方篇》）

【解析】暑秽挟湿邪郁遏中焦脾胃，阻滞升降之机，清浊相混，吐下兼作而成霍乱。治当清热化湿，辟秽泄浊。本方重用滑石，甘淡性寒，渗湿利尿、清热解暑，使暑湿秽浊从小便而去，为君药。王孟英以栀子豉汤为热霍乱之主剂，故本方以焦栀、香豉为君药，"栀子苦寒，善泄郁热……豉经蒸腐，性极和中，凡霍乱多由湿郁化热，挟秽浊恶气，而扰攘于中宫。惟此二物，最为对证"。暑秽挟湿郁于中焦，必致升降失司，以半夏、黄芩辛开苦降，消痞散结，燮理中焦气机，二者共为臣药。省头草芳香化湿解暑，厚朴温中降气而除满，二者共为佐药。白蔻仁芳化湿浊，开胃醒脾为佐使。如苔腻而厚浊者，则易辛香燥烈之草果以化浊辟秽。全方共奏清热化湿，辟秽泄浊之功，使土郁得宣，阴阳可分，升降得复。

【医案】

霍乱

黄翁炳文，年逾花甲，于季夏之夜，突然恶寒腹痛暴泄、呕逆，其子秀宽延师往诊。适值中伏，暑热蒸腾，平人皆自汗涔涔，而翁却恶寒战栗，烦躁不安。诊其脉沉细如无，肢凉如冰，舌淡苔滑，一派阴寒之象。寻思天气如此之热，安得如此之寒耶？询知翁于烈日之下田间耕作，热极而归，饮新汲井水两碗，遂于树荫下席地而卧，困倦入眠。上灯时分，冷极而醒，恶寒战栗，腹痛如绞，暴泄黄水液，其味秽臭异常。顿悟斯乃寒湿抑暑也，遂投燃照汤清暑化湿，以靖其乱。处方：滑石15g，焦栀子、黄芩各10g，制半夏15g，草果仁、藿香、佩兰、竹叶各10g。次晨其子来云："家父服药后约两小时，腹痛缓解，暑泄亦止，肢体转温。但欲凉饮，奈何？"师欣然告之曰："令尊之病已瘳，唯津亏耳，急需养阴。可挖嫩芦根一大把煎汤数碗，恣其自饮。"三日后家访，黄翁精神已复，谈笑自若矣。[姚玉芳.王肃明临床验案三则.江苏中医.1991（02）：19-20.]

按语： 本例患者因先受暑热，又贪凉饮冷，以致寒湿抑暑，湿热内郁而发为霍乱。治当清暑利湿，辟秽化浊，兼以散寒。方用燃照汤加减，效如桴鼓。然吐泻伤阴，后以鲜芦根煎汤生津止渴以养阴，而收全功。可见霍乱一证病因多端，症状复杂，临证务必详询病史，仔细斟酌。

【现代应用研究】

1.急性胃肠炎

张明亮认为急性胃肠炎于夏秋常见，多因感受暑湿、寒凉，或饮食不慎所致。其热证可见吐泻骤作，吐泻物酸秽恶臭，肛门灼热，发热烦躁，口渴喜饮，小便短少，舌质红、苔黄腻，脉濡数，吐泻严重者脉细数。治宜清热化湿，用燃照汤合葛根芩连汤。[郭振球，李培荫，熊继柏，等.急性胃肠炎.湖南中医学院学报，1987（01）：29-32.]

2.全身性多汗

李博鉴认为某些感染性疾病，如疟疾、肺炎、结核、肠伤寒、败血症及皮肌炎、系统性红斑狼疮、甲亢、糖尿病、肥胖症、乙醇或铅、砷慢性中毒等，常伴全身性多汗。此多系湿热内蕴，外蒸肌肤而成。除治疗原有疾病外，根据舌脉及兼证，可选用燃照汤化裁，以清除湿热。[李博鉴.皮肤病辨汗论治.北京中医，1989（05）：13-17.]

蚕矢汤

【原文】 治霍乱转筋，肢冷腹痛，口渴烦躁，目陷脉伏，时行急证。

晚蚕沙（五钱） 生苡仁 大豆黄卷（各四钱） 陈木瓜（三钱） 川连（姜汁炒，二钱） 制半夏 黄芩（酒炒） 通草（各一钱） 焦栀（一钱五分） 陈吴萸（泡淡，三分）

地浆或阴阳水煎，稍凉徐服。（《随息居重订霍乱论·药方篇》）

【解析】 本方为热霍乱致转筋之急症而设。感受暑湿秽浊之气，病势暴急，吐泻骤作，津气大伤，故口渴烦躁，目眶深陷。津液亏耗，筋失所养，木来克土，故转筋。其甚者转筋入腹，故腹痛。《随息居重门霍乱论》载"转筋者，多由热甚，霍乱吐利所致，以脾胃土衰，则肝木自盛，而热烁于筋"。热深厥亦深，故肢冷脉伏。治当清热利湿，升清降浊。《随息居重门霍乱论》谓："蚕沙乃桑叶所化，夫桑叶主息风化湿，故《圣惠方》以之治霍乱转筋也，既经蚕食，蚕亦主胜风祛湿，且蚕僵而不腐，得清气于造物者独纯，故其矢不臭不变色。殆桑从蚕化，虽走浊道而清气独全……蚕沙既引浊下趋，又能化浊使之归清，性较鸡矢更优，故余用以为霍乱转筋之主药。"方中重用蚕沙化脾胃湿浊以止吐泻，入肝舒筋脉以治转筋。木瓜助蚕沙除湿和中，舒筋活络以缓挛急，除止泻。霍乱起于暑湿，故以生苡仁利水渗湿，健脾止泻；大豆黄卷解表祛暑，清热利湿；通草清热利尿；三药同用，使暑湿从小便而去。《随息居重订霍乱论》载"厥证用辛开，泄胸中无形之邪"，以半夏辛温燥湿，降逆止呕；黄芩、黄连、栀子苦寒清热燥湿；上四药配伍，辛开苦降，畅中焦升降之机。吴茱萸散寒止痛，降逆止呕，辛热之性防苦寒之品败胃伤中。药用地浆水或阴阳水煎服，地浆为掘黄土地为坑，倒入新汲水搅浑，少顷取其上清水液用之。《随息居重订霍乱论》载地浆水能"泻阳中之阳"。阴阳水即新汲水与百沸水各半，和匀，取其调和阴阳之用。以地浆水或阴阳水煎，协诸药调和中焦阴阳而止吐泻。诸药合用，祛湿清热，升清降浊，舒筋缓急，共治热霍乱。

【医案】

1. 肠澼

患者，36岁。1993年8月12日初诊。下腹疼痛，下痢赤白反复发作2年，伴里急后重、小便短赤、纳差，消瘦乏力，大便日行7至8次，且肛门灼热，经多方治疗未见明显好转，诊其舌质红、苔黄腻、脉滑。大便常规检查：红细胞（++）、脓球（++）、粘液（+++），未找到阿米巴滋养体，大便细菌培养（−）。纤维结肠镜检查提示：升结肠、乙状结肠、直肠黏膜可见轻度充血、水肿。中医诊断为肠澼。方用蚕矢汤加木香、竹茹、田三七。服药3剂后，大便次数减少，腹痛明显减轻，复诊效不更方，续服10剂。诸症基本缓解，大便日行2至3次，舌苔薄黄，脉缓。大便常规复查：红细胞（−），粘液少许。续用前方去木香、田三七、加荷叶、葛根善后调理。5个月后复查纤维肠镜，结果无异常，判为临床治愈。[李秋霞，王俊伏.蚕矢汤临证新用.湖南中医杂志，1995（04）：39.]

按语： 患者下痢赤白，里急后重，兼肛门灼热，舌红苔黄，脉滑，由湿热瘀滞，蕴结大肠，传导失司所致。故用蚕矢汤清热利湿，升清降浊为主方。"行血则便脓自愈，调气则后重自除"，故加木香以行气解里急后重，加田三七活血，荡涤瘀滞。诸药合用，使湿热清，瘀滞去，腑气通。药后诸症皆除，检查大便粘液少许，故续以前方去木香、田三七，加荷叶、葛根升清阳利湿浊以善后。

2. 泄泻

患者，男，53岁，2007年9月8日初诊。脐周隐痛时作10年。大便溏，经中西医多方治之效不显。刻诊：形体消瘦，面色晦黯，全身乏力，脐周小腹隐隐作痛，时而肠鸣漉漉，大便日行2~3次，时而泻下稀水，唇舌干燥，却饮水不多，睡眠亦差，舌质暗红、苔灰厚腻，脉濡细。观其脉证，系湿热蕴结肠道，升降失调，不能分清泌浊，然多年治之不愈者，乃久泻伤阴，中年以上真阴本已不足，加之工作繁忙，真阴愈亏，阴伤及气，当治以滋阴养胃，清利湿热，升清降浊，取益胃汤合蚕矢汤：石斛、沙参、生薏苡仁、木瓜各15g，生山药、白糖参各12g，蚕沙、半夏、荷叶（后下）各10g，黄连6g，吴茱萸2g，通草3g，赤小豆（研）30g。3剂，每日1剂，水煎服。二诊：腹痛明显减轻，偶有肠鸣，大便日2次，较前稍稠，精神亦有好转，既得小效，于上方加葛根15g，佩兰10g，木香6g。前后以上方出入加减30余剂，患者精神大增，面色明润，纳食增加，大便成形每日1次，唯脐周仍时觉不舒，以上方减量，隔日1剂，并嘱其节饮食，戒烦劳，缓收全功。［房昌.湿热阴亏证验案举隅.山西中医，2010，26（02）：34.］

按语： 此证系湿热蕴结肠道，清浊升降失调，并见气阴两亏之证。方用蚕矢汤合益胃汤加减滋阴养胃，清利湿热，升清降浊。二诊方加葛根升清以生津液，佩兰芳化湿浊，木香理气止痛。以上诸药共用，则湿热清，升降复，气阴得补，故渐收良效。

【现代应用研究】

1.强直性脊柱炎

李一豪等观察加减蚕矢汤对强直性脊柱炎后凸畸形湿热痹阻证患者术后康复的影响。较之口服甲氨蝶呤对照组，加减蚕矢汤治疗组疗效、复发率、临床症状均具有提高（$P<0.05$）；血清炎性因子TNF-α、MIF、IL-1β、IL-6降低（$P<0.05$）；血清及关节液骨化相关蛋白DKK-1、AMPK-α、SOST、FOXO3α升高（$P<0.05$）。［李一豪，杨彬.加减蚕矢汤对强直性脊柱炎后凸畸形患者术后康复的影响.实用医学杂志，2021，37（21）：2799-2803.］

2.痛风性关节炎

谷慧敏等观察蚕矢汤加减及其联合秋水仙碱治疗痛风性关节炎湿热蕴结证的疗效及安全性，发现蚕矢汤加减治疗具有有效性，且不良反应的发生率和复发率较秋水仙碱低；二者联合治疗本证具有协同增效的作用，疗效优于单用，且可降低秋水仙碱的不良反应、复发率低。并采用大鼠进行动物实验发现蚕矢汤加减的治疗机制可能与抑制TNF-α、IL-6、NO、PGE2水平有关。［①谷慧敏，孟庆良，左瑞庭，等.蚕矢汤加减治疗痛风性关节炎湿热蕴结证临床观察.中国实验方剂学杂志，2017，23（24）：180-184.②谷慧敏，孟庆良，左瑞庭，等.蚕矢汤加减对痛风性关节炎大鼠血清及关节液中TNF-α、IL-6、NO、PGE-2的影响.中药材，2017，40（12）：2946-2949.］

3.膝骨性关节炎

谷慧敏等研究蚕矢汤加减治疗膝骨性关节炎肾虚湿热证的疗效及安全性，对照组给予甲氨蝶呤片治疗。治疗后，观察组总有效率76.5%，显著高于对照组的66.2%（$P<0.05$）；观察组WOMAC评分较对照组改善显著（$P<0.05$）；观察组ESR、CRP、RF和TNF-α的改善显著优于对照组（$P<0.05$）；安全性评价观察组优于对照组（$P<0.05$）［谷慧敏，孟庆良，左瑞庭，等.蚕矢汤加减治疗膝骨性关节炎肾虚湿热证的临床研究.中药材，2017，40（10）：2463-2465.］

驾轻汤

【原文】 然表证之可兼者，不独寒也，如吸受温热风暑之邪者，皆能兼见表证。

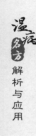
举隅三反，活法在人。其温暑直侵脾胃，与内邪相协为虐，迨里气和而吐利止，则邪复还之表而为发热者，驾轻汤主之。(《随息居重订霍乱论·病情篇·总义》)

若骤伤饮食，而脘胀脉滑，或脉来涩数模糊，胸口按之则痛者，虽吐尤当以盐汤探吐，吐尽其食，然后以驾轻、致和等汤调之。(《随息居重订霍乱论·病情篇·热证》)

凡伤暑霍乱……又有吐泻后，身冷如冰，脉沉欲绝，汤药不下，或发哕，亦是热伏于内，医不能察，投药稍温，愈服愈吐。验其口渴，以凉水与之即止，后以驾轻汤之类投之，脉渐出者生。(《随息居重订霍乱论·病情篇·热证》)

若温热暑疫霍乱后之表未解者，不得率尔引用也。余拟驾轻汤一方，最为合法，然其意亦不敢出圣人之范围也。详其一日消息，再日小和之者，盖以吐利之余，里气已伤，故必消息其可汗而汗之，亦不可大汗而小和之也。况热霍乱后，津液尤虚者，其可妄施汗法乎？故余但以轻清为制也。(《随息居重订霍乱论·病情篇·寒证》)

治霍乱后，余邪未清，身热口渴，及余热内蕴，身冷脉沉，汤药不下而发呃者。

鲜竹叶　生扁豆（各四钱）　香豉（炒）　石斛（各三钱）　枇杷叶（刷，二钱）　橘红（盐水炒）　陈木瓜（各一钱）　焦栀（一钱五分）

水煎温服。(《随息居重订霍乱论·药方篇》)

【解析】热霍乱后，余邪未尽，胃气不和，治当清热祛湿，和胃养阴。方中竹叶清热除烦，生津利尿，生津不助湿，利尿除湿无伤阴之弊；白扁豆健脾养胃，化湿和中并消暑之效，且无温燥助热伤津之弊，为中虚而暑湿霍乱之要药。以栀子豉汤清热除烦；石斛滋阴清热，养阴而无滋腻之弊；枇杷叶清胃热，降胃气而止呕；橘红善理气宽中；木瓜舒筋活络，和胃化湿，善解吐泻。全方用药清灵，有轻可去实之效。诸药合用，善解暑湿郁热，有养胃阴而不壅滞，和胃气而无燥烈之殊功。

【医案】

霍乱转筋

李焕亭，年四十余岁。

病名：霍乱转筋。

原因：由暑湿挟秽，扰乱肠胃所致。

症候：上吐下泻，腹痛转筋，目陷肢厥，口渴溺无，音嘶汗多，烦躁不宁。

诊断：六脉皆伏，脉症合参，乃时行霍乱之急病也。

疗法：初仿王梦隐蚕矢汤加减，清暑利湿以和其中。服一剂，泻止、汗止、音清，脉息已起，惟溺闭呃逆，照原方去米仁、豆卷、条芩，加石菖蒲、川朴、芦根、滑石。小便利，口渴止，饮食进，惟脉微数，胸闷发呃，此是胃气不和余热未清耳，后服驾轻汤，三剂痊愈。

处方：晚蚕沙五钱（包煎），生苡仁八钱，大豆卷三钱，陈木瓜三钱，条芩一钱，鲜竹茹三钱，法半夏二钱，丝通草钱半，红灵丹一分（冲），左金丸钱半，拌滑石六钱（包煎），阴阳水煎，稍凉徐服。

效果：连服驾轻汤两剂而痊。

生扁豆四钱，淡香豉四钱，鲜石斛三钱，鲜枇杷叶五钱（去毛抽筋），广橘红一钱，焦山栀一钱，陈木瓜一钱，鲜竹叶四钱。[鲁兆麟.二续名医类案，沈阳：辽宁科学技术出版社，1996：729.]

按语： 患者感受暑秽挟湿，扰乱于胃肠而发霍乱。病情急重，兼见吐泻转筋，目陷肢厥，属时行急症。急以蚕矢汤加减清暑利湿，辟秽化浊，息风而止转筋。并送服红灵丹醒脑开窍，祛暑辟瘟，解毒化痰。药后胃气不和，中焦气机不利见胸闷发呃，脉象微数，故知内有余热。治当清余热，和胃气，处以驾轻汤原方。方证相应，两剂即愈。

【现代应用研究】

登革热

何炎燊使用驾轻汤加减治疗登革热末期余邪未尽，气机不畅。症见登革热，大势已平，仍有低热（体温一般在37.5℃左右），头目不清，肢体微痛，纳呆口苦，舌苔未净。用五叶芦根汤与驾轻汤加减：莲叶、藿香叶、竹叶、枇杷叶、佩兰叶各10g，焦山栀、香豉各12g，芦根30g，南豆花15g，冬瓜仁25g。[何炎燊.试论登革热证治.新中医，1987（05）：1-3.]

致和汤

【原文】 若骤伤饮食，而脘胀脉滑，或脉来涩数模糊，胸口按之则痛者，虽吐尤当以盐汤探吐，吐尽其食，然后以驾轻、致和等汤调之。（《随息居重订霍乱论·病情篇》）

治霍乱后，津液不复，喉干舌燥，溺短便溏。

北沙参　生扁豆　石斛　陈仓米（各四钱）　枇杷叶（刷）　鲜竹叶　麦冬（各三钱）　陈木瓜（六分）　生甘草（一钱）

水煎服。（《随息居重订霍乱论·药方篇》）

【解析】 热霍乱后，湿热未尽，伤阴耗液，治当清热化湿，滋阴养液，健脾和中。方中北沙参、石斛、麦冬，甘苦凉润，滋阴生津以治喉干舌燥、溺短等津枯液燥之症；枇杷叶清肺和胃，"虚火烦灼而舌干口燥，养肾气也；或瘟疫暑暍而热渴不解，凉心气也"（《本草汇言》），与竹叶合用清中上二焦热邪；木瓜味酸，既可和胃化湿止便溏，又可酸甘化阴以润燥；白扁豆、陈仓米、生甘草健脾化湿和胃以治便溏。诸药配伍，共成滋补阴液，清热化湿，和中养胃之剂，且无留恋湿邪，碍脾滞胃之弊。

【医案】

霍乱

陆叟年七十余，仲秋患霍乱，自服单方二三日，呕吐虽已，利犹不止，且频频作哕，声不甚扬，面赤目闭，小便不通。医云：高年戴阳证原不治，且延已数日，纵投大剂回阳，亦恐不及。余视之，脉虽虚软，并无脱象。况舌赤而干，利下臭恶。气分伏暑，业扰及营，虑其络闭神昏，胡可再投热剂？闻所煎之药，桂气扑鼻，试

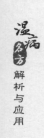

之必死,迫令将药倾泼,遂以紫雪三分,用竹茹、枇杷叶、通草、丹参、连翘、石菖蒲、桔梗、黄芩、芦根煎汤,候凉调而徐服。次日复诊,目开哕止,小溲稍行,于前方裁去紫雪,加石斛、苡仁。服二剂利减,能啜米饮矣,遂用致和汤十余服而瘳。[《随息居重订霍乱论·医案篇》]

按语:患者年事已高,于仲秋患霍乱,症见泻下臭恶,虚哕频频,面赤目闭,小便不通。诊为伏暑,已至络闭神昏。遂以昌阳泻心汤化裁,并送服紫雪以开闭。一日后,目开哕止,上方去紫雪加石斛、苡仁养阴利湿,利减而小便稍行。此霍乱之后,气阴已伤,不可继续以苦辛之品重伤阴津,遂以致和汤清化余邪,养阴益气,调和中焦以收功。

【现代应用研究】

麻疹泻痢

何炎燊认为小儿麻疹乃阳热之邪,伤脾阴者多,当用王孟英致和汤为主方,随证参入苦坚、展气、祛湿之品,加以保其寒暄,调其饮食,自可向愈。[何炎燊.麻疹证治.新中医,1983(09):17–19.]

八宝红灵丹

【原文】亦有邪闭,则正气无以自容而外脱者。阳从上脱,则汗多而气夺;阴从下脱,则泻多而液亡,所谓内闭外脱也。欲其不外脱,必开其内闭,如紫雪、绛雪、行军散,皆开闭透伏之良方也。而飞龙夺命丹,即合行军、绛雪二方而加峻者,且有人中白引浊下行,尤具斩关夺命之能。上虞陈君香谷闻之,慨为制送,嘱余详叙方治刊布,因而救全不少,厥功伟哉。(《随息居重订霍乱论·医案篇》)

绛雪一名八宝红灵丹　治霍乱痧胀,肢厥脉伏,转筋昏晕,瘴疠时疫,暑毒下痢等证,并治喉痹牙舌诸病,汤火金刃诸伤,均搽患处。

朱砂　牙硝(各一两)　明雄黄(飞)　蓬砂(各六钱)　礞石(煅,四钱)　梅片　当门子(各三钱)　飞真金(五十页)

八味,择吉日净室中各研极细,再研匀,瓷瓶紧收,熔蜡封口,毋使泄气,每一分,凉开水送下,小儿减半。以药佩带身上,可辟疫气,牛马羊瘟,以此点其眼即愈。(《随息居重订霍乱论·药方篇》)

【解析】本方为暑秽邪气蒙蔽清窍之急症而设。感受暑湿秽浊之气,伤于中土,遏于经气,阻滞经隧,清浊相混,病势暴急,可见吐泻并作,胃脘胀痛,胸闷欲死;吐泻无度,大伤阴津则见转筋;邪热内陷,阴阳不交,故肢厥脉伏;暑湿秽浊邪气蒙蔽清窍,则神智昏迷。霍乱痧胀、瘴疠时疫、暑毒、喉痹、烫伤等多属热毒、秽浊之类。治疗总以清热开窍,辟秽解毒为要。方中麝香、冰片芳香走窜,透窍开闭,辟秽化浊,兼以止痛,二药相须而用治疗热病神昏、中恶昏迷等闭证,共为君药。朱砂镇心安神,兼清心热;牙硝泻下通便,清火消肿,通因通用,使邪热自大便而去;上二药共为臣药。雄黄辟秽解毒;硼砂清热化痰;礞石坠痰下气;飞金重镇安神，共为佐药。方中芳香开窍、辟秽化浊、重镇安神药物合用，且多兼清热解毒之性，标本兼顾，喉痹牙舌诸病，汤火金刃诸伤等总以热毒为患者，皆可用之。

【医案】

小儿泄泻

患儿，男，一岁半，因吐泻一天半入院。患儿于入院2天前，先见饮食不馨，精神差，继而吐泻交作，吐出物为水液食饵，泻下为蛋花水样，量多，淡黄色，无粘冻，日夜10多次，口渴，溲少，睡眠不宁。检查：体温正常，发育营养良好，中度失水貌，口唇殷红，舌苔白腻，质淡红少津，全身皮肤干燥少弹性，精神极差，心肺肝脾检查无异常，大便培养（－），临床诊断：湿泻（中毒性消化不良；失水酸中毒）。

入院后，以红灵丹二分，6小时服一次，并配合输液以纠正失水。药后第三天呕吐止，大便次数减少为2次，性状仍稀，第五天减少为一天一次，干结成条，痊愈出院。［余文鑫，王苹芬.八宝红灵丹治疗小儿腹泻39例临床观察.中医杂志，1964（06）：8-9.］

按语：患儿吐泻交作，大伤阴津。药用八宝红灵丹芳香除秽，清热化湿以止吐泻，兼以点滴补液。使脾胃升降恢复，阴液得充，故而收效。

【现代应用研究】

1.小儿腹泻

余文鑫等研究发现，八宝红灵丹对于小儿腹泻中的湿泻、热泻证候有效。治疗湿泻效果优于热泻，挟有积滞者疗效则差。适宜症状见大便如蛋花汤，伴呕恶溲少，舌苔白腻或浊腻。且该方剂量小，便宜小儿受纳。［余文鑫，王苹芬.八宝红灵丹治疗小儿腹泻39例临床观察.中医杂志，1964（06）：8-9.］

2.慢性肾风

任继学教授将慢性肾小球肾炎及部分肾病综合征命名为慢性肾风。其中喉肾相关证是除腰酸痛等症状外，可见热伏咽喉、瘀毒阻络所导致的咽干咽痛、咽部红赤、喉核肿大等咽喉症。任继学教授提出在内服汤药之余，肿痛不消者，以棉签蘸八宝红灵丹细末适量涂于咽喉内肿大之喉核上治疗的方法。［刘艳华，任喜洁，王健，等.任继学应用喉肾相关理论诊治慢性肾风经验.中医杂志，2015，56（04）：283-285.］

3.痈疽疔疖

孙启鸣以成药"八宝红灵散"掺入黑膏药或胶布上，敷贴痈疽疔疖，取其清热解毒之性。消炎退肿效果甚好。［孙启明.中成药引伸应用集例.中成药研究，1981（07）：23.］

《温热经纬》

甘露消毒丹

【原文】飞滑石（十五两）　绵茵陈（十一两）　淡黄芩（十两）　石菖蒲（六两）　川贝母　木通（各五两）　藿香　射干　连翘　薄荷　白豆蔻（各四两）

各药晒燥，生研细末。见火则药性变热。每服三钱，开水调服，日二次。或以神曲糊丸，如弹子大，开水化服亦可。

雄按：此治湿温时疫之主方也。《六元正纪》五运分步，每年春分后十三日交二运，徵火旺，天乃渐温；芒种后十日，交三运，宫土旺，地乃渐湿，温湿蒸腾，更加烈日之暑，烁石流金。人在气交之中，口鼻吸受其气，留而不去，乃成湿温、疫疠之病。而为发热，倦怠，胸闷，腹胀，肢酸，咽肿，斑疹，身黄，颐肿，口渴，溺赤，便闭，吐泻，疟痢，淋浊，疮疡等证。但看病人舌苔，淡白或厚腻，或干黄者，是暑湿、热疫之邪尚在气分，悉以此丹治之立效。并主水土不服诸病。汪按：普济消毒饮用芩、连、陈皮、元参、连翘、甘、桔、升、柴、马勃、鼠粘、薄荷、板蓝根、僵蚕，或加人参、大黄，今附载。（《温热经纬·卷五》）

【解析】本方为湿温时疫主方。方中用滑石、茵陈配木通，以清热利湿，使湿热邪气自小便而利；黄芩、连翘合贝母、射干以清热解毒，利咽消肿止痛；石菖蒲、白豆蔻、藿香、薄荷芳香化湿浊，悦脾和中，宣畅气机。该方集苦寒辛香之为一体，清热而不致凉遏，化湿而不太香燥，用药不偏不倚，清上、畅中、利下，宣清降利并用，力清上、中、下三焦之湿热邪毒。

【医案】

湿疹

患者，男，15岁。以"腰背臀部红色丘疹瘙痒反复发作3年余"为主诉，于2012年9月21日来门诊就诊。最近3年以来患者腰部、臀部皮肤多发红色丘疹，自觉瘙痒，因抓破而结痂，反复发作，曾以"湿疹"多方治疗，口服、外用中西医药物（具体不详），效果不明显，症状反复发作，时轻时重。现症：腰背、臀部散在红色丘疹，瘙痒难忍，偶有口苦，饮食可，精神可，二便正常，舌淡红苔黄腻，脉弦滑。西医诊断：慢性湿疹。中医辨证为湿热壅盛，以甘露消毒丹为主化裁，方药：茵陈30g，白蔻仁10g（后下），浙贝母10g，射干10g，藿香10g（后下），连翘15g，石菖蒲10g，薄荷6g（后下），薏苡仁30g，地肤子15g，九里明20g，紫苏叶15g。7剂，水煎服，每日1剂。患者于2012年9月28日复诊，自诉服用上药后，皮肤瘙痒症状缓解，余无特殊不适，舌淡、苔黄腻，脉弦滑。守方同前，加黄精30g，飞扬草15g。7剂，水煎服，每日1剂。后以上方为主，使用中药调理2月而痊愈。[宋健，刘友章，王先永.刘友章教授运用甘露消毒丹的临床经验.陕西中医药大学学报，2020，43（05）：25-27+53.]

按语：依据患者慢性湿疹迁延不愈及瘙痒、苔黄腻症状特点，辨证属于湿热为患，以甘露消毒丹清利湿热、解毒化浊为治法。方加地肤子、九里明、飞扬草增强清热利湿、祛风止痒的功效；紫苏叶辛温气香，发表以除湿。全方辛香化湿，苦寒泻热，使热清湿祛而获效。

【现代应用研究】

1.儿童急性化脓性扁桃体炎

万能选取120例急性化脓性扁桃体炎患儿，以随机双盲法分为观察组和对照组各60例。对照组给予头孢曲松钠（或阿奇霉素）进行治疗，观察组给予甘露消毒丹加减进行治疗。比较治疗效果，统计退热时间、渗出物消失时间、扁桃体缩小时间、充血缓解时间。观察组治疗总有效率（98.33%，59/60）显著高于对照组（85.00%，51/60）（P<0.05）。观察组的退热时间、渗出物消失时间、扁桃体缩小时间、充血缓解时间，均显著短于对照组（P<0.05）。提示甘露消毒丹治疗儿童急性化脓性扁桃体炎，可显著提高临床治疗效果，并能够显著缩短临床症状体征消退时间。[万能.甘露消毒丹加减治疗儿童急性化脓性扁桃体炎临床观察.内蒙古中医药，2021，40（05）：49-50.]

2.小儿手足口病

施海江等探讨甘露消毒丹加减联合干扰素治疗小儿手足口病湿热蕴毒的疗效及对其血清炎症细胞因子和免疫指标的影响。选取湿热蕴毒型手足口病患儿共计240例，采用随机数表法将患儿分为观察组123例，对照组117例。对照组给予对症治疗，同时雾化吸入干扰素-α2b注射液2次/天。观察组在对照组治疗基础上，口服汤剂甘露消毒丹加减，7天为1个疗程，1个疗程后观察比较两组患儿临床疗效、症状体征消失时间、血清炎症细胞因子水平及免疫指标。观察组和对照组总有效率分别为91.0%、81.2%，差异有统计学意义（P<0.05）。观察组在发热消退时间（3.40±1.08）天，皮疹消退时间（4.83±1.27）天，均显著短于对照组，差异有统计学意义（均P<0.05）。治疗后，观察组患儿血清炎症细胞因子IL-2、IL-10、TNF-α水平普遍低于对照组，差异有统计学意义（均P<0.01），血清免疫指标IgA、IgG较对照组下降明显，差异有统计学意义（均P<0.01）。显示甘露消毒丹加减联合干扰素治疗小儿手足口病湿热蕴毒治疗疗效显著，可减轻炎症反应，提高免疫水平。[施海江，黄剑，陈凯.甘露消毒丹加减联合干扰素治疗小儿手足口病湿热蕴毒的疗效及对血清炎症细胞因子和免疫指标的影响.中国妇幼保健，2021，36（09）：2068-2071.]

3.呼吸道合胞病毒毛细支气管炎

李欣容等探索加减甘露消毒丹治疗呼吸道合胞病毒（respiratorysyncytialvirus，RSV）毛细支气管炎的分子作用机制。通过数据库联用与文献挖掘检索加减甘露消毒丹主要活性成分及其作用靶点、RSV毛细支气管炎相关的靶蛋白，得到127个活性成分、158个成分作用靶点、38个疾病靶蛋白，经网络药理学分析，推测其作用机制可能与B细胞与T细胞、TOLL样受体信号通路等有关。甘露消毒丹中木樨草素等多种有效化合物可能通过NF-κB通路、B细胞与T细胞、TOLL样受体等途径发挥对RSV毛细支气管炎的治疗作用。[李欣容，陈鲁.基于网络药理学的加减甘露消毒丹治疗RSV毛细支气管炎的分子作用机制研究.西部中医药，2020，33（12）：1-6.]

4.抗甲型H1N1流感病毒

岳冬辉等通过体内外实验评价甘露消毒丹抗甲型H1N1流感病毒的作用，结果显示甘露消毒丹能提高小鼠死亡保护率，抑制肺损伤，降低肺指数和肺组织病毒滴度。即甘露消毒丹具有体内外抗甲型H1N1流感病毒作用。[岳冬辉，魏丹丹，崔迪，等.甘露消毒丹抗甲型H1N1流感病毒感染体内外作用评价.中华中医药杂志，2021，36（05）：2503-2507.]

五子五皮汤

【原文】五加皮、地骨皮、茯苓皮、大腹皮、生姜皮，一方五加易陈皮；一方五加易桑白皮。加杏仁、苏子、葶苈子、白芥子、莱菔子。一方无杏仁、芥子，有香附、车前子。（《温热经纬·卷五》）

【解析】方中五加皮利水消肿，祛风湿，补益肝肾，强筋壮骨，利中有补。茯苓皮、大腹皮、生姜皮渗利水湿而消肿。地骨皮能清骨中之热，泻火下行，而清肺热，导气火，亦引皮肤水气顺流而下，不使燥烈伤津、破耗正气。以上五皮药物，"以皮治皮"，治疗皮下水肿效果尤佳。杏仁、苏子、葶苈子入肺，宣肃肺气以清上焦水道而逐水邪。白芥子辛能入肺，温能发散，故能利气豁痰、温中开胃、散痛消肿；莱菔子长于降气排浊。后二药合用，降气以利水痰郁阻。全方五子配五皮，五子内通脏腑降气化痰，五皮以皮走皮、外通经络，内行水湿，内外分消。诸药合用通降气机，利水消肿，治疗中满水湿证，疗效显著。

【医案】
水肿

（1）患者，女，22岁，工人。1990年5月21日初诊。患者一周前恶寒发热、咽痛、咳嗽，继则面及全身浮肿而来就医。面浮色白，两下肢皮肤肿胀，按之微凹，呛咳时作，痰清不爽，畏风，微发热（体温37.8℃），脉浮，舌红，苔白。实验室检查：血白细胞总数11×10^9/L，中性粒细胞计数775×10^9/L；尿蛋白（+++），透明管型（+），红细胞（++）。西医诊断：急性肾小球肾炎。中医诊断：水肿，证属肺脾气运失司，风水交阻。治宜宣肺理脾，降气行水。方用五子五皮汤：玉苏子、炒葶苈子（布包）、白芥子、杏仁、莱菔子、大腹皮、广陈皮各10g，桑白皮、茯苓皮、生姜皮各30g。药后便泄日2~3次，小便亦较前量多，3剂后诸证悉减，水肿亦消。再以上方去葶苈子加炒白术、云苓、生黄芪各30g，益母草60g，续服5剂，查尿中蛋白、红细胞均呈阴性。为防复发起见，继以六味地黄丸滋阴以善后。[雍履平.五子五皮汤治肿经验.中医杂志，1991（07）：19.]

按语：患者恶寒发热、咽痛、咳嗽，为外感风邪致病；面浮色白，两下肢皮肤肿胀，为阳气阻滞不通；呛咳时作，痰清不爽，为肺脾气运失司，风水交阻。方用五子五皮汤宣肺理脾，降气以行水，消肿疗效满意，后用六味地黄丸滋阴补益肾气以善后。

（2）患者，女，61岁。1990年8月1日初诊。患者两下肢浮肿二载，经多方检查无脏器病变。西医诊为血管神经性水肿，近一周来两腿肿胀更甚，面部亦见浮肿，两手握物无力而来门诊就医。形体丰腴，面泽光亮，下肢水肿明显，脉濡涩，苔白舌淡；实验室检查血、尿均无异常；血压120/90mmHg；食欲尚可，睡眠亦佳。证属痰湿气滞，从肺脾论治，以五子五皮汤化裁：生黄芪、川牛膝、宜木瓜、桑白皮、茯苓皮、生姜皮各30g，玉苏子、炒葶苈子（布包）、白芥子、杏仁、莱菔子、大腹皮、广陈皮各10g、生苡仁60g。药服1剂，即觉肠鸣腹微痛，昼夜便泻7~8次，翌日水肿已见减轻，3剂乃瘥。[雍履平.五子五皮汤治肿经验.中医杂志，1991（07）：19.]

按语：患者双下肢及面部浮肿，双手无力，此病位在脾肺，由水液代谢失常所致。肺为津液之上源，脾为运化之中州，肺脾气虚，水液不能运化致痰湿相搏，内阻气道，则诸脏皆累，外走肌腠，则肿浮乃显。以五子五皮汤内外分消，加黄芪、茯苓、白术扶助中州，益气健脾，标本兼治，收效明显。

星附六君汤

【原文】即六君子汤（四君子加陈皮、半夏是也），加制南星、白附子。

雄按：本论主治热气深伏，烦渴呕逆，必以黄连之苦降泻热为君，或谓即香连丸，则木香与火升作呕者，非所宜也。若寒呕，则石莲丁香饮甚妙。（《温热经纬·卷五》）

【解析】方中人参益气补中，健脾养胃为君药；臣以白术健脾燥湿，陈皮、半夏祛痰理气；佐以茯苓甘淡渗湿健脾，茯苓、白术合用健脾除湿，促其运化；使以炙甘草甘温调中。加制南星、白附子化痰息风止痉，全方用药以治痰湿郁阻，生风生痫之证。

【医案】

1.咳嗽

患儿，女，6岁。因发热伴咳嗽1天，于2014年5月14日初诊。患儿昨日春游归来后出现发热伴咳嗽，体温最高39.8℃。当夜急诊查白细胞升高，考虑支气管炎，予"美林"后热退。今日上午又出现发热，遂转诊于中医。刻下：发热，咳嗽，头胀，形寒肢冷，微汗出，纳少，二便调。查体：咽部略红，双肺呼吸音粗。舌淡红、苔薄白、脉细濡。中医诊为咳嗽，证属卫表不和、肺失宣肃，治以调和营

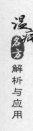
卫、宣肺退热，予桂枝汤加味。处方：桂枝3g、白芍9g、柴胡6g、黄芩9g、苦杏仁6g、甘草3g、生姜3片、大枣5枚，3剂。2014年5月17日二诊：热平，头痛减，咳嗽、气喘加重，喉中痰鸣，咯痰黄黏，便干纳少，舌红，苔白，脉滑数。证属痰热壅肺，治以清热化痰，予温胆汤加味。处方：半夏9g、陈皮6g、茯苓12g、甘草3g、枳壳9g、竹茹9g、厚朴6g、苦杏仁9g、黄芩9g、百部9g、炒莱菔子9g，7剂。2014年5月25日三诊：咳少、喘平，小便微黄，大便转调，胃纳不馨，肢体倦怠，舌淡红、苔白腻，脉滑。考虑痰化热恋、肺脾亏虚，治以清热、健脾、化痰，星附六君汤出入。处方：胆南星6g、白附子（先煎）6g、半夏9g、陈皮6g、茯苓12g、甘草3g、瓜蒌子9g、苦杏仁9g、白术12g、太子参9g，7剂。2014年6月3日四诊，咳无、纳差、肢倦无力、二便调，舌淡红，边有齿痕，苔薄白，脉细。治以健脾化痰、益气固表，予玉屏风散合六君子汤。处方：南沙参9g、太子参9g、白术12g、半夏9g、陈皮6g、茯苓12g、甘草3g、黄芪9g、防风6g，7剂。药后患儿诸症消失，痊愈而安。［侍鑫杰，王霞芳.王霞芳教授论中医承上启下三境界.中医儿科杂志，2018，14（01）：8-11.］

按语： 患儿发热、咳嗽，为外邪伤及肺卫；形寒肢冷、微汗出，苔薄白、脉细濡，此为卫表不和、肺失宣肃所致，先用柴胡桂枝汤，解表祛邪。二诊热平，表邪已解，但出现喉中痰鸣、咯痰黄黏、便干、纳少、舌红苔白、脉滑数，显示痰热壅阻肺气，治以清热化痰，予温胆汤。三诊咳少、喘平，为肺气恢复宣降之功，但小便微黄，大便转调，胃纳不馨，肢体倦怠，舌淡红、苔白腻脉滑，示痰化热恋、肺脾亏虚，用星附六君汤治疗。四诊治以健脾化痰、益气固表，予玉屏风散合六君子汤善后。本案治疗步步为营，方随证变，圆机活法。

2. 痫证

患儿，女，27个月。痫证频发1年余。15月龄时发现手足抽搐，予服丙戊酸钠至今。刻下：神情微呆，反应欠灵，智力尚可，喉有痰声，形体肥实，舌红、苔腻，脉细滑。追问其母，生产时产程过长导致缺氧。乃产伤缺氧，脑脉失健，加之婴儿肥体多痰，痰浊阻络引发癫痫。处方：白蒺藜、天竺黄、皂角刺各6g，竹叶、沥半夏各9g，青龙齿、珍珠母各15g，明矾2g，钩藤、朱茯苓、甘草各3g。14剂。二诊：药后抽搐未现，苔薄中尚腻。处方：保赤散合星附六君汤，14剂。三诊：痫证发作次数减少，症状有所减轻。处方：董氏定痫散一料。随访半年未发癫痫。［侍鑫杰，王霞芳.王霞芳审因论治小儿癫痫经验.浙江中医杂志，2017，52（07）：479-480.］

按语： 本例患儿痫证频发，多因先天不足，脾肾阳气无力推动，聚湿酿痰，心肝之气上扰清空所致。正如杨仁斋云："小儿神尚弱，大概痰滞心窍，邪气在心，积惊成痫。"以白蒺藜、珍珠母、钩藤息风平肝；沥半夏、甘草、天竺黄清热化痰；龙齿、竹叶宁神清心；皂角刺、明矾下顽痰。二诊转用星附六君汤化痰健脾，保赤散为董廷瑶常用儿科下痰方。药用巴豆去油取霜，取其泻下之性；配胆南星除风痰，通络定惊；合神曲、朱砂共研细末，每日吞服。三诊时病已去大半，趋向稳定，痰浊虽化，但病根未除，以定痫散益气养血、息风培本，以资巩固。

七香饼

【原文】稚年夏月，食瓜果，水寒之湿著于脾胃，令人泄泻，其寒湿积聚，未能遽化热气，必用辛温香窜之气。古方中消瓜果之积，以丁香、肉桂，或用麝香。今七香饼治泻亦祖此意。(《温热经纬·卷三》)

七香饼

香附　丁香皮(各一两二钱)　甘松(八钱)　益智仁(六钱)　砂仁　蓬术　广皮(各二钱)为末，神曲糊调匀，捏成饼子，每重一二钱，干之。用时杵碎，水煎服。(《温热经纬·卷五》)

【解析】瓜果多为阴寒生冷之物，多食则易败胃伤脾，而致寒湿内蕴。故以辛温散寒温中，理气化湿为法。方中香附辛散行气开郁；丁香皮、甘松芳香走窜，行气散寒，温中止痛；益智仁化湿护胃气；砂仁、蓬术、广皮健脾祛湿，本方药物辛温香窜，以消寒湿之邪，畅利中焦气机而收止泻之功。

【医案】

泄泻

患者，女，42岁。2014年7月5日就诊。诉平素食西瓜后易出现大便次数增多，质稀，夹有黏液，偶有血丝等症状。3天前患者食西瓜后症状反复，大便次数增多，日行3~5次，质稀，夹有黏液，偶有血丝，无恶寒发热，无恶心呕吐，无腹胀腹痛，无嗳气反酸，胃纳可，夜寐安、小便可，舌淡、苔薄微黄，脉细。查肠镜示：慢性结肠炎。中医诊断：泄泻（脾肾两虚，湿热内蕴证）。治以健脾温肾，清热化湿。方拟七香饼合葛根黄芩黄连汤加减，处方：益智仁10g，丁香3g（后下），肉桂3g（后下），煨葛根10g，黄连3g，黄芩10g，木香6g，炒薏苡仁30g，肿节风30g，蒲黄粉10g（包煎），炒建曲15g，炒当归10g，仙鹤草30g，桔梗10g。患者服药14剂后大便次数明显减少，偶有黏液，无血丝，但饮食不慎时易复发，舌淡、苔薄，脉细，故原方加蝉蜕5g。又服14剂后，诸症缓解。继用此方治疗月余，终获痊愈。[秦菲，叶柏.叶柏运用古方治疗消化科疾病验案3则.江苏中医药，2015，47（04）：45-46.]

按语：患者食用瓜果后出现大便次数增多、质稀，此为过食寒凉伤及脾胃；大便夹有黏液、偶有血丝，苔薄微黄等症状，当属湿热伤及肠胃，故而出现泄泻。治以健脾温肾，兼清热化湿。七香饼行气温中燥湿，葛根黄芩黄连汤清热燥湿止泄，二方合用，寒温并用，脾胃同调，以燮理中焦，服药14剂后症状减轻。后因饮食不慎而易复发，脾虚之人不宜速补，故原方加蝉蜕祛风而性升扬，用之既有益气健脾作用，又无滥补呆中之弊，调理月余而瘳。

神犀丹

【原文】乌犀角尖(磨汁)　石菖蒲　黄芩(各六两)　真怀生地(冷水洗净，浸透，捣绞汁）银花（各一斤，如有鲜者，捣汁用尤良） 粪清 连翘（各十两） 板蓝根（九两。无，则以飞净青黛代之） 香豉（八两） 元参（七两） 花粉 紫草（各四两） 各生晒研细（忌用火炒）。

以犀角、地黄汁、粪清和捣为丸（切勿加蜜。如难丸，可将香豉煮烂），每重三钱。凉开水化服，日二次。小儿减半。如无粪清，可加人中黄四两，研入。

雄按：温热、暑疫诸病，邪不即解，耗液伤营，逆传内陷，痉厥昏狂，谵语发斑等证。但看病患舌色，干光，或紫绛，或圆硬，或黑苔，皆以此丹救之。若初病即觉神情昏躁，而舌赤口干者，是温暑直入营分。酷暑之时，阴虚之体，及新产妇人，患此最多。急须用此，多可挽回。切勿拘泥日数，误投别剂，以偾事也。兼治痘毒重，夹带紫斑危证，暨痘疹后余毒内炽，口糜咽腐，目赤神烦诸证。方中犀角为君，镑而煎之，味极难出，磨则需时，缓不及待，抑且价昂，非贫人所能猝办。有力者，予为合就施送，则患者易得救活必多，贫者重生，阴功亦大。或存心之药铺，照本制售，亦方便之一端也。（《温热经纬·卷五》）

【解析】本方主治温热暑疫诸病，递传内陷之危证。方中君以咸寒灵异之犀角，清热凉血，泻火解毒；臣以金银花、连翘、板蓝根、黄芩清热泻火解毒；生地、紫草清热凉血。佐以天花粉、玄参滋阴生津；石菖蒲开窍醒神；豆豉清心除烦。金汁即粪清，可凉血清热，通腑攻下，给邪气以出路。诸药相配，共奏清热开窍，凉血解毒通便之功。临床应用以昏狂谵语，斑疹色紫，舌色干光，或紫绛，或口糜咽痛，目赤神烦为辨证要点。

【医案】

1. 白疕

患者，女，19岁，初诊日期1996年5月16日。患者春节前后发现头、肘部有散在红斑，表面有少量银白色皮屑，略痒，未予重视，二月后逐渐扩展、加重，医院就诊，诊断为银屑病。口服泼尼松，并外用药（药名不详），两天后全身泛发潮红、肿胀，其痒难忍。刻诊：全身皮肤潮红，轻度肿胀，皮疹上附多层白屑，左髋一较大皮损处有少量淡黄色浆液渗出，患者自觉全身烧灼，尤以夜间为甚，心烦躁动，坐卧不宁，大便干结数日未行，小便黄赤，舌红，苔黄滑腻，脉弦数。诊断：银屑病继发红皮症。中医诊断：白疕，证属血分热毒，湿热内蕴。立法：凉血解毒，清热利湿。拟方：生地30g、丹皮10g、紫草15g、白茅根10g、黄芩10g、龙胆草10g、泽泻10g、生大黄10g、豨莶草10g、大青叶20g、土茯苓25g、苦参15g、白鲜皮20g、刺蒺藜10g、银花15g、乌梢蛇10g、秦艽10g、生甘草6g。上方服三剂后，皮损发红好转，四肢浮肿开始消退，瘙痒大减，上方去大黄、泽泻继服12剂。二诊，皮损多数呈色素沉着，全身一般情况良好，舌红，脉弦细。继以养血润肤利湿12剂：当归10g、丹参20g、鸡血藤30g、生地20g、赤芍10g、紫草10g、土茯苓20g、泽泻10g、白鲜皮20g。经善后，皮损全部消退，除局部遗有少量色素沉着外，均已恢复正常，随访五月未见复发。[周语平.温病神犀丹治疗红斑类皮肤病的体会.甘肃中医学院学报，1996（04）：44-46.]

按语：本例虽为新病，但因误治，致使湿热蕴毒，侵入血分，灼伤血络外发肌肤，酿成重证，急以凉血解毒、清利湿热。方用加减神犀丹。方中生地、紫草、白茅根、丹皮凉血化斑，银花、大青叶、土茯苓清热解毒，龙胆草、黄芩、大黄、秦艽、萹草、泽泻清热利湿，白鲜皮、苦参、刺蒺藜、乌梢蛇祛风除湿止痒。后期湿热火毒渐退，阴亏血少较为突出，故以生地、赤白芍、当归、丹参、鸡血藤养血润肤，紫草清热凉血，土茯苓、白鲜皮、地肤子清利余湿。

2.瓜藤缠

患者，女，22岁，初诊日期：1996年4月18日。一月前，因感冒发热恶寒，咽喉肿痛，遂双膝以下出现大片红肿，关节周围有多个红疙瘩，压痛，被某医院诊断为"风湿结节"。经抗风湿治疗，疗效不明显。经查双侧下肢胫前散在直径约2~3厘米大小的硬结五个，局部皮色潮红，肿胀，压痛明显，下肢因疼痛行走不便，舌红，脉数。诊断：结节性红斑。中医诊断：瓜藤缠，证属湿热下注，凝阻经脉。立法：清热凉血，除湿通络。拟方：生地20g、紫草10g、鸡血藤15g、丹皮10g、赤芍10g、银花15g、忍冬藤15g、秦艽10g、防己10g、木瓜10g、川牛膝15g、夏枯草10g、土贝母10g。服上方6剂后，结节开始软化缩小，压痛渐轻，皮色转暗红，原方去丹皮、紫草、防己、秦艽，加伸筋草10g、木通10g、丹参20g，连服20剂，双下肢结节完全消退，临床治愈。[周语平.温病神犀丹治疗红斑类皮肤病的体会.甘肃中医学院学报，1996（04）：44-46.]

按语： 结节红斑多因湿热下注，凝阻经脉，气血运行不畅，经脉阻滞所致。方用加减神犀丹，方中土贝母、夏枯草软坚散结，赤芍、鸡血藤、忍冬藤、伸筋草、木通活血通络，生地、紫草、丹皮、银花清热凉血化斑，秦艽、木瓜、防己清热利湿。治在清解肺胃热毒于上，并渗利湿毒于下，分解湿热而愈。

【现代应用研究】

1.解热、抗炎

张奎等以0.5ml/kg vi伤寒、副伤寒二联菌苗致热后，观察不同剂量神犀丹对发热家兔体温的影响；对二甲苯致小鼠耳廓肿胀的影响及对小鼠腹腔毛细血管通透性的影响。结果显示神犀丹灌胃给药能明显降低发热家兔体温、抑制小鼠耳肿胀、对抗小鼠腹腔毛细血管通透性增高。提示神犀丹具有明显的解热、抗炎作用。[张奎，李岩.神犀丹解热、抗炎作用的实验研究.河南中医，2009，29（04）：352-353.]

2.内毒素休克

刘欣欣等观察神犀丹对内毒素休克大鼠多脏器损伤的保护作用。将SD大鼠随机分为正常组、模型组和神犀丹组，除正常组外，其他2组大鼠腹腔注射D-氨基半乳糖和尾静脉注射脂多糖复制内毒素休克模型。结果显示神犀丹组血压下降程度较模型组轻，血小板计数无明显降低，血清TB、LDH、AST、ALT的含量上升幅度显著低于模型组，神犀丹组肺肝组织炎性病理改变较模型组明显减轻。提示神犀丹能改善内毒素休克大鼠的肺肝功能，减轻病理损害，改善微循环。[刘欣欣，王耀顼，王上，等.神犀丹对内毒素休克大鼠多脏器损伤的保护作用.广州中医药大学学报，2017，34（02）：226-230.]

清暑益气汤

【原文】湿热证,湿热伤气,四肢困倦,精神减少,身热气高,心烦溺黄,口渴自汗,脉虚者,用东垣清暑益气汤主治。

同一热渴自汗,而脉虚、神倦,便是中气受伤,而非阳明郁热。清暑益气汤乃东垣所制,方中药味颇多,学者当于临证时斟酌去取可也。

雄按:此脉此证,自宜清暑益气汤以为治。但东垣之方,虽有清暑之名,而无清暑之实。观江南仲治孙子华之案、程杏轩治汪木工之案可知。故临证时须斟酌去取也。汪按:清暑益气汤,洄溪讥其用药杂乱固当,此云无清暑之实尤确。余每治此等证,辄用西洋参、石斛、麦冬、黄连、竹叶、荷秆、知母、甘草、粳米、西瓜翠衣等,以清暑热而益元气,无不应手取效也。汪按:此方较东垣之方为妥,然黄连尚宜酌用。(《温热经纬·卷四》)

【解析】《素问·举痛论》:"炅则气泄……炅则腠理开,荣卫通,汗大泄,故气泄。"暑热邪气易伤津耗气,治宜清暑益气,养阴生津。王氏创清暑益气汤,方中以西洋参益气生津,养阴清热,与西瓜翠衣配伍,清热解暑生津之效显,二者共为君药。荷梗解暑清热,石斛、麦冬助西洋参养阴生津,共为臣药。暑易伤心助火,黄连苦寒,清心泻火;知母苦寒质润,滋阴降火;竹叶清热除烦;以上共为佐药。甘草、粳米益胃和中,为使药。本方甘苦合化,清暑热,益气阴,临床应用以身热多汗,口渴心烦,体倦少气,脉虚数为辨证要点。本方与东垣清暑益气汤同名而异治,临证应仔细斟酌,别而用之。

【医案】

1. 尿浊

患者,女,34岁,肾病综合征患者,素体阴虚,2017年7月22日初诊。患者诉1月前无明显诱因出现泡沫尿,伴双下肢浮肿,就诊于当地医院,查尿常规示尿蛋白(+++),后转诊于福建医科大学附属第一医院就诊,诊断为肾病综合征、膜性肾病,予以免疫抑制、补钙等治疗后,症状好转出院。此后症状反复,现症:泡沫尿,伴双下肢轻度凹陷性浮肿,劳累后前臂酸软无力,偶有发抖,大便便质偏干,难排,纳可,寐差,不易入睡,口干口苦,舌尖红苔薄黄,脉弦细。尿常规(2017年07月22日):隐血(++),尿蛋白阴性。西医诊断:肾病综合征、膜性肾病。中医诊断:尿浊(暑热气阴两伤证)。治以清暑益气、养阴生津,予以王氏清暑益气汤加减,拟方如下:太子参15g、黄连6g、淡竹叶6g、麦冬15g、知母6g、甘草3g、荷叶6g、石斛15g、淮山15g、西瓜翠衣60g、石莲子15g(杵碎)、大黄5g(后入)。水煎服,共14剂。2017年8月22日复诊,诸症较前改善,舌红苔微黄,脉弦偏数,效不更方,予前方再进14剂。[陈丽萍,阮诗玮.阮诗玮甄选王氏及李氏清暑益气汤治疗慢性肾脏病经验.亚太传统医药,2020,16(06):115-117.]

按语:患者素体阴虚,乃逢暑月之际,受暑邪所侵而致肺通调水道失职,而发泡沫尿、双下肢浮肿之症。患者口干口苦、乏力、便干、失眠、舌红苔黄,为一派暑热炽盛，气阴两亏之象。阮老用王氏清暑益气汤加减，清暑益气、养阴生津，以救其源而获效。

2.紫癜

患儿，女，7岁。阴虚体质，2011年7月2日初诊。患者于2010年11月6日出现皮肤紫癜，呈对称性，以腰以下为著。就诊于某三甲医院，诊断为紫癜性肾炎（皮肤型），予泼尼松等治疗后病情改善。激素逐渐减量，出院后尿蛋白波动于（－）~（++），隐血波动于（++）~（+++）。目前口服激素15mg/日。既往无特殊病史。患者诉近日常于户外活动时出现汗多，乏力，口稍干，双下肢可见散在紫斑，纳可，寐安，小便色稍黄，大便自调，舌质红，苔薄黄少津，脉细数。尿常规：尿蛋白（+），隐血（+++），红细胞246.3个/ul，高倍视野37.3个/Hp，白细胞30个/ul，高倍视野5.1个/Hp。血常规、肾功能未见明显异常。西医诊断为紫癜性肾炎，中医辨证为紫癜（暑热气阴两伤），治宜清暑益气、养阴生津、凉血止血，投以王氏清暑益气汤加减。拟方如下：太子参12g，黄连3g，淡竹叶6g，麦冬12g，知母6g，甘草3g，荷叶10g，石斛12g，淮山药15g，大蓟12g，茜草12g，上杞菜12g，水煎服，连服7剂。2011年7月9日复诊，诸症较前改善，复查尿常规，隐血微量，红细胞28.3个/ul，高倍视野5.0个/Hp，守方续服。[张荣东，阮诗玮.阮诗玮教授应用王氏清暑益气汤治疗慢性肾脏病的经验.中医药通报，2011，10（05）：21-22.]

按语：患儿皮肤紫癜、小便色稍黄、舌质红，苔薄黄少津，脉细数，为气血分有郁热，故而可出现尿血。治宜清暑益气、养阴生津、凉血止血，用王氏清暑益气汤加淮山药养胃气；大蓟、茜草、上杞菜清血分热，诸药合用，方证对应，故而奏效。

3.疰夏

患儿，男，7岁。6月16日突然发病，高烧至39.6℃。急入某医院住院治疗，诊为"小儿夏季热"。经打针、服药（用药不明，家属代诉打了消炎针，吃了退烧药）连用3天，患儿体温仍在38.6~39.4℃之间。家属心急如焚，携患儿自动出院，求治于余。察色按脉，先别阴阳气血。患儿精神疲惫乏力，口渴心烦，舌红而干，脉大而虚。诊断：疰夏（暑热伤气，耗伤津液）。治则：清暑泻热，补气生津。方药：清暑益气汤加味。药用西洋参10g，石斛10g，麦冬10g，知母10g，黄连5g，竹叶8g，生栀子仁10g，甘草5g，西瓜翠衣50g，荷梗一段。后两药自备。日服1剂，水煎2次分服。疗效观察：患儿服上方2剂病减，体温37.8℃，烦渴大减，能安然入睡，服完3剂后，热退身安，继用四君子汤加味，调理3日而康复如初。[钟志明.小儿夏季热治验一则.中国中医药报，2018-07-09（005）.]

按语：暑为阳邪，暑热伤人，耗气伤津。张洁古云："肺主气，夏热火盛灼金，肺受伤而气虚。"故治疗暑热伤气者，非但要清除暑热，还需益气生津。今患儿正气先虚，病邪乘虚而入，正邪相争则高烧不退。而清暑益气汤大有扶正祛邪之功，尤以西洋参一味，大补元气，提高机体的免疫机能，与清热解暑药共用，使正气来复，迫使病邪退却，而获如鼓应桴之效。

【现代应用研究】

1. 运动性中暑

沈坚等运用王氏清暑益气汤加减治疗运动性中暑患者36例，对照组给予常规疗法，即快速将患者移到阴凉处，通过冷水浸湿毛巾后擦拭患者身体等进行物理降温，饮用口服补液盐冲剂，严重者于静脉处输注氯丙嗪，吸氧以及注射肾上腺皮质激素以改善其中暑症状。观察组在常规疗法基础上给予王氏清暑益气汤加减口服。结果显示，观察组36例，治愈率83.33%，总有效率97.22%；对照组30例，治愈率53.33%，总有效率93.33%。观察组治愈率明显高于对照组（$P<0.05$），两组患者总有效率比较，差异无统计学意义（$P>0.05$）。两组患者治疗前后血hs-CRP，NEUT比较：治疗前两组患者血hs-CRP，NEUT差异无统计学意义（$P<0.05$）；与治疗前比较，治疗后两组患者血hs-CRP，NEUT均明显改善（$P<0.05$），治疗后观察组患者血hs-CRP，NEUT低于对照组（$P<0.05$）。显示王氏清暑益气汤可以增强热环境下机体的运动能力，采用王氏清暑益气汤进行预服用，可以有效地预防热损伤，提高机体热适应能力，从而更好地预防运动性中暑的发生。[沈坚，金斌，黄俊.王氏清暑益气汤加减治疗运动性中暑36例.浙江中西医结合杂志，2019，29（09）：772+779.]

2. 小儿厌食症

王丽君等选取食欲不振、体格偏瘦、大便偏干、小便短少，部分兼烦躁、手足心热且病史在一个月以上的厌食症患儿42例，用王氏清暑益气汤加减治疗，经过7天的中药内服，痊愈30例，有效8例，无效4例，总有效率90.48%。[王丽君，王玉.王氏清暑益气汤加减治疗小儿厌食症42例.黑龙江中医药，2006（05）：15-16.]

《时病论》

凉解里热法

【原文】其初起之证，头身皆痛，寒热无汗，咳嗽口渴，舌苔浮白，脉息举之有余，或弦或紧，寻之或滑或数，此宜辛温解表法为先；倘或舌苔化燥，或黄或焦，是温热已抵于胃，即用凉解里热法。（《时病论·卷一·春温》）

凉解里热法：治温热内炽，外无风寒，及暑温冬温之证。

鲜芦根（五钱）　大豆卷（三钱）　天花粉（二钱）　生石膏（四钱）　生甘草（六分）

新汲水煎服。

温热之邪，初入于胃者，宜此法也。盖胃为阳土，得凉则安。故以芦根为君，其味甘，其性凉，其中空，不但能去胃中之热，抑且能透肌表之邪，诚凉而不滞之妙品，大胜寻常寒药。佐豆卷之甘平，花粉之甘凉，并能清胃除热；更佐石膏，凉而不苦，甘草泻而能和，景岳名为玉泉饮，以其治阳明胃热有功。凡寒凉之药，每多败胃，惟此法则不然。（《时病论·卷一·凉解里热法》）

夫暑温之初病也，右脉胜于左部，或洪或数，舌苔微白，或黄而润，身热有汗，或口渴，或咳嗽，此邪在上焦气分，当用清凉涤暑法加杏仁、蒌壳治之。倘汗少而有微寒，或有头痛者，宜透肌肤之冒，于本法内去扁豆、瓜翠，加藿香、香薷治之。如口不渴者，乃兼湿也，加米仁、半夏治之。如舌苔黄燥，渴欲喜饮，宜清胃家之热，用凉解里热法治之。（《时病论·卷四·暑温》）

或问：冬温发热而不恶寒，倘恶寒者，为何病也？答曰：冬温恶寒，偶亦有之，良由先感温气，即被严寒所侵，寒在外而温在里，宜用辛温解表法先去寒邪，继用凉解里热法而清温气。（《时病论·卷八·冬温》）

【解析】本方主治温热邪气初入于胃，阳明胃热之证。是证可见于春温、暑温、冬温等温热病之温热邪气入里，盘踞于胃，重伤津液。治当清热生津，透热达表，如雷氏所言"胃为阳土，得凉则安"。方用芦根为君，甘寒质轻，清肺胃气分之热，并滋肺胃之阴；大豆黄卷解表祛暑，清热利湿；天花粉甘寒清热泻火，并可生津；生石膏清热泻火之余，更具辛味，解肌透热，共为臣药。三药合用，达清泻里热，生津止渴之效。佐以生甘草清热解毒，调和诸药。众药协力，有辛寒清热之效，无苦寒冰遏之弊，故雷氏言"寒凉之药，每多败胃，惟此法则不然"。

【医案】

1.春温

三湘刘某之子，忽患春温，热渴不解，计有二十朝来，始延丰诊，脉象洪大鼓指，舌苔灰燥而干，即以凉解里热法治之。次日黎明，复来邀诊，诣其处，见几上先有药方二纸，一补正回阳，一保元敛汗。刘曰：昨宵变证，故延二医酌治，未识那方中肯？即请示之。丰曰：先诊其脉再议。刘某伴至寝所，见病者复被而卧，神气尚清，汗出淋漓，身凉如水，六脉安静，呼吸调匀。丰曰：公弗惧，非脱汗也，乃解汗也。曰：何以知之？曰：脉静身凉，故知之也。倘今见汗防脱，投以温补，必阻其既解之邪，变证再加，遂难治矣。乔梓仍信丰言，遂请疏方。思邪方解之秋，最难用药，补散温凉，概不可施，姑以蒌皮畅其气分，俾其余邪达表；稽豆衣以皮行皮，使其尽透肌肤；盖汗为心之液，过多必损乎心，再以柏子、茯神养其心也；加沙参以保其津，细地以滋其液，米仁、甘草调养中州；更以浮小麦养心敛汗。连服二剂，肢体回温，汗亦收住。调治半月，起居如昔矣。[何冰，校注.清·雷丰，著.时病论.北京：中国医药科技出版社，2011：12.]

按语： 患者春温热渴不解二十余日，为热邪流连气分，以凉解里热法清阳明气分之热，方证相应。服后汗出身凉，神清脉静，实属战汗。正如叶天士所言"若其邪始终在气分流连者，可冀其战汗透邪，法宜益胃，令邪与汗并，热达腠开，邪从汗出。解后胃气空虚，当肤冷一昼夜，待气还自温暖如常矣"。因战汗正邪交争，致使阳气阴津暂亏，"倘今见汗防脱，投以温补，必阻其既解之邪，变证再加，遂难治矣"。故弃附子不用，而以沙参、细生地滋养阴液；柏子仁、茯神养心安神；米仁、甘草，调养中州；浮小麦养心敛汗。

本案妙在对药后反应的正确判断，临床多有医家一见战汗便误为阳虚漏汗，遂峻用附子以回阳固脱。殊不知战汗之后"脉静身凉"为阳气阴津暂虚。"盖战汗而解，邪退正虚，阳从汗泄，故渐肤冷，未必即成脱症。此时宜安舒静卧，以养阳气来复。旁人切勿惊惶，频频呼唤，扰其元气。但诊其脉若虚软和缓，虽倦卧不语，汗出肤冷，却非脱症；若脉急疾，躁扰不卧，肤冷汗出，便为气脱之症矣"。叶天士对症状鉴别诊断的所论对识证、认证具有重要的启发意义，值得临床医师效法。雷丰以凉解里热法疗春温流连气分，后出现战汗而不囿于伤寒附子固脱敛汗之说，却以甘寒柔养善其后。其慧眼识证，步步为营，机圆活法，可为后学之津梁。

2.感冒

患儿，男，2岁，1975年7月15日诊。患儿发热5天，经中西医治疗病情未见好转。现症：壮热（39.5℃），无汗，口渴，躁扰不安，大便略稀，日二次，小便黄。舌质红、苔黄滑，脉滑数，指纹紫红。证属暑温挟湿侵犯卫气，治宜祛暑清热、解表除湿。用凉解里热法加味：生石膏、芦根各12g，大豆卷、天花粉、六一散各6g，薄荷、青蒿各3g，佩兰4.5g。服1剂热减（38.2℃），2剂热退。[彭述宪.《时病论》凉解里热法的临床运用.安徽中医学院学报，1993（03）：35-36.]

按语： 时值盛夏，暑热偏盛，暑多挟湿，暑湿外侵，邪遏卫表，表阳不通，内传阳明，气分热炽，表里同病。故用凉解里热法加减，以清热生津，透热达表。因甘味滋腻，故而去甘草。又因暑热所致，加青蒿以祛暑达邪；薄荷轻清解表；佩兰祛暑化湿；六一散涤暑利湿。全方合用使暑去湿化、表解里清，则病自愈。

3.鼻衄

患者，女，21岁，工人，1991年7月28日诊。患者自1990年12月中旬发生鼻孔出血，量不多，月发1~2次；今年5月鼻衄发作频繁，7~10天1次。3天前两侧鼻孔出血，色深红，日发2~3次，服清热凉血药未效，心烦口渴。舌红苔黄，脉洪数。证属胃火上炎，灼伤鼻络。治宜清胃降火、凉血止血。用凉解里热法：生石膏18g，芦根、白茅根各15g，代赭石、藕节各12g，天花粉、大豆卷各9g，甘草3g。服3剂，鼻衄止。［彭述宪.《时病论》凉解里热法的临床运用.安徽中医学院学报，1993（03）：35–36.］

按语：手足阳明之脉至鼻旁，本患者阳明火旺，循经上炎，灼伤鼻络，而致鼻衄。用方以凉解里热法为主，意在清阳明胃热，加寒凉之茅根、藕节止血化瘀，又能活血，止血而无留瘀之弊，代赭石重镇降火，使胃气下行，方证相合，3剂则显效。

清热解毒法

【原文】其初起之证，头身皆痛，寒热无汗，咳嗽口渴，舌苔浮白，脉息举之有余，或弦或紧，寻之或滑或数，此宜辛温解表法为先。倘或舌苔化燥，或黄或焦，是温热已抵于胃，即用凉解里热法。如舌绛齿燥，谵语神昏，是温热深踞阳明营分，即宜清热解毒法，以保其津液也。（《时病论·卷一·春温》）

温毒者，由于冬令过暖，人感乖戾之气，至春夏之交，更感温热，伏毒自内而出，表里皆热。又有风温、温病、冬温，误用辛温之剂，以火济火，亦能成是病也。其脉浮沉俱盛，其证心烦热渴，咳嗽喉痛，舌绛苔黄，宜用清热解毒法，加甘草、桔梗治之……又有温热之毒，协少阳相火上攻，耳下硬肿而痛，此为发颐之病，颐虽属于阳明，然耳前耳后，皆少阳经脉所过之地，速当消散，缓则成脓为害，宜内服清热解毒法，去洋参、麦冬，加马勃、青黛、荷叶治之；连面皆肿，加白芷、漏芦；肿硬不消，加山甲、皂刺；外用水仙花根，剥去赤皮与根须，入白捣烂，敷于肿处，干则易之，俟肤生黍米黄疮为度。又有温热之毒，发越于上，盘结于喉，而成肿痹。《内经》云："一阴一阳结，谓之喉痹。"一阴者，手少阴君火也；一阳者，手少阳相火也。二经之脉，并络于喉，今温毒聚于此间，则君相之火并起。盖火动则生痰，痰壅则肿，肿甚则痹，痹甚则不通而死矣。急用玉钥匙以开其喉，继以清热解毒法，去洋参、麦冬，加僵蚕、桔梗、牛蒡、射干治之。温毒之病，变证极多，至于斑、疹、颐、喉，时恒所有，故特表而出之。（《时病论·卷一·温毒》）

清热解毒法：治温毒深入阳明，劫伤津液，舌绛齿燥。

西洋参（三钱）　大麦冬（三钱，去心）　细生地（三钱）　元参（一钱五分）　金银花（二钱）　连翘（二钱，去心）

加绿豆三钱，煎服。

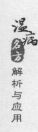

此法治温热成毒，毒即火邪也。温热既化为火，火未有不伤津液者，故用银、翘、绿豆，以清其火而解其毒；洋参、麦冬，以保其津；元参、细地，以保其液也。（《时病论·卷一·清热解毒法》）

【解析】本方主治阳明热毒劫伤津液之证。治当清热解毒，养阴生津。方用甘寒之金银花与苦寒之连翘合用，既有辛凉透邪清热之效，又具芳香辟秽解毒之功；绿豆清热解毒，并可消暑以解暑温，利水以给邪出路，三药合用以清火解毒。"壮火食气"，以西洋参补气养阴，清热生津；麦冬养肺胃阴津，二者同用达气津双补之效。玄参清热凉血，滋阴降火；生地黄清热凉血，养阴生津，二者补益阴液以清伏热。全方合用，清热解毒而不冰遏，养阴生津而不滋腻，使温毒得解，津液得复。

却热息风法

【原文】如有手足瘛疭，脉来弦数，是为热极生风，即宜却热息风法。（《时病论·卷一·春温》）

却热息风法：治温热不解，劫液动风，手足瘛疭。

大麦冬（五钱，去心）　细生地（四钱）　甘菊花（一钱）　羚羊角（二钱）　钩藤钩（五钱）

先将羚羊角煎一炷香，再入诸药煎。

凡温热之病，动肝风者，惟此法最宜。首用麦冬、细地，清其热以滋津液；菊花、羚角，定其风而宁抽搐；佐钩藤者，取其舒筋之用也。（《时病论·卷一·却热息风法》）

【解析】本方主治温病热极生风之证。是证热盛不解，灼伤阴液，内动肝风，故手足瘛疭，脉象弦数。邪热未解，而阴液已伤，故治当养阴清热，凉肝息风。本方重用麦冬养阴清热，"麦冬禀少阴癸水之气……用麦冬以通续络脉"；生地入营血分可清热凉血，并入肾以滋水涵木，二药合用，清热生津。羚羊角、钩藤凉肝息风，清热解痉；菊花平抑肝阳，透热外达。诸药合用，使热清、阴充，则风自息，瘛疭止。

【现代应用研究】

小儿多发性抽动症

邱根祥使用却热息风法加减治疗小儿多发性抽动症患儿30例，整体有效率达96.7%，优于盐酸硫必利片对照组（$P<0.05$），临床症状积分亦具有显著差异（$P<0.01$）。而且未发现患儿出现嗜睡乏力、胃肠道不适等不良反应。[邱根祥，许宝才，刘根芳，等.雷氏却热息风法治疗小儿多发性抽动症的临床观察.中国中医药科技，2019，26（01）：116-118.]

祛热宣窍法

【原文】如或昏愦不知人，不语如尸厥，此邪窜入心包，即宜祛热宣窍法。春温变幻，不一而足，务在临机应变可也。（《时病论·卷一·春温》）

祛热宣窍法：治温热、湿温、冬温之邪，窜入心包，神昏谵语，或不语，舌苔焦黑，或笑或痉。

连翘（三钱，去心） 犀角（一钱） 川贝母（三钱，去心） 鲜石菖蒲（一钱）

加牛黄至宝丹一颗，去蜡壳化冲。

是法治邪入心包之证也。连翘苦寒，苦入心，寒胜热，故泻心经之火邪；经曰：火淫于内，治以咸寒，故兼犀角咸寒之品，亦能泻心经之火邪。凡邪入心包者，非特一火，且有痰随火升，蒙其清窍，故用贝母清心化痰，菖蒲入心开窍；更用牛黄至宝之大力，以期救急扶危于俄顷耳。（《时病论·卷一·祛热宣窍法》）

湿温……如或失治，变为神昏谵语，或笑或痉，是为邪逼心包，营分被扰，宜用祛热宣窍法，加羚羊、钩藤、元参、生地治之。（《时病论·卷六·湿温》）

倘热势转剧，神气昏愦，谵语错乱，舌苔转黑者，不易治也，勉以祛热宣窍法治之，紫雪丹亦可用之。（《时病论·卷八·冬温》）

谵语神昏，热乱神明者，祛热宣窍法可通用之。（《时病论·附论·治时病常变须会通论》）

【解析】本方主治热入心包，神昏谵语之证，治当清热开窍为法。方以连翘苦寒入心，"象心能退心热"；犀角灵异味咸，清热解毒凉血，并能定惊；二药合用，共清心经火邪。《温热论》言："平素心虚有痰，外热一陷，里络即闭，非菖蒲、郁金等所能开，须用牛黄丸、至宝丹之类以开其闭，恐其昏厥为痉也。"故以贝母清心化痰，石菖蒲豁痰开窍，醒神益智，并送服牛黄至宝丹清热开窍，化浊解毒。本方药简力专，清热解毒，豁痰开窍之功兼备，用于救急，使邪热得祛，心窍得开。

【医案】

春温

城东章某，得春温时病，前医不识，遂谓伤寒，辄用荆、防、羌、独等药，一剂得汗，身热退清，次剂罔灵，复热如火，大渴饮冷，其势如狂。更医治之，谓为火证，竟以三黄解毒为君，不但热势不平，更变神昏瘛疭。急来商治于丰，诊其脉，弦滑有力，视其舌，黄燥无津。丰曰：此春温病也。初起本宜发汗，解其在表之寒，所以热从汗解，惜乎继服原方，过汗遂化为燥，又如苦寒遏其邪热，以致诸变丛生，当从邪入心包、肝风内动治之。急以祛热宣窍法，加羚羊、钩藤。服一剂，瘛疭稍定，神识亦清，惟津液未回，唇舌尚燥，守旧法，除去至宝、菖蒲，加入沙参、鲜地，连尝三剂，诸恙咸安。[何冰，校注.清·雷丰，著.时病论.北京：中国医药科技出版社，2011：12.]

按语：患者发病属春温，火热居多，反而用荆、防、羌、独等温热药助火邪，后用三黄解毒清热燥湿以伤其津液，故而舌黄燥无津，冰遏热伏。治疗应急以祛热宣窍法，加羚羊、钩藤，咸寒息风降下之品，清热解毒，开窍止痉。药后瘛疭已定，神识清醒，则去开窍之至宝、菖蒲。惟津液未复，故而加入沙参、鲜地等甘寒生津之品，以顾护津液。

辛凉解表法

【原文】推风温为病之原，与春温仿佛，亦由冬令受寒，当时未发，肾虚之体，其气伏藏于少阴，劳苦之人，伏藏于肌腠，必待来春感受乎风，触动伏气而发也。其证头痛恶风，身热自汗，咳嗽口渴，舌苔微白，脉浮而数者，当用辛凉解表法。（《时病论·卷一·风温》）

疹亦红轻紫重黑危也。虽然邪郁未解，热在营分，但其温毒已发皮毛，与斑在肌肉为大异。盖肺主皮毛，胃主肌肉，所以古人谓斑属足阳明胃病，疹属手太阴肺病，疆界攸分，不容混论，鞠通混而未别，虚谷已驳其非，洵无谬也。当其欲发未发之时，速用辛凉解表法，加细生地、绿豆衣治之，甚者加青黛、连翘治之。（《时病论·卷一·温毒》）

辛凉解表法：治风温初起，风热新感，冬温袭肺咳嗽。

薄荷（一钱五分）　蝉蜕（一钱，去足翅）　前胡（一钱五分）　淡豆豉（四钱）　瓜蒌壳（二钱）　牛蒡子（一钱五分）

煎服。如有口渴，再加花粉。

此法取乎辛凉，以治风温初起，无论有无伏气，皆可先施。用薄荷、蝉蜕，轻透其表；前胡、淡豉，宣解其风；叶香岩云：温邪上受，首先犯肺。故佐蒌壳、牛蒡开其肺气，气分舒畅，则新邪伏气，均透达矣。（《时病论·卷一·辛凉解表法》）

春应温而过热，是为非时之气，所感之风，风中必夹热气，故名风热病耳。此不但与风温为两途，抑且与热病为各异。盖风温、热病，皆伏气也；风热之邪，是新感也。其初起寒微热甚，头痛而昏，或汗多，或咳嗽，或目赤，或涕黄，舌起黄苔，脉来浮数是也，当用辛凉解表法为先。（《时病论·卷二·风热》）

《金鉴》云：经曰：冬伤于寒，春必病温，至夏为热病。热病者，乃冬伤正令之微寒，未即病也。倪氏谓：交立夏以来，久伏之气，随时令之热而触发，故初病即发热汗出，口渴心烦，不恶寒而反恶热，脉来洪大之象，是为热病也。《医通》曰：邪非外来，故但热而不恶寒，热自内发，故口燥渴而多引饮，其邪既郁为热，不得复言为寒。合而观之，热病因伏气者了然，然较晚发更发于晚，比诸温更伏于深。初起之时，宜用清凉透邪法。热势不衰，继用清凉荡热法。倘有恶寒相兼，脉象举取浮紧，是有夏时暴寒所加，寒在外而热在里，先用辛温解表法，以透其外，外邪得透，再用清凉之剂，以荡其里热也。设无浮紧之脉，又无恶寒之证，误用辛温之方，耗伤津液者，宜用清热保津法加西洋参、石膏治之。倘或兼之恶风，微微汗出，脉象举取浮缓，此表有风邪所加，风在外而热在里，当用辛凉解表法，先解其外也。（《时病论·卷四·热病》）

昔贤谓冬应寒而反温，非其时而有其气，人感之而即病者，名曰冬温是也。其劳力辛苦之人，动作汗出，温气乘袭，多在于表；其冬不藏精之人，肾经不足，温气乘袭，多在于里。冬温虽发于冬时，然用药之法，与伤寒迥别。盖温则气泄，寒则气敛，二气本属相反，误用辛温，变证迭出矣。其证头痛有汗，咳嗽口渴，不恶寒而恶热，或面浮，或咽痛，或胸疼，阳脉浮滑有力者，乃温邪窜入肺经也，宜用辛凉解表法加连翘、象贝治之。口渴甚者，温邪入胃腑也，再加芦根、花粉治之。（《时病论·卷八·冬温》）

【解析】"温邪上受，首先犯肺"（《温热论》），温邪犯于肺卫，卫气被郁，腠理失常，可见自汗或无汗，恶风或微恶寒而热甚；风性清扬，易袭阳位则易见头痛、头昏；肺气宣降不畅，故咳嗽、咽痛、口渴、胸痛等；邪热在表，故舌苔微白或黄，脉浮而数。治当辛凉解表，宣肺透邪。本方以薄荷辛凉之性，轻清之体，轻扬升浮，芳香透窍，凉解肺经风热并可微发其汗；蝉蜕甘寒，质轻上浮，疏散风热并宣肺利咽；二者共用，清透表邪。风热邪气相兼，故以前胡散风清热，并止咳嗽；淡豆豉宣发郁热，并可解表，二者合用，宣解其风。佐以瓜蒌壳清热化痰，理气宽胸；牛蒡子味兼辛苦，升降皆得，顺肺气之宣降，并解毒利咽。本方深谙吴鞠通"治上焦如羽，非轻不举"之理，用药轻灵，既解表邪，又可透伏热。如热证烦渴甚者，加天花粉生津止渴。

【医案】

1.春温

若耶赵某，颇知医理，偶觉头痛发热，时或恶风，自以为感冒风邪，用辛温散剂，热势增重。来迂于丰，脉象洪滑而数，舌根苔黄，时欲烦躁，口不甚渴。丰曰：此晚发证也。不当辛散，宜乎清解之方。病者莞然而笑，即谓：晚发在乎秋令，春时有此病乎？见其几上有医书数种，内有叶香岩《医效秘传》，随手翻出使阅，阅之而增愧色，遂请赐方，以辛凉解表法，加芦根、豆卷治之。连服三煎，一如雪污拔刺，诸恙咸瘳。[何冰，校注.清·雷丰，著.时病论.北京：中国医药科技出版社，2011：17.]

按语：患者出现头痛发热，时或恶风，为温邪犯卫所致，反用辛温散剂，助热耗津。治以辛凉解表法加用芦根、豆卷质轻之品，以清热宣气，轻可去实而收速效。

2.喉痹

患者，女，53岁。1990年4月14日住院。咽喉疼痛20余天，稍伴咳嗽，口腔软腭可见一分硬币大之溃疡面，且有渗血，咽喉红而微肿，舌质亦红、苔薄黄，脉浮数。西医诊断：咽喉炎。中医诊断：喉痹，因风热熏蒸引起。法以疏风热、除喉痹为主，选雷氏辛凉解表法加减：薄荷6g，蝉蜕6g，牛蒡子9g，前胡9g，瓜蒌皮10g，桔梗6g，甘草3g，元参12g，射干9g，仙鹤草15g。3剂。每日1剂，水煎服。

4月17日次诊：咽喉肿消痛减，出血已止，溃疡面基本愈合，舌质略红、苔转薄白，脉浮稍数。依照上方，去射干、仙鹤草，加僵蚕6g，再服3剂。诸症悉除，感觉正常，病愈出院。[戴昌明.雷氏辛凉解表法治验一得.江西中医药，1994（06）：35.]

按语：患者咽喉疼痛，咳嗽，溃疡，咽喉红肿，渗血，证属喉痹；舌红、苔薄黄，脉浮数为风热之象，故属喉痹风热熏蒸之证。治疗当辛凉解表，宣肺透邪，并以凉血。故方以雷氏辛凉解表法为底方，加桔梗、甘草、射干解毒利咽；加玄参凉血散血；加仙鹤草解毒、补虚。标本兼顾，后经加减共6剂而愈。

清凉透邪法

【原文】推温病之原，究因冬受寒气，伏而不发，久化为热，必待来年春分之后，天令温暖，阳气弛张，伏气自内而动，一达于外，表里皆热也。其证口渴引饮，不恶寒而恶热，脉形愈按愈盛者是也。此不比春温外有寒邪，风温外有风邪，初起之时，可以辛温辛凉；是病表无寒风，所以忌乎辛散，若误散之，则变证蜂起矣。如初起无汗者，只宜清凉透邪法；有汗者，清热保津法。（《时病论·卷一·温病》）

晚发者，亦由冬令受寒，当时未发，发于来年清明之后，夏至以前，较之温病晚发一节，故名晚发病也。其证头痛发热，或恶风恶寒，或有汗无汗，或烦躁，或口渴，脉来洪数者是也。亦当先辨其因寒因风而触发者，始可定辛温辛凉之法治之。但其曩受之伏寒，必较温热之伏气稍轻，峻剂不宜孟浪。如无风寒所触者，仍归温病论治。此宜清凉透邪法，加蝉蜕、栀、壳治之。（《时病论·卷一·晚发》）

清凉透邪法：治温病无汗，温疟渴饮，冬温之邪内陷。

鲜芦根（五钱）　石膏（六钱，煨）　连翘（三钱，去心）　竹叶（一钱五分）　淡豆豉（三钱）　绿豆衣（三钱）

水煎服。

此治温病无汗之主方。其伏气虽不因风寒所触而发，然亦有有汗无汗之分。无汗者宜透邪，有汗者宜保津，一定之理也。凡清凉之剂，凉而不透者居多，惟此法清凉且透。芦根中空透药也，石膏气轻透药也，连翘之性升浮，竹叶生于枝上，淡豆豉之宣解，绿豆衣之轻清，皆透热也。伏邪得透，汗出微微，温热自然达解耳。（《时病论·卷一·清凉透邪法》）

《金鉴》云：经曰：冬伤于寒，春必病温，至夏为热病。热病者，乃冬伤正令之微寒，未即病也。倪氏谓：交立夏以来，久伏之气，随时令之热而触发，故初病即发热汗出，口渴心烦，不恶寒而反恶热，脉来洪大之象，是为热病也。《医通》曰：邪非外来，故但热而不恶寒，热自内发，故口燥渴而多引饮，其邪既郁为热，不得复言为寒。合而观之，热病因伏气者了然，然较晚发更发于晚，比诸温更伏于深。初起之时，宜用清凉透邪法。（《时病论·卷四·热病》）

温疟之证，先热后寒，其脉阳浮阴弱，或汗多，或汗少，口渴喜凉，宜清凉透邪法治之。如汗多者去淡豉，加麦冬、花粉。（《时病论·卷五·温疟》）

其证头痛有汗，咳嗽口渴，不恶寒而恶热，或面浮，或咽痛，或胸疼，阳脉浮滑有力者，乃温邪窜入肺经也……如或下利，阴脉不浮而滑，温邪已陷于里也，宜以清凉透邪法加葛根、黄芩治之。（《时病论·卷八·冬温》）

因于火者，宜以清凉透邪法。（《时病论·治时病常变宜会通论》）

【解析】冬伤于寒，伏而化热，或因外邪引动，或随时令自发，致使邪热内燔，治当清热透邪。本方以芦根"不但能去胃中之热，抑且能透肌表之邪，诚凉而不滞之妙品，大胜寻常寒药"（《时病论·卷一》）。《长沙药解》载石膏"清心肺，治烦躁，泄郁热，止燥渴"，其凉中有透，可解气分热盛，所以重用。"欲清表热，则加竹叶、连翘"（《温病条辨》）。竹叶、连翘、绿豆衣质轻性寒，三者合用，清表里之热；淡豆豉宣发郁热以透邪，其性温，与诸寒凉清热之品伍用，有凉而不遏之妙。诸药合用，于清凉之中，更具透达之性，使伏邪得透，汗出病解。

【医案】

暑温

西乡吴某，偶患暑温，半月余矣。前医认证无差，惜乎过用寒剂，非但邪不能透，而反深陷于里，竟致身热如火，四末如冰。复邀其诊，乃云热厥，仍照旧方，添入膏、知、犀角等药，服之益剧，始来求治于丰。诊其左右之脉，举按不应指，沉取则滑数。丰曰：邪已深陷于里也。其兄曰：此何证也？曰：暑温证也。曰：前医亦云是证，治之无效何？曰：暑温减暑热一等，盖暑温之势缓，缠绵而愈迟；暑热之势暴，凉之而愈速。前医小题大作，不用清透之方，恣用大寒之药，致气机得寒益闭，暑温之邪，陷而不透，非其认证不明，实系寒凉过度。刻下厥冷过乎肘膝，舌苔灰黑而腻，倘或痰声一起，即有仓扁之巧，亦莫如何！明知证属暑温，不宜热药，今被寒凉所压，寒气在外在上，而暑气在里在下，暂当以热药破其寒凉，非治病也，乃治药也。得能手足转温，仍当清凉养阴以收功。遂用大顺散加附子、老蔻。服一帖，手足渐转为温，继服之，舌苔仍化为燥，通身大热，此寒气化也，暑气出也，当变其法。乃用清凉透邪法去淡豉，加细地、麦冬、蝉蜕、荷叶，一日连服二剂，周身得汗，而热始退尽矣。后拟之法，皆养肺胃之阴，调治匝月而愈。[何冰，校注.清·雷丰，著.时病论.北京：中国医药科技出版社，2011：73.]

按语： 本证属暑温，不宜热药，今被寒凉所压，方以大顺散加减，先以热药解药害，使寒气得解。服药后手足转温，通身大热，暑气而出，后用清凉养阴，以清凉透邪法加减。方中去淡豉，恐耗散太过；加细地、麦冬以养阴清热；加蝉蜕、荷叶以助透邪外出。药后汗出热退，继以滋养肺胃善后而愈。

清热保津法

【原文】其证口渴引饮，不恶寒而恶热，脉形愈按愈盛者是也。此不比春温外有寒邪，风温外有风邪，初起之时，可以辛温辛凉；是病表无寒风，所以忌乎辛散，若误散之，则变证蜂起矣。如初起无汗者，只宜清凉透邪法；有汗者，清热保津法。（《时病论·卷一·温病》）

清热保津法：治温热有汗，风热化火，热病伤津，温疟舌苔变黑。

连翘（三钱，去心）　天花粉（二钱）　鲜石斛（三钱）　鲜生地（四钱）　麦冬（四钱，去心）　参叶（八分）

水煎服。

此治温热有汗之主方。汗多者，因于里热熏蒸，恐其伤津损液，故用连翘、花粉清其上中之热；鲜斛、鲜地保其中下之阴；麦冬退热除烦；参叶生津降火。（《时病论·卷一·清热保津法》）

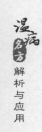

其初起寒微热甚，头痛而昏，或汗多，或咳嗽，或目赤，或涕黄，舌起黄苔，脉来浮数是也，当用辛凉解表法为先；倘恶寒头痛得瘥，转为口渴喜饮，苔色黄焦，此风热之邪，已化为火，宜改清热保津法治之。(《时病论·卷二·风热》)

如舌苔光绛，伤于阴也，宜用清热保津法加西洋参、北沙参、元参治之。(《时病论·卷四·暑温》)

设无浮紧之脉，又无恶寒之证，误用辛温之方，耗伤津液者，宜用清热保津法加西洋参、石膏治之。(《时病论·卷四·热病》)

温疟之证，先热后寒，其脉阳浮阴弱，或汗多，或汗少，口渴喜凉，宜清凉透邪法治之。如汗多者去淡豉，加麦冬、花粉。如舌苔化为焦黑者，宜清热保津法治之。(《时病论·卷五·温疟》)

又如诸病，见有舌绛齿燥，热伤于阴者，清热保津法可通用之。(《时病论·附论·治时病常变须会通论》)

【解析】本方主治热盛阴伤之证，治当清热养阴生津。方中连翘性凉味苦，轻清上浮，清热解毒；天花粉性寒味甘，清热泻火，生津止渴，最善治疗热病烦渴之证。石斛甘寒，滋中、下二焦之阴，并能清热；地黄用为鲜品，则清热生津，凉血止血之功更胜；麦冬养阴生津之余尤善除烦；三药合用，解邪热所伤肺胃之阴，并顾护下焦，以先安未受邪之地。"壮火食气"，故以参叶为佐使，稍稍用之，益气生津，而无人参壅遏邪气之弊。诸药合用，标本兼顾，清热生津两可，有除邪不伤阴，生津不恋邪之妙。

清凉荡热法

【原文】如脉象洪大而数，壮热谵妄，此热在三焦也，宜以清凉荡热法。(《时病论·卷一·温病》)

清凉荡热法：治三焦温热，脉洪大而数，热渴谵妄。

连翘（四钱，去心）　西洋参（二钱）　石膏（五钱，煨）　生甘草（八分）　知母（二钱，盐水炒）　细生地（五钱）

加粳米一撮，煎服。

是法也，以仲圣白虎汤为主，治其三焦之温热也。连翘、洋参，清上焦之热以保津；膏、甘、粳米，清中焦之热以养胃；知母、细地，泻下焦之热以养阴。(《时病论·卷一·清凉荡热法》)

《金鉴》云：经曰：冬伤于寒，春必病温，至夏为热病。热病者，乃冬伤正令之微寒，未即病也。倪氏谓：交立夏以来，久伏之气，随时令之热而触发，故初病即发热汗出，口渴心烦，不恶寒而反恶热，脉来洪大之象，是为热病也。《医通》曰：邪非外来，故但热而不恶寒，热自内发，故口燥渴而多引饮，其邪既郁为热，不得复言为寒。合而观之，热病因伏气者了然，然较晚发更发于晚，比诸温更伏于深。初起之时，宜用清凉透邪法。热势不衰，继用清凉荡热法。倘有恶寒相兼，脉象举取浮紧，是有夏时暴寒所加，寒在外而热在里，先用辛温解表法，以透其外，外邪得透，再用清凉之剂，以荡其里热也。设无浮紧之脉，又无恶寒之证，误用辛温之方，耗伤津液者，宜用清热保津法加西洋参、石膏治之。倘或兼之恶风，微微汗出，脉象举取浮缓，此表有风邪所加，风在外而热在里，当用辛凉解表法，先解其外也。至于舌苔化燥，谵语昏狂，急用清凉荡热法加紫雪丹治之。发斑者，加黄连、栀子；发疹者，加荷叶、牛蒡。须知热病最易伤阴，当刻刻保阴为要，辛温劫液之剂，勿浪用也。(《时病论·卷四·热病》)

【解析】本方为热盛阴伤而设，治当清热养阴。本方用白虎汤，"虎啸风生，金飚退热，辛凉重剂，达热出表，生津保津"。又加连翘清上焦邪热，洋参补气生津兼能壮水清火，二药同用清上焦邪热以保津；生地黄清热凉血并养阴生津。诸药合用，扶正以祛邪，清热以保津，养阴以退热，使里热清而复正安。

润下救津法

【原文】倘脉沉实，而有口渴谵语，舌苔干燥，此热在胃腑也，宜用润下救津法。(《时病论·卷一·温病》)

润下救津法：治热在胃腑，脉沉实有力，壮热口渴，舌苔黄燥。

熟大黄(四钱)　元明粉(二钱)　粉甘草(八分)　元参(三钱)　麦冬(四钱,去心)　细生地(五钱)

流水煎服。

阳明实热之证，当用大小承气，急下以存津液，但受温热之病，弱体居多，虽有是证，不能遽用是药，故以仲圣调胃承气为稳，且芒硝改为元明粉，取其性稍缓耳，合用鞠通增液汤方，更在存阴养液之意。(《时病论·卷一·润下救津法》)

如撮空理线，苔黄起刺，或转黑色，大便不通，此湿热化燥，闭结胃腑，宜用润下救津法，以生军易熟军，更加枳壳，庶几攻下有力耳。倘苔不起刺，不焦黄，此法不可乱投。湿温之病，变证最多，殊难罄述，宜临证时活法可也。(《时病论·卷六·湿温》)

【解析】本方为阳明热结，阴液亏损证而设，治当急下存阴。本方以调胃承气汤为底方，泻热和胃，润燥软坚，另合吴鞠通增液汤方，以玄参、麦冬、生地滋补阴液而泻火，以补为泻，存阴养液。诸药合用共奏滋阴通下、增水行舟之效。然本方中增液汤诸药用量较吴鞠通为轻，可知是证热结更甚，治当主以攻下。若邪热上扰神明，则以生大黄易熟大黄，更加枳壳，急当通腑以救急。

【医案】

1.发热

山阴沈某，发热经旬，口渴喜冷，脉来洪大之象，舌苔黄燥而焦。丰曰：此温病也。由伏气自内而出，宜用清凉透邪法，去淡豉、竹叶、绿豆衣，加杏仁、蒌壳、花粉、甘草治之。服一剂，未中肯綮，更加谵语神昏，脉转实大有力，此温邪炽盛，

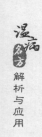

胃有燥屎昭然，改用润下救津法，加杏霜、枳壳治之。午前服下，至薄暮腹内微疼，先得矢气数下，交子夜始得更衣，有坚燥黑屎十数枚，继下溏粪，色如败酱，臭不可近，少顷遂熟寐矣，鼾声如昔，肤热渐平，至次日辰时方醒，醒来腹内觉饥，啜薄粥一碗。复脉转为小软，舌苔已化，津液亦生。丰曰：病痉愈矣，当进清养胃阴之药。服数剂，精神日复耳。[何冰，校注.清·雷丰，著.时病论.北京：中国医药科技出版社，2011：15.]

按语：患者发热经旬，口渴喜冷，脉来洪大，舌苔黄燥而焦为伏热内发之象，故初以清凉透邪法，因舌苔干燥而焦故去豆豉等避免伤及阴津，并加杏仁、瓜蒌壳、天花粉、甘草以清热生津。然服后更加谵语神昏，脉转实大有力，知为胃气之实，此阳明腑实之证明，急用润下救津法以增水行舟，急下存阴，并加杏霜以润肠、枳壳以调气。药后得燥矢而病解，后以清养胃阴而收全功。

2. 湿温误治

须江周某之一郎，由湿温误治，变为唇焦齿燥，舌苔干黑，身热不眠，张目妄言，脉实有力。此分明湿温化热，热化燥，燥结阳明，非攻下不能愈也。即用润下救津法，服之未效，屡欲更衣而不得，后以熟军改为生军，更加杏霜、枳壳，始得大解，色如败酱，臭不可近。是夜得安寐，谵妄全无，次日舌苔亦转润矣。继以清养肺胃，调理二旬而安。[何冰，校注.清·雷丰，著.时病论.北京：中国医药科技出版社，2011：115.]

按语：此湿温误用辛温燥热之品，致使湿温从阳化热耗津，腑实内结，故急以润下救津法。然恐其攻下之力不及，后以生大黄易熟大黄，以求峻下热结；增杏霜以润肠通便；枳壳以理气消积。药后始得大解，继以清养肺胃而愈。

清凉透斑法

【原文】盖温热之毒，抵于阳明，发于肌肉而成斑，其色红为胃热者轻也，紫为热甚者重也，黑为热极者危也，鲜红为邪透者吉也。当其欲发未发之际，宜用清凉透斑法治之；如斑发出，神气昏蒙，加犀角、元参治之。（《时病论·卷一·温毒》）

清凉透斑法：治阳明温毒发斑。

石膏（五钱，煨用）　生甘草（五分）　银花（三钱）　连翘（三钱，去心）　鲜芦根（四钱）　豆卷（三钱，井水发）

加新荷钱一枚，煎服，如无，用干荷叶三钱亦可。

凡温热发斑者，治宜清胃解毒为主。膏、甘治之以清胃，银、翘治之以解毒。更以芦根、豆卷，透发阳明之热；荷钱者即初发之小荷叶也，亦取其轻升透发之意。热势一透，则斑自得化矣。（《时病论·卷一·清凉透斑法》）

【解析】温热毒邪，伤于阳明，内陷营血，迫血从肌肉外溃，发于皮肤，而成斑，故有"斑为阳明热毒"（《六因条辨》）之说。其斑色"红轻、紫重、黑危"，色泽愈深，病情愈重。斑色鲜红者，当其欲发未发之际，宜用清凉透斑法。方以石膏清解阳明邪热，因其味辛，又可透表解肌；生甘草清热解毒，并调和诸药，助石膏清胃泻热，有白虎汤之意。金银花甘寒，清热解毒，既入营血分善疗热毒疮痈，又可疏散风热；连翘功同银花，但苦寒之性更甚，清心解毒之功较强；二药合用取解毒之效。芦根甘寒质轻，清胃热、生津液；豆卷清热透表；荷叶清热解暑，升发清阳，并可入血分祛瘀止血，以此为引，取其轻升透发之意。诸药合用，清胃解毒之余，深谙"透斑"之要，则邪热得透，斑发得解。

解肌散表法

【原文】伤风之病，即仲景书中风伤卫之证也，诸家已详，可毋细论耳。然其初起之大概，亦当述之。夫风邪初客于卫，头痛发热，汗出恶风，脉象浮缓者，此宜解肌散表法治之。经曰：伤于风者，头先受之，故有头痛之证；风并于卫，营弱卫强，故有发热汗出之证；汗出则腠疏，故有恶风之证；脉浮主表，缓主风，故用解肌散表之法，以祛卫外之风。倘脉浮紧发热汗不出者，不可与也，当须识此，勿令误也。若误用之，必生他变，然则当按仲景法治之。世俗每见鼻塞咳嗽，遂谓伤风，而不知其为冒风也。冒风之病，详在下编。(《时病论·卷二·伤风》)

解肌散表法：治风邪伤卫，头痛畏风，发热有汗等证。

嫩桂枝　白芍药　粉甘草　生姜　大枣

水煎服。

此仲景之桂枝汤，治风伤卫之证也。舒驰远曰：桂枝走太阳之表，专驱卫分之风；白芍和阴护营，甘草调中解热，姜辛能散，枣甘能和，又以行脾之津液，而调和营卫者也。(《时病论·卷二·解肌散表法》)

如初起因于风者，宜以解肌散表法。(《时病论·附论·治时病常变须会通论》)

【解析】风邪伤于卫分，经脉不利，兼之头为高位，故头痛；正邪相争，故发热；风性疏泄，兼之营弱卫强，腠理开泄，而汗出恶风；证属卫分则脉浮。是证与太阳中风证病机相通，故以仲景桂枝汤法解肌发表，调和营卫。桂枝走太阳之表，专驱卫分之风；白芍和阴护营；甘草与桂枝合用，辛甘化阳，配白芍酸甘化阴；三药合用，调和营卫。生姜与大枣配伍，辛散甘补，健运中焦而资营卫化生之源。

【医案】

1. 心悸

患者，男，39岁，2009年3月30日初诊。主诉：心悸、夜间阵汗4年余。B超示：二尖瓣脱垂、反流，具体诊疗过程不详。既往有高血压病史4年，血压最高达160/110mmHg，服用氨氯地平片每次2.5mg，每日1次；富马酸比索洛尔片5mg，每日1次。服用降血压药后常自汗出。刻诊：夜间阵汗，心悸，寐尚可，纳可，二便可，右脉缓，左反关，偏浮弱，舌嫩红，少苔。西医诊断：二尖瓣脱垂综合征。中医诊断：心悸（营卫不和）。法宜调和营卫，方宗桂枝汤加减。处方：桂枝12g，白芍12g，炙甘草8g，大枣7枚，生姜5片，黄芪15g。3剂，水煎服，每日1剂。并加

"辅汗三法"配合取汗。

2009年4月2日二诊：药后得微汗出而自汗止，心尚欠安，睡眠明显改善，血压130/90mmHg。上方加茯苓18g，浮小麦30g。7剂，水煎服，每日1剂。

两个月后回访，患者自诉自汗出止，心悸症状已不显，睡眠好，血压110/80mmHg左右。[马凯，王四平，李雅歌，等.李士懋临证应用桂枝汤经验探析.中医杂志，2020，61（08）：669-671.]

按语：该患者夜间阵汗出、心悸，疑为阴虚火旺；若从舌象论，舌嫩红、少苔或为虚证；若以脉测，脉缓则为营卫不足。此当为脾虚而营卫不足，肌表不固而汗出。营阴不济卫阳而心悸，卫阳不固营阴则汗出，故桂枝汤加"辅汗三法"以达先其时发汗之目的。以桂枝汤轻补阴阳使汗出，加黄芪益气固表以实卫，切合病机，药后汗止。二诊心悸欠安，在前方基础上再加茯苓、浮小麦和心气以安神、益脾气以敛汗。

2.瘾疹

患者，男，63岁。2016年7月11日初诊，主诉：反复发作荨麻疹5年。刻下症：身痒，起疹，汗多恶风，时有鼻塞，食后胃胀，腰沉，口干思饮，二便调。舌苔白根腻，脉细。辨为太阳阳明太阴合病，予桂枝加荆防苡败蒺藜汤。处方：桂枝10g，白芍10g，炙甘草6g，荆芥10g，防风10g，白蒺藜15g，生薏苡仁30g，败酱草18g，自加生姜3片，大枣4枚，7剂，每日1剂，水煎服。二诊（2016年7月18日）：痒轻疹减，腰沉已，仍口干，苔白腻脉细。上方加当归10g，赤小豆15g，蛇蜕10g，7剂，煎服同前。患者后因盗汗于2017年3月13日再次就诊，告知药后痒疹未作。[杨中阳，徐庆武，姚颖玉，等.桂枝汤加味治疗寒冷性荨麻疹体会.中华中医药杂志，2021，36（06）：3404-3406.]

按语：《诸病源候论·风瘙痒身体瘾疹候》言："邪气客于皮肤，复逢风寒相折，则起风瘙瘾疹。"气虚卫外不固，风邪乘虚外袭，郁于皮肤之间，致使营卫不和是慢性荨麻疹的病机之一。本患身痒起疹，兼鼻塞知病位在表，汗多恶风辨为太阳病表虚之证，当以桂枝汤调和营卫。然口干思饮为阳明病，胃胀、腰沉考虑为太阴病里寒证。故以六经辨证为太阳阳明太阴合病，以桂枝加荆防苡败蒺藜汤治之而收敛。

【现代应用研究】

1.肠易激综合征

杜长湘以桂枝汤治疗35例肠易激综合征患者。35例中，治愈28例（占80.0%），有效5例（14.3%），无效2例（占5.7%）。治疗前后主要症状及体征比较有明显改善。其中腹痛治疗前28例，治疗后5例；腹泻治疗前23例，治疗后4例；便秘治疗前18例，治疗后2例；结肠痉挛治疗前25例，治疗后3例。[杜长湘.桂枝汤为主治疗35例肠易激综合征.上海中医药杂志，2001，（02）：28.]

2.小儿多动症

赵启然以桂枝汤加减治疗小儿多动症30例。其中痊愈8例，显效17例，改善3例，无效2例，总体有效率达93.3%。其中病程2个月以内者6例均获痊愈。病程半年以内者共11例，其中痊愈2例，显效9例。无效病例均为病程3年以上患儿。［赵启然，彭红星.桂枝汤治疗小儿多动症30例.湖北中医杂志，1994（03）：33.］

微辛轻解法

【原文】冒风者，风邪冒于皮毛，而未传经入里也。汪讱庵曰：轻为冒，重为伤，又重则为中。可见冒风之病，较伤风为轻浅耳。近世每以冒风之病，指为伤风，不知伤风之病，即仲景书中风伤卫之证也。今谓冒风，乃因风邪复冒皮毛，皮毛为肺之合，故见恶风、微热、鼻塞、声重、头痛、咳嗽，脉来濡滑而不浮缓，此皆春时冒风之证据，与风伤卫之有别也，宜乎微辛轻解法治之。倘或口渴喜饮，是有伏气内潜，如脉数有汗为风温，脉紧无汗为春温，务宜区别而治，庶几无误。（《时病论·卷二·冒风》）

微辛轻解法：治冒风之证，头微痛，鼻塞，咳嗽。

紫苏梗（一钱五分）　薄荷梗（一钱）　牛蒡子（一钱五分）　苦桔梗（一钱五分）　瓜蒌壳（二钱）　广橘红（一钱，去白）

水煎服。

凡新感之风邪，惟冒为轻，只可以微辛轻剂治之。夫风冒于皮毛，皮毛为肺之合，故用紫苏、薄荷以宣其肺，皆用梗而不用叶，取其微辛力薄也。盖风为阳邪，极易化火，辛温之药，不宜过用，所以佐牛蒡之辛凉，桔梗之辛平，以解太阴之表，及蒌壳之轻松，橘红之轻透，以畅肺经之气，气分一舒，则冒自解矣。（《时病论·卷二·微辛轻解法》）

【解析】本方主治冒风，是证较风伤卫分之证轻浅，为风邪微冒皮毛，治当清轻解表。本方用紫苏梗辛而微温，薄荷梗味辛性凉，二者寒温并用，轻宣肺气。因恐苏叶、薄荷叶宣散太过，故以梗易叶。风为阳邪，易化火而伤阴，则辛温药宜少用。故以牛蒡子辛凉疏散风热并宣肺；桔梗宣畅肺气；瓜蒌壳理气宽胸；橘红宽中透邪。本方用药皆为轻清之品，药量亦轻，取清解之意。诸药合用，使肺经气机宣畅，则冒风自解。

【医案】

冒风

城西孙某，感冒风邪，丰用微辛轻解法加杏仁、象贝治之。服二剂，复来赶请，谓方药无灵，病忽益剧，息贲胸闭，鼻衄如泉。即往诊之，寸脉皆大，沉按滑数而来。丰曰：此风痰壅闭于肺，化火劫络之证也。方中并无补剂，何得加闭？又无热药，何得动衄？询其曰昨所食之物，乃火酒下鸡，夫鸡乃关风之物，酒为助火之物，宜乎增剧，无怪方药。遂用金沸草汤去细辛、荆芥，加葶苈、杏仁降肺气以开其闭，黄芩、栀炭清血热而止其衄，连服三煎，即中病机。若以楂肉、鸡金消其积，葛花、枳椇解其醒，便是刻舟求剑矣。［何冰，校注.清·雷丰，著.时病论.北京：中国医药科技出版社，2011：29.］

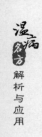

按语：此冒风之证，初起病邪轻浅则以微辛轻解法加杏仁、象贝治之。然患者饮酒并食鸡肉，致使喘息加剧、鼻衄、双寸脉大，成风痰壅闭，化火劫络之证。故以金沸草汤去辛温药，加葶苈子、杏仁降肺气，黄芩、栀子炭清热凉血止衄而愈。微辛轻解法中言不宜过用辛温之药，微温之苏叶亦以苏梗代替，均为避免风邪化火伤阴。观此案知冒风禁辛温之品，临证当慎。

顺气搜风法

【原文】中风之病，如矢石之中人，骤然而至也。古人谓类中为多，真中极少，是书专为六气而设，故论真中为亟耳。观夫卒中之病，在春中风为多，在夏中暑为多，在秋中湿为多，在冬中寒为多，是以中风之病，详于春令。盖风之中于人也，忽然昏倒，不省人事，或㖞斜舌强，痰响喉间等证。当其昏倒之时，急以通关散取嚏，有则可治，无则多死；口噤者，用开关散擦牙软之；痰涎壅盛，用诸吐法涌之；此乃急则治标之法。再考诸贤论治，惟《金匮》分为四中，最为确当，堪为后学准绳，一曰中经，一曰中络，一曰中腑，一曰中脏。如左右不遂，筋骨不用，邪在经也，当用顺气搜风法治之。（《时病论·卷二·中风》）

顺气搜风法：治风邪中经，左右不遂，筋骨不用。

台乌药（一钱）　陈橘皮（一钱五分）　天麻（一钱）　紫苏（一钱五分）　甘菊花（一钱）　参条（二钱）　炙甘草（五分）　宣木瓜（一钱）

加桑枝三钱为引，水煎服。

此师古人顺风匀气散之法，以治风邪中经之病也。香岩曰：经属气。所以进乌药、陈皮以顺其气，天麻、苏、菊以搜其风。经曰：邪之所凑，其气必虚。故佐参、草辅其正气；更佐木瓜利其筋骨，桑枝遂其左右之用也。（《时病论·卷二·顺气搜风法》）

【解析】本方主治风邪中经之证。是证缘由素体正气虚弱，无力抗邪，风邪中于经络，气血不濡，致使肢体左右不遂，筋骨不用。治当祛风通络，顺气搜风。本方以乌药辛温，行气止痛；陈皮辛香走窜，理气化痰，既解风邪，又可化痰；二者共为君药。风邪中经，总以搜风祛邪为要，故以天麻息风止痉，平抑肝阳，祛风通络；紫苏解表散寒，行气和胃，使风邪外达；菊花平抑肝阳，疏散风热，三药共为臣药。邪之所凑，其气必虚，故以人参大补元气；甘草补益中州，并调和诸药为佐药。其症左右不遂，筋骨不用，故以木瓜舒筋活络；桑枝祛风湿热，且通达四肢关节，二药合用以治标，共为佐使。诸药合用，顺气搜风活络之余兼顾正气之虚衰，虚实兼顾，共奏祛风通络、补益元气之效。

活血祛风法

【原文】口眼㖞斜，肌肤不仁，邪在络也，当用活血祛风法治之。（《时病论·卷二·中风》）

活血祛风法：治风邪中络，口眼㖞斜，肌肤不仁。

全当归（三钱，酒炒）　川芎（一钱五分）　白芍（一钱，酒炒）　秦艽（一钱五分）　冬桑叶（三钱）　鸡血藤胶（一钱）

加橘络二钱，煎服。

此治风邪中络之法也。香岩云：络属血。故用鸡藤、川芎以活其血，即古人所谓治风须养血，血行风自灭也。经曰：营虚则不仁。故用当归、白芍补益营血，而治不仁也。秦艽为风药中之润品，散药中之补品，且能活血荣筋；桑叶乃箕星之精，箕好风，风气通于肝，最能滋血去风，斯二者，诚为风中于络之要剂。更佐橘络以达其络，络舒血活，则风邪自解，而㖞斜自愈矣。（《时病论·卷二·活血祛风法》）

【解析】本方主治风邪中络之证。络脉空虚，腠理不固，风邪趁虚而入，致使营血不能运行于肌表，故肌肤不仁，手足麻痹；络脉痹阻，则气血运行不畅，故口眼㖞斜。络脉属血，其邪为风，故治当活血祛风，养血和营。方用鸡血藤苦甘性温，功善活血补血，舒筋活络，《纲目拾遗》载其"活血，暖腰膝，已风瘫"，于本证有标本兼治之效；川芎辛散温通，活血行气，祛风止痛，为"血中气药"，并可"旁通络脉"；二药合用，遵"治风须养血，血行风自灭"之要旨。当归甘温，补血活血；白芍酸寒，养血和营；二药合用酸甘化阴，补益营血，以治肌肤不仁。秦艽辛散苦泄，质润不燥，为"风中之润剂"，又善"活血荣筋"，为治中风要药；桑叶，"得箕星之精，箕好风，风气通于肝，故桑叶善平肝风"（《温病条辨》）；二药合用，滋阴息风。另取甘平之橘络，以通人之脉络，理气化痰。诸药合用，风邪得祛，营血得养，诸症得愈。

【医案】

中风

城西马某之母，望八高年，素常轻健，霎时暴厥，口眼㖞斜，左部偏枯，形神若塑，切其脉端直而长，左三部皆兼涩象。丰曰：此血气本衰，风邪乘虚中络，当遵古人治风须治血，血行风自灭之法。于是遂以活血祛风法，加首乌、阿胶、天麻、红枣治之，连服旬余，稍为中窾。复诊脉象，不甚弦而小涩，左肢略见活动，口眼如常，神气亦清爽矣，惟连宵少寐，睡觉满口焦干，据病势已衰大半，但肝血肾液与心神，皆已累亏，姑守旧方，除去秦艽、桑叶、白芍、天麻，加入枸杞、苁蓉、地黄、龙眼，又服十数剂，精神日复，起居若旧矣。［何冰，校注.清·雷丰，著.时病论.北京：中国医药科技出版社，2011：29.］

按语：本患年事已高，平素体健，然突发暴厥，见口眼㖞斜、左侧肢体偏枯，形神如塑，知病为中风；切脉端直以长，故知素有血气亏虚，而有风象；左脉涩，知有血瘀，故为中络之证。治当活血祛风，养血和营，方以活血祛风法。因年事已高，血气衰弱，故加首乌、阿胶、天麻、红枣以补血祛风。一旬后诸症皆轻，诊脉只余小涩，知尚有血瘀；睡眠不佳，口内焦干，为肝血肾液与心神具亏。故仍守旧方去风药，而加入补益阴血之药调理而愈。

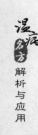

宣窍导痰法

【原文】昏不识人，便溺阻隔，邪在腑也，当用宣窍导痰法，益以百顺丸治之；神昏不语，唇缓涎流，邪在脏也，亦宜此法，佐以牛黄清心丸治之。(《时病论·卷二·中风》)

宣窍导痰法：治风邪中脏中腑，及疟发昏倒等证。

远志（一钱，去心）　石菖蒲（五分）　天竺黄（二钱）　杏仁（三钱，去皮尖，研）　瓜蒌实（三钱，研）　僵蚕（三钱，炒）　皂角炭（五分）

水煎，温服。

风邪中于脏腑者，宜施此法。其中乎经，可以顺气搜风；其中乎络，可以活血祛风；今中脏腑，无风药可以施之，可见中脏之神昏不语，唇缓涎流，中腑之昏不识人，便溺阻隔等证，确宜宣窍导痰。方中天竺、远、菖，宣其窍而解其语；杏仁、蒌实，导其痰且润其肠；僵蚕化中风之痰，皂角通上下之窍，此一法而两用也。尤恐其力之不及，中腑更佐以百顺，中脏更佐以牛黄，按法用之，庶无差忒。(《时病论·卷二·宣窍导痰法》)

瘴疟之证，岭南地方为多也。乃因天气炎热，山气湿蒸，多有岚瘴之毒，人感之者，即时昏闷，一身沉重，或寒甚热微，或寒微热甚，亦有迭日间日而作者，亦有狂言妄语者，亦有口噤不言者。揆其诸证，初起之时，邪必郁于气分，甚则血瘀于心，涎聚于脾。先宜宣窍导痰法，探吐其痰，然后辨其轻重表里为要。其轻者在表，宜用芳香化浊法加草果、槟榔；其重者在里，宜用和解兼攻法为治。(《时病论·卷五·瘴疟》)

痰疟者，因夏月多食瓜果油腻，郁结成痰；或素系痰体，其痰据于太阴脾脏，伏而不发，一旦外感凉风，痰随风起，变为疟病矣。初发之时，头痛而眩，痰气呕逆，寒热交作，脉来弦滑之象。古谚云：无痰不作疟，岂不然乎？宜以化痰顺气法，加草果、藿香治之。如昏迷卒倒者，宜以宣窍导痰法，加厚朴、草果、苏合香丸治之。肥盛之人，痰药更宜多用。(《时病论·卷五·痰疟》)

昏愦不语，痰袭心包者，宣窍导痰法可通用之。(《时病论·附论·治时病常变须会通论》)

【解析】本方主治风中脏腑证。风邪挟痰，蒙蔽心窍，致使猝然晕倒，昏愦不语，难以识人；风痰横窜经络，故口㖞流涎，肢体不遂；诸窍闭阻，腑气不通，故便溺阻隔。治当豁痰开窍。方用天竺黄清热豁痰，清心定惊；远志苦辛性温，性善宣泄通达，可祛痰开窍；石菖蒲辛开苦燥温通，芳香走窜力强，可开窍豁痰，醒神益智。三药合用共奏开窍豁痰之效，以解神志昏蒙，言语謇涩。杏仁苦温降气，内含油脂，可润肠通便；瓜蒌甘寒清润，又可利气开郁，有清热涤痰，宽胸散结，润燥滑肠之功；二药合用，导痰下行，润肠通便，给邪以出路。僵蚕既能息风止痉，又可化痰定惊，辛散通络，一药三用，解口眼㖞斜，四肢不遂；皂角味辛而性窜，通达一身官窍，又以咸味软化胶结之痰，起祛痰开窍之功。

【医案】

中风

南乡余某，年将耳顺，形素丰肥，晨起忽然昏倒，人事无知，口眼㖞斜，牙关紧闭，两手之脉皆浮滑，此为真中风也，诚恐痰随风涌耳。令购苏合香丸，未至痰声遂起，急以开关散先擦其龈，随化苏合香丸，频频灌下，少焉，痰如鼎沸，隔垣可闻，举家惊惶，索方求救，又令以鹅翎向喉内蘸痰，痰忽涌出，约有盈碗，人事略清，似有软倦欲寐之状。屏去房内诸人，待其宁静而睡，鼻有微鼾，肤有微汗，稍有痰声。顷间又一医至，遂谓鼾声为肺绝，汗出为欲脱，不可救也，即拂衣而去。丰思其体颇实，正未大虚，汗出微微，谅不至脱，痰既涌出，谅不至闭，询其向睡，亦有鼾声，姑以宣窍导痰法加东参、姜汁治之，从容灌下。直至二更时分，忽闻太息一声，呼之遂醒，与饮米汤，牙关似觉稍松，诘其所苦，又有垂头欲睡之态，即令弗扰，听其自然，依旧鼾声而寐，汗出周身，至次日黎明甫醒，皮肤汗减，痰声亦平，口眼亦稍端正。复诊其脉，滑而不浮，似乎风从微汗而去，痰尚留滞于络也。继用茯神、柏子养心收汗，橘络、半夏舒络消痰，加稽豆、桑叶以搜余风，远志、菖蒲以宣清窍，更佐参、甘辅正，苏合开痰，本末兼医，庶几妥当，合家深信，一日连尝二剂，至第五朝诸恙皆减，饮食日渐进矣。[何冰，校注.清·雷丰，著.时病论.北京：中国医药科技出版社，2011：30.]

按语：此患耳顺之年，形体丰肥，知为痰湿之体。症见忽然昏倒，不省人事，口眼㖞斜，牙关紧闭，脉浮滑，此为中风之中脏腑证。故急以开关散开口噤，后与苏合香丸豁痰开窍以救急；鹅毛探喉以导痰外出。待诸症稍安，续以宣窍导痰法治之。虑其年事已高，加人参以培补元气，姜汁以开痰。后患者得汗而解，诸症向愈。继以祛痰开窍通络，补气养心敛汗所收全功。

两解太阳法

【原文】风湿之病，其证头痛、发热，微汗、恶风，骨节烦疼，体重微肿，小便欠利，脉来浮缓是也。罗谦甫云：春夏之交，人病如伤寒，为风湿证也，宜用五苓散自愈。由是观之，风湿之邪，多伤于太阳者，不待言矣！宜用两解太阳法疏其膀胱之经，复利其膀胱之府也。如风胜者，多用羌、防；湿胜者，多加苓、泽；阴虚之体，脉中兼数，宜加黄柏、车前；阳虚之体，脉内兼迟，宜入戟天、附片。医者总宜分其风胜湿胜，辨其阴虚阳虚，庶无贻误。(《时病论·卷二·风湿》)

两解太阳法：治风湿之证，头痛身重，骨节烦疼，小便欠利。

桂枝（一钱五分）　羌活（一钱五分）　防风（一钱五分）　茯苓（三钱）　泽泻（一钱五分）　生米仁（四钱）　苦桔梗（一钱五分）

流水煎服。

斯法也，乃两解太阳风湿之邪。风邪无形而居外，所以用桂枝、羌、防，解其太阳之表，俾风从汗而出；湿邪有形而居内，所以用苓、泽、米仁，渗其膀胱之里，

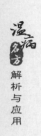

俾湿从溺而出；更以桔梗通天气于地道，能宣上复能下行，可使风湿之邪，分表里而解也。嘉言虽谓风湿之病，固宜从汗而解，然风胜于湿者，则湿可随风去，倘湿胜于风者，则宜此法治之。(《时病论·卷二·两解太阳法》)

【解析】本方主治外感风湿之证，治当发汗利尿祛湿。风湿袭于表，故以桂枝辛温，发汗解肌；羌活辛苦性温，入太阳经，可解表散寒，祛风湿，利关节，止痹痛，为治外感风湿要药；防风辛甘微温，为风药之润剂，能祛在表之风湿，并善止痛；三药合用，使风邪从汗而解，并取风能胜湿之意。"治湿不利小便非其治也"，以甘淡之茯苓、泽泻利水渗湿；生苡仁甘淡性凉，利水之余，更善除痹，可舒筋脉。三药合用，通利州都，使湿邪自小便而去。另佐以桔梗"为气分之药，上中下皆可治"(《本草崇原》)，宣畅肺气以助解表散邪。诸药合用，两解风湿邪气，风湿之证得此则愈。

【医案】

感冒

患者，男，72岁，2005年9月14日来诊，自诉打喷嚏，背冷，汗出多，咳嗽，头晕重，身酸痛，神倦，不思饮食，二便正常，舌红，苔淡黄滑腻，脉细。辨证为风寒表虚兼表湿证，处方以两解太阳法加减：桂枝15g，白芍15g，羌活10g，苡仁30g，茯苓15g，桔梗10g，藿香10g，牛蒡子15g，半夏15g，杏仁10g，紫菀15g，枇杷叶15g，甘草6g。患者服3剂后，诉诸症兼减，后以原方加减续服2剂，告之痊愈。[许嗣立，严石林，黄禹峰，李炜弘.从温病两方探讨感冒复杂证型的辨证论治.四川中医，2010，28（09）：28-29.]

按语：本患打喷嚏，脊背发凉，汗出，为风寒表虚之证；头昏重，肢体酸痛，神倦，不思饮食为湿邪重浊黏腻之象；风寒湿郁闭肺气，故咳嗽；舌红苔黄腻，为风寒湿欲化热之象。辨证为风寒表虚兼表湿之证，正宜两解太阳法为底方发汗利尿祛湿，并加白芍以调和营卫；加藿香以解表湿；加牛蒡子、半夏、杏仁、紫菀、甘草以止咳逆化痰降气。药达病所，5剂得愈。

【现代应用研究】

急性肾小球肾炎

王臣大等在西医治疗基础上加用两解太阳法治疗急性肾小球肾炎（风水相搏证）32例。研究结果显示治疗组总体有效率达93.75%，高于纯西医对照组的71.88%（$P<0.01$）。且尿蛋白及血尿转阴时间、浮肿消退时间，治疗24小时后尿蛋白定量、尿微量白蛋白均低于对照组（$P<0.01$）。[王臣大，邱根祥，张志忠，等.雷氏两解太阳法治疗急性肾小球肾炎（风水相搏证）的临床研究.中国中医急症，2018，27（03）：439-441.]

培中泻木法

【原文】由春伤于风，风气通于肝，肝木之邪，不能条达，郁伏于脾土之中，中土虚寒，则风木更胜，而脾土更不主升，反下陷而为泄也，故经又谓：清气在下，则生飧泄。所以当春升发之令而不得发，交夏而成斯证矣。其脉两关不调，或弦而缓、肠鸣腹痛、完谷不消，宜以培中泻木法治之。（《时病论·卷三·飧泄》）

考其脉象，软缓乏力，或关脉兼弦，身重神疲，肢体懈怠，下利清谷，小便短赤是也，宜乎培中泻木法加苍术、泽泻治之。（《时病论·卷三·洞泄》）

夫风痢之证，先作泄而后作痢，脉象每见沉小而弦，腹微痛而有后重，似肠风而下清血，此由春令之伏气，至夏而发，是属木胜土亏之候。如体素寒者，宜用培中泻木法加木香、苍术治之；体素热者，宜本法去吴萸、炮姜，加芩、连、煨葛治之；如胸闷溺赤者，必夹湿也，宜佐赤苓、泽泻治之；吞酸嗳腐者，必夹食也，宜佐山楂、厚朴治之。（《时病论·卷三·风痢》）

培中泻木法：治伏气飧泄、洞泄及风痢。

白术（二钱，土炒）　白芍（一钱，土炒）　陈广皮（一钱）　软防风（一钱）　白茯苓（三钱）　粉甘草（五分）　炮姜炭（八分）　吴萸（八分，泡）

加新荷叶一钱，煎服。

术、芍、陈、防四味，即刘草窗先生治痛泻之要方，用之为君，以其泻木而益土也。佐苓、甘培中有力，姜炭暖土多功，更佐吴萸疏其木而止其痛，荷叶升其清而助其脾。（《时病论·卷三·培中泻木法》）

【解析】本方主治脾虚肝郁之泄痢。是证总以土虚木乘，脾受肝制，升降失常，所致肠鸣腹痛、完谷不化，关脉不调或弦缓。有久泄者，转为肠澼，故兼见里急后重，下痢清血，雷氏谓之"风痢"。治当补脾泻肝温中。本方以痛泻要方为君，其中炒白术味甘，补脾燥湿以健土虚，土炒后止泻力强；白芍酸寒泻肝，缓急止痛；陈皮辛苦而温，理气燥湿，健脾和胃；防风入肝脾二经，又可升清燥湿以止泄泻；四药合用，补脾泻肝，燥湿止泻。佐以茯苓甘淡，健脾利湿，利小便所以实大便；甘草补中益气，并合白芍增加止痛之效。另以炮姜炭入血分而温中止痛；吴茱萸辛热而助阳止泻，并以辛散之性疏肝止痛；荷叶升清阳而止泻。诸药合用，肝木得泻，脾气得补，泄痢得止。

【医案】

1.紫癜

患者，男，19岁。患者1周前突发高热，伴腹痛，血性便，初起大便带血，继则下纯血，次数亦增多，约0.5~1小时1次，血色鲜红或紫暗，量每次多少不一，同时出现面颊、颈项、全身皮肤黏膜紫癜，大小不等，边缘不整齐，厌食，腹痛呻吟，痛即血便，当即住入某医院内科诊治。查血常规：血红蛋白65g/L，白细胞9.8×10^9/L，红细胞23×10^{12}/L，血小板130×10^9/L。尿常规：红细胞（+），白细胞少，尿蛋白阴性。经对症治疗及输血等抢救，症状未减，下病危通知，因系独子，家属焦愁万状，乃转入我院内科，并请吾师会诊。诊察患者，脉弦滑兼数，口臭熏人，舌质边尖红，苔薄白稍干，诊为风邪内陷，肝郁化热，劫伤阴络，肝木侮土，脾不统血。以抑木扶土、清热止血之法为治。方用雷氏"培中泻木法"重用白芍量为18g，加葛根、云黄连、仙鹤草、败酱草、侧柏炭，连进2剂后腹痛大减，便血减少，血色转淡，日约5~6次，可略进米粥，续以本方加减服10剂而安，至今随访未发。［罗珊珊.李幼

昌培中泻木法临床应用总结.云南中医中药杂志，2005（02）：7-8.]

按语：过敏性紫癜中医习以血热妄行、阴虚火旺及气不摄血三证论治，多用十灰散、茜草散、归脾汤等方。本患全身多出紫癜，兼见腹痛，且痛后即泻下血便，有肝盛脾虚之证；舌边尖红，苔薄白而干，知感受风邪；口臭，脉弦滑数，知肝郁化火。故以抑木扶土，清热止血为法，方用培中泻木法。方中重用白芍以泄肝火，止腹痛。另益黄连、仙鹤草、败酱草、侧柏炭以清热凉血止泻，加葛根以升阳止泻。药证相符，共加减约十余剂而痊。

2.泄泻

患者，男，47岁。患乙型肝炎年余，乙肝表面抗原滴度为1：128（阳性）。饮食稍有不慎即腹痛泄泻或水泻，纳少厌油，四肢疲困无力，两胁经常隐痛，腹胀而矢气多，口苦口臭，面色暗滞，诊脉两关弦大，舌质夹青，苔薄微黄，诊为肝脾不调，胆热不降，宜调理肝脾，兼清胆热。用雷氏"培中泻木法"减吴萸，加栀炭、败酱、青蒿。5剂而痛泻均止，胁痛大为减少，口苦消失，脉息渐缓，乙肝表面抗原滴度亦下降为1：32，此后仍用本方合柴胡舒肝汤加减续治，病情逐步向安。[罗珊珊.李幼昌培中泻木法临床应用总结.云南中医中药杂志，2005（02）：7-8.]

按语：本患乙肝年余，平素饮食不慎即腹痛泄泻，纳少，四肢困瘦，知脾虚；厌油，胁痛，腹胀而频转矢气，口苦口臭，知肝胆湿热；两关弦大，亦为肝胆热盛之象。故诊为肝脾不调，胆热不降证。以培中泻木法调和肝脾并止泻，去温肝之吴茱萸，加栀子炭、败酱草、青蒿以泻肝胆热邪。5剂诸症皆减。

【现代应用研究】

慢性结肠炎

狄群英以培中泻木法加味治疗慢性结肠炎患者110例，经治疗后诸症皆愈者98例，有效（腹痛腹泻明显减轻，脓血便消失，大便常规正常，或有少量细胞）8例，无效4例。[狄群英.培土方治疗慢性结肠炎110例.云南中医杂志，1994（01）：6-7.]

补火生土法

【原文】 如尺脉沉迟，按之无力，乃属下焦虚寒，寒则不能消谷而成是病，宜以补火生土法治之。（《时病论·卷三·飧泄》）

经曰：肾脉小甚为洞泄。盖肾为胃关，因肾虚失闭藏之职，伏邪乘虚而深陷也，宜乎补火生土法加煨葛、荷叶治之。总之脾虚以补中为先，肾虚以固下为亟，风胜佐之疏透，湿胜佐之渗利，临证之顷，神而明之，则旋踵之祸，庶几免焉。（《时病论·卷三·洞泄》）

合而论之，斯疾有虚有实，分别治之，庶乎稳妥。如初起者为实，日久者为虚，里急后重者为实，频频虚坐者为虚，脉实有力者为实，脉虚无力者为虚。虚则宜补，以补火生土法治之；实则宜泻，以清痢荡积法治之。（《时病论·卷三·五色痢》）

补火生土法：治飧泄、洞泄，命门无火，久泻虚痢。

淡附片（八分）　肉桂（六分，细锉分冲）　菟丝子（一钱）　破故纸（一钱）　吴茱萸（八分，泡）　益智仁（一钱）　苏芡实（二钱）

加莲子肉十粒入煎。

下焦无火，不能熏蒸腐化，致泻完谷，故以桂、附辛甘大热，补命门之火以生脾土；菟丝、故纸，温补其下；吴萸、益智，暖其下复暖其中；中下得其温暖，则火土自得相生，而完谷自能消化；更佐芡实、莲子，补其脾且固其肾；盖火土生，脾肾固，而飧泄洞泄无不向愈矣。

【解析】本方主治泄痢脾肾阳虚证。治当温肾暖脾，使命门火旺，脾土得生，方用补火生土法。方中肉桂辛甘大热，为补命门火衰之要药。附子辛甘大热，上助心阳，中温脾阳，下补肾阳，回阳救逆，补火助阳。二药同用以补命门火衰而生土。菟丝子辛甘平，可补益肝肾，益脾而止泻；补骨脂辛苦性温，温肾助阳，温脾止泻两可。二药合用，既补肾阳，又可止泻。吴茱萸辛苦大热，暖中而止泻；益智仁辛温，补中兼涩，功同补骨脂但偏于入脾。二药同暖中、下二焦。芡实、莲子二药性味甘涩，均可补脾止泻，益肾固精，补后天以养先天。方中诸药，均同入脾、肾二脏，或补阳，或止泻。药味精当，则脾肾得固，泄痢得解。

暖培卑监法

【原文】倘脉细小而迟，手足寒者，不易治也，勉以暖培卑监法治之。（《时病论·卷三·飧泄》）

寒泻者，因寒而致泻也，不比飧泄、洞泄，皆属春伤于风之伏气。伏气之泻，前二篇已详晰矣，所有寒、火、暑、湿、痰、食等泻，虽不因乎伏气，然又不可不详。盖寒泻致病之原，良由感受乎寒，寒气内袭于脾，脾胃受寒则阳虚，虚则不司运用，清阳之气，不主上升，反下陷而为便泻。故所下澄沏清冷，俨如鸭粪，腹中绵痛，小便清白，脉来缓怠近迟，此宜暖培卑监法去西潞、益智，加木香、楂炭治之。书又云：寒泻即鹜泻，以其泻出如鸭鹜之粪也。又谓：鸭溏者，湿兼寒也。若有湿证所着，宜佐化湿之药，随其证而加减可也。（《时病论·卷三·寒泻》）

前言风痢，是论春时伏气，至夏而发，其余之痢则不然。今先以寒痢论之，其病虽发于夏秋之交，其实受寒较受暑为多。景岳云：炎热者，天之常令，当热不热，必反为灾。因热贪凉，人之常事，过食生冷，所以致痢，每见人之慎疾者，虽经盛暑，不犯寒凉，终无泻痢之患。可见寒痢之证，实因炎热贪凉，过食生冷，冷则凝滞，中州之阳，不能运化，清气不升，脾气下陷，以致腹痛后重，痢下白色，稀而清腥，脉迟苔白者，当去其寒，兼扶脾土，则痢自止，宜用暖培卑监法佐以楂炭、木香治之。然而寒痢亦有赤色者，不可不别，总之以脉迟苔白为据。倘脉数苔黄者便为热痢，温热之品，又不可施。医者总当以脉舌分其寒热，慎弗忽诸。（《时病论·卷三·寒痢》）

水谷痢者，糟粕脓血杂下，腹中微痛，登圊频频，饮食少餐，四肢困倦，脉来

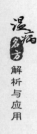

细缓无力，或关部兼弦，此因脾胃虚寒，虚则不能健运，寒则不能消化也，当用暖培卑监法治之。亦有因风木克土，土虚不运者，宜本法内加白芍、防风；有因劳役过度，脾阳困顿者，加黄芪、荷叶；有因下焦无火，不能熟腐者，加故纸、吴萸；有因痢后中虚，饮食停积者，加陈皮、楂肉。然痢疾总不离乎脾胃为病，或木胜，或火衰，当按法加减治之，自然应手耳。（《时病论·卷三·水谷痢》）

暖培卑监法：治脾土虚寒泄泻，及冷痢、水谷痢。

西潞党（三钱，米炒）　白茯苓（三钱）　于潜术（二钱，土炒）　粉甘草（五分，水炙）　炮姜炭（八分）　茅苍术（六分，土炒）　益智仁（一钱）　葛根（五分，煨）

加粳米一撮，煎服。

经云：土不及曰卑监。法中以四君合理中，暖培其脾土也。脾喜燥，故佐以苍术，喜温佐以益智，喜升佐以葛根，喜甘佐以粳米。（《时病论·卷三·暖培卑监法》）

【解析】 本方主治脾土虚寒所致泄痢。治宜甘温健脾，燥湿升清。方中以四君子汤合理中丸补气健脾，温中散寒，又加益智仁温脾止泻，并暖肾以补火暖土；脾主升清，故以葛根升阳止泻；甘能补脾，以粳米补中健脾，并取甘味缓急以止泻、止痛。诸药合用，顺脾土之性，可解土之卑监。且用药或炒或煨，以增止泻之力。

【医案】

1. 泄泻

患者，女，59岁，2020年10月4日初诊。主诉：腹泻1天。患者夜间受凉后出现腹泻，解水样便4次左右，伴恶心，无呕吐。自服"黄连素片"后，腹泻未止，且感乏力头昏明显，纳差，舌红苔白腻，脉滑。中医诊断：泄泻（寒湿困脾证）。西医诊断：急性胃肠炎。治拟散寒化湿，暖培脾土。煨葛根15g，茯苓12g，苍术9g，炒白术15g，炮姜炭6g，煨木香10g，焦山楂15g，炒薏苡仁20g，炙甘草6g。共3剂，每天1剂，分早晚两次温服。2020年10月8日复诊，患者腹泻明显好转，偶感乏力、胃纳欠佳。予减葛根、薏苡仁、炮姜，加炒党参、炒麦芽、炒山药、益智仁各15g，共7剂。嘱其门诊随诊，清淡饮食，勿过劳。[徐鑫陵，陈伟，许宝才.雷氏暖培卑监法辨治寒湿型急性胃肠炎初探.浙江中西医结合杂志，2021，31（09）：849-850.]

按语： 此患因热贪凉，致使腹泻、恶心，故知寒湿困脾；本为寒症，更服"黄连素片"，致腹泻未止，更添乏力，头晕，胃纳不佳，皆为过用寒凉，脾胃不运，升降不利所致；舌红苔白腻，知为寒湿；脉滑，知有积滞。故辨为泄泻寒湿困脾证，方用暖培卑监法散寒化湿。用药去党参恐其碍胃；加煨木香以理气暖中止泻；加炒苡仁以增渗湿止泻之功。三剂转好，余乏力，纳差。原方去葛根、苡仁、炮姜，增党参、麦芽、山药、益智仁以健脾益气开胃而收工。

2. 黄疸

患者，男，35岁。1985年10月7日初诊。患急性肝炎已年余，经某医院治疗好转。近月来自觉腹胀纳呆，胁痛尿黄，经某医院复查为"慢性肝炎"，再治未见显效。刻诊：见目睛微黄，面色晦暗，脘痞腹胀，纳呆神疲，腰膝酸软，心悸肢冷，便溏溲赤。舌黯、苔白腻，脉濡。肝肋下二指。肝功能检查：黄疸指数12，麝浊18，锌浊14，谷丙转氨酶140。证系肝胆气滞，疏泄失调，脾阳为寒湿困遏而发为阴黄。治用暖培卑监法。处方：炒党参、炒白术、白茯苓、煨葛根、茵陈、郁金、制香附各15g，炒苍术、炮姜、柴胡、炙甘草各10g，红枣7枚。五剂。药后腹胀减轻，食欲略增，溲转淡黄，续进原方五剂。因诸证叠减，又续服七剂。四诊时目黄悉退，四肢转温，神爽纳增。按原方损益，日服一剂，连服半月。11月15日五诊时复查肝功能：黄疸指数6，麝浊5，锌浊4，谷丙转氨酶40。遂用本方加减研末蜜丸继服两月，后复查两次肝功能，均属正常。[马继松.承忠委老中医应用暖培卑监法的经验.江苏中医，1988（08）：1-3.]

按语： 患者因系典型阴黄，故治当以暖培卑监法温运脾土为主，兼顾肝胆。并遵古人"治黄不利小便，非其治也"之旨，伍入利水退黄之茵陈；另考虑由"急肝"转"慢肝"，患者之抑郁在所难免，复又配郁金、柴胡、香附，既可条达肝气，又可疏泄胆汁。益智仁因偏敛涩，有碍于利尿，故弃而不用。在症情稳定后，改蜜丸常服，终获痊愈。

【现代应用研究】

急性胃肠炎

急性胃肠炎是常见急症之一，其临床表现以腹泻为主，可伴有腹痛、恶心、呕吐、乏力等，重者可出现解腹泻如水样，日十余次，持续数日。其发病前多有受寒受凉或不洁饮食等。徐鑫陵等以暖培卑监法对本病寒湿型进行治疗获效良好。[徐鑫陵，陈伟，许宝才.雷氏暖培卑监法辨治寒湿型急性胃肠炎初探.浙江中西医结合杂志，2021，31（09）：849-850.]

补中收脱法

【原文】 倘日久谷道不合，或肛门下脱，乃元气下陷也，急以补中收脱法治之。（《时病论·卷三·飧泄》）

补中收脱法：治泄痢不已，气虚下陷，谷道不合，肛门下脱。

东洋参（三钱）　黄芪（二钱，米炒）　于潜术（一钱，土炒）　粉甘草（五分，炙）　罂粟壳（一钱，炙）　白芍药（一钱，土炒）　诃黎勒（一钱五分）

加石榴皮一钱同煎。

此治泻痢日久，气虚脱肛之法也。以参、芪、术、草之甘温，补中州以提其陷；罂、芍、诃黎之酸涩，止泻痢且敛其肛；用榴皮为引者，亦取其酸以收脱，涩以住利也。（《时病论·卷三·补中收脱法》）

【解析】 本方主治泄痢日久，气虚脱肛。是证缘由泄痢不止，久病成虚，脾虚中气不足，无以升提，故谷道不合，脱肛坠下。治当温中补气，涩肠固脱。方用人参大补元气，黄芪补气升阳，白术健脾益气，炙甘草补脾益气。四药性味甘温，调补中焦，益气以升陷。罂粟壳为"涩肠止泻之圣药"（《本草纲目》），最善固涩收敛，兼止痛；白芍补血和阴，酸可收敛；诃子苦酸温涩，入大肠经涩肠止泻；石榴皮酸

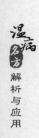
涩，亦取其酸以收脱，涩以止痢。诸药合用，补中气以治本，涩肠止痢固脱以治标，有标本兼顾之妙。

通利州都法

【原文】火泻，即热泻也。经云：暴注下迫，皆属于热。暴注者，卒暴注泻也，下迫者，后重里急也。其证泻出如射，粪出谷道，犹如汤热，肛门焦痛难禁，腹内鸣响而痛，痛一阵，泻一阵，泻复涩滞也，非食泻泻后觉宽之可比，脉必数至，舌必苔黄，溺必赤涩，口必作渴，此皆火泻之证也。张介宾曰：热胜则泻，而小水不利者，以火乘阴分，水道闭塞而然，宜用通利州都法去苍术，加芩、连治之。大概暴注新病者可利，实热闭涩者可利，形气强壮者可利，小腹胀满者可利，今泄泻属火而不寒，属实而不虚，故可用通利之法，如久病阴亏者，气虚属寒者，皆不可利，医者不可以不知也。（《时病论·卷三·火泻》）

《内经》云：湿胜则濡泄。《难经》曰：湿多成五泄。可见泄泻之病，属湿为多。湿侵于脾，脾失健运，不能渗化，致阑门不克泌清别浊，水谷并入大肠而成泄泻矣。湿泻之为病，脉象缓涩而来，泻水而不腹痛，胸前痞闷，口不作渴，小便黄赤，亦或有腹中微痛，大便稀溏之证。考治湿泻之法，惟念莪先生可宗，乃曰渗利使湿从小便而去，如农人治涝，导其下流，虽处卑监，不忧巨浸。经曰：治泻不利小便，非其治也。若此论之，必当渗利膀胱，宜用通利州都法，则泻自得止矣。（《时病论·卷三·湿泻》）

热湿之为痢也，里急后重、忽思饮，饮亦不多，忽思食，食亦乏味，小便热涩，痢下赤色，或淡红焦黄，脉来濡数之形，当用通利州都法去苍术，加木香、黄连治之。又有阴虚患痢，里急欲便，坐久而仍不得便者，谓之虚坐努责，不可偏言乎湿，而投渗利，利之益伤其阴，如当归、白芍、生地、丹皮、阿胶、泽泻及石莲等品，随证加减可也。（《时病论·卷三·湿痢》）

通利州都法：治火泻、湿泻，湿热痢疾。

白茯苓（三钱） 泽泻（一钱五分） 苍术（八分，土炒） 车前子（二钱） 通草（一钱） 滑石（三钱，飞） 苦桔梗（一钱）

河水煎服。

斯仿舒驰远先生加减五苓之意。州都者，膀胱之官名也。首用茯苓甘淡平和，而通州都为君；泽泻咸寒下达，而走膀胱为臣；佐苍术之苦温，以化其湿；车前、通、滑之甘淡，以渗其湿；使桔梗之开提，能通天气于地道也。（《时病论·卷三·通利州都法》）

治里湿宜通利州都法，俾其在里之湿，从小便而去也。（《时病论·卷六·伤湿》）

【解析】本方主治湿热泻痢。是证湿热侵于阴分，致使膀胱州都不利，则小便不利，或热涩。"湿盛则濡泻"（《素问·阴阳应象大论》）。治疗总以清热利湿为要。"治湿不利小便非其治也"，利小便以实大便则泄痢可止，里湿可去，方用通利州都法。此方有加减五苓散之意。药用茯苓甘淡平和，健脾渗湿，祛痰化饮，利湿从小便而去，利水而不伤正，为君药。泽泻咸寒，取其直达肾与膀胱以淡渗利湿，其利水作用较茯苓更强，以助君药之功而为臣。"病痰饮者当以温药和之"（《金匮要略》）。佐苍术苦温，燥湿健脾，参入方中又可温化水湿。车前子甘寒，清热利尿通淋，渗湿止泻；通草甘淡，清热利尿；滑石甘淡，利尿通淋；三药均可利水分清别浊，"分水道，实大肠"，亦为佐药。桔梗宣肺，启水之上源而利小便，有澄源结流之妙，用为佐使。诸药合用，使湿热从小便而去，则里湿得祛，泻下得止。

【医案】

小儿腹泻

患儿，男，2岁。本县城郊乡周家村人，1984年6月8日诊治。其母代诉：腹泻水样便一天。患儿昨日起病，水泻如注，日行10余次，腹不痛，口渴喜饮，烦躁不安，尿少色黄，舌苔白，脉濡略数，证属暑湿内蕴，脾受其困，清浊不分，水趋大肠。用雷氏通利州都法：白茯苓10g，泽泻6g，土炒苍、白术各8g，车前子10g，白通草3g，滑石10g，桔梗3g，葛根、山楂炭各10g，鲜荷叶一角，二剂。数日后，母来院告云：是日购药回，患儿泻痢不止，烦躁口渴愈甚，急将药煎好，即以药汁作茶尽其饮，患儿渴急，亦不识其药，遂畅饮之，至夜半，得小便数次，泻痢渐止，神疲而卧，翌日泻止思食，米粥调养数日而愈。［胡学刚.通利州都法治疗小儿腹泻.四川中医，1986（03）：22.］

按语：患儿出现腹泻水样便，水泻如注，知为湿邪；6月发病，口渴喜饮，尿少色黄，舌苔白，脉濡略数等症，知属暑湿侵脾，脾受其困，清浊不分所致。治疗当清暑利湿，用雷氏通利州都法加减。药用茯苓、苍术、白术以健脾利湿；泽泻、车前子、白通草、滑石以清利暑湿；桔梗、葛根、山楂炭行气消积；荷叶为引，清解暑热，并升阳止泻。故药后小便数次而泻痢得止，后调养而愈。

【现代应用研究】

1.婴幼儿秋季腹泻

周易明使用通利州都法治疗婴幼儿秋季腹泻36例，治愈好转率达91%。［周易明.通利州都法治疗婴幼儿秋季腹泻36例.云南中医中药杂志，1999（03）：23-24.］

2.小儿泄泻

王静松等以通利州都法辅助治疗小儿泄泻湿热证。对照组在常规对症治疗的基础上口服蒙脱石散，治疗组在对照组治疗方法的基础上予通利州都法，各38例。治疗组总有效率为92.11%，显著高于对照组的78.95%（$P<0.05$），治疗组在止泻时间、退热时间、止吐时间等方面明显短于对照组（$P<0.01$）。［王静松，邱根祥，方昉.雷氏通利州都法辅助治疗小儿泄泻湿热证38例临床观察.中医儿科杂志，2020，16（03）：48-50.］

清凉涤暑法

【原文】长夏暑湿之令，有人患泄泻者，每多暑泻也。夫暑热之气，不离乎湿，盖因天之暑热下逼，地之湿热上腾，人在气交之中，其气即从口鼻而入，直扰中州，脾胃失消运之权，清浊不分，上升精华之气，反下降而为便泻矣。考暑泻之证，泻出稠粘，小便热赤，脉来濡数，其或沉滑，面垢有汗，口渴喜凉，通体之热，热似火炎，宜以清凉涤暑法，用却燔蒸，譬如商飚飒然倏动，则炎燔自荡无余矣。如夹湿者，口不甚渴，当佐木通、泽泻。如湿盛于暑者，宜仿湿泻之法可也。(《时病论·卷三·暑泻》)

时贤谓热痢即暑痢也，丰细考之则非。《准绳》云：暑气成痢者，其人自汗发热，面垢呕逆，渴欲引饮，腹内攻痛，小便不通，痢血频迸者是也。拟以清凉涤暑法去青蒿、瓜翠，加黄连、荷叶治之，临证之间，亦当辨治。(《时病论·卷三·热痢》)

清凉涤暑法：治暑温暑热，暑泻秋暑。

滑石（三钱，水飞） 生甘草（八分） 青蒿（一钱五分） 白扁豆（一钱） 连翘（三钱，去心） 白茯苓（三钱） 通草（一钱）

加西瓜翠衣一片入煎。

滑石、甘草，即河间之天水散，以涤其暑热也。恐其力之不及，故加蒿、扁、瓜衣以清暑；又恐其干犯乎心，更佐连翘以清心。夫小暑之节，在乎相火之后，大暑之令，在乎湿土之先，故先贤所谓暑不离湿也，兼用通、苓，意在渗湿耳。(《时病论·卷三·清凉涤暑法》)

又有阳暑之病，缘于行旅长途，务农田野，烈日下逼得之者，是动而得之之阳证也。其脉浮洪有力，或洪数，面垢喘咳，壮热心烦，口渴欲饮，蒸蒸自汗。此为炎热所蒸，使周身中外皆热，宜以清凉涤暑法去扁豆、通草，加石膏、洋参治之。呕逆加竹茹、黄连，便泻加葛根、荷叶。更宜审其体实、体虚而药之，自无不当耳。(《时病论·卷四·伤暑》)

冒暑者，偶然感冒暑邪，较伤暑之证，稍为轻浅耳。夫暑热之邪，初冒于肌表者，即有头晕、寒热、汗出、咳嗽等证，宜以清凉涤暑法加杏仁、蔻壳治之。其证虽较伤暑为轻，然失治入里，此又不可以不知也。(《时病论·卷四·冒暑》)

考暑温之证，较阳暑略为轻可。吴淮阴曰：温者热之渐，热乃温之极也。其名暑温，比暑热为轻者，不待言矣。在医者务宜留心慎药，弗使温盛成热耳。夫暑温之初病也，右脉胜于左部，或洪或数，舌苔微白，或黄而润，身热有汗，或口渴，或咳嗽，此邪在上焦气分，当用清凉涤暑法加杏仁、蔻壳治之。倘汗少而有微寒，或有头痛者，宜透肌肤之冒，于本法内去扁豆、瓜翠，加藿香、香薷治之。如口不渴者，乃兼湿也，加米仁、半夏治之。(《时病论·卷四·暑温》)

七月大火西流，暑气渐减，而凉气渐生，其时炎燔尚存，一如盛夏，亦有较盛夏更热之年，人感其热而病者，为秋暑，即世俗所称秋老虎是也。斯时湿土主气，犹是暑湿交蒸，但见壮热烦渴，蒸蒸自汗，脉象洪濡或数，是秋暑之证，其治法与阳暑相同，亦宜清凉涤暑法。(《时病论·卷五·秋暑》)

【解析】本方主治暑热夹湿诸证，治疗总以清暑利湿为要。药用暑湿专方六一散清暑利湿，方中重用滑石甘淡性寒，清三焦，解暑热，渗湿邪，利小便；生甘草甘缓性平，既清热和中，又防滑石寒滑太过。然六一散药少力薄，故以青蒿苦辛性寒，辛香发散，外解暑热，内清虚热；白扁豆甘温，健脾化湿，和中消暑；西瓜翠衣甘凉，清热解暑，生津止渴，三药合用以助清暑。暑邪易扰心神，先安未受邪之地，以连翘苦寒清心，外散风热。暑多挟湿，故以茯苓健脾利湿，通草清热利尿，以祛湿邪。诸药合用，清暑利湿，随症加减，总不离清利暑湿之邪。

【医案】

1.暑温

患儿，女，9岁，1983年6月30日初诊。恶寒发热伴咳嗽一周。经当地医院检查诊为"病毒性肺炎"，曾用抗生素及对症治疗5天，发热仍持续不退，体温波动在39℃左右，伴咳喘头晕，面垢自汗，烦渴喜饮，胸闷纳呆，尿短便溏，舌尖赤，苔黄润，脉濡数等。证属暑袭肺卫，选用清凉涤暑法加减：青蒿、银花各15g，连翘、黄芩、淡竹叶、扁豆、杏仁、六一散、瓜蒌皮各6g，通草3g，服药二剂后，热退咳减，原方去扁豆、青蒿、六一散，加桔梗，牛蒡子各10g，芦根15g，继服三剂，诸恙悉平，遂告痊愈。［杜勉之.雷氏清凉涤暑法的临床应用.江苏中医杂志，1984（03）：18-19.］

按语： 患者属暑湿郁于肺卫，方以清凉涤暑法为底方，加黄芩、淡竹叶、银花以清热，加杏仁、瓜蒌皮以调畅肺气，共奏清凉涤暑，宣肺利湿之功。药证贴切，故药后两剂热退，数剂痊愈。

2.痢疾

患者，女，56岁，1979年7月15日初诊。下痢便血冻已十余天，每日腹泻7~8次，伴恶寒发热，里急后重，头痛腹痛，口干，纳呆，尿赤，肛门灼热，脉濡缓，苔白腻，投白头翁汤三剂，寒热下痢如故，且见泛恶呕逆，四肢不温，改投香砂六君子汤加减两剂，药后不但血痢未减，而且热势鸱张，症见壮热（体温39.8℃），烦渴引饮，面垢自汗，舌红苔黄腻，脉来洪数。证属暑痢发热，选用清凉涤暑法加减。予青蒿、葛根各15g，黄芩、滑石、茯苓、扁豆、盐香梗各10g，甘草、黄连、广木香各5g，服药三剂后，热退痢减，原方出入继服五剂，诸恙悉退而瘥。［杜勉之.雷氏清凉涤暑法的临床应用.江苏中医杂志，1984（03）：18-19.］

按语： 夏季痢疾多暑湿为患，今患者下痢血冻，里急后重，知暑痢无疑。然虽肛门灼热，尿赤，而脉象濡缓无洪数，苔白腻而不黄，知为湿重暑轻。白头翁汤清热解毒，凉血止痢，寒凉过重，伤于脾胃，故血痢未减，反增呕逆而四肢不温。后用香砂六君，有甘温助热之弊，故药后壮热烦渴，症状从阳化热。此证属暑痢发热，故以清凉涤暑法加减以清利暑湿，合葛根芩连汤以清热止痢，加木香、盐香梗以解里急后重。药证相得，数剂收效。

【现代应用研究】

1.湿热感冒

黄斌等以清凉涤暑法加减治疗湿热感冒97例。97例病人最多服药10剂，最少服药2剂。其中服药2~4剂后，症状完全消失者63例，占65%；服药5~10剂，症状明显减轻32例，占33%；临床表现无改善者2例，占2%，总体有效率达98%。［黄斌，

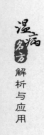

谢秋芳.清凉涤暑法治湿热感冒97例.江西中医药，1998（05）：19.]

2. 伏暑

张慧以清凉涤暑法加减治疗伏暑患者10例，其中完全治愈8例，症状与体征好转无发热，纳食增加，苔黄微腻，脉濡缓之好转者2例。[张慧.清凉涤暑汤加减治疗伏暑10例.实用中医药杂志，1994（02）：34.]

化痰顺气法

【原文】痰泻者，因痰而致泻也。昔贤云：脾为生痰之源，肺为贮痰之器。夫痰乃湿气而生，湿由脾弱而起。盖脾为太阴湿土，得温则健，一被寒湿所侵，遂困顿矣，脾既困顿，焉能掌运用之权衡，则水谷之精微，悉变为痰。痰气上袭于肺，肺与大肠相为表里，其大肠固者，肺经自病，而为痰嗽；其不固者，则肺病移于大肠，而成痰泻矣。其脉弦滑之象，胸腹迷闷，头晕恶心，神色不痒，或时泻，或时不泻是也。宜以化痰顺气法治之，俾其气顺痰消，痰消则泻自止矣。（《时病论·卷三·痰泻》）

化痰顺气法：治痰气闭塞，痰疟、痰泻。

白茯苓（四钱）　制半夏（二钱）　陈皮（一钱五分）　粉甘草（八分）　广木香（五分，煨）　厚朴（一钱，姜制）

加生姜三片，水煎服。

法中苓、夏、陈、甘，即局方二陈汤化痰之妥方也。加木香、厚朴，以行其气，气得流行，则顺而不滞，故古人谓化痰须顺气，气行痰自消，且木香、厚朴，均能治泻，以此法治其痰泻，不亦宜乎！（《时病论·卷三·化痰顺气法》）

痰疟者，因夏月多食瓜果油腻，郁结成痰；或素系痰体，其痰据于太阴脾脏，伏而不发，一旦外感凉风，痰随风起，变为疟病矣。初发之时，头痛而眩，痰气呕逆，寒热交作，脉来弦滑之象。古谚云：无痰不作疟，岂不然乎？宜以化痰顺气法，加草果、藿香治之。（《时病论·卷五·痰疟》）

【解析】本方主治痰气闭塞所致泄泻、疟疾。脾为生痰之源，痰气闭阻，胃失和降，故胸脘满闷、恶心呕吐；清阳不升，则头痛、晕眩、精神不振；气阻则脉弦，痰阻则脉滑，故脉弦滑。若痰气移于大肠则作泻，若因风而发则为寒热交作之疟。治疗总以燥湿化痰，理气和中为要。方用茯苓健脾渗湿，使湿去脾旺，无以生痰；制半夏辛温性燥，燥湿化痰，降逆止呕两可；陈皮理气燥湿，以气行则痰消；甘草调和诸药，兼润肺和中。四药合用乃局方二陈汤，为治疗湿痰之主方。木香辛行苦泄温通，善行气滞，尤善调脾胃、大肠之气以解泄痢；厚朴苦燥辛散，燥湿下气消痰；二药合用，调气以治痰，且兼可止泻。另以生姜为佐使，既降逆化饮止呕，又可解半夏之毒。诸药合用，于二陈汤基础上加木香、厚朴，调气以治痰，则较之二陈汤化痰之功更甚。

楂曲平胃法

【原文】食泻者，即胃泻也。缘于脾为湿困，不能健运，阳明胃府，失其消化，是以食积太仓，遂成便泻。其脉气口紧盛，或右关沉滑，其证咽酸嗳臭，胸脘痞闷，恶闻食气，腹痛甚而不泻，得泻则腹痛遂松，当用楂曲平胃法治之。(《时病论·卷三·食泻》)

治因食作泻，兼治食疟。

楂肉(三钱，炒)　神曲(三钱，炒)　苍术(一钱，土炒)　厚朴(一钱，姜制)　陈广皮(一钱)　甘草(八分)

加胜胵二枚为引。

法内苍、陈、朴、草，系局方之平胃散，为消导之要剂。佐山楂健脾磨积，神曲消食住泻，胜胵乃鸡之脾也，不但能消水谷，而且能治泻痢。食泻投之，必然中鹄。(《时病论·卷三·楂曲平胃法》)

食疟者，即胃疟也。因于饮食失节，饥饱不常，谷气乖乱，营卫失和，一有不谨，则外邪冒之，遂成疟疾矣。其证寒已复热，热已复寒，寒热交并，噫气恶食，食则吐逆，胸满腹胀，脉滑有力，或气口紧盛者，宜以楂曲平胃法，加藿香、草果治之。如脉迟滞，必兼寒也，可加干姜、白蔻。如脉缓钝者，必兼湿也，可加半夏、茯苓。食疟之证，兼寒兼湿为多，法当分治。(《时病论·卷五·食疟》)

【解析】本方主治食积泄泻。治当燥湿运脾，消积和胃。药用苍术辛温苦燥，燥湿健脾；厚朴苦温，善行气消满，并苦燥芳香以化湿；陈皮一助苍术燥湿，一助厚朴行气；甘草调和诸药，并甘缓和中。诸药合用，系局方之平胃散，为燥湿健脾，行气和胃之基础方。是证又有食积，故益以山楂酸甘性温，消食健胃，能消各种饮食积滞；神曲消食和胃，以止腹泻；鸡脾"消水谷，通小肠膀胱而止便数，善治膈消"(《医方集解》)；三药合用，消积止泻。诸药合用，共奏燥湿运脾，消积和胃之功，使脾胃得运，食积得消，则泻下得止。另有因饮食失节，加触冒外邪，致寒热交并而成食疟者，则随脉证加减治之。

【医案】

目劄

患儿，13岁，2019年4月因"双眼频繁眨眼，眼痒半月"就医。形体偏瘦，体重偏轻，平素喜食零食，不喜蔬菜，半月前出现双眼频繁眨眼，喜揉拭，伴异物感，畏光，粘丝状分泌物。专科检查：睑球结膜充血、睑结膜乳头增生、滤泡密集，角膜上皮荧光素染色可见少许点状着色。纳呆食少，偏食，大便干，舌淡红，苔薄黄，脉细数。中医诊断：目劄。西医诊断：双眼过敏性结膜炎。治疗：予以楂曲平胃散合过敏煎：乌梅5g、五味子5g、防风10g、白芷10g、银柴胡10g、白鲜皮10g、地肤子10g、炒白术10g、厚朴10g、陈皮10g、甘草5g、建曲10g、山楂10g、火麻仁20g。水煎服，1日1剂，3次/日，每次约50mL，嘱戒零食，多食蔬菜。患儿服用7剂后门诊复诊：双眼眨眼、异物感、畏光，粘丝状分泌物等症消失，饮食有所改善，大便正常，舌淡红，苔薄，脉数。专科检查：睑球结膜无充血，睑结膜少许乳头增生，少许滤泡，角膜上皮荧光素染色无着色。原方去白鲜皮、地肤子加炒麦芽20g、炒谷芽20g。再次嘱戒零食，多食蔬菜，并加强运动。服7剂后二诊：双眼眨眼等症消失，饮食正常，大便正常，舌淡红，苔薄，脉数。专科检查：睑球结膜无充血，睑结膜少许乳头增生，无滤泡，角膜上皮荧光素染色无着色。[余慧君，周文熙，王万杰.楂曲平胃散合过敏煎治疗儿童过敏性结膜炎的临床疗效观察.中医眼耳鼻喉杂志，2021，11（01）：10-12.]

按语：患儿饮食偏嗜，喜食零食，体型偏瘦，为脾胃虚弱，化源不足，则正虚无以抗邪，肝血不足则目窍失养；大便不通，则易有积滞。故治疗以楂曲平胃散燥湿运脾，行气消食和胃，以恢复脾胃运化；另以祝老验方过敏煎敛肺益气，祛风止痒。前后加减约14剂而愈。

【现代应用研究】

儿童过敏性结膜炎

余慧君等以楂曲平胃散合过敏煎治疗儿童过敏性结膜炎。选取60例本病儿童患者随机分为两组，治疗组30例（60只眼）予以本方治疗，对照组30例（60只眼）予以盐酸氮卓斯丁滴眼液治疗，7天一个疗程，共治疗两个疗程。结果显示治疗组有效率82%优于对照组的有效率71%（$P<0.05$）。[余慧君，周文熙，王万杰.楂曲平胃散合过敏煎治疗儿童过敏性结膜炎的临床疗效观察.中医眼耳鼻喉杂志，2021，11（01）：10-12.]

清痢荡积法

【原文】热痢者，起于夏秋之交，热郁湿蒸，人感其气，内干脾胃，脾不健运，胃不消导，热挟湿食，酝酿中州，而成滞下矣。盖热痢之为病，脉滑数而有力，里急后重，烦渴引饮，喜冷畏热，小便热赤，痢下赤色，或如鱼脑，稠粘而秽者是也。治宜清痢荡积法，益以楂肉、槟榔治之，如体弱者，以生军改为制军最妥。（《时病论·卷三·热痢》）

实则宜泻，以清痢荡积法治之。（《时病论·卷三·五色痢》）

清痢荡积法：治热痢夹食，脉滑数，烦渴溺赤。

广木香（六分，煨）　黄连（六分，吴萸炒）　生军（三钱，酒浸）　枳壳（一钱五分，麸炒）　黄芩（一钱，酒炒）　白芍（一钱五分，酒炒）　粉甘草（五分）　葛根（五分，煨）

加鲜荷叶三钱，煎服。

此法首用香、连治痢为主，加军、枳以荡其积，芩、芍以清其血，甘草解毒，荷、葛升提，施于实热之痢，每多奏效耳。（《时病论·卷三·清痢荡积法》）

【解析】本方主治痢疾热挟湿食证。是证湿热挟食，内干脾胃，故烦渴引饮，喜冷恶热；邪气搏结肠道，脂络受伤，腐败成脓血，故里急后重，痢下赤色；总以湿热积滞作祟，故脉滑数有力。治当清热止痢，凉血化积。药用木香辛行苦泄，行气止痛，为湿热泻痢，里急后重之要药；黄连大苦大寒，清泄脾胃、大肠湿热，为治泻痢要药；二药相配，主治泻痢。此热痢夹食，故以大黄泻下攻积以消积滞，并凉血解毒，逐瘀利湿，导邪外出；枳壳理气宽中，行滞消胀，以助大黄消积；二药合用，有"通因通用"之妙。下痢脓血，故以黄芩入血分以凉血止血，白芍养血，二药相伍以清血热。另配伍生甘草以解毒，并合芍药缓急止痛。兼以荷叶、葛根同用以升清阳而止痢。诸药合用，有"行血则便脓自愈，调气则后重自除"之功；于清热解毒，凉血祛湿之中兼以消导，有"通因通用"之妙。

【现代应用研究】

肠易激综合征

韩松花等将120例腹泻型肠易激综合征患者随机分为两组，观察组以雷氏清痢荡积法配合穴位贴敷，对照组采用常规西医治疗，4周后结果显示观察组有效率为89.66%，高于对照组有效率66.67%（$P<0.05$）；除腹胀外，观察组与对照组比较，各类症状改善明显（$P<0.05$）；观察组情绪状况、精神状态、日常社交、工作影响项目方面积分均高于对照组（$P<0.01$）。[韩松花，许宝才，邱根祥，等.雷氏清痢荡积法配合穴位贴敷治疗腹泻型肠易激综合征（脾胃湿热证）临床研究.中国中医急症，2018，27（10）：1737-1739+1743.]

温化湿邪法

【原文】刘河间论痢，总不外乎湿热。孔以立非之，乃谓六淫之邪，俱可兼伤，不独在乎湿热也。然古有湿痢之名，决不可废。窃谓河间专言湿热，似乎太偏；以立为不然，似乎太过。据丰论湿痢，有寒热之分焉。盖夫寒湿之为痢也，腹绵痛而后坠，胸痞闷而不渴，不思谷食，小便清白，或微黄，痢下色白，或如豆汁，脉缓近迟之象，宜用温化湿邪法加木香治之。（《时病论·卷三·湿痢》）

温化湿邪法：治寒湿酿痢，胸痞溺白。

藿香（一钱五分）　蔻壳（一钱二分）　神曲（三钱，炒）　厚朴（一钱，姜制）　陈皮（一钱五分）　苍术（八分，土炒）

加生姜三片为引。

凡湿在表宜宣散，在里宜渗利，今在气分，宜温药以化之。藿香、蔻壳，宣上下之邪滞；神曲、厚朴，化脾胃之积湿；陈皮理其气分，苍术化其湿邪，更佐生姜温暖其中，中焦通畅无滞，滞下愈矣。（《时病论·卷三·温化湿邪法》）

【解析】本方主治寒湿痢。是证因寒湿邪气，内困脾土，故腹部绵痛而不渴，脉缓而迟；脾胃升降失司，故胸痞闷，不思饮食；邪留肠中，故痢下色白，或如豆汁。治当温中化湿。方用藿香辛温，为芳香化浊之要药，既解中焦湿困，又可发表；豆蔻壳功同豆蔻，化湿行气，偏行中上焦，用壳者，取其轻清；二药同用以宣湿浊散寒。寒湿据于脾胃，药用神曲消食和胃，厚朴苦燥辛散，燥湿下气，消积导滞。兼以陈皮理气健脾，燥湿化痰；苍术燥湿健脾，祛风散寒；生姜温中散寒止痛。诸药

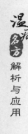

合用，温化寒湿，斡旋中焦气机，脾胃升降得复，则滞下可愈。

【医案】

泄泻

云岫叶某之女，于长夏之令，忽发热便泻。前医用五苓散，略见中机，月事行来，加之归、芍，讵知其泻复甚，益加腹痛难禁，脉象右胜于左。此暑湿之邪，在乎气分，气机闭塞，不但邪不透化，抑且经被其阻。即以温化湿邪法加木香、香附、苏梗、延胡，连进三煎，经行泻止，身热亦退矣。[何冰，校注.清·雷丰，著.时病论.北京：中国医药科技出版社，2011：50.]

按语： 此案感暑湿邪气作泻。湿在气分，宜温药化之。患者月事行来，前医以五苓散加当归、芍药治之，药入血分，所过病所，且芍药酸寒，故腹泻、腹痛更甚。治当顺气以行经，调气以畅湿。方用温化湿邪法化湿调气兼解暑热，另加木香、香附、苏梗、延胡索以理气止痛。药中病所，三剂而痊。

调中开噤法

【原文】 噤口者，下痢不食，或呕不能食也。痢而能食，知胃未病，今不食者，缘于脾家湿热，壅塞胃口而然。又有误服利药，犯其胃气者；止涩太早，留邪于中者；脾胃虚寒，湿邪干犯者；气机闭塞，热邪阻隔者；秽积在下，恶气熏蒸者；肝木所胜，乘其脾胃者；又有宿食不消者，水饮停蓄者，皆能使人噤口也。拟用调中开噤法，随证加减，缓缓服之，冀其有效。然噤口之因，非审其脉不能明晰，如右部浮濡沉细，或缓急无力，胃虚也；洪大急滑，火热也；浑浑浮大或浮弦，浊气上壅也；沉而滑，或右涩滞，宿食停积也；迟细者，胃寒也；弦急者，木胜也。细别其脉而治之，更为确当。倘或绝不思食，下痢无度，不可治也，惟有独参汤合陈廪米浓煎频服，幸冀万一耳。（《时病论·卷三·噤口痢》）

调中开噤法：治下痢不食，或呕不能食，即噤口痢证。

西潞党（三钱，米炒）　黄连（五分，姜汁炒）　制半夏（一钱五分）　广藿香（一钱）　石莲肉（三钱）

加陈廪米一撮，煎服。

痢成噤口，脾胃俱愈矣。故用潞党补其中州，黄连清其余痢，半夏和中止呕，藿香醒胃苏脾，石莲肉开其噤，陈廪米养其胃，倘绝不欲食者，除去黄连可也。（《时病论·卷三·调中开噤法》）

【解析】 本方主治噤口痢，邪留滞脾胃，中焦升降不利，胃气不降不能纳食，食入即吐，或呕吐不食，治当调中开噤。方中党参健脾益气，养血生津，以补吐下所耗气津；黄连清热解毒，燥湿以治痢，姜汁炒后减其苦寒，宜脾胃受纳；制半夏辛温燥湿化痰，降逆止呕，消痞散结，燮理中焦；藿香芳香醒脾，化浊祛湿；石莲肉清湿热，开胃进食，专开口噤；陈廪米甘平养胃，益气止烦渴。诸药合用，于多方求之，使邪气得解，气机得畅，脾胃得养以调中开噤。临证又当依脉象及症状不同加减应用。

调中畅气法

【原文】下痢屡发屡止，久而不愈，面色萎黄，脉形濡滑者，为休息痢也。多因止涩太早，积热未尽，或不能节饮食，戒嗜好，所以时作时止也。亦有过服寒凉而致者，肝脾内伤而致者，元气下陷而致者，肾虚不固而致者，皆当审其因而分治之。拟用调中畅气法，俾其气机得畅，则积热自清，中州得调，则脾胃自复。倘或腹中隐痛，宜加吴萸、姜炭，以化中焦之寒；赤痢缠绵，当佐秦皮、白芍，以清肝脾之血；肛门重坠，更加升麻、桔梗，以升下陷之元；虚滑不禁，再入骨脂、龙骨，以固下焦之脱。凡一切之药，不应手者，当细辨其脉象，若脉沉实，虽日远仍当攻下，切宜辨确，勿可误也。(《时病论·卷三·休息痢》)

调中畅气法：治中虚气滞，休息痢疾，并治脾亏泄泻。

潞党参（三钱，米炒）　於术（二钱，土炒）　黄芪（二钱，酒炒）　炙甘草（四分）　陈广皮（一钱）　腹皮（一钱五分，酒洗）　广木香（三分，煨）

加鲜荷叶三钱为引。

参、耆、术、草，调补中州；陈、腹、木香，宣畅气分；加荷叶助脾胃而升阳也。(《时病论·卷三·调中畅气法》)

【解析】本方主治中虚气滞证之休息痢脾亏泄泻。治宜补益中气为主，并调畅气机，以复脾胃升降而止泻痢。方中党参、黄芪补气健脾；白术燥湿和中；炙甘草补益中州，调和诸药。四药合用为雷氏常用补益中州之药。气顺则积热清，故以陈皮理气燥湿祛痰；大腹皮行气宽中，行水消肿，有气行则水行之用；木香行气止痛，调下痢之里急后重。以鲜荷叶助脾胃升阳止泻为引。诸药合用，补中益气、化湿和中，共奏扶正祛邪之效。

祛暑解毒法

【原文】其证虽较伤暑为轻，然失治入里，此又不可以不知也。如入于肉分者，则周身烦躁，头胀体烧，或身如针刺，或有赤肿等证，宜以祛暑解毒法治之。(《时病论·卷四·冒暑》)

祛暑解毒法：治暑毒烦热赤肿，身如针刺。

茯苓（三钱）　制半夏（一钱五分）　滑石（三钱，水飞）　粉甘草（五分）　参叶（六分）　黄连（八分）　银花（三钱）　连翘（三钱，去心）

加绿豆衣三钱，煎服。

凡暑热成毒者，此法最宜。苓、夏偕甘，即海藏消暑方也。滑石偕甘，即河间清暑方也。更佐参叶以却暑，黄连以清心，银翘、绿豆以解毒也。(《时病论·卷四·祛暑解毒法》)

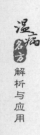
【解析】本方主治暑热成毒之烦热赤肿等症。暑热邪气，入里成毒，内扰心神，故身热、烦躁；气血壅滞，上冲头面则头胀；流窜经脉、肌腠则身如针刺，或红肿。治当清暑解毒。方中制半夏、茯苓辛燥淡渗以祛暑湿，为海藏消暑方。滑石利尿通淋，清热解暑，与茯苓合用使暑湿之邪自小便而出。暑热伤及气津，则以参叶补气、益肺、祛暑、生津。"诸痛疮疡，皆属于心"（《素问·至真要大论篇》），则以黄连清心热，燥湿浊。此证暑热成毒，则以连翘苦寒入心，清热解毒，消肿散结；银花清热解毒，并入血分以凉血；绿豆衣为引，解暑之力虽弱于绿豆，但解毒之功更胜。诸药合用，主以清暑湿，解热毒，则热痛可解。更少佐扶正之品，以培补气津，而无助邪之弊。

增损胃苓法

【原文】又有渴能饮水，水下复泻，泻而大渴，名为溢饮滑泻，即《金鉴》中之饮泻，良由水渍于胃而然，宜用增损胃苓法去厚朴、苍术，加白术、甘草治之。（《时病论·卷三·食泻》）

如入于肠胃者，则有腹痛水泻，小便短赤，口渴欲饮，呕逆等证，宜以增损胃苓法佐黄连治之。然冒暑之证，虽谓为轻，亦必须防微杜渐耳。（《时病论·卷四·冒暑》）

增损胃苓法：治暑湿内袭，腹痛水泻，小便热赤。

苍术（一钱，米泔炒）　厚朴（一钱，姜汁炒）　广陈皮（一钱五分）　猪苓（一钱五分）　白茯苓（三钱）　泽泻（一钱五分）　滑石（三钱，水飞）　藿香（一钱五分）

水煎，温服。

苍朴、陈皮以化湿，即平胃散损甘草也。二苓、泽泻以利湿，即五苓散损桂、术也。增滑石清暑渗湿，增藿香止泻和中。凡因暑湿而致泻者，是法最为拍合耳。（《时病论·卷四·增损胃苓法》）

中湿者，即类中门中之湿中也。盖湿为阴邪，病发徐而不骤。今忽中者，必因脾胃素亏之体，宿有痰饮内留，偶被湿气所侵，与痰相搏而上冲，令人涎潮壅塞，忽然昏倒，神识昏迷。与中风之证，亦颇相似，但其脉沉缓、沉细、沉涩之不同，且无口眼㖞斜不仁不用之各异，此即丹溪所谓湿热生痰，昏冒之证也。宜以增损胃苓法去猪苓、泽泻、滑石，加苏子、制夏、远志、菖蒲治之。倘有痰筑喉间，声如鼎沸，诚有须臾变证之虞，可加苏合香丸，分为两次冲服。倘得痰平人省，始有转机，否则不可救也。（《时病论·卷六·中湿》）

因于湿者，宜以增损胃苓法。（《时病论·附论·治时病常变须会通论》）

【解析】本方主治暑湿泄泻证。暑湿内袭，直驱中道，邪干胃肠，故腹痛；升降失司，清浊相混，故吐泻并作；湿胜，故泻下如水；暑热及吐泻皆可伤津，故口渴喜饮，小便热赤而少。治当清解暑热，化气利湿。方中苍术性温而燥，最善燥湿运脾；厚朴苦温，行气消满，苦燥芳化，行气利湿两可；陈皮燥湿行气；三药合用，乃平胃散之增损，去甘草者恐其碍胃生湿。药用泽泻，直达下焦淡渗利湿，以解泄泻痰饮；茯苓、猪苓同用以健脾，并增强泽泻利水渗湿之功；三药合用，乃五苓散去桂枝、白术。暑热邪气伤人，去桂枝、白术者，恐其辛温之性，反有抱薪救火之弊。另增滑石甘寒，利尿通淋，清热解暑；藿香芳香化湿，发表解暑而止泻和中。通观全方，以平胃散、五苓散为底方化气利湿，增滑石、藿香解暑邪。师古而不泥古。因湿致病，可加减取用。

【医案】

黄疸

徽商张某，神气疲倦，胸次不舒，饮食减少，作事不耐烦劳。前医谓脾亏，用六君子汤为主，未效。又疑阴虚，改用六味汤为主，服下更不相宜。来舍就诊，脉息沉小缓涩，舌苔微白，面目隐黄。丰曰：此属里湿之证，误用滋补，使气机闭塞，则湿酿热，热蒸为黄，黄疸将成之候。倘不敢用标药，蔓延日久，必难图也。即用增损胃苓法去猪苓，加秦艽、茵陈、楂肉、鸡金治之。服五剂胸脘得畅，黄色更明，惟小便不得通利，仍照原方去秦艽，加木通、桔梗。又服五剂之后，黄色渐退，小水亦长，改用调中补土之方，乃得痊愈。[何冰，校注.清·雷丰，著.时病论.北京：中国医药科技出版社，2011：112.]

按语：湿性重浊黏滞，最易碍脾，壅滞气机。本患神气疲倦、胸闷不舒、饮食减少乃因湿蒙蔽清窍，阻滞中焦气机升降所致。前医健脾祛痰无效，后误投六味汤，非虚误补，致使酿湿为热。刻下面目隐黄已成黄疸。急以治标，以增损胃苓法，去猪苓恐淡渗太过，加秦艽去风湿，茵陈为利湿退黄要药，山楂肉、鸡内金助胃消积。凡加减十剂后以调补脾胃而愈。

清暑开痰法

【原文】洁古曰：静而得之为中暑。东垣曰：避暑乘凉得之者，名曰中暑。其实二说皆是阴暑之证，而无中字情形，似不可以中暑名之。考中暑即系中暍，中暍之证，可以不必另分。盖中暑忽然而发，如矢石之中人也，不似伤暑初则寒热无汗，或壮热蒸汗之可比。是病忽然闷倒，昏不知人，躯热汗微，气喘不语，牙关微紧，亦或口开，状若中风，但无口眼㖞斜之别，其脉洪濡，或滑而数。缘其人不辞劳苦，赤日中行，酷暑之气，鼓动其痰，痰阻心包所致，宜清暑开痰法治之。（《时病论·卷四·中暑》）

消暑开痰法：治中暑神昏不语，身热汗微，气喘等证。

黄连（一钱二分） 香薷（一钱） 扁豆衣（三钱） 厚朴（一钱，姜汁炒） 杏仁（二钱，去皮尖研） 陈皮（一钱五分） 制夏（一钱五分） 益元散（三钱，入煎）

加荷叶梗七寸为引。汗多除去香薷。

连、薷、扁、朴，清热祛暑；杏仁、陈、夏，顺气开痰；益元散，清暑宁心；荷叶梗，透邪宣窍。（《时病论·卷四·清暑开痰法》）

【解析】本方主治中暑神昏。是证由暑邪卒中而发病。暑邪伤人，正邪相争，故身热而喘；暑热邪气，阻塞气机，鼓动痰湿蒙蔽心包，故猝然昏倒；痰气阻滞经络，故牙关紧闭；脉洪数为热，脉滑为痰。因其痰乃暑热邪气阻滞气机所致，非中风之痰热胶结，故证较轻，并无口眼歪斜等症。治当清解暑热，豁痰开窍。药用黄连苦寒入心，清热解毒；香薷芳香质轻，发汗解表，化湿和中，利水消肿兼备，为夏月祛暑要药；扁豆衣甘温和中消暑；厚朴下气，以解上涌痰涎及喘证。四药合用，主以祛暑。杏仁降气止咳平喘，润肠通便；陈皮燥湿化痰行气；半夏燥湿化痰，降逆止呕，三药合用以理气开痰，解痰蒙心窍。益元散中滑石、甘草相配清暑利湿；朱砂清心热，镇静安神，有清暑宁心之效。另以荷叶梗透邪宣窍为引。诸药合用，共达清暑解热，顺气开痰以解窍闭之功。

却暑调元法

【原文】如果手足厥冷，名曰暑厥，宜苏合香丸化开灌之，或以来复丹研末白汤灌之，或以蒜水灌之，或剥蒜肉入鼻中，皆取其通窍也。俟其人事稍苏，继进却暑调元法为治。(《时病论·卷四·中暑》)

倘不细辨，以暑为湿，误用温药，扰动其络，络中血沸，而成吐血之疴，然则宜用却暑调元法去东参、半夏，加杏仁、花粉、旱莲、生地治之。大概总宜清暑保金，庶不至蔓延虚损耳。(《时病论·卷四·暑咳》)

暑瘵者，骤然吐血衄血，头目不清，烦热口渴，咳嗽气喘，脉象浮取则洪，中取则空，沉取复有。此因盛夏之月，相火用事，火烁肺金，复燃阳络，络血上溢所致。昧者以为痨瘵，殊不知火载血上，非真阴亏损而为虚痨者此也。当清暑热以保肺，清络热以止血。如初起体实者，宜以清宣金脏法加枯芩、黑栀治之。体弱者，宜以却暑调元法去石膏、半夏、粳米，加鲜地、鲜斛、鲜藕节治之。如未止，再加丹皮、旱莲草可也。(《时病论·卷四·暑瘵》)

却暑调元法：治暑热盛极，元气受伤。

石膏(四钱，煨)　滑石(三钱，飞)　白茯苓(三钱)　制半夏(一钱)　东洋人参(二钱，或用西洋人参)　麦门冬(二钱，去心)　粉甘草(六分)

加粳米一撮为引。

石膏、滑石，却暑泻火为君；茯苓、半夏，消暑调中为臣；暑热刑金，故以人参、麦冬保肺为佐；暑热伤气，故以甘草、粳米调元为使。(《时病论·卷四·却暑调元法》)

【解析】本方主治暑热盛极，元气受伤之证。暑热过盛，伤津耗气，致使元气受伤；或因暑咳之证，误用辛温，致使热伤血络而吐血；或暑邪伤及血分血络造成骤然出血、咳嗽之暑瘵。诸症其本在暑热邪气，其病位在肺，治当清暑热以保肺金。方中石膏辛寒，入上焦肺胃，清泄暑热，达热出表；滑石入下焦，既清暑热，又利湿邪而通小便，从湿中泻热，导暑热自小便而出，二药合用为君。茯苓健脾，并助滑石利湿；半夏降逆气，止上冲之逆气以止咳，二药调中为臣。暑邪伤津耗气损肺，故以人参大补元气；麦门冬甘寒生津，长于润肺养阴，二药相协，气阴双补为佐。另以甘草补中益气，调和诸药；粳米甘平益脾胃，二药相合培补元气，和胃护津，共为使药。诸药合用，主以清暑，兼以培补元气，则暑热可清，肺金可保。临床又当随证加减，如益凉血止血药以解暑瘵等。

【医案】

发热

患者，男，60岁，2002年8月28日诊。因感冒发热输液（葡萄糖、头孢曲松钠等）2天，症状不减。头痛，头晕，周身疼痛。咽稍充血，有不适感，无咳嗽，测体温38.1℃，血压98/75mmHg，舌淡苔白厚而干，脉弦略数。药用却暑调元法加减：生石膏、板蓝根各30g，党参、麦冬、滑石（包）、菊花各10g，甘草6g，粳米少许。服药2剂，热退症减。[金淑琴.雷丰诸法（诸方）杂病治验.山东中医杂志，2003（04）：247-248.]

按语：本患年事已高，8月来诊，患者发热、头晕、头痛、浑身疼痛，知正邪交争，暑热在气分；舌淡知气虚，苔白厚知有湿阻，苔干为阴液已伤；脉弦略数乃湿热之象。治当清暑祛湿，养阴益气，以却暑调元法加减。现中焦尚安，又恐半夏化燥伤阴，故去茯苓、半夏；加板蓝根、菊花清热解毒。方证相符，2剂而安。

清离定巽法

【原文】暑风之病，良由暑热极盛，金被火刑，木无所畏，则风从内而生，此与外感风邪之治法，相悬霄壤，若误汗之，变证百出矣。夫木既化乎风，而脾土未尝不受其所制者，是以卒然昏倒，四肢搐搦，内扰神舍，志识不清，脉多弦劲或洪大，或滑数。总当去时令之火，火去则金自清，而木自平，兼开郁闷之痰，痰开则神自安，而气自宁也，拟用清离定巽法佐以郁金、川贝治之。倘有角弓反张，牙关紧闭者，宜加犀角、羚羊；痰塞喉间有声者，宜加胆星、天竺；服药之后，依然昏愦者，宜加远志、菖蒲。然而证候至此，亦难治矣。（《时病论·卷四·暑风》）

清离定巽法：治昏倒抽搐，热极生风之证。

连翘（三钱，去心）　竹叶（一钱五分）　细生地（四钱）　元参（三钱）　甘菊花（一钱）　冬桑叶（三钱）　钩藤钩（四钱）　宣木瓜（一钱）

井华水煎服。

此法治热极生风之证，故用连翘、竹叶，以清其热；热甚必伤阴，故用细地、元参，以保其阴；菊花、桑叶，平其木而定肝风；钩藤、木瓜，舒其筋而宁抽搐。大易以离为火，以巽为风，今曰清离定巽，即清火定风之谓也。（《时病论·卷四·清离定巽法》）

手足瘛疭，热极生风者，清离定巽法可通用之。（《时病论·附论·治时病常变须会通论》）

【解析】本方主治热极生风之证，因暑热引动肝风者，称为"暑风"。治当清热

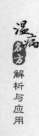

泻火、息风止痉。暑热助心火，方中连翘苦寒，清心泻火；竹叶入心经清热除烦，生津利尿，使心火下行从小便而出；二药合用，主以清泻暑热。热盛伤阴，以生地咸寒入肾，清热凉血，养阴清热；玄参清热泻火，滋阴降火；二药合用，可"补离中之虚"，有滋阴降火之效。菊花平抑肝阳；桑叶"得箕星之精，箕好风，风气通于肝，故桑叶善平肝风"（《温病条辨》）；二药合用，平肝息风。离属火，巽为风，本方泻火息风，故雷氏称之为"清离定巽法"。钩藤甘凉，息风定惊，清热平肝止痉；木瓜舒筋活络；二药合用，舒筋止抽搐。诸药合用，侧重清热平肝，兼以增液养阴、舒筋活络，使火清而风自止，肝柔而金自平。

【医案】

1. 瘾疹

患者，女，38岁，1985年3月7日初诊。近年来常遍身发疹，奇痒难耐，风吹或睡暖时尤甚。搔破则渗血，并感染化脓，以致入寐困难，苦恼不已，西医诊为"荨麻疹"，叠治罔效。诊见疹色鲜红，初散发，搔抓则融合成片，按之略有热感，伴眩晕神疲，气短自汗，面黄口干，溲赤便结，舌红苔少，脉浮数。此乃气虚卫外失固，所触之风邪与血热相合而为患。治予益卫祛风，凉血消疹。药用生地、土白茯各20g，生黄芪、防风、当归、元参、蝉蜕、桑叶、连翘、钩藤、甘草、竹叶、野菊花各10g。服药3剂，则疹减痒轻，原方继服5剂，旋即疹消痒止，至今未发。[马继松，田爱华，承选生，等.承忠委老师运用清离定巽法的经验.吉林中医药，1989（04）：8-10.]

按语： 本证中医称风瘾疹，《三因方》曰："世医论瘾疹，无不谓是皮肤间风……内则察其脏腑虚实，外则分其寒暑风湿，随证调之，无不愈。"本患之疹，其本因血热气虚，又为风邪所触发，故以雷氏清离定巽法去木瓜之辛温酸敛，合芪、草、防、蝉，益气固卫，疏风驱邪，配当归、土白苓养血凉血，清热解毒。"必伏其所主，而先其所因"，故半载顽疾，两诊即愈。

2. 中风

患者，男，65岁，1995年10月12日来诊。一日晨起觉左手指不能屈伸，握物失灵，行动迟缓，头晕，逐渐发展为左半身瘫痪，舌向左斜，流涎，语言不利，烦躁，口渴。曾经中西医治疗1月效果不显。现症状如上述，血压180/80mmHg，舌质红，苔黄腻，神志清楚。西医诊断：脑血栓。中医诊断：中风，证属肝热风动，痰热上阻络道。治宜清热平肝，息风通络。药用清离定巽汤加味：连翘10g，竹叶10g，生地15g，元参15g，菊花10g，桑叶10g，钩藤10g，木瓜10g，石决明30g，珍珠母30g，海蛤壳30g，半夏10g，陈皮6g。日服1剂。上方连服6剂，即大见好转，药已中病，守方再服。连续服用两月而收功，并恢复正常工作。[李亿忠，钟小军.清离定巽汤临床新用举隅.中国中医急症，1999（06）：286.]

按语： 此例中风证属肝胆热盛，风动痰阻，以清离定巽法清热泻火，祛痰息风。方中用连翘、竹叶、生地、元参清热养阴；菊花、桑叶平肝息风；钩藤、木瓜舒筋止搐；加入石决明、珍珠母平肝潜阳；海蛤壳、半夏、陈皮清热化痰。药吻病机，故收效快捷。

清宣金脏法

【原文】暑咳之为病，独在暑月也。良由暑热下逼，先伤乎上，夫五脏之位，惟肺最高，为诸脏之华盖，暑热袭之，肺经先病者，固无论矣。且暑中有火，肺体属金，火未有不克金者也。其脉濡滑而数，两寸有力而强，咳逆乏痰，即有亦少，或身热口渴，或胸闷胁痛，此皆暑热入肺之脉证也，宜用清宣金脏法加滑石、甘草治之。（《时病论·卷四·暑咳》）

如初起体实者，宜以清宣金脏法加枯芩、黑栀治之。（《时病论·卷四·暑瘵》）

清宣金脏法：治热烁肺金，咳逆胸闷，身体发热。

牛蒡子（一钱五分）　川贝母（二钱，去心）　马兜铃（一钱）　杏仁（二钱，去皮尖，研）　陈瓜蒌壳（三钱）　桔梗（一钱五分）　冬桑叶（三钱）

加枇杷叶三钱，去毛，蜜炙，为引。

夏日炎暑，火旺克金，宜乎清热宣气，保其金脏。法中蒡、贝、兜铃，清其肺热；杏、蒌、桔梗，宣其肺气。夫人身之气，肝从左升，肺从右降，今肺被暑热所烁，而无降气之能，反上逆而为咳矣。故佐桑叶以平其肝，弗令左升太过；杷叶以降其肺，俾其右降自然。升降如常，则咳逆自安谧矣。（《时病论·卷四·清宣金脏法》）

【解析】本方主治暑咳。暑热邪气袭表，肺合皮毛，正邪交争故身热；火邪克金，故口渴、痰少；肺气失于宣降，故咳嗽上逆，胸闷胁痛；此暑热伤肺，病在上焦，故脉濡数而两寸有力。治当清涤暑热，宣肺止咳。方中牛蒡子疏散风热，宣肺利咽；马兜铃苦寒，清肺降气，止咳平喘；二药合用，清肺热而止咳。杏仁苦温质沉，降气止咳；瓜蒌皮清热化痰，理气宽胸；桔梗宣肺，祛痰，利咽，一物三用；三药合用，肃降肺气以止咳。肝气左升，肺气右降，今肺气肃降不利，则以桑叶平肝潜阳，疏散风热，以防左升太过；枇杷叶苦寒，清肺止咳，降逆止呕，可降肺气，以复人体右降。综观全方，有清有透，有宣有降，诸药合用使邪热得清，宣降得复，则暑咳自止。

【医案】

咳嗽

患者，男，32岁，1995年4月19日初诊。咳嗽1周，痰黄而黏稠，咯吐不爽，量多，口干，吹风后咳甚，伴发热，畏冷，汗出，大便秘结，舌质红，苔薄黄，脉弦数。胸透提示：肺纹理增粗。辨证属风热犯肺，肺失清肃，营卫失和。治宜"清宣金脏法"。拟方：桑叶9g，枇杷叶9g，杏仁9g，瓜蒌24g，浙贝9g，牛蒡子9g，马兜铃9g，桔梗6g，金银花9g，连翘9g，鱼腥草24g，薄荷6g，水煎服，每日1剂。3剂后，咳嗽顿减，痰易咯出，发热已退，大便通畅。但仍微恶风，口干，自汗，考虑卫外不固，上方稍加调整，加防风6g，白术9g，生黄芪12g，再进3剂，诸症悉愈。[郑峰.沈宗国运用"清宣金脏法"治疗外感咳嗽经验.福建中医药，1996（06）：10.]

按语：本案为风热犯肺，肺失清肃，营卫失和之证。药用清宣金脏法，疏散风热，宣肺止咳，加金银花、连翘、薄荷、大剂鱼腥草以增强解表清热之功。服药平妥，遗恶风、自汗等卫外不固证，故以原方合玉屏风散，再进3剂而愈。

【现代应用研究】

1. 喉源性咳嗽

朱丽芳等使用清宣金脏法治疗风邪犯肺证喉源性咳嗽100例，连续治疗2疗程（14天）。结果显示临床治愈48例，显效26例，有效20例，无效6例，总有效率94.00%。[朱丽芳，李伟.清宣金脏法治疗风邪犯肺喉源性咳嗽100例临床观察.实用中医内科杂志，2017，31（01）：10–11.]

2. 妊娠感冒

许金榜使用清宣金脏法治疗妊娠感冒60例，与对照组60例相比，治疗组症状完全消失的平均时间为（3.7±1.9）天，较对照组为（6.0±1.6）天，具有统计学差异（$P<0.05$）。治疗组的总有效率达91.67%，显著高于对照组（$P<0.05$）。[许金榜，林莺.清宣金脏法治疗妊娠感冒60例.福建中医药，2011，42（06）：36.]

3. 暑咳

邹家宁使用清宣金脏法治疗暑咳65例，总有效率达97%；刘素英采用本方治疗暑咳60例，有效率达95%。证明本方治疗暑咳具有疗效显著，疗程缩短，不易复发等优势。[①邹家宁.清宣金脏法治疗暑咳65例.学会，2001，（10）：48.②刘素英.雷氏清宣金脏法治疗暑咳60例临床疗效观察.现代诊断与治疗，2013，24（12）：2692–2693.]

甘咸养阴法

【原文】虽非痨瘵之病，但失血后有潮热咳嗽之证，小数之脉，其阴分不亏亦亏，又当以甘咸养阴法治之，倘蹉跎失治，伤及真阴，遂难疗矣。(《时病论·卷四·暑瘵》)

甘咸养阴法：治热伤血络，损及阴分，潮热咳嗽。

大干地（四钱）　龟板（三钱，炙）　阿胶（二钱，另炖冲）　旱莲草（三钱）　女贞子（二钱）　牡丹皮（一钱五分）

加淡菜三钱，井水煎服。

法中干地甘寒，龟板咸寒，皆养阴之要药。阿胶甘平，淡菜咸温，并治血之佳珍。旱莲甘寒，汁黑属肾，女贞甘凉，隆冬不凋，金能补益肾阴。佐以丹皮之苦，清血中之伏火，火得平静，则潮热咳嗽均愈矣。(《时病论·卷四·甘咸养阴法》)

【解析】本方主治热伤血络，潮热咳嗽。暑热邪气伤及肺脏血络，于吐血后，阴分受损，致潮热、咳嗽、脉小数。治当养阴清热。方中生地黄甘寒，清热凉血，生津止渴；龟板咸寒，滋阴清热，兼养血补心；二药同用，大补肝肾真阴。阿胶甘平，补血滋阴，润肺燥并可止血；淡菜咸温，补精血，"生于咸水之中而能淡，外偶内奇，有坎卦之象，能补阴中之真阳"（《温病条辨》），二药合用有补血止血两用之妙。墨旱莲甘酸而寒，善补肝肾之阴，凉血止血；女贞子补肝肾之阴；二者同用即为二至丸，功可补肝益肾，滋阴止血。另以牡丹皮清热凉血，"治血中伏火，除烦热"（《本草纲目》），使热退阴生。综观全方，甘咸同用，以血肉有情之品大补阴血，滋阴之余，不忘清血络伏热。诸药合用，使阴血得复，虚热得清，则潮热咳血得除。

治乱保安法

【原文】霍乱之证，在夏秋为多，得之于风、寒、暑、热，饮食生冷之邪，杂糅交病于中，正不能堪，一任邪之挥霍缭乱，故令三焦混淆，清浊相干，乱于肠胃也。其证呕吐泻利，腹中大痛，脉多微涩，或沉而伏，或大而虚。其风甚者，则头痛寒热。寒甚者，则转筋厥冷。暑甚者，则大渴引饮。邪在上焦则吐多，下焦则泻多，中焦则吐泻俱甚。总宜治乱保安法加减主之，风甚加苏叶、橘红，寒甚加草蔻、木瓜，暑甚加芦根、竹茹，吐多加黄连、干姜，泻多加葛根、荷叶。（《时病论·卷四·霍乱》）

治乱保安法：治夏秋之间，霍乱吐泻，腹中绞痛。

广藿香（一钱五分） 台乌药（一钱） 广木香（五分） 制半夏（一钱） 白茯苓（三钱） 茅苍术（八分，米泔浸炒） 阳春砂仁（八分，研冲）

加伏龙肝三钱，水煎服。

邪扰中州，挥霍缭乱，宜此法也。首用藿香、乌、木，行气分以治其乱。夏、苓、苍术，祛暑湿以保其中。更佐砂仁和其脾，伏龙安其胃，此犹兵法剿抚兼施之意也。（《时病论·卷四·治乱保安法》）

【解析】本方主治霍乱。霍乱之证，多为感受风、寒、暑、热及饮食生冷之邪，诸邪杂糅而致病。邪气郁遏脾胃，阻滞气机升降，清浊相混，故吐下交作；因感邪不同，脉有微涩，或沉而伏，或大而虚之别。总以温中燥湿，斡旋中焦气机为要。方中藿香芳香化浊辟秽，通利九窍，化湿行气；乌药辛温行气，解三焦寒凝气滞疼痛；木香善行脾胃气滞，调中止痛；三药合用，调气机以治乱。半夏燥湿化痰，降逆止呕；茯苓健脾渗湿；苍术辛温燥湿健脾，并芳香雄烈，最善辟秽化疫疠浊邪；三药配伍，祛暑利湿，奠安中焦。砂仁化湿开胃，温脾止泻，《本草新编》载其"止哕定吐，除霍乱，止恶心，安腹痛，温脾胃"；伏龙肝辛温，温中和胃；二药合用以安脾胃。本方妙在于大队行气祛湿药中，配伍砂仁、伏龙肝等安定中焦之药。此配伍既防祛邪而伤正之弊，又无补益药壅涩气机之祸。

【医案】

泄泻

患者，女，22岁，工人。1985年7月18日诊治。因恣食生梨致呕吐腹泻入院，诊为"急性胃肠炎"，经补液三天，呕泻如故，转请中医治疗。自诉：腹泻黄色稀粪，日5~6次，无脓血便，腹胀痞闷，饮水呕水，进食吐食，三日水米不尝。舌苔

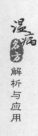

白腻，脉象濡弱，心下按之柔软，腹内鸣响不已，此乃饮食不洁，损伤脾胃，气机逆乱，清浊相干。治宜温运湿浊，和脾安胃。拟雷氏治乱保安法加味：藿香6g、乌药6g、木香3g、法夏10g、茯苓10g、苍术6g、砂仁3g、竹茹10g、黄连3g、葛根10g、山楂炭10g、鲜荷叶一角，灶心土鸡子大一块。服1剂呕止泻减，再剂病瘥。

［胡学刚.雷氏治乱保安法治疗急性胃肠炎.四川中医，1987（01）：25-26.］

按语： 夏秋之际，湿土司令，中阳素虚之体，不胜湿侵，而复食生冷，冷则湿从寒化而致此证。患者呕泻不止，食饮即吐，但无里急后重，脓血便，知非噤口痢；苔白腻，知寒湿作祟。故以治乱保安法温中燥湿，并于在原方基础上加葛根、荷叶升清阳，竹茹、黄连降浊逆，务使清升浊降，故急重之症，2剂而瘥。

挽正回阳法

【原文】 倘吐泻不已，损伤中焦之气，以致阴阳间隔，手足厥冷，脉微欲绝，不多饮水者，无分风、寒、暑、热，急以挽正回阳法救之。（《时病论·卷四·霍乱》）

挽正回阳法：治中寒腹痛，吐泻肢冷，或昏不知人，脉微欲绝。

东洋参（三钱，米炒）　白茯苓（三钱）　于潜术（一钱，土炒）　粉甘草（五分，炙）　安桂（八分，细剉分冲）　淡附片（八分）　炮姜炭（六分）　吴茱萸（八分，泡淡）

头服略煎，次服浓煎。

是法即陶节庵回阳救急汤，除陈、夏、五味也。盖以参、苓、术、草挽其正，炮姜、桂、附回其阳，更佐吴茱萸，破中下之阴寒，阴寒一破，有若拨开云雾，而见天与日也。（《时病论·卷四·挽正回阳法》）

中寒者，交一阳之后，时令过于严寒，突受寒淫杀厉之气，卒然腹痛，面青吐泻，四肢逆冷，手足挛踡，或昏闭身凉，或微热不渴等证。丹溪曰：仓卒中寒，病发而暴，难分经络，温补自解，斯说似乎灭裂，其实有三阴之别焉。盖太阴中寒，则脘中作痛，少阴则脐腹作痛，厥阴则少腹作痛。见证既分，更当审其脉象，如沉缓中太阴，沉细中少阴，沉迟中厥阴，若此别之，庶几导窾。如果脉微欲绝，昏不知人，问之不能答，似此难分经络，始可遵丹溪用温补之剂，急拟挽正回阳法治之。（《时病论·卷八·中寒》）

【解析】 本方主治脾胃中寒，真阳衰微。"吐下之余，定无完气"。是证或因吐泻无度，阳气虚衰，无以温养四末，故四肢厥冷，脉微欲绝。或因寒邪直中三阴，阳气无以温煦四末而肢冷，身凉，面青；脾阳不运，故吐泻；寒性收引故腹痛，手足挛踡；神失所养故昏闭，治当回阳救急。药用人参大补元气，茯苓健脾利湿，白术健脾益气燥湿，炙甘草补益中州，四药合用为四君子汤益气健脾，补中气以复脉。此阳气大衰，以炮姜温阳；肉桂补火助阳，温经通脉；附子回阳救逆；三药辛温大热，破阴回阳。结合参、苓、术、草四药则又有四逆汤、理中丸方意，而无耗散真气之弊端。另以吴茱萸辛苦温，入于肝肾，散寒止痛，理中下焦阴寒。诸药合用，于温阳救逆中补益脾胃，共达回阳救急之功。

【医案】

霍乱

施秉罗某之父，大耋高年，素来矍铄，忽于孟秋之初，霍乱吐泻，肢痛肢凉。差人来请丰诊、其脉迟细，神识模糊。曰：此中阴寒之证也。急以挽正回阳法治之，至日晡腹痛益甚，汗出淋漓，逆冷益深，倏然昏倒，大众惊慌，复来邀诊。诊得六脉全无，不语如尸，呼吸微绝。思丹溪有云：仓卒中寒，病发而暴，难分经络，温补自解。忽记其家有真参宝藏，速取一钱，合野山高丽参五钱，淡附片四钱，浓煎渗下，次煎继之，约一时许，忽长叹一声，渐有呼吸，五更时分，身体稍温。次日清晨，又邀复诊，按其脉象，沉细如丝，舌淡无荣，苔白而润，四肢转暖，人事亦清，吐泻腹痛金减，今当温补脾阳，兼养心营，仍用二参、附片，加入姜炭、耆、甘、归、神、柏、枣，服下又中病机，一候遂全瘥矣。[何冰，校注.清·雷丰，著.时病论.北京：中国医药科技出版社，2011：74.]

按语： 患者年近古稀，正气渐衰，阴寒直中，发为寒霍乱，吐泻过剧，有亡阳之患。故用挽正回阳法，回阳救逆，扶正固脱。然日晡症状加剧，患者汗出淋漓，逆冷益深，倏然昏倒，已成亡阳证，急以参附汤回阳救逆。药后诸症得缓，神识已清，乃用温补脾阳，补益营血而善后。

芳香化浊法

【原文】 南方之人，体气不实，偶触粪土沙秽之气，即腹痛闷乱，名之曰痧，即沙字之讹也。盖痧在皮肤气分者，宜刮之，在肌肉血分者，宜刺之，此轻而浅者言也。若深重者胀塞肠胃，壅阻经络，直犯乎心，斯须莫救，刮刺无功，非药剂不能救也。须知痧无定脉，凡脉与证不应者，即为痧脉也。其见证不可不分：如风痧者，头疼自汗，腹痛肢麻。暑痧者，头晕汗多，吐泻腹痛。阴痧者，腹痛肢冷，即凉痧也。阳痧者，腹痛肢暖，即热痧也。又有肤隐红点，一如瘄疹，此痧在肌表，为红痧也。满身胀痛，且有黑斑，此痧毒在乎脏腑，为乌痧也。欲吐不吐，欲泻不泻，心腹大痛，为绞肠痧也。痧之为病，不尽六气所触，或因饥饱劳役，或因秽浊所犯，皆可成痧，总宜芳香化浊法治之。法内有半夏、藿香，慎勿信俗医为痧病中之禁药也。风痧加荆芥、防风，暑痧加滑石、木瓜，阴痧加豆蔻、砂仁，阳痧加连翘、栀子，红痧加牛蒡、薄荷，乌痧加槟榔、枳壳，闷痧加细辛、桔梗，绞肠痧加檀香、乌药，倘其势急不及进汤药者，先以痧疫回春丹治之。(《时病论·卷四·痧气》)

秽浊者，即俗称为龌龊也。是证多发于夏秋之间，良由天暑下逼，地湿上腾，暑湿交蒸，更兼秽浊之气，交混于内，人受之，由口鼻而入，直犯膜原。初起头痛而胀，胸脘痞闷，肤热有汗，频欲恶心，右脉滞钝者是也。然有暑湿之分，不可以不察也。如偏于暑者，舌苔黄色，口渴心烦，为暑秽也。偏于湿者，苔白而腻，口不作渴，为湿秽也。均宜芳香化浊法治之，暑秽加滑石、甘草，湿秽加神曲、苓、苍。吾衢见秽浊之证，便禁药饵，惟以揪刮当先，殊不知禁滋腻呆滞之药，如地、

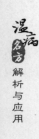

归、沙参等味是也，芳香气分之品，又何害乎？倘执禁药之说，每见其轻证转重，重证转危，误人性命，不可胜数，悲哉悲哉！（《时病论·卷四·秽浊》）

霉湿之为病，在乎五月也。芒种之后，逢丙入霉，霉与梅通，其时梅熟黄落，乍雨乍晴，天之日下逼，地之湿上蒸，万物感其气则霉，人感其气则病。以其气从口鼻而入，即犯上中二焦，以致胸痞腹闷，身热有汗，时欲恶心，右脉极钝之象，舌苔白滑。以上皆霉湿之浊气，壅遏上中气分之证，非香燥之剂，不能破也。拟以芳香化浊法，俾其气机开畅，则上中之邪，不散而自解也。（《时病论·卷四·霉湿》）

芳香化浊法：治五月霉湿，并治秽浊之气。

藿香叶（一钱）　佩兰叶（一钱）　陈广皮（一钱五分）　制半夏（一钱五分）　大腹皮（一钱，酒洗）　厚朴（八分，姜汁炒）

加鲜荷叶三钱为引。

此法因秽浊霉湿而立也。君藿、兰之芳香，以化其浊；臣陈、夏之温燥，以化其湿；佐腹皮宽其胸腹，厚朴畅其脾胃，上中气机，一得宽畅，则湿浊不克凝留；使荷叶之升清，清升则浊自降。（《时病论·卷四·芳香化浊法》）

瘴疟之证，岭南地方为多也。乃因天气炎热，山气湿蒸，多有岚瘴之毒，人感之者，实时昏闷，一身沉重，或寒甚热微，或寒微热甚，亦有迭日间日而作者，亦有狂言妄语者，亦有口喑不言者。揆其诸证，初起之时，邪必郁于气分，甚则血瘀于心，涎聚于脾。先宜宣窍导痰法，探吐其痰，然后辨其轻重表里为要。其轻者在表，宜用芳香化浊法加草果、槟榔；其重者在里，宜用和解兼攻法为治。（《时病论·卷五·瘴疟》）

【解析】本方主治痧气、秽浊、霉湿等皆因暑湿秽浊之气犯于中上二焦所致之病。治疗总以芳香化湿，辟秽化浊为法。药用藿香辛温，为芳香化浊之要药，既芳香化湿，发表解暑，又入中焦和中止呕；佩兰功同藿香，又可醒脾开胃；二药相须为用以化湿浊，同为君药。臣以陈皮理气健脾，燥湿化痰；半夏燥湿化痰，降逆止呕；二者合用温燥化湿，有二陈汤方意。暑湿阻滞中上二焦气机，故以大腹皮行气宽中；厚朴燥湿化痰，下气除满；二药共为佐药。荷叶升清降浊而为使药。诸药合用，表里双解，使暑邪得解，湿浊得化，诸症自安。

【医案】

1.头痛

患者，男，54岁，于1979年6月30日初诊。患者素体肥胖，有高血压病史，经常反复头痛。近一月来，头痛且胀，逐渐加剧，呻吟不已，伴微恶寒发热、口不作渴、胸闷脘痞、食欲不振、尿清便溏等症。初投川芎茶调散祛风散寒无效。乃从辨病着眼，改用建瓴汤加减。服后头痛反见加剧，迁延月余，屡治罔效。尔后，细察患者面色淡黄而垢，神倦嗜睡，苔白腻，脉弦缓。证属湿浊头痛，予芳香化浊法加减。处方：藿香、佩兰、大腹皮、羌活、川芎、厚朴各6g，陈皮、半夏、茯苓、白芷、蔓荆子各10g。服三剂后，头痛大减，精神清爽。继服五剂，头痛若失，诸恙悉平。半年后随访，头痛未再复发。[杜勉之.雷氏芳香化浊法的临床辨证鉴别运用.中

医杂志，1982（07）：53+26.]

按语： 本例颇似风寒头痛，但时值梅雨季节，且又有湿浊见证，实非风寒头痛，故投祛风散寒之剂无效。高血压头痛，大多从肝论治，用建瓴汤平肝潜阳，每收良效，但患者为湿浊上蒙清阳所致，投以滋阴潜镇之剂，阻碍湿浊宣化，故投药后头痛反剧。终以芳香化浊法芳香化湿，辟秽化浊，增羌活、川芎、白芷、蔓荆子等祛风寒湿，兼活血止痛之药而愈。

2.伏暑

患儿，男，9岁。1990年10月6日诊。患儿于五日前头隐痛如裹，四肢沉困，呕恶频作，日十余次，呕吐物为清水及黏液。某院诊为病毒性脑炎，用激素、维生素B_{12}、青霉素、链霉素治疗一周，症增无减。会诊时，症见右侧轻瘫，手不能持物，行走跌倒，肌力Ⅲ度，右侧鼻唇沟略浅，神识昏蒙，呕恶，大便溏薄，小便黄短，苔白厚腻，脉象濡滑。实验室检查：白细胞10.6×10^9/L，中性粒细胞百分比70%，淋巴细胞百分比28%，单核细胞百分比2%。脑脊液：无色，透明，蛋白（+），细胞数30个/mm³。辨证为痰湿秽浊阻滞型。治宜解毒化浊，豁痰开蔽。用《时病论》雷氏芳香化浊法加味：藿香叶6g，佩兰叶6g，陈皮3g，半夏5g，腹皮6g，厚朴3g，菖蒲6g，郁金3g，杏仁3g，淡竹茹6g，鲜荷叶10g，板蓝根20g。水煎服，每日1剂，早、午、晚三次分服。服药3剂，呕吐休止，大便成形，小便清利，语言清楚，神志转清，肌力好转为仅存患肢乏力一症。上方去竹茹、腹皮、杏仁，加黄芪15g，太子参10g，甘草3g，以健脾益气。继服9剂，四肢活动灵活，饮食正常，谈笑自如，告愈停药，随访至今健康。[王广见，王淑瑞.雷氏芳香化浊法治愈病脑案.四川中医，1992（07）：30–31.]

按语： 本案为痰湿秽浊侵犯脑海，阻滞窍隧，故神识昏蒙，语言不利；脾受湿困，健运失司，故脘痞呕吐，四肢不收。故以芳香化浊法清中上焦之痰湿秽浊，方中藿香、佩兰芳香辟秽；半夏、厚朴、竹茹燥湿化痰，理气止呕；杏仁宣肺启水之上源；陈皮健脾理气化痰；腹皮利尿排湿；荷叶清透郁热；板蓝根解毒；菖蒲、郁金豁痰开窍宁神。全方芳香化浊辟秽，浚利三焦气机，融开上、运中、渗下为一体，使气行、湿化、痰除、窍开、毒散，收效甚捷。

【现代应用研究】

1.腹泻型肠易激综合征

蔡春江等将100例腹泻型肠易激综合征患者分为治疗组60例和对照组40例，对照组采用参苓白术散治疗，治疗组采用雷氏芳香化浊加味方治疗，疗程4周。结果显示，治疗组总有效率为95.0%，对照组为87.5%，差异有统计学意义（$P<0.05$）；2组大便性状、频次、腹胀及疼痛评分治疗前后组内比较及治疗后组间比较，差异有统计学意义（$P<0.05$）。[蔡春江，李莉，田雪瑞，等.雷氏芳香化浊加味方治疗腹泻型肠易激综合征60例疗效观察.湖南中医杂志，2017，33（11）：15–17.]

2.急性无黄疸性肝炎

廖安亚以芳香化浊法治疗急性无黄疸性肝炎120例，治愈87例，有效28例，无效5例，总体有效率达95.8%。[廖安亚.芳香化浊法治疗急性无黄疸型肝炎120例.湖

南中医杂志，1996（S1）：28.］

3.糖尿病

梁萍茂选取在采取食疗法并停用任何降糖药1个月以上的基础上，空腹血糖（FBG）11.1~13.9mmol/L，体重指数（BMI）26.4~28.0kg/m²的2型糖尿病患者40例为观察对象，以芳香化浊法治疗。结果显示显效14例，有效20例，无效6例，总有效率85%。治疗后FBG、TC、TG均较治疗前明显降低，BMI无变化。［梁苹茂.雷氏芳香化浊法治疗Ⅱ型糖尿病临床观察.天津中医，1997（04）：14-15.］

金 水 相 生 法

【原文】疰夏者，每逢春夏之交，日长暴暖，忽然眩晕、头疼、身倦、脚软，体热食少，频欲呵欠，心烦自汗是也。盖缘三月属辰土，四月属巳火，五月属午火，火土交旺之候，金水未有不衰，夫金衰不能制木，木动则生内风，故有眩晕头疼。金为土之子，子虚则盗母气，脾神困顿，故有身倦足软，体热食少。又水衰者，不能上济乎心，故有频欲呵欠，心烦自汗等证。此皆时令之火为患，非春夏温热之为病也。蔓延失治，必成痨怯之根，宜以金水相生法治之。如眩晕甚者，加菊花、桑叶；头痛甚者，加佩兰、荷钱；疲倦身热，加潞党、川斛；心烦多汗，加浮麦、莲子。加减得法，奏效更捷耳。（《时病论·卷四·疰夏》）

金水相生法：治疰夏眩晕神倦，呵欠烦汗，及久咳肺肾并亏。

东洋参（三钱）　麦冬（三钱，去心）　五味子（三分）　知母（一钱五分）　元参（一钱五分）　炙甘草（五分）

水煎，温服。

法内人参补肺，麦冬清肺，五味敛肺，此千金生脉饮也。主治热伤元气，气短倦怠，口渴汗多等证。今以此方治疰夏，真为合拍。加色白之知母，以清其肺，复清其肾；色黑之元参，以滋其肾，兼滋其肺；更以甘草协和诸药，俾金能生水，水能润金之妙耳。（《时病论·卷四·金水相生法》）

如咳嗽胸疼，痰中兼血，是肺络被燥火所劫，宜用金水相生法去东参、五味，加西洋参、旱莲草治之。（《时病论·卷六·秋燥》）

如咳逆气短，甚则有汗，咽喉干燥者，当用金水相生法治之。蹉跎失治，最易延为痨损，可不谨欤！（《时病论·卷七·干咳》）

【解析】本方主治肺肾气阴两虚所致疰夏及久咳。春夏之交，火土皆旺，伤津耗气，故身倦怠，口渴；金虚无以制木故眩晕、头痛；肾水无法上济，故心烦自汗，呵欠频频。肺肾气阴两虚，故干咳、久咳及痰中带血。病虽不同，病机属一。治当益气养阴，清肺滋肾。药用人参大补元气，兼以生津；麦冬甘寒养阴，润肺生津，兼以其"禀少阴癸水之气……散心中秽浊之结气"（《温病条辨》）；五味子酸温收涩，以敛、补气阴而固汗之外泄。三药合用，气阴双补，解口渴汗多，气短懒言等症状，乃生脉散之方意。另配伍知母苦寒，同入肺肾，泻火滋阴，清热止烦渴，清肺以清肾；玄参清热凉血，滋阴降火。甘草补脾益肺，调和诸药。纵观全方，清、补、敛三法兼备，壮水以清火，扶正以祛邪，敛汗以益气阴。可奏益气养阴，清肺滋肾之功。

【医案】

疰夏

江苏张某，于麦秋患头晕目眩，食减神疲，偶患头痛。一医作水不涵木治之，虽未中机，尚称平稳。一医作风湿侵脾治之，服之神气更疲。邀丰诊之，脉濡且弱，毫无外感之形，见其呵欠频频，似属亏象。丰曰：此阴虚之体，过于烦劳，劳伤神气所致，所以前医滋补无妨，后医宣散有损。张曰：头痛非外感乎？曰：非也。外感头痛，痛而不止；今痛而晕，时作时止，是属内伤。曰：何证也？曰：疰夏也。当用金水相生法去玄参、知母，加冬桑叶、稽豆衣、省头草治之，服至第三剂，诸疴皆屏矣。[何冰，校注.清·雷丰，著.时病论.北京：中国医药科技出版社，2011：75.]

按语： 患者素体阴虚，麦秋之时，劳力耗气伤神，故头晕目眩，偶有头痛；食欲减退，脾肺气虚；脉濡而弱，知无外感，乃疰夏之证。治当益气养阴，清暑息风。方用金水相生法，今肺金所伤之证不明显，且无咳嗽等症，故去玄参、知母。头晕神疲，故加桑叶疏风清热，平抑肝阳；稽豆衣养血祛风；佩兰解表祛暑化湿。药证合拍，三剂而瘥。

【现代应用研究】

慢性阻塞性肺疾病

方昉等使用雷丰补气升阳金水相生法对慢性阻塞性肺疾病稳定期肺气虚证患者43例进行治疗，与吸入沙丁胺醇气雾剂等对症治疗的对照组相比较，有效率明显高于对照组（分别为93.02%和76.74%），差异有统计学意义（$P<0.05$）；症状积分、肺功能指标改善均优于对照组（$P<0.05$）。[方昉，邱根祥，陈柏竹，等.雷氏补气升阳金水相生法对慢性阻塞性肺疾病稳定期肺气虚证患者肺功能的影响.中华中医药学刊，2017，35（12）：3190–3192.]

二活同祛法

【原文】 倘或连朝风雨，人冒之者，即患身痛腰疼，恶寒发热，此邪由太阳之表，而入于少阴之里，即《内经》所谓雨气通于肾也，宜乎表里两解，拟以二活同祛法。倘兼腹痛泄泻，再加煨葛、木香治之。（《时病论·卷四·霉湿》）

二活同祛法：治表里受湿，寒热身疼，腰痛等证。

羌活（一钱五分）　防风（一钱五分）　独活（一钱五分）　细辛（五分）　茅苍术（一钱五分）　甘草（五分）

加生姜三片，煎服。

两感表里之湿证，此法堪施。其中羌活、防风，散太阳之表湿；独活、细辛，

搜少阴之里湿；苍术燥湿气，生姜消水气；盖恐诸药辛温苦燥，故佐甘草以缓之。（《时病论·卷四·二活同祛法》）

【解析】本方主治表里两感湿邪。外感寒湿，伤于太阳之表，故恶寒发热；经气不利，故身痛；寒湿入于少阴之里，腰为肾之府，故腰痛。治当散寒祛湿，表里两解。方中羌活辛苦性温，入太阳经以散表寒，祛风湿，止身痛；防风辛甘性润，祛风胜湿，解表止痛，与羌活相合助其散太阳之表湿。独活辛苦性温，偏于入肾经，可祛风除湿，通痹止痛，善治下半身风寒湿痹；细辛辛温散寒，祛风止痛；苍术辛苦温燥，善燥湿健脾，并可解表；生姜辛温，解表散寒，兼利水气。恐用药过于辛燥，化火伤阴，则以甘草调和诸药、缓和药性为佐使。方中所用祛寒湿之药多可兼顾太阳、少阴二经，共奏散寒祛湿，表里两解之效。

清营捍疟法

【原文】暑疟者多因长夏纳凉，感受阴暑，暑汗不出，则邪遂伏于内，直待秋来，加冒凉气而发。先贤云：暑气内伏者，阴气也；秋凉外束者，阴邪也；新邪与卫气并居，则内合伏暑，故阴阳相搏而疟作矣。其证恶寒壮热，口渴引饮，脉来弦象，或洪或软，或著衣则烦，去衣则凛，肌肤无汗，必待汗出淋漓而热始退。治宜清营捍疟法治之，如渴甚者，麦冬、花粉佐之。凡疟连日而发者则病浅，间日而发者则病深，间二日而发者则愈深矣。渐早为轻，因正气胜而外出；渐晚为重，因邪气胜而内入。初起多实，宜以祛邪为先；患久多虚，宜以养正为主。医者须分浅深轻重虚实新久而治之，则庶几投剂有效耳。（《时病论·卷五·暑疟》）

清营捍疟法：治暑疟恶寒壮热，口渴引饮。

连翘（一钱五分，去心）　竹叶（一钱五分）　扁豆衣（二钱）　青蒿（一钱五分）　木贼草（一钱）　黄芩（一钱，酒炒）　青皮（一钱五分）

加西瓜翠衣一片为引。

此治暑疟之法也。夫暑气内舍于营，故君以翘、竹清心，却其上焦之热。臣以扁衣解暑，青蒿祛疟。佐以木贼发汗于外，黄芩清热于内。古云疟不离乎少阳，故使以青皮引诸药达少阳之经，瓜翠引伏暑透肌肤之表。（《时病论·卷五·清营捍疟法》）

【解析】"暑疟者多因长夏纳凉，感受阴暑，暑汗不出，则邪遂伏于内，直待秋来，加冒凉气而发。"暑气内舍于营，治当清暑凉营，化湿截疟。方中连翘苦寒入心，清热凉营以解暑毒；竹叶入心经清热泻火，除烦，生津利尿，可导邪自小便而出；二药配伍，凉散上焦之暑热，共为君药。暑邪挟湿作祟为疟，以扁豆衣甘温和中化湿；疟病不离少阳，青蒿为治疟要药，苦辛而寒，清解少阳湿热；二者共为臣药。暑疟之证需得汗解，故以木贼疏散风热以透邪；热郁于内，故以黄芩清热燥湿；二者共为佐药。青皮疏肝理气，引诸药入少阳；根自暑热，故以西瓜翠衣清热生津；二者共为使药。全方用药严谨，君臣佐使配伍合乎法度，共奏清暑凉营，化湿截疟之功，且用药轻清，有轻可去实之妙。

【医案】

1.暑疟

患者，女，26岁，1967年8月6日初诊。妊娠六月，现值夏秋之交，忽感恶寒壮热，头痛如裂，口渴引饮，着衣则烦，去衣则凛，汗出热退，每日发作一次，发有定时，饮食欠佳，精神不振，舌淡红，苔心黄，脉弦滑。查血检出疟原虫。患者因有习惯性流产史，惧服奎宁，求治于中医。初投小柴胡汤加常山、草果等，三剂无效，遂改用清营捍疟法加减：青蒿20g，淡竹叶、扁豆衣、连翘、木贼草、黄芩各10g，西瓜翠衣1角。1剂后寒热缓解，3剂后热退诸证大减，唯神倦纳差，再以清暑益气之剂调理而康复。[杜勉之.运用清营捍疟法一得.中医杂志，1984（02）：76.]

按语： 时值长夏，暑湿横行，发为暑疟。必用清解则效，故以雷氏清营捍疟法化裁，重用青蒿清透少阳之邪，又有祛暑截疟之功，而又无引动肝风等堕胎之虑，故三剂诸症大减，继以清暑益气之剂调理而康复。

2.暑温

患者，男，28岁，1973年7月15日初诊。时值酷暑，于烈日下劳动，感头晕且痛，全身不适，翌晨突然寒战高热，大汗淋漓，汗出热减。某医诊为"疟疾"，投氯喹等药，反增恶心呕吐，口苦咽干，又予小柴胡汤加减，寒热反剧，入夜尤甚，头痛欲裂，夜寐不安，遂来门诊。诊见恶寒壮热，体温40.5℃，神倦嗜睡，尿赤便干，面色潮红，舌红少苔，脉虚数，证属暑入心营，予清营捍疟法加减：青蒿20g，生石膏、生地各15g，扁豆衣、淡竹叶、银花、连翘、黄芩、元参、麦冬各10g，青皮5g。2剂后体温降至38.5℃，5剂后痊愈。[杜勉之.运用清营捍疟法一得.中医杂志，1984（02）：76.]

按语： 此患系误诊为疟疾后，以氯喹及小柴胡汤等造成暑湿邪气化燥伤阴，内陷心营，然是证非热入心包之神昏，故仍以清暑凉营为要，以清营捍疟法为底方，清暑凉营；然恐清营热力量不及，则加玄参、生地、银花、麦冬等清热养阴凉营之品；另伍石膏以解气分热，达透热转气之效。

辛散太阳法

【原文】经云：夏暑汗不出者，秋成风疟。《金鉴》谓：风疟：先伤于寒，后伤于风。据此二说而论，是证之因，亦由长夏先受阴暑，至秋感风而发也。然而有暑无风惟病暑，有风无暑惟病风，必风暑合邪，始成疟病。此虽与暑疟得病之因无异，发病之时亦同，但其见证，自有攸分，不可以不辨也。盖风疟之为病，寒少热多，不似暑疟恶寒壮热，或著衣则烦，去衣则凛。风疟则头疼自汗出，不似暑疟肌肤无汗，必待汗出淋漓而热始退。风疟之脉，弦而兼浮，不似暑疟，脉象纯弦，或洪或软，若此分别，投剂自合拍耳。初宜辛散太阳法去羌活，加秦艽治之，必俟寒热厘清，始可进和解之法。

总当细审其因，可散则散，可和则和，可补则补，可截则截，全在临时活法耳。

江诚曰：细观暑疟、风疟，皆由长夏感受阴暑，并发于秋，但暑疟因秋凉所触，风疟因秋风所触，以此别之，毫厘无谬。（《时病论·卷五·风疟》）

寒疟者，缘于先受阴寒，或沐浴之水寒，寒气伏于肌腠之中，复因外感邪风触之而发。正合经云：寒者阴气也，风者阳气也，先伤于寒，而后伤于风，故先寒而后热也。盖寒疟之脉证，弦紧有力，寒长热短，连日而发，或间日而发，发时头痛微汗，或无汗干热。此当遵古训体若燔炭、汗出而散之旨，拟用辛散太阳法治之。如寒热按时而至，方可继进和解，今人不别何经，动手概用小柴胡汤，则误甚矣。（《时病论·卷五·寒疟》）

辛散太阳法：治风疟寒少热多，头痛自汗，兼治伤寒伤湿。

嫩桂枝（一钱）　羌活（一钱五分）　防风（一钱五分）　甘草（五分）　前胡（一钱五分）　淡豆豉（三钱）

加生姜二片，红枣三枚，煎服。

凡外邪袭人，必先伤于太阳之表。疟虽因于伏暑，又必因外感秋风而触发也。盖风疟有风在表，故宜辛散之方。其中桂、羌、防、草，即成方桂枝羌活汤，本治风疟之剂也。内加前胡散太阳，复泄厥阴。淡豉解肌表，且祛疟疾。更加攘外之姜，安内之枣，表里俱安，何疟之有哉！（《时病论·卷五·辛散太阳法》）

伤湿之病，原有表里之因。盖伤乎表者，因于居湿涉水，雨露沾衣，其湿从外而受，束于躯壳，证见头胀而痛，胸前作闷，舌苔白滑，口不作渴，身重而痛，发热体疲，小便清长，脉浮而缓，或濡而小者，此言湿邪伤于表也。又有伤于里者，因于喜饮茶酒，多食瓜果，其湿从内而生，踞于脾脏，证见肌肉隐黄，脘中不畅，舌苔黄腻，口渴不欲饮水，身体倦怠，微热汗少，小便短赤，脉沉而缓者，此言湿气伤于里也。李时珍曰：凡风药可以胜湿，利小便可以引湿，为治表里湿邪之则也。丰师其法，治表湿宜辛散太阳法减去桂、豉，加之苍、朴，俾其在表之湿，从微汗而解也。（《时病论·卷六·伤湿》）

伤寒者，由冬令之寒邪，伤于寒水之经也。考诸贤之书，皆谓霜降之后，春分以前，有感触者，是为伤寒。据六气而推之，似乎不然。盖霜降之后，犹是燥金主气，有感之者，是凉气也。如或天气大寒，即《金匮》所谓未至而至也，春分以前，正是风木司权，有感之者，是风邪也，如或天气大寒，即《金匮》所谓至而不去也，若此则界限分矣。其实伤寒之病，确在乎立冬之后，寒水主政之时，一交春令，风木主政，便不可以伤寒名之。即有寒热为病，与伤寒相似者，便是先贤所谓春应温而反寒，寒疫之病也。夫伤寒之为病，头疼身痛，寒热无汗，脉来浮紧者，宜用辛散太阳法去前胡、红枣，加紫苏、葱白治之，如体实邪盛者，仲圣麻黄汤亦可用之。若果有汗，脉浮而缓，便是伤风之病，倘误用之，变证蜂起矣。此略述寒邪初伤太阳寒水之经之证也。其传经、两感，合病、并病，及误治、变证、坏证，仲景书中细详，可毋重赘。丰尝谓凡学时病者，必须参读仲景《伤寒论》，庶可融会贯通，否则不可以言医也。（《时病论·卷八·伤寒》）

【解析】本方主治风疟、寒疟寒多热少之证，兼治伤湿、伤寒。风疟与暑疟皆由长夏感受阴暑而成，然风疟发自秋风触冒，故寒少热多，头疼自汗，脉弦兼浮。寒疟先感受寒邪，后因风触发，以寒为主，故发作特点为寒长热短，发时头痛微汗，或无汗干热；疟脉自弦，紧脉为寒，故脉弦紧有力。湿伤于表者，阻滞太阳气机故头胀而痛，身重而痛，发热体疲，脉浮而缓，或濡而小；湿邪阻滞气机故胸脘满闷，口不渴，小便清长。伤寒则为寒伤太阳，邪正交争，腠理紧闭，故头疼身痛，寒热无汗，脉来浮紧。凡此四证，总以辛散太阳之邪，再据证不同进以和解等剂。方用桂枝辛温，宣阳气于卫分以解肌发汗，最宜表虚有汗之证；羌活苦燥辛温，解表寒，祛风湿，止痛；防风祛风解表；甘草调和诸药。四药合用，为治风疟之桂枝羌活汤。益以前胡苦辛微寒，疏风清热，以透太阳邪气，并辛散以泻厥阴之邪；淡豆豉解表除烦，宣发郁热；二药合用，增桂枝羌活汤解表之力。更以姜、枣，调和中州，攘外安内。诸药合用，使风寒之邪自太阳辛散而解，故可用于风疟、寒疟、伤寒之证。另有风能胜湿之用，故兼可祛在表之湿。

【医案】

风疟

城南龚某之女，先微寒而后发热，口渴有汗，连日三发，脉弦而数，舌苔黄腻，此因夏伤于暑，加感秋风，名风疟也。遂用辛散太阳法去羌活，加秦艽、藿梗治之。服二帖，疟势未衰，渐发渐晏，且夜来频欲谵语。复诊其脉，与昨仿佛，但左部之形力，颇胜于右。思仲景有云：昼则明了，夜则谵语，是为热入血室。今脉左胜，疑其血室受邪，即询经转未曾。其母曰：昨来甚寡，以后未行。此显然邪入血室之证也。姑守前方去防风、淡豉，加当归、赤芍、川芎、柴胡，服之经水复来，点滴而少，谵语亦减，惟疟疾仍然。再复其脉，左部转柔，余皆弦滑，已中病数，可服原方。幸得疟势日衰一日，改用宣透膜原法加柴胡、红枣治之，迭进三煎，疟邪遂解。[何冰，校注.清·雷丰，著.时病论.北京：中国医药科技出版社，2011：95.]

按语：患者先寒后热，口渴有汗，连日三发，脉弦而数，舌苔黄腻，知为风疟。故以辛散太阳法治之。因寒热未剧，有汗口渴，兼舌苔黄腻，故去羌活之辛燥，加秦艽、藿梗以祛风除湿，解暑调气。然正值经期，疟邪入血室，故治以前方去防风、豆豉之宣，益以当归、赤芍等血分之药。药达病所，故疟疾所见寒热，热入血室所见谵语皆减，后以宣透膜原法加柴胡祛血室之热，红枣补血，数剂而安。

宣透膜原法

【原文】湿疟之证，因于久受阴湿，湿气伏于太阴，偶有所触而发。发则恶寒而不甚热，脉象缓钝而不弦，一身尽痛而有汗，手足沉重，呕逆胀满者是也。俗谓脾寒，大概指是证耳。此宜宣透膜原法，使其邪化疟除，但辛燥之剂，于阴亏热体者，须酌用之。阳虚寒体者，更可加老蔻、干姜。所有断截之法，不宜早用，用之非变膨鼓，即成疟母之疴。疟证殊多，总宜分别而治。（《时病论·卷五·湿疟》）

疫疟之为病，因天时寒热不正，邪气乘虚而袭膜原，欲出表而不能透达，欲陷

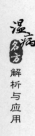

里而未得空隙，故作寒热往来，或一日二、三次，或一次而无定期也。寒轻热重，口渴有汗，右脉多胜于左，是为疫疟也。盖疫者役也，若役使然，大概沿门合境，长幼之疟相似者，皆可以疫名之。竟不必拘于一定之见证，当随时令而治，此司天运气之所宜考也，拟以宣透膜原法为主。（《时病论·卷五·疫疟》）

宣透膜原法：治湿疟寒甚热微，身痛有汗，肢重脘懑。

厚朴（一钱，姜制） 槟榔（一钱五分） 草果仁（八分，煨） 黄芩（一钱，酒炒） 粉甘草（五分） 藿香叶（一钱） 半夏（一钱五分，姜制）

加生姜三片为引。

此师又可达原饮之法也。方中去知母之苦寒及白芍之酸敛，仍用朴、槟、草果，达其膜原，祛其盘踞之邪，黄芩清燥热之余，甘草为和中之用，拟加藿、夏畅气调脾，生姜破阴化湿，湿秽乘入膜原而作疟者，此法必奏效耳。（《时病论·卷五·宣透膜原法》）

如果寒热似疟，舌苔白滑，是为邪遏膜原，宜用宣透膜原法治之。（《时病论·卷六·湿温》）

【解析】本方主治湿秽邪遏膜原。湿秽浊邪入膜原之半表半里，正邪交争，故寒热往来、汗出；湿秽邪气，壅遏脏腑经气，故一身尽痛，四肢沉重，呕吐胀满，舌苔白滑。治当疏利透邪，开达膜原。本方以达原饮化裁而成，方中厚朴辛烈温燥，化湿除满；槟榔苦辛而温，"能消能磨，除伏邪，为疏利之药"（《温疫论》）；草果燥湿温中，截疟除痰，可除膜原伏邪。三药合用，直达膜原，辛开苦降，行气破结，疏利透达以除内伏邪气。黄芩清热燥湿；甘草调和诸药，和中缓急，防燥烈伤胃。本方是证多舌苔白滑，不红不燥，知湿重于热，故于达原饮中去知母、白芍。而增藿香辛温芳香化浊，透邪外达；姜半夏降逆止呕、燥湿理脾；生姜祛寒湿水饮。三药合用辛温燥烈之性更强，兼以透达肌表，降逆止呕。诸药合用，虽非汗剂，但以疏利气机之法宣透膜原而使伏邪外出。本方与达原饮同治邪伏膜原证，然所治之证较达原饮湿重热轻。湿疟、疫疟之病亦不离湿秽之气，故均可以此方加减治之。

【医案】

1.湿温

患者，女，55岁。1984年4月1日入院。患者发高热二个月余，体温波动在37.5~40℃之间，经多处中西医药治疗无效。刻诊：形体消瘦，脸色晦暗，发热恶寒，热重寒轻，以夜为甚，口粘不渴，全身酸痛，疲乏无力，头昏头痛，咳嗽，痰白而粘，胸闷心烦，纳呆寐差，寐时胸背汗出，齐颈而还，汗出而热不退，大便秘结，脉细数，舌红，苔黄白相兼，稍腻。检查：白细胞总数 15.2×10^9/L，中性粒细胞百分比78%，两肺呼吸音减弱，可闻及散在性湿性啰音。摄胸片提示：慢性支气管炎并感染，肺气肿，右肺中叶陈旧性萎缩。证属湿热胶稠而邪热嚣张的湿温证，拟疏利祛湿，开宣膜原。选雷氏宣透膜原法加减：厚朴14g，藿香10g，槟榔10g，半夏6g，草果10g，川连6g，黄芩10g，云苓12g，泽泻12g，甘草4g。服上药二剂后，大便即泻下6次，并吐出大量白色稠痰，其体温即降至38.3℃，精神转佳。原方续进二剂后体温降至正常，夜汗止，诸症亦基本消失。继用异功散加味调理二日痊愈出院。[罗健吾.长期高热治验.四川中医，1987（02）：15.]

按语： 本患形体消瘦，热重寒轻，大便秘结，似热甚寒微之证；然其脸色晦暗，口粘不渴，痰白而粘，纳呆等皆为湿浊之象，知为湿热胶结所致湿温证。故治当祛湿化浊而热自透达，方用雷氏宣透膜原法，加黄连清热解毒燥湿；茯苓、泽泻利水渗湿，助湿热邪气从小便而解。方证相合，湿浊得化，气机得通，大便得下，痰涎得吐，上下分消，故四剂而安。

2.汗证

患者，女，35岁。1988年5月14日初诊。自述今年春节连续高热达半月之久，夜间更甚，市医院作伤寒治疗，高热已退，转为低热至今，多项指标检查无阳性指征。查体温37.8℃，其热从上午9时开始，入暮最甚，至子夜而退，时有盗汗，夜梦纷纭，神情萎顿，脘闷纳呆，便溏溲赤，经行量少，口不渴，舌淡苔白腻，脉弦。此乃湿热时邪留恋膜原。宜宣透膜原，治以雷氏达原饮加味：藿香、黄芩、制半夏各10g，川朴、槟榔、柴胡各6g，草果、枳壳、陈皮各5g，青蒿、小青草各15g，红枣20g，避瘟丹（吞服）1锭。3剂后入暮时测体温退至37.4℃，精神稍振，白腻苔化。药已中病，予上方去陈皮、辟瘟丹，加马鞭草20g，制首乌10g。4剂后入暮时体温36.9℃，盗汗未再出现，精神转佳，胃纳渐增，舌苔薄润。追访2个月，一切正常。
[孙慧芬.宣透膜原法治盗汗低热.浙江中医杂志，1994（09）：430.]

按语： 盗汗多从阴虚论治。今患者低热，更似阴虚发热之象。然见其脘闷纳呆，便溏溲赤，口不渴，舌淡苔白腻等乃为湿热伏于膜原，故以宣透膜原法加减治之。原方加枳壳、陈皮理气燥湿；柴胡清透少阳；青蒿、小青草清虚热，除湿截疟；红枣补益中焦；避瘟丹辟秽化浊。药达病所，故热退苔化。后依证加减而愈。

和解兼攻法

【原文】 瘴疟之证，岭南地方为多也。乃因天气炎热，山气湿蒸，多有岚瘴之毒，人感之者，即时昏闷，一身沉重，或寒甚热微，或寒微热甚，亦有迭日间日而作者，亦有狂言妄语者，亦有口噤不言者。揆其诸证，初起之时，邪必郁于气分，甚则血瘀于心，涎聚于脾。先宜宣窍导痰法，探吐其痰，然后辨其轻重表里为要。其轻者在表，宜用芳香化浊法加草果、槟榔；其重者在里，宜用和解兼攻法为治。（《时病论·卷五·瘴疟》）

和解兼攻法：治寒热疟疾，兼之里积。

柴胡（一钱五分） 黄芩（一钱，酒炒） 半夏（一钱五分，姜制） 甘草（六分） 元明粉（二钱） 熟军（二钱） 枳壳（一钱五分）

流水煎服。

柴、芩、夏、草以和解，元明、军、枳以攻里，此仿长沙大柴胡之法也。（《时病论·卷五·和解兼攻法》）

【解析】本方主治疟疾兼里实证。瘴疟神昏，急以治标，予宣窍导痰之后，而见疟疾寒热，并兼大便秘结之里实证。治当和解少阳，内泻热结。疟不离少阳，故以柴胡和解少阳，疏邪透表以截疟；黄芩清里热，燥湿解毒；二药合用使邪热外透里清。半夏降逆止呕，燥湿化痰；甘草调和诸药。上四药合用，共奏和解少阳之功。此证里热积滞，故以熟大黄泻下攻积，清热泻火解毒；元明粉润燥软坚，泻下通便；枳壳理气宽中，行气消胀，调气以通便；三药合用有承气类方意，泻下里实。大黄用熟者，恐其峻下热结而伤正。诸药合用，少阳、阳明同治，使疟邪得去，里实得下。

甘寒生津法

【原文】帝曰：瘅疟何如？岐伯曰：瘅疟者，肺素有热，气盛于身，厥逆上冲，中气实而不外泄，因有所用力，腠理开，风寒舍于皮肤之内，分肉之间而发。发则阳气盛，阳气盛而不衰则病矣。其气不及于阴，故但热而不寒，气内藏于心，而外舍于分肉之间，令人消烁肌肉，故命曰瘅疟。帝曰：善。

《金匮》云：师曰：阴气孤绝，阳气独发，则热而少气烦冤，手足热而欲呕，名曰瘅疟。若但热不寒者，邪气内藏于心，外舍分肉之间，令人消烁肌肉。

丰按：《素问》谓肺素有热；又谓气内藏于心。《金匮》亦谓邪气内藏于心而未及肺。合而论之，似异而实同也。盖肺心皆居膈上，主乎阳位，阳气盛，故但热而不恶寒。石顽注《金匮》云：少气烦冤者，肺主气，肺受火邪也。手足热者，阳主四肢，阳盛则四肢热也。欲呕者，火邪上冲，胃气逆也。内藏于心者，阳盛则邪气内藏，而外舍分肉之间也。消烁肌肉者，火盛则肌肉烁也。治瘅疟惟宜白虎，盖白虎专于退热，其分肉四肢，内属于胃，非切于所舍者乎？又泻肺火，非救其烦冤者乎？据此而观，不但病在肺心，亦且兼之胃病。嘉言意用甘寒，亦属非谬，真所谓智谋之士，所见略同。窃思阳气盛则阴益伤，拟用甘寒生津法，庶几针芥。（《时病论·卷五·瘅疟》）

遇有秋暑之见证者，是为燥之复气，宜用甘寒生津法。（《时病论·卷五·秋暑》）

甘寒生津法：治瘅疟独热无寒，手足热而欲呕。

大生地（五钱）　大麦冬（三钱，去心）　连翘（三钱，去心）　竹叶（一钱五分）　北沙参（三钱）　石膏（四钱，煨）

加蔗浆、梨汁每一盏冲服。

《金匮》瘅疟条下，但云：以饮食消息止之。嘉言主以甘寒生津可愈。丰立是法，即遵斯训也。首用生地、麦冬，甘寒滋腻以生津液。此证不离心肺胃三经，故以翘、竹清心，沙参清肺，膏、蔗清胃，梨汁生津。（《时病论·卷五·甘寒生津法》）

【解析】本方主治瘅疟。瘅疟者，乃素体阳盛者患疟疾，正邪交争，以阳热偏盛为主，故但热不寒或热盛寒微，手足皆热；壮火食气，故少气烦闷；热灼胃阴，胃气上逆而欲呕。治当甘寒清热生津。药用生地甘寒，清热凉血，生津止渴；麦冬甘润凉降，养阴润肺，益胃生津，清心除烦。连翘、竹叶清心泻热，上可透达邪气，下可导热自小便而出；沙参养阴清肺，益胃生津；石膏大清阳明热盛；甘蔗清胃热而养阴；梨汁生津润燥。甘蔗汁、梨汁直接冲服，补液尤速。纵观本方，清热而不过寒，养阴润燥而不壅滞，使阳热得解，三脏阴气得复。

【医案】

瘅疟

四明沈某之室，诞后将匝月以来，忽然壮热汗多，口渴欲饮。有谓产后阴虚，阳无所附；有谓气血大虚，虚热熏蒸，皆用温补之方，严禁寒凉之药。见病者忽尔尪羸，日晡发热，益信其为蓐痨，愈增热补，更加唇焦齿燥，舌绛无津。复请前二医合议，议用导龙入海，引火归源之法，不但诸证未减，尤加气急神昏，始来商之于丰。丰即往诊，两手之脉，皆大无伦，推其致病之因，阅其所服之药，实因误补益剧，非病至于此险也。沈曰：此何证也？丰曰：乃瘅疟也。此即古人所谓阴气先伤，阳气独发，不寒瘅热，令人消烁肌肉，当用甘凉之剂治之。曰：产后用凉，可无害乎？曰：有病则病当之，若再踌躇，阴液立涸，必不可救矣。即用甘寒生津法，加西洋参、紫雪丹治之。头煎服下，未见进退，次煎似有欲寐之形，大众见之，无不疑昏愦之变。复来请诊，脉象稍平，唇舌略润，诸羔如旧，但增手战循衣。丰曰：此阴阳似有相济之意，无何肝风又动之虞。仍守原章，佐以阿胶、龟板，及鸡子黄，令其浓煎温服。是夜安神熟寐，热势大衰。次早诊之，诸逆证皆已屏去，继以清滋补养，调理两月方瘳。[何冰，校注.清·雷丰，著.时病论.北京：中国医药科技出版社，2011：96.]

按语： 本患壮热无寒，身体尪羸，唇焦齿燥，舌绛无津，脉大无伦，为瘅疟独热无寒之证。前医多以温补，甚至引火归元，致使重伤阴津，气急神昏。故治当甘寒清热，养阴生津，以甘寒生津法，加西洋参大补气阴，紫雪开窍醒神。两剂后诸症皆缓，增手颤循衣，为阴阳相济之兆。故佐以阿胶、龟板、鸡子黄大补真阴，调和阴阳。药后诸症皆去，调养两月而安。

宣阳透伏法

【原文】《金匮》云：疟多寒者，名曰牝疟。赵以德不辨鱼鲁，注为邪在心而为牡。喻嘉言亦为邪伏于心，心为牡脏，即以寒多热少之疟，名为牡疟。二公皆以牝疟为牡，又皆谓邪藏于心。石顽已正其非，堪为来学之圭臬也。乃曰：若系邪气内藏于心，则但热而不寒，是为瘅疟。此则邪气伏藏于肾，故多寒而少热，则为牝疟。以邪气伏结，则阳气不行于外，故作外寒。患斯证者，真阳素虚之体为多，缘当盛夏之时，乘凉饮冷，感受阴寒，或受阴湿，其阳不能制阴邪之胜。故疟发时，寒盛热微，惨戚振栗，病以时作，其脉必沉而迟，面色必淡而白。宜以宣阳透伏法治之，因寒者姜、附为君，因湿者苍、果为主，日久不愈，温补之法为宜。（《时病论·卷五·牝疟》）

宣阳透伏法：治牝疟寒甚热微，或独寒无热。

淡干姜（一钱）　淡附片（一钱）　厚朴（一钱，姜制）　苍术（一钱，土炒）　草果仁（一钱，煨）　蜀漆（一钱五分）

加白豆蔻三颗，去壳细研分冲。

干姜宣其阳气，附子制其阴胜，厚朴开其滞气，苍术化其阴湿，草果治独胜之寒，蜀漆逐盘结之疟，佐以豆蔻，不惟透伏有功，抑且散寒化湿，施于牝疟，岂不宜乎！（《时病论·卷五·宣阳透伏法》）

倘有胫冷腹满，是湿邪抑遏阳气，宜用宣阳透伏法去草果、蜀漆，加陈皮、腹皮治之。（《时病论·卷六·湿温》）

【解析】本方主治牝疟。素体阳虚，或贪凉饮冷，导致邪藏于肾，阳气不布，则寒多热少，面色淡白；经络失于温煦，故惨戚振栗；寒邪作祟，故脉沉迟。治当散寒截疟。方用干姜辛热以温里散寒，回阳通脉；附子辛甘大热，为回阳救逆之要药，可峻补元阳，散寒止痛，除在里之阴邪；厚朴辛温燥烈，行气力强，可破气滞，并燥湿邪；苍术芳香化浊，散寒除湿，并解表以除外寒；草果辛温燥湿以温中，芳香辟秽，功可截疟除痰；蜀漆为治疟要药，常与草果相须治疟；豆蔻化湿行气，主入中上二焦而散寒除湿，今研末分冲，更增其芳香透达之性。本方用药，以温里、散寒、截疟为主，兼及中上二焦。既温里去伏寒，又以轻清之品透邪外达。使里寒得温，疟邪得祛，诸症得安。

补气升阳法

【原文】元气本虚，感邪患疟，名虚疟也。其证寒热交作，自汗倦卧，饮食并减，四肢乏力，脉象举按俱弦，寻之则弱，宜以补气升阳法治之。（《时病论·卷五·虚疟》）

凡邪深陷者，必因正气空虚，当用补气升阳法，助其既虚之正，提其已陷之邪，使正气复旺，邪气自出，则疟不驱自遁矣。（《时病论·卷五·三日疟》）

补气升阳法：治气虚患疟，寒热汗多，倦怠食减。

西潞参（三钱，米炒）　上黄芪（二钱，蜜炙）　于潜术（二钱，米炒）　粉甘草（五分，炙）　广陈皮（一钱五分）　当归身（二钱，酒炒）　绿升麻（五分）　柴胡梢（五分）

加生姜二片、红枣三枚为引。

此东垣补中益气汤也。首用参、芪、术、草以补其气，陈皮以行其气，弗使补而呆滞，俾其补而灵动也。当归以活其血，血气流行，则邪不能容矣。升、柴提其疟邪，姜、枣和其营卫。此方治虚疟，最为确当。（《时病论·卷五·补气升阳法》）

【解析】此方本为李东垣补中益气汤，用治脾不升清、气虚发热、中气下陷诸症，雷氏用之治疗虚疟。是证由体虚患疟，或疟久致虚。疟病为患，寒热交作；元气亏虚，无以濡养肌肉四肢腠理，故自汗、体倦、四肢乏力；水谷不运，故饮食不佳；此有疟邪，故脉举按均弦，兼有体弱故寻之则弱。此为正虚感邪之候，当扶正以祛邪。方用党参益气养血；黄芪补益肺脾之气，并善升阳举陷；白术健脾益气燥湿；炙甘草补脾益肺，调和诸药；四药合用，益气以固本扶正。恐补气则壅滞，以陈皮理气燥湿，以运气机。血为气之母，故以当归活血补血，畅通气血。感受疟邪，则以升麻清热解毒；疟不离少阳，柴胡入少阳疏散退热治疟。二药合用，一可引疟邪外达，又能升举阳气。生姜、大枣调中以健运中焦。全方用药，补气与升提相配，调中与透邪合参，而无祛邪伤正之弊。

【医案】

不孕症

患者，女，24岁，2013年8月8日初诊。因"未避孕未孕2年"就诊。患者结婚2年未孕，夫妻检查均未见特殊异常，患者体胖（身高160cm，体重75kg），短气倦怠，头晕嗜睡，胸闷少食，白带量多，腰部困重，月经后期，量多色淡。舌淡胖有齿痕，苔薄白，脉沉小滑。中医诊断为不孕症（中气虚陷，痰湿内阻，冲任失养），治以补中益气，开痰散结，调补冲任。方用加味补中益气汤合苍附导痰丸加减，黄芪30g、党参15g、升麻6g、柴胡6g、陈皮6g、当归10g、炙甘草10g、半夏15g、茯苓10g、苍术10g、香附10g、蛇床子30g、炒小茴10g、煅紫石英30g、川断15g。服10剂后纳增，白带减少。继服10剂，诸症消失，月经恢复正常。又服10剂以巩固治疗。2013年11月27日告知已怀孕，后顺产1健康男婴。[石倩玮，庞博.补中益气汤异病同治验案举隅.环球中医药，2021，14（12）：2251-2254.]

按语：本患体胖不孕，脉症合参，为中气亏虚，清阳不升之证。治以补中益气以治本，开痰散结，调补冲任以治标。故方用补中益气汤合苍附导痰丸加减，正合病机，调理而孕。

【现代应用研究】

1. 骶髂关节炎

李洪涛等将68例骶髂关节炎患者随机分成试验组、对照组各34例，试验组采用加味补中益气汤口服配合温针灸外治联合治疗，对照组单纯采用温针灸治疗。结果显示试验组总有效率为73.5%，优于对照组50%的总有效率（$P<0.05$）；疼痛分级指数（PRI）、视觉模拟疼痛量表（VAS）均优于对照组（$P<0.05$）。[李洪涛，王庆鑫，王冬玮，等.加味补中益气汤联合温针灸治疗气血两虚型骶髂关节炎疗效观察.辽宁中医杂志.]

2. 骨质疏松椎体压缩性骨折（OVCF）术后

吴亚东等将椎体（后凸）成形术老年性OVCF患者分为观察组（90例）和对照组（45例）。对照组采用抗骨质疏松基础治疗，观察组在其基础上加服补中益气汤。结果显示观察组疗效优于对照组，且观察组PINP升高，β-CTx降低，骨密度和ASMI升高，股四头肌肌力增加，中医证候评分，VAS评分，QUALEFFO量表评分降低（$P<0.05$）。（吴亚东，郭振光，邓文杰，等.基于"脾主肌肉"探讨补中益气汤对骨质疏松椎体压缩性骨折术后临床疗效及骨转换标志物的影响.中国实验方剂学杂志.）

营卫双调法

【原文】又有久患疟疾，脾胃累虚，亦名虚疟也。盖胃虚则恶寒，脾虚则发热，寒则洒洒，热则烘烘，脉象浮之则濡，按之则弱，此宜营卫双调法，则疟疾不截而自罢矣。倘有肢凉便泻者，均加附子、干姜。或吐涎不食者，并加砂仁、半夏。治虚疟之法，尽于斯矣。（《时病论·卷五·虚疟》）

劳疟者，因疟疾日久延为痨也。或因久病劳损，气血两虚而病疟也。或因劳役过度，营卫空虚而患疟也。脉象或软或弱，或小滑，或细数，发热恶寒，寒中有热，热中有寒，或发于昼，或发于夜，每遇小劳即发。气虚者多汗，饮食少进。血虚者，午后发热，至晚微汗乃解。此似疟非疟也，若误为疟治，而投剥削之剂，未有不成瘵疾者也。拟用营卫双调法，气虚者倍加参、耆，血虚者倍加归、芍。倘寒热分清，按时而至，脉兼弦象，显出少阳兼证，始可佐柴胡、青蒿，否则不可耳。（《时病论·卷五·劳疟》）

营卫双调法：治洒寒烘热，脉濡且弱，虚疟、劳疟并宜。

嫩桂枝（一钱）　黄芪皮（二钱，蜜炙）　当归身（一钱五分，土炒）　白芍（一钱，土炒）　西潞参（三钱）　甘草（五分，炙）

加生姜二片，红枣三个，煎服。

古人云：胃者卫之源，脾者营之本，今脾胃累虚而作寒热者，宜以营卫双调。故用桂、耆护卫，归、芍养营，参、草补益胃脾，姜、枣调和营卫，此从源本立方，勿见寒热，便投和解。（《时病论·卷五·营卫双调法》）

【解析】本方主治虚疟、劳疟。治当补营益卫，扶正祛邪。本方内含桂枝汤，以滋阴和阳，调和营卫，解肌发汗。另加黄芪益气，当归养营，党参气血同补，使补益气血之力更强。诸药协力，则营卫得养，正气得复，疟邪自除。

【现代应用研究】

老年慢性肺源性心脏病

方昉等使用营卫双调法合双甲搜邪法治疗老年慢性肺源性心脏病。观察组30例给予中药治疗，对照组30例给予左氧氟沙星针。两组均给予西医常规治疗，同时辅助氧疗或机械通气治疗，均不给予抗血小板、抗凝及促纤溶药物治疗。结果显示观察组临床疗效及呼吸困难量表（m MRC）、脑钠肽（BNP）改善方面均优于对照组（$P<0.05$）。[方昉，邱根祥，周红霞，等.雷氏营卫双解法合双甲搜邪法治疗老年慢性肺源性心脏病气虚血瘀证30例.浙江中医杂志，2021，56（11）：805.]

甘热祛寒法

【原文】三阴中寒，皆以甘热祛寒法治之。若寒中太阴，以干姜为君，少阴以附子为君，厥阴以吴萸为君。吐甚加藿香、豆蔻，泻甚加苍术、木香，筋挛者佐以木瓜、橘络，呃逆者佐以柿蒂、丁香。临证之间，切宜细辨而治，庶无贻误。（《时病

论·卷八·中寒》）

甘热祛寒法：治寒邪直中三阴之证。

甘草（二钱，炙）　淡干姜（一钱）　淡附片（一钱）　淡吴萸（一钱）

用开水略煎，冷服。

此即仲景四逆汤也。拟加吴萸之大热，祛厥阴之寒邪，以之治寒中三阴，最为中的。切庵原解曰：寒淫于内，治以甘热，故以姜、附大热之剂，伸发阳气，表散寒邪；甘草亦散寒补中之品，又以缓姜、附之上僭也。必冷服者，寒盛于中，热饮则格拒不纳，经所谓"热因寒用"，又曰"治寒以热，凉而行之"是也。（《时病论·卷八·甘热祛寒法》）

【解析】本方主治寒邪直中三阴之证。突感寒邪，伤于中阳则腹痛，面青吐泻；阳气不布故四肢逆冷；寒性收引则手足挛蹉，甚则神志昏闭。寒中三阴又各有不同，中太阴则脘痛，脉沉缓；中少阴则脐痛，脉沉细；中厥阴则少腹痛，脉沉迟。治疗急以回阳救逆为要，本方为四逆汤加吴茱萸而成，三阴中寒各有不同，本方亦可灵活应用，如雷氏所言"寒中太阴，以干姜为君，少阴以附子为君，厥阴以吴萸为君"，无不中的。

【医案】

腹痛

溇水姜某，禀体属阳，生平畏尝热药。一日腹中作痛，比丰诊之，两手之脉皆沉迟，舌根苔白。丰曰：此寒气中于太阴，理当热药祛寒。曰：素不受热药奈何？曰：既不任受，姑以温中化气为先，中机最妙，否则再商。即以豆蔻、砂仁、吴萸、乌药、木香、厚朴、苏梗、煨姜，服之未验。复诊其脉，益见沉迟，四肢逆冷更甚。丰曰：寒邪深入，诚恐痛厥，非姜、附不能效也。虽然阳脏，亦当先理其标。即用甘热祛寒法加肉桂、白芍治之，遂中病机，腹痛顿减，脉形渐起，手足回温，改用调中，始得安适。可见有病有药，毋拘禀体阴阳，但阳体中寒，辛热不宜过剂；阴质患热，寒凉不可过投；遵《内经》"衰其大半而止"最妥。〔何冰，校注.清·雷丰，著.时病论.北京：中国医药科技出版社，2011：130.〕

按语：本患素体阳盛，今腹痛，脉沉迟，舌根苔白，乃寒邪之中太阴。本应热药祛寒，然其素不耐受，故初以温中调气治之。药不及病，其脉更沉迟而四肢逆冷，当急以回阳救逆，方用甘温祛寒法，益以肉桂温补脾肾，补火助阳，散寒止痛；白芍缓急以防痛厥。药证合拍，诸症渐缓，遂改用调中之剂而收全功。故知有是病则用是药，毋过拘于素体，然不可过剂。

双甲搜邪法

【原文】三日疟，又名三阴疟，间两日而发者是也。丹溪曰：发于子午卯酉日者为少阴疟，寅申巳亥日者为厥阴疟，辰戌丑未日者为太阴疟。其说似乎近理，然介宾、路玉皆驳为非，悉以轩岐之训为准则也。经曰：时有间二日，或至数日而发

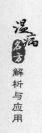

者，邪气与卫气客于六腑，而有时相失，不能相得，故休数日乃作也。李念莪释云：客，犹言会也。邪在六腑，则气远会稀，故间二日，或休数日也。由是观之，丹溪之言，不足为训。盖间二日而作者，以邪气深客于腑，是与卫气相失而然，宜以双甲搜邪法治之。如阴虚之体，益以首乌、当归；阳虚之体，益以鹿霜、潞党。（《时病论·卷五·三日疟》）

双甲搜邪法：治三日疟，久缠不愈。

穿山甲（一钱，醋炙）　鳖甲（一钱五分，炙）　木贼草（一钱，去节）　嫩桂枝（一钱）　制首乌（三钱）　鹿角霜（二钱）　东洋人参（二钱）　当归身（二钱，土炒）

头服轻煎，次服浓煎。

疟邪深窜而成三疟者，须此法也。穿山甲善窜之物，主搜深踞之疟。鳖甲蠕动之物，最搜阴络之邪。木贼中空而轻，桂枝气薄而升，合而用之，不惟能发其深入于阴分之邪，而且能还于阳分之表。以何首乌养其阴也，鹿霜助其阳也，人参益其气也，当归补其血也，阴阳气血并复，则疟邪自无容身之地矣。（《时病论·卷五·双甲搜邪法》）

【解析】本方主治三日疟。疟邪深入脏腑，与卫气相失，故间日或三日而发一次。治当入络搜邪，扶正祛邪。方用穿山甲其性走窜，内达脏腑，外通经络，活血、调经、通络、搜风一药多用，可搜剔在里之疟邪；"鳖甲蠕动之物，入肝经至阴之分，既能养阴，又能入络搜邪"（《温病条辨》），兼可滋阴退热。穿山甲、鳖甲可入阴络搜邪，然不能独出阳分。故以木贼中空质轻，入肺、肝二经疏散风热；桂枝解肌发汗，助阳化气；二药合用引阴分之邪达表。疟久为虚，阴阳气血皆伤，故以何首乌补益肝肾之阴，并可截疟；鹿角霜温肾助阳；人参大补元气；当归补血活血；四药合用，阴阳气血同调，以扶正气，鼓邪外达。诸药合用，以血肉有情之品走窜蠕动之物入络搜邪，以轻清解表透达之药引邪外出，以补益气血阴阳之品扶正以托邪。多法求之，疟邪得除。

【现代应用研究】

老年慢性肺源性心脏病

见营卫双调法【现代应用研究】。

清宣温化法

【原文】伏天所受之暑者，其邪盛，患于当时；其邪微，发于秋后，时贤谓秋时晚发，即伏暑之病也。是时凉风飒飒，侵袭肌肤，新邪欲入，伏气欲出，以致寒热如疟，或微寒，或微热，不能如疟分清。其脉必滞，其舌必腻，脘痞气塞，渴闷烦冤，每至午后则甚，入暮更剧，热至天明得汗，则诸恙稍缓。日日如是，必要二、三候外，方得全解。倘调理非法，不治者甚多。不比风寒之邪，一汗而解，温热之气，投凉则安。拟用清宣温化法，使其气分开，则新邪先解，而伏气亦随解也。然是证变易为多，其初起如疟，先服清宣温化法。倘畏寒已解，独发热淹绵，可加芦、竹、连翘，本法内之半夏、陈皮，乃可删去，恐其温燥之品，伤津液也。其舌苔本腻，倘渐黄、渐燥、渐黑、渐焦，是伏暑之热，已伤其阴，于本法内可加洋参、麦冬、元参、细地治之。倘神识昏蒙者，是邪逼近心包，益元散，紫雪丹，量其证之轻重而用。（《时病论·卷五·伏暑》）

清宣温化法：治秋时晚发之伏暑，并治湿温初起。

连翘（三钱，去心） 杏仁（二钱，去皮尖，研） 瓜蒌壳（三钱） 陈皮（一钱五分） 茯苓（三钱） 制半夏（一钱） 甘草（五分） 佩兰叶（一钱）

加荷叶二钱为引。

连翘寒而不滞，取其清宣；杏仁温而不燥，取其温化；蒌壳宣气于上，陈皮化气于中，上中气分，得其宣化，则新凉伏气，皆不能留；茯苓、夏、草，消伏暑于内；佩兰、荷叶，解新邪于外也。（《时病论·卷五·清宣温化法》）

其证始恶寒，后但热不寒，汗出胸痞，舌苔白，或黄，口渴不引饮。宜用清宣温化法去连翘，加厚朴、豆卷治之。（《时病论·卷六·湿温》）

【解析】本方主治伏暑。暑湿邪气伏于体内藏而不发，至秋季经秋凉引动而发为伏暑。秋凉伤表，伏邪欲发，故恶寒发热；暑湿内伏，阻滞气机，故脘腹痞满，口渴心烦，午后热甚，苔腻，脉滞。暑湿作祟，非一汗而解，亦非一清得散，治当清暑化湿解表。药用连翘疏散风热；杏仁质润，宣降肺气；瓜蒌壳利气宽胸，宣畅肺气；陈皮理气燥湿健脾，畅达中气。四药合用，清宣中上二焦气分，透达内外之邪。暑湿在内，故以茯苓健脾利湿，半夏燥湿降逆，生甘草清热解毒，三药合用解暑湿伏邪。佩兰芳香化湿，发表解暑；荷叶清暑化湿，升发清阳；二药既解内之伏暑，又透外感邪气。诸药合用，尤重祛湿，使湿去热孤，表里之邪各得分解。

【医案】

发热

患者，女，36岁。因感冒失治后，寒热似疟。经西医治疗后，现午后发烧，最高达38.6℃，约半月不退，口干不欲饮、烦躁、汗多、胸闷，舌苔黄腻，脉数。辨证为湿温（湿重于热），治宜清热解毒，温宣化湿。拟用清宣温化法治疗。处方：连翘、滑石各20g，杏仁、瓜蒌、茯苓、佩兰、法夏、厚朴、淡竹叶、荷叶各15g，陈皮10g。仅服两剂后烧退即愈。［朱晓青.用雷少逸清宣温化法治湿温久烧不退20例.四川中医，2004（11）：52.］

按语：本患发热、烦躁、汗多、苔黄、脉数，知气分有热；其午后发热、口干而不欲饮、胸闷苔腻，为湿邪作祟。治当清热解毒，温宣化湿，方用清宣温化法。恐其清热利湿力度不及，则加滑石、淡竹叶、厚朴以行气祛湿。药证相吻，两剂而愈。

【现代应用研究】

1.湿温久烧不退

朱晓青使用清宣温化法治疗湿温病久烧不退患者20例，全部痊愈。服药最少1剂，最多不超过5剂。证明本方为治疗湿温有效方剂。［朱晓青.用雷少逸清宣温化法治湿温久烧不退20例.四川中医，2004（11）：52.］

2. 支气管哮喘急性发作期

翁利婷等使用清宣温化法合加味二陈法辅助治疗治疗支气管哮喘急性发作期痰浊阻肺证。其中对照组39例，观察组40例，两组均予西医基础治疗及使用布地奈德与硫酸沙丁胺醇，观察组在此基础上加用中药口服。结果显示观察组治疗总显效率（65.0%）高于对照组（38.5%），各项中医症候积分低于对照组，ACT评分高于对照组，差异均有统计学意义（$P<0.05$）。[翁利婷，兰建阳.雷氏清宣温化加味二陈法辅助治疗支气管哮喘急性发作期痰浊阻肺证效果观察.中国乡村医药，2022，29（05）：21-23.]

宣疏表湿法

【原文】冒湿之病，得之于早晨雾露，云瘴山岚，或天阴淫雨，晴后湿蒸。初受其气者，似乎有物蒙之，以致首如裹，遍体不舒，四肢懈怠，脉来濡缓之象。宜用宣疏表湿法取其微汗，仿嘉言贵徐不贵骤之意，俾其湿邪还表而解，毋使其由表而入于里。倘或脘中痞闷，微热汗少，小便短赤，是湿邪已入于里也。宣疏之剂，又不相宜，宜改通利之方，自然中的。伤湿条内，须参阅之。（《时病论·卷六·冒湿》）

倘头痛无汗，恶寒身重，有邪在表，宜用宣疏表湿法，加葛、羌、神曲治之。倘口渴自利，是湿流下焦，宜本法内去半夏，加生米仁、泽泻治之。（《时病论·卷六·湿温》）

宣疏表湿法：治冒湿证，首如裹，遍体不舒，四肢懈怠。

苍术（一钱，土炒）　防风（一钱五分）　秦艽（一钱五分）　藿香（一钱）　陈皮（一钱五分）　砂壳（八分）　生甘草（五分）

加生姜三片，煎服。

此治冒湿之法也。君以苍术、防、秦，宣疏肌表之湿。被湿所冒，则气机遂滞，故臣以藿、陈、砂壳，通畅不舒之气。湿药颇燥，佐以甘草润之。湿体本寒，使以生姜温之。（《时病论·卷六·宣疏表湿法》）

【解析】本方主治冒湿。是证为湿邪袭于肌表之轻症，湿郁卫表，可见恶寒；其性重浊，致清阳不升，故首如裹，头痛而沉；湿邪阻滞气机，滞留肌肉则体重，四肢倦怠不舒，脉象濡缓。治疗总以宣肌表之湿，调畅壅滞之气。方用苍术芳香化浊辟秽，燥湿健脾兼可解表；防风祛风解表，胜湿止痛；秦艽辛苦性平，为"风药中之润剂"，可祛风湿，清湿热；三药合用宣散肌表湿邪，共为君药。湿性黏滞，壅滞气机，故以藿香芳香化浊，除湿调中兼可发表；陈皮理气燥湿健脾；砂仁壳化湿理气宽中；三药合用疏利气机以助化湿，轻清亦可助君药透邪达表，同为臣药。祛湿之品多辛温燥烈，故佐以生甘草调和诸药。"病痰饮者，当以温药和之"（《金匮要略》），故以生姜为使药散寒解表，温化湿邪，助君臣祛湿。全方用药量少而轻，达芳香化浊，疏表胜湿之效，适用于冒湿之证。

病毒性心肌炎

周次清认为病毒性心肌炎急性期轻症属风湿初起，表郁湿困者可用雷氏宣疏表湿法芳香化浊，疏表胜湿治之。[周次清.病毒性心肌炎的证治体会.山东中医学院学报，1985（04）：22-26.]

辛热燥湿法

【原文】伤湿又兼寒，名曰寒湿。盖因先伤于湿，又伤生冷也。夫寒湿之证，头有汗而身无汗，遍身拘急而痛，不能转侧，近之则痛剧，脉缓近迟，小便清白，宜以辛热燥湿法治之。毋使其酝酿成温，而成湿温之病，温甚成热，而成湿热之病；又毋使其变为痰饮，伏而不发，交冬发为咳嗽之病。由是观之，可不速罄其湿乎！须知寒湿之病，患于阳虚寒体者为多，辛热燥湿之法，未尝不为吻合。湿热之证，患于阴虚火体者为多，此法又宜酌用耳。贸贸者，不别病之寒湿热湿，体之阴虚阳虚，一遇湿病，概投通利之方，若此鲁莽，未有不误人者也。（《时病论·卷六·寒湿》）

辛热燥湿法：治寒湿之病，头有汗而身无汗，遍身拘急而痛。

苍术（一钱二分，土炒）　防风（一钱五分）　甘草（八分）　羌活（一钱五分）　独活（一钱五分）　白芷（一钱二分）　草豆蔻（七分）　干姜（六分）

水煎服。

法中苍、防、甘草，即海藏神术散也，用于外感寒湿之证，最为中的。更加二活、白芷，透湿于表；草蔻、干姜，燥湿于里。诸药皆温热辛散，倘阴虚火旺之体，勿可浪投。（《时病论·卷六·辛热燥湿法》）

【解析】本方主治外感寒湿，遍身疼痛。外感湿邪，又内伤生冷，故头有汗而身无汗；寒主收引，故遍身拘急；寒湿邪气阻滞经络，故浑身疼痛；脉缓而迟，小便清，皆寒湿之象。治当散寒除湿止痛。方用苍术苦辛温燥，可燥湿健脾，兼可解表；防风通行十二经，尤善入太阳经以祛风除湿散寒；甘草调和中土，缓和药性；三药合用，为神术散，专用于外感寒湿之证。然恐是证力所不及，益以羌活、独活解表散寒，散风除湿而止痛，前者更善治上半身风寒湿痛，后者善治下半身；白芷辛香温燥，功可解表散寒，祛风燥湿止痛；三药均为辛温解表之品，使湿邪从表而散。草豆蔻辛温入中焦，功可燥湿行气，温中止呕；干姜温中散寒化饮，另可回阳通脉以止痛；二者合用燥湿于脾胃。诸药合用，既散寒湿于表，又温中燥湿于里，有表里同治之效，且用药多可通经活络以解拘急疼痛。然本方多辛温燥热之品，阴虚火旺之体当禁。

【现代应用研究】

类风湿关节炎

程素丹等治疗类风湿关节炎寒湿阻络证，对照组口服甲氨蝶呤片及塞来昔布胶囊，观察组在此基础上加用辛热燥湿法。结果显示治疗组总有效率达96.7%，优于对

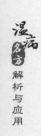

照组（*P*<0.05）；关节肿胀数、晨僵时间、ESR、CRP改善亦优于对照组（*P*<0.05）。
［程素丹，邱根祥，王臣大，等.雷氏辛热燥湿法治疗类风湿关节炎寒湿阻络证30例观察.浙江中医杂志，2018，53（03）：200.］

苦温平燥法

【原文】若交秋分之后，燥金主气，遇有秋凉之见证者，是为燥之胜气，宜用苦温平燥法。（《时病论·卷五·秋暑》）

推六气之中，燥金主气，自秋分而至立冬。喻嘉言以燥令行于秋分之后，所以谓秋不遽燥，确与气运相合也。沈目南云：《性理大全》谓燥属次寒，奈后贤悉谓属热，大相径庭。如盛夏暑热炎蒸，汗出溅溅，肌肉潮润而不燥也。深秋燥令气行，人体肺金应之，肌肤干槁而燥，乃火令无权，故燥属凉，谓属热者非矣。丰细玩之，诚非谬也。凡治初患之燥气，当宗属凉拟法。夫秋燥之气，始客于表，头微痛，畏寒咳嗽，无汗鼻塞，舌苔白薄者，宜用苦温平燥法治之。若热渴有汗，咽喉作痛，是燥之凉气，已化为火，宜本法内除去苏、荆、桂、芍，加元参、麦冬、牛蒡、象贝治之。（《时病论·卷六·秋燥》）

苦温平燥法：治燥气侵表，头微痛，畏寒无汗，鼻塞咳嗽。

杏仁（三钱，去皮尖，研）　陈橘皮（一钱五分）　紫苏叶（一钱）　荆芥穗（一钱五分）　桂枝（一钱，蜜水炒）　白芍（一钱，酒炒微焦）　前胡（一钱五分）　桔梗（一钱五分）

水煎，温服。

凡感燥之胜气者，宜苦温为主。故以橘、杏、苏、荆以解之，加白芍之酸，桂枝之辛，是遵圣训"燥淫所胜，平以苦温，佐以酸辛"是也。秋燥之证，每多咳嗽，故佐前、桔以宜其肺，肺得宣畅，则燥气自然解耳。（《时病论·卷六·苦温平燥法》）

因于燥者，宜以苦温平燥法。（《时病论·附论·治时病常变须会通论》）

【解析】本方主治凉燥袭表。凉燥邪气侵袭肌表，腠理闭塞，卫阳失宣，故畏寒无汗；气血不通，故头微痛；肺气失宣，故鼻塞咳嗽；舌苔白薄者，因感邪于表，未曾深入。治当苦温平燥，轻宣肺气。遵《内经》"燥淫所胜，平以苦温，佐以酸辛"之训。方用陈皮辛苦温，理气健脾，轻宣肺气；杏仁苦辛温润，宣肺散邪，降气止咳；紫苏味辛微温，发汗解表，轻宣肺气；荆芥辛温，解表散风；四药虽可宣肺解表，然性较平和，非燥烈之品。白芍苦酸微寒，养血和营；桂枝辛甘微温，宣卫阳，畅营血；二药合用，调和营卫。肺气失宣，则以前胡外散表邪，内可化痰止咳；桔梗祛痰止咳利咽，载药上行。诸药合用总以苦温微辛质润之品解凉燥，宣肺气，无辛温发汗重伤阴液之弊，使表解肺宣，诸症可愈。

【医案】

秋燥

患者，男，32岁。1983年10月12日初诊。凉燥伤卫犯肺，始病恶寒发热，头痛、周身酸困，鼻塞无汗，咳嗽少痰。曾服解热消炎西药而症不减，复现咽喉燉痛，声音嘶哑，口唇干燥，脉浮而涩，舌苔薄白欠润，罹病一候。药用：荆芥9g，苏叶9g，杏仁9g（冲），前胡6g，陈皮6g，桔梗6g，桂枝10g，杭芍12g，射干10g，蝉蜕9g。次诊：服药一剂，得微汗后恶寒发热，头痛、周身酸困缓解。惟咽喉焮痛，声音嘶哑，口唇干燥未消。药用：杏仁9g（冲），前胡6g，陈皮6g，桔梗6g，元参12g，麦冬12g，牛蒡子10g，板蓝根10g，川贝母10g（冲），射干10g，蝉蜕9g，马勃9g，甘草6g。服药一剂，则咳嗽、咽痛缓解。再剂则气平咳止，咽痛得消，发音如常而病瘳。［吴敏，张建生.张泽仁老中医治疗外感病经验简介.云南中医杂志，1985（05）：28-30.］

按语： 本患病于秋季，症见恶寒发热，头痛、周身酸困，鼻塞无汗，咳嗽少痰属凉燥伤肺之候。服解热消炎西药后反增咽喉焮痛，声音嘶哑，口唇干燥之候，有化火之象。故以苦温平燥法以解凉燥，又加射干清热解毒，利咽；蝉蜕疏散风热，利咽开音。药后凉燥之邪已解，咽喉诸症仍在。故继以养阴清燥，宣肺开音之法调治而愈。

松柏通幽法

【原文】 如诸证一无，惟腹作胀，大便不行，此燥结盘踞于里，宜用松柏通幽法治之。（《时病论·卷六·秋燥》）

松柏通幽法：治燥结盘踞于里，腹胀便闭。

松子仁（四钱）　柏子仁（三钱）　冬葵子（三钱）　火麻仁（三钱）　苦桔梗（一钱）　瓜蒌壳（三钱）　薤白头（八分）　大腹皮（一钱，酒洗）

加白蜂蜜一调羹冲服。

此仿古人五仁丸之法也。松、柏、葵、麻，皆滑利之品，润肠之功非小，较硝、黄之推荡尤稳耳。丹溪治肠痹，每每开提上窍，或以桔梗、蒌、薤开其上复润其下。更加大腹宽其肠，白蜜润其燥，幽门得宽得润，何虑其不通哉。（《时病论·卷六·松柏通幽法》）

【解析】 本方主治肠燥便秘。是证由燥邪入里，肺津不布致使肠燥气滞，故腹胀便闭。此非阳明腑实之热邪在里所致肠腑热结，故无需峻下热结，治当润肠调气通便。方用松子仁润肠通便，润肺止咳，肺与大肠脏腑同调；柏子仁养心安神，润肠通便；冬葵子质润滑利，润肠通便；火麻仁润肠通便，滋润补虚。四药合用乃五仁丸方，取其润肠通便之效。肺与大肠相表里，故以桔梗宣畅肺气，有欲降先升之意；瓜蒌壳开宣肺气，兼可调气通便；薤白行气导滞，可畅心、肺、大肠滞气。另以大腹皮直入大肠行气，白蜂蜜润燥通便兼以润肺。诸药合用，肺肠同治有润肠而不滞，通下而不伤阴之妙。

加味二陈法

【原文】 如痰多者，不因暑而因湿，不名咳而名嗽，不在肺而在脾，不用清而用

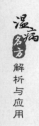

温。果因痰而致嗽者，宜用加味二陈法治之。（《时病论·卷四·暑咳》）

痰嗽者，因痰而致嗽也。夫作嗽之病，风、寒、暑、热，皆能致之。古人议论纷纭，惟李云间、章若耶二先生，皆括为内伤、外感。观其立论，卓荦不群，然与《内经》"秋伤于湿"之嗽无预。丰不揣鄙陋而特补之。斯病也，良由立秋以后，秋分以前，先伤于湿，湿气内踞于脾，酿久成痰，痰袭于肺，气分壅塞，治节无权，直待冬来，稍感寒气，初客皮毛，渐入于肺，肺气上逆，则潜伏之湿痰，随气而逆，遂成痰嗽之病矣。其脉必见弦滑，或见微紧，右寸关必较余部不调，舌苔白润，胸次不舒，痰白而稀，口不作渴，此皆秋湿伏气之见证也。理当治脾为主，渗湿化痰为佐，宜以加味二陈法治之。如有恶寒发热者，再加苏梗、前胡；气喘者，加之旋覆、苏子，当随其证而损益之。（《时病论·卷七·痰嗽》）

加味二陈法：治痰多作嗽，口不作渴。

白茯苓（三钱） 陈广皮（一钱） 制半夏（二钱） 生甘草（五分） 生米仁（三钱） 杏仁（三钱，去皮尖，研）

加生姜二片、饴糖一匙为引。

苓、陈、夏、草，即二陈汤也。汪讱庵曰：半夏辛温，体滑性燥，行水利痰为君。痰因气滞，气顺则痰降，故以陈皮利气。痰由湿生，湿去则痰消，故以茯苓渗湿为臣。中不和，则痰涎聚，又以甘草和中补土为佐也。拟加米仁助茯苓以去湿，杏仁助陈皮以利气，生姜助半夏以消痰，饴糖助甘草以和中，凡有因痰致嗽者，宜施此法。（《时病论·卷七·加味二陈法》）

【解析】本方主治痰嗽。"脾为生痰之源，肺为贮痰之器"。此为脾伤于湿，久酿成痰，或因寒邪引动，或痰湿袭肺而发为痰嗽。治当燥湿化痰，理气止咳。药用半夏辛温而燥，燥湿化痰，降逆和胃为君药。臣以陈皮理气化痰，燥湿健脾，使气顺则痰祛，脾旺则湿祛；以茯苓健脾利湿，助陈、夏以杜生痰之源。佐以甘草和中补土，使脾旺则运化有力，并调和诸药。此为二陈汤方意。本方又加生薏仁以利水渗湿助茯苓之淡渗；杏仁宣降肺气助陈皮以理气；生姜温肺化饮以助半夏消痰，并杀半夏毒；饴糖温中补虚，助甘草以和中。诸药合用，化痰、燥湿、理气、补中兼顾，多法合用，于痰嗽一病有标本兼治之妙。

【医案】

咳嗽

鉴湖沈某，孟冬之初，忽患痰嗽，前医作冬温治之，阅二十余天，未能奏效。延丰诊治，右部之脉极滞，舌苔白滑，痰多而嗽，胸闭不渴。丰曰：此即《内经》"秋伤于湿，冬生咳嗽"之病，非冬温之可比也。冬温之病，必脉数口渴，今不数不渴者非。冬温治在乎肺，此则治在乎脾，张冠李戴，所以乏效。遂用加味二陈法去米仁一味，加苏子、芥子治之。三剂而胸开，五剂而痰嗽减，后用六君子汤增损，获痊愈矣。［何冰，校注.清·雷丰，著.时病论.北京：中国医药科技出版社，2011：121.］

按语：冬温之病，以发热、微恶风寒、口渴，脉浮数为辨证要点。今症见痰多咳嗽、胸闭不渴，舌苔白滑等症，乃脾湿生痰，上壅于肺而致痰嗽。故治当燥湿化痰，理气止咳，方用加味二陈法。此痰湿壅盛致使胸闭故去薏苡仁，增苏子及白芥子以豁痰降气。八剂诸症向愈，后以六君子汤增损调治收功。

【现代应用研究】

支气管哮喘急性发作期

见清宣温化法【现代应用研究】。

温润辛金法

【原文】干咳者，乏痰而咳逆也。此因秋分之后，先伤乎燥，燥气内侵乎肺，当时未发，交闭藏之令乃发，斯为金寒水冷之咳也。前论秋燥条中，是为燥之新邪；此论干咳，是为燥之伏气。其证咳逆乏痰，即有痰亦清稀而少，喉间干痒，咳甚则胸胁引疼，脉沉而劲，舌苔白薄而少津，当用温润辛金法治之。如胸胁痛者，可加旋覆、橘络；咳逆艰难者，再加松子、款冬。(《时病论·卷七·干咳》)

温润辛金法：治无痰干咳，喉痒胁疼。

紫菀 (一钱，蜜水炒) 百部 (一钱，蒸) 松子仁 (三钱) 款冬花 (一钱五分) 叭达杏仁 (二钱，去皮尖用) 陈广皮 (一钱，蜜水炒)

加冰糖五钱为引。

肺属辛金，金性刚燥，所以恶寒冷而喜温润也。紫菀温而且润，能畅上焦之肺。百部亦温润之性，暴咳久咳咸宜。更加松子润肺燥，杏仁利肺气。款冬与冰糖，本治干咳之单方。陈皮用蜜制，去其燥性以理肺。肺得温润，则咳逆自然渐止。(《时病论·卷七·温润辛金法》)

【解析】本方主治内燥偏寒之干咳。是证为燥邪伤肺，肺气宣降失常，故咳嗽，甚则胸胁引痛，痰少，喉痒；燥邪兼寒，故舌苔白薄少津，脉沉有力。治当温肺润燥。药用紫菀辛散苦降，温润不燥，润肺化痰止咳；百部甘润苦降，润肺下气止咳，不论新咳久咳皆可用；松子仁甘温质濡，润肠通便；杏仁宣降肺气，兼以润肠；款冬花辛苦微温，善润肺下气止咳，常与紫菀相须为用，合冰糖润肺止咳；陈皮理气以治肺，以蜜制去其燥。本方所用之药，皆温润之品，温肺而不燥烈，润肺而不壅滞，调气而不走窜，顺肺喜润降之性，则干咳可除。

【医案】

咳嗽

患者，男，24岁。十多天前开始咳嗽，西医诊断为支气管炎，曾用抗生素等多种西药治疗，及先后用解表宣肺、清热润肺等中药，症状反见加剧。其咳嗽多见于夜间，干咳无痰，喉痒而干，舌苔薄白少津，脉沉有力。用本温润辛金法一剂后咳嗽减少，再服一剂后诸症告失。[萧东明.应用"温润辛金法"的体会.新中医，1977（01）：48-49.]

按语：本患干咳无痰，喉痒而干，脉沉有力，知属内燥兼寒伤肺。确诊支气管炎后多以西药抗生素及中药解表宣肺、清热润肺治疗。因抗生素、清热润肺药多属

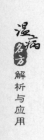

寒凉，解表宣肺药易温燥伤阴，故愈治愈重。是证治当温肺润燥，故以温润辛金法两剂而愈。

清金宁络法

【原文】咳剧震动血络，喉痛吐红，脉转沉滑，或沉数，此燥气已化为火也，当用清金宁络法治之。（《时病论·卷七·干咳》）

清金宁络法：治燥气化火，喉痛咳红。

麦冬（三钱，去心） 肥玉竹（二钱） 北沙参（三钱） 元参（一钱五分） 细生地（三钱） 旱莲草（三钱） 冬桑叶（三钱）

加枇杷叶三钱去毛，蜜炙为引。

此治燥气化火刑金劫络之法。麦冬、玉竹，清其燥火。沙参、元参，润其肺金。细地、旱莲，宁其血络。盖血藏肝脏，故加冬桑叶以平其肝。肺气上逆，故加枇杷叶以降其肺。使肺气得降，肝血得藏，则咳逆吐红，均可定矣。（《时病论·卷七·清金宁络法》）

【解析】本方主治燥气化火，灼伤肺络之证。燥邪伤肺，入里化火，伤及血络，故咳嗽吐红；火邪逼迫气血上涌，故喉痛；燥热入里，故脉沉滑或沉数。治当清肺润燥，养阴凉血。方用麦冬养阴润肺，并入心经，清心热以安上焦；玉竹甘寒，养阴润燥，滋阴不恋邪，正疗阴虚肺燥之咳血；二药合用，清解燥火，兼以润肺。沙参养阴润肺；玄参清热凉血，滋阴降火散结；二者配伍既润肺燥，又可散结解咽痛。燥热伤肺络，故以生地清热凉血；墨旱莲滋补肝肾，凉血止血。肝气左升，主藏血；肺气右降，主气。故以桑叶平肝潜阳，宁肝风，并"芳香有细毛，横纹最多，故亦走肺络而宣肺气"（《温病条辨》）；枇杷叶清肺止咳，降逆止呕，以顺肺之右降而止咳。纵观全方，皆为清补两用之药，壮水以清火。清肺之燥热而不冰遏，凉血止血而不滞涩。诸药合用，则燥邪得润，火热得清，血络得安。

【医案】

冬温误治

丰于冬至赴龙扫墓，经过安仁街，适有杨某患冬温未愈，有相识者，谓丰知医，杨即恳诊。查其所服之方，非辛温散邪，即苦寒降火，皆未得法。其脉细小滑数，咳嗽痰红，发热颧赤，此温热伤阴之证也。当用甘凉养阴，辛凉透热，虚象已著，急急提防，若再蔓延，必不可挽。即用清金宁络法去枇杷叶、麦冬，细地改为大地，再加丹皮、地骨、川贝、蝉蜕治之，服至五贴，热退红止矣。丰返，复过其处，见病者面有喜色，谓先生真神医也，病势减半，惟剩咳嗽数声，日晡颧赤而已。诊之脉亦稍和，此欲愈之象也。姑照原方去旱莲、蝉蜕，加龟板、鳖甲，令其多服，可以免虚。岁暮以茶食来谢，始知其羌全可。[何冰，校注.清·雷丰，著.时病论.北京：中国医药科技出版社，2011：131.]

按语：本患冬温之证误治致使温热伤阴。今咳嗽痰红，发热颧赤已见伤及血络之象。故治当滋阴透热凉血，方以清金宁络法去枇杷叶、麦冬之清降，重用生地，增丹皮、地骨皮清虚热，凉血散血；川贝润肺化痰；蝉蜕疏散风热，解毒利咽。五剂热退红止。后以原方去旱莲、蝉蜕，益以龟板、鳖甲滋阴补血而愈。

辛温解表法

【原文】考诸大家论春温者，惟嘉言与远公，精且密矣。嘉言以冬伤于寒、春必病温为一例，冬不藏精、春必病温又为一例，既伤于寒、且不藏精、至春同时并发，又为一例。举此三例，以论温病，而详其治。远公所论都是春月伤风之见证，分出三阳若何证治，三阴若何证治。观二家之论，可谓明如指掌。然宗嘉言不合远公，宗远公不合嘉言，反使后人无从执法。其实嘉言之论，遵经训分为三例，意在伏气；远公之论，皆系伤风见证，意在新感。总之春温之病，因于冬受微寒，伏于肌肤而不即发，或因冬不藏精，伏于少阴而不即发，皆待来春加感外寒，触动伏气乃发焉，即经所谓"冬伤于寒，春必病温；冬不藏精，春必病温"是也。其初起之证，头身皆痛，寒热无汗，咳嗽口渴，舌苔浮白，脉息举之有余，或弦或紧，寻之或滑或数，此宜辛温解表法为先。（《时病论·卷一·春温》）

辛温解表法：治春温初起，风寒寒疫，及阴暑秋凉等证。

防风（一钱五分） 桔梗（一钱五分） 杏仁（一钱五分，去皮尖，研） 广陈皮（一钱） 淡豆豉（三钱）

加葱白五寸煎。

是法也，以防风、桔梗，祛其在表之寒邪；杏子、陈皮，开其上中之气分；淡豉、葱白，即葱豉汤，乃《肘后》之良方，用代麻黄，通治寒伤于表。表邪得解，即有伏气，亦冀其随解耳。（《时病论·卷一·辛温解表法》）

长夏伤暑，有阴阳之别焉。夫阴暑之为病，因于天气炎蒸，纳凉于深堂大厦，大扇风车得之者，是静而得之之阴证也。其脉浮弦有力，或浮紧，头痛恶寒，身形拘急，肢节疼痛而心烦，肌肤大热而无汗。此为阴寒所逼，使周身阳气不得伸越，宜用辛温解表法减去防风，益以香薷、藿香治之。呕逆加茯苓、半夏，便泻加厚朴、木香。（《时病论·卷四·伤暑》）

倘有恶寒相兼，脉象举取浮紧，是有夏时暴寒所加，寒在外而热在里，先用辛温解表法，以透其外，外邪得透，再用清凉之剂，以荡其里热也。（《时病论·卷四·热病》）

倘交秋令以来，凉气袭人，人感其气，即患头痛恶寒，发热无汗，脉象浮弦或紧，是秋凉之证，其治法与阴暑无异，亦宜辛温解表法。（《时病论·卷五·秋暑》）

或问：冬温发热而不恶寒，倘恶寒者，为何病也？答曰：冬温恶寒，偶亦有之，良由先感温气，即被严寒所侵，寒在外而温在里，宜用辛温解表法先去寒邪，继用凉解里热法而清温气。（《时病论·卷八·冬温》）

因于寒者，宜以辛温解表法。（《时病论·附论·治时病常变须会通论》）

【解析】本方主治外感风寒表证，治当解表散寒。药用防风辛甘微温，归于膀胱经，善辛散祛风解表，甘温不峻；桔梗苦辛性平，宣肺利咽，为治肺经气分病之要药；二药合用散在表寒邪。杏仁苦辛宣降，调畅肺经气机；陈皮归脾胃经，理气燥湿，健脾化痰；两者同用，调畅中、上二焦气机。淡豆豉解表除烦，宣发郁热；葱白发汗解表，有辛温不燥之优；二药合用即为葱豉汤。雷氏以此代麻黄之辛温解表而无大温大热、过汗之弊端。综观全方，用药辛温平和，虽祛寒邪，但无过汗之品。诸药合用，升而不峻，温而不烈。

【医案】

寒疫

豫章邱某之室，分娩三朝，忽患时行寒疫。曾经医治，有守产后成方用生化者，有遵丹溪之法用补虚者，佥未中的，而热势益张。邀丰诊之，脉似切绳转索，舌苔满白，壮热汗无。丰曰：此寒疫也，虽在产后，亦当辛散为治。拟用辛温解表法去桔梗，加芎、芷、干姜、黑荆、稽豆，嘱服二剂，则热遂从汗解，复用养营涤污之法，日渐而瘳。[何冰，校注.清·雷丰，著.时病论.北京：中国医药科技出版社，2011：32.]

按语：本患产后而得寒疫。前医不辨外感内伤，总以产后为虚以生化汤及温中补虚之法治之，致使热势嚣张。现症壮热无汗，舌苔满白，脉紧，知为外感寒邪。治当辛温解表散寒，方用辛温解表法，益以白芷解表散寒，干姜温中。因产后，故去桔梗之升提，入川芎行气活血兼可解表，黑荆祛血中之风，稽豆养血祛风。诸药合用，使热从汗解，后以养营涤污法调养而愈。

《增订伤暑全书》

六和汤

【原文】治心脾不调，气不升降，霍乱转筋，呕吐泄泻，寒热交作，痰喘咳嗽，胸膈痞满，头目昏痛，肢体浮肿，嗜卧倦怠，小便赤涩，并伤寒阴阳不分，冒暑伏热烦闷，或成痢疾，中酒烦渴畏食。妇人胎中亦可服。

缩砂仁（研） 半夏（汤泡七次） 杏仁（去皮尖，各一两） 人参（去芦） 甘草（炙，各一两） 赤茯苓（去皮） 藿香叶（去土） 白扁豆（姜汁略炒） 木瓜（各二两） 香薷 厚朴（姜汁制，各四两）

上哎咀，每服一两，水二钟，生姜三片，枣一枚，煎至一钟温服。此清火调中和解之剂，治暑要药也。（《增订伤暑全书·卷下·治暑主方》）

【解析】本方主治心脾不调，气滞湿重所致诸症，治宜升清降浊，和中化湿。此方以六君子汤加减而成，人参、甘草、茯苓健脾益气。半夏和胃而通阴阳；藿香辛温，快气宽中，化湿止呕；砂仁味辛气香，和中开郁，化湿行气；香薷香散气轻，有彻上彻下之功，上三药同用以醒脾化湿。白扁豆补脾益气，和中止泻；木瓜气温，味酸，可调营和脾，平肝舒筋；杏仁、厚朴下气降逆。脾胃者，六腑之总司，凡六腑不和之病，先于脾胃而调之。六和者，即六腑和调之义。本方可调理脾胃，使六腑安和，故称六和汤。

【医案】

1.感冒

患者，男，23岁。患者食酒肉，后又多食生冷瓜果，当晚留宿于山区亲戚家，不慎受风寒。次日出现恶寒发热、上吐下泻，所泻如水下注，腹痛不已，头目昏痛，肢体困重无力，小便短赤灼热。于当地诊所就诊，认为是饮食不洁，并夜间感受风寒，予土霉素、速效伤风胶囊并藿香正气丸等药，药后无效，饮食或服药后即刻呕吐泄泻，甚至藿香正气丸服后及泻出小药丸，黄水样便。遂改小檗碱口服，症状仍无明显改善，服药后即出现腹泻，所泻水样便色黄，清晰可见药物残渣颗粒。第三日就诊时，患者出现明显的脱水表现，口干舌燥，皮肤干燥，不能进食饮水，小便短赤而少，舌质干红，苔白稍厚而干，嘴唇干燥，脉细沉而数。此乃夏季胃肠型感冒，治以健脾祛湿，升清降浊，和中祛暑为大法。方用六和汤加减，处方：砂仁（后下）、法半夏、藿香、香薷、厚朴、黄柏各10g，太子参、茯苓、白扁豆各20g，川木瓜30g，炙甘草6g，另要求予以生姜1两同煎，水煎服。1剂后患者呕吐泄泻停

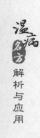

止，以少量稀粥调养，继续服用1剂，第3天恢复正常饮食。[程志安，胡广兵，赵永杰，等.六和汤治疗暑期胃肠型感冒临证体悟.新中医，2017，49（7）：197-198.]

按语： 暑季多食酒食及生冷瓜果，再感受风寒，可致内伤湿滞，外困寒湿，营卫不和，故见恶寒发热、身体困重；酒食以及生冷伤于脾胃，食留不化，遂成呕吐泄泻、腹痛。吐泻伤津耗液，故小便短赤，口干舌燥。治宜健脾祛湿，升清降浊，和中祛暑，以六和汤加减：太子参、甘草补气健脾，补正匡邪；半夏、厚朴燥湿运脾，砂仁、藿香化浊醒脾，扁豆、茯苓渗湿清热、散暑和脾；生姜发散风寒，香薷解表散暑；黄柏清热，木瓜酸能平肝舒筋，甘草调和诸药。方中病机，故病愈。

2. 湿温

患者，男，58岁。素患太阴湿盛，近日冒暑淋雨耕作，遂身热不扬，头重如裹，周身乏力，疲于劳作，口淡乏味，舌淡苔厚腻微黄，脉濡稍数。证属太阴内伤，湿温外受，投三仁汤。二剂后复诊，自诉症情稍为轻，复议甘露消毒丹出入，再进二剂，效不满意。病势缠绵，遂投以六和汤。处方：党参9g，白术6g，茯苓6g，砂仁（后下）6g，法半夏12g，杏仁9g，藿香（后下）9g，厚朴6g，扁豆15g，木瓜9g，竹叶9g，滑石12g，甘草3g。二剂后，症情大减，再进三剂，遂告痊愈。[路坚华.湿温用六和汤一得.中国农村医学，1984，（6）：25.]

按语： 此证乃夏秋季节，脾虚湿盛，又外受湿困，表里俱湿所致。三仁汤为祛暑剂，其不单开肺气，还可调达三焦气机，促邪外出，但其醒脾运脾之力稍轻，故症减未消。甘露消毒丹为清热利湿，化浊解毒方剂。此证乃太阴湿盛，湿重于热，故用此方稍显不宜。六和汤健脾和中，理气化湿，加减后尤宜于湿温初起，湿重于热之证，方证对应，故而收效。

3. 关格

患者，女，32岁，1978年8月4日就诊。患慢性肾炎八年，曾反复出现浮肿，经多方治疗，浮肿仍时隐时现。半月前因感冒后浮肿再现，尿少纳差，曾自服土霉素、氢氯噻嗪等不效，病渐加重，继而尿少，点滴而出，伴呕吐频频，精神萎靡。实验室检查：白细胞11.5×10^9/L，中性粒细胞百分比55%，淋巴细胞百分比45%，血红蛋白浓度90g/L，血沉55mm/h，非蛋白氮90mg/dl，肌酐10mg%，二氧化碳结合力20vol%，血钠130mEq/L，钾6.0mEq/L，尿蛋白（+++）。西医诊断为慢性肾炎合并尿毒症。予以抗感染、利尿、纠正酸中毒及电解质紊乱等，治疗六天症状无好转。刻下症：神疲、面色晦暗，呼吸深大，面肢浮肿，按之如泥，腹部胀痛，反应迟钝，舌淡，苔白腻，有齿痕，沉细。辨为脾阳不足，湿浊壅盛，中焦湿阻，清阳不升，浊阴不降所致关格。予六和汤加味：党参、木瓜、白术各12g，砂仁、杏仁、槟片、扁豆各10g，茯苓15g，半夏9g，川朴、藿香各6g，甘草3g，三剂，水煎每日一剂，分三次服。

二诊：呕吐减轻，尿量增多（每日500毫升左右），症好转。效不更方，再投五剂。三诊：呕吐止，浮肿明显见消，腹胀基本消失，并能进流食每顿二两。每日尿量700毫升左右，查非蛋白氮60mg/dl，二氧化碳结合力50vol%，尿蛋白（++）。原方去半夏，加黄芪15g，续进八剂后，精神及体力明显恢复，饮食改善，浮肿消退，非蛋白氮30mg/dl，肌酐1.4mg%，二氧化碳结合力70vol%，血钾4.5mEq/L，尿蛋白（±），余正常而要求出院。随访一年未复发。［崔书太，马丙志．六和汤治关格验案．新中医，1989，（11）：18．］

按语：关格是指以脾肾虚衰，气化不利，浊邪壅塞三焦，而致小便不通与呕吐并见为临床特征的危重病证，分而言之，小便不通谓之关，呕吐时作谓之格。患者夏季感冒，湿困三焦，气机壅滞，治宜和中化湿，疏利三焦，升清降浊。方用六和汤加减以健脾逐水，畅利三焦而收功。

【现代应用研究】

1.化疗所致消化障碍

王亚斌用六和汤加味治疗化疗所致消化障碍80例（男性48例，女性32例），所有患者均常规使用恩丹西酮预防化疗所致消化障碍（部分患者加用甲氧氯普胺），中药服用六和汤加味（藿香10g、紫苏10g、砂仁6g、香薷6g、白扁豆15g、半夏10g、陈皮10g、茯苓15g、党参30g、厚朴15g、木瓜6g、海螵蛸20g、生姜6g、甘草6g），水煎分服，日1剂，化疗前1日开始服用，5日为一疗程。结果显示：80例患者临床痊愈64例，显效16例，总有效率达100%；病情缓解时间最短1天，最长3天。［王亚斌，赵斌．六和汤加味治疗化疗所致消化障碍80例．中国中医药科技，2012，19（5）：398．］

2.急性肠炎

徐中一用六和汤治疗急性肠炎，采用随机对照方法，将172例门诊患者随机分为对照组和治疗组，两组各86例，治疗组予六和汤（砂仁后下10g，姜半夏12g，党参12g，炒白术15g，藿香15g，扁豆12g，赤茯苓15g，木瓜12g，厚朴12g，炙甘草6g），对照组予妥布霉素16万U静脉滴注。治疗组治愈66例（76.7%），好转14例（16.3%），无效6例（7.0%），总有效率93%；对照组治愈45例（52.3%），好转26例（30.2%），无效15例（17.5%），总有效率82.5%。治疗组在治愈率及总有效率优于对照组，差异有显著意义（$P<0.05$）。［徐中一．中药六和汤治疗急性肠炎86例报告．中国基层医药，2006，13（3）：475．］

3.溃疡性结肠炎

张海彬用六和汤加减治疗溃疡性结肠炎慢性复发型，采用随机对照方法，将163例溃疡性结肠炎慢性复发型患者随机分为两组，对照组80例，治疗组83例。对照组进行常规治疗，治疗组在此基础上服用六和汤加减治疗。对两组患者总有效率进行比较，治疗组总有效率（93.98%）大于对照组（83.75%），差异具有统计学意义（$P<0.05$）。两组患者治疗后复发率比较，治疗组6、12个月后复发率（9.64%，21.69%）小于治疗组（18.75%，41.25%），差异具有统计意义（$P<0.05$）。［张海彬．六和汤加减治疗溃疡性结肠炎慢性复发型163例．现代诊断与治疗，2012，23（5）：617-618．］

香薷饮

【原文】治伏暑引饮，口燥咽干，或吐或泻，并皆治之。一方加黄连四两，用姜

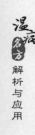

汁同炒，令老黄色，名黄连香薷饮。如有搐搦，加羌活煎服。

香薷（去土，一斤）　白扁豆（微炒，半斤）　厚朴（去皮，姜汁炙熟，半斤）

上吱咀，每服三钱，水一钟，入酒少许，煎七分。沉冷，不拘时服。热则作泻，香薷须陈者佳。（《增订伤暑全书·卷下·治暑主方》）

【解析】伏暑治宜祛暑解表，化湿和中。香薷芳香辛温，外散表寒，又可祛暑化湿；白扁豆补脾益气，和中止泻，消暑祛湿；厚朴苦辛温，温中燥湿，除满理气；加酒少许，温通血脉，可增强辛温药之力。诸药合用，共奏发表解暑，散寒化湿之效。

【医案】

小儿发热

患儿，男，2岁3个月。持续发热10天，体温浮动在39℃左右，神疲乏力，恶寒、纳呆、咽红、口干而饮水不多，心烦爱哭，微微咳嗽，大便日行2次，质正常，小便微黄，舌质微红，舌苔薄黄而厚，指纹浮，色带紫在风关。实验室检查：白细胞7.6×10^9/L，中性粒细胞百分比72%，淋巴细胞百分比27%，酸性细胞百分比1%，胸透正常。治用三物香薷饮（香薷、川朴、扁豆）加板蓝根（或大青叶）、地骨皮、青蒿为主方，加葛根、生黄芪、车前子、山药，服药2剂，汗出，体温降至正常，余症悉平。[王惠琼.三物香薷饮加味治疗小儿夏令发热45例.福建中医药，1990，21（2）：14-15.]

按语：患儿持续发热10天，口干而饮水不多，为湿邪缠绵之象。夏令感受暑邪，正邪交争，卫气不布，故见恶寒；暑热伤津耗气，故见神疲乏力；暑湿伤脾，运化失司，故见纳呆；暑热上攻，清窍不利，故见咽红；暑热扰心，心神不安，故见患儿心烦爱哭。小便微黄，舌质微红，舌苔薄黄而厚，指纹浮，色带紫在风关为暑湿为患之象。治以清暑化湿为主。方用香薷饮加山药健脾化湿，地骨皮退虚热，板蓝根清热解毒，青蒿辟暑退热，葛根清热生津，黄芪益气固表，车前子清热利尿，导热从小便而出。方证相合，故数剂而愈。

【现代应用研究】

1. 托吡酯片致不良反应

李德萍等通过香薷饮治疗妥泰致不良反应患者42例，其中27例曾口服谷维素10~60mg，维生素C 100~600mg。15例单独服用中药香薷饮（香薷2~3g，扁豆6g，厚朴6g），湿重热轻者加银花15g、滑石6g，湿轻热重者加柴胡5g、青蒿15g、葛根10g，湿热并重者加羚羊角粉2g、生石膏15g、知母6g。结果显示：27例在服用西药后均无效，改用香薷饮加减治疗后，不良反应消失。15例服中药治疗者不良反应均消失。随访10~30天均无复发。[李德萍，梁济乐，王建国.香薷饮治疗妥泰致不良反应42例报告.山东医药，2002，（21）：57.]

2. 轻症低血钾性软病

周汉章等用香薷饮合鸡苏散（香薷6~10g，扁豆10~12g，厚朴3~8g，六一散0.5~1包，薄荷6~10g）治疗轻症低血钾性软病患者24例，结果显示：24例中痊愈19例，好转4例，效果不明显者1例。其中最快者2天治愈，长者4~5天治愈，一般服药2~4剂即获痊愈。获愈者经随访均未见复发。[周汉章，杨月香.香薷饮合鸡苏散治疗轻症低血钾性软病.中西医结合杂志，1985，（1）：19.]

3. 空调综合征

孟凡鹏用香薷饮、桂枝汤加味（香薷10g、扁豆20g、苍术15g、厚朴10g、桂枝9g、白芍10g、炙甘草6g、藿香10g）治疗空调综合征患者123例，结果显示：123例全部治愈。其中服1~2剂即愈者20例，3~5剂即愈者80例，6剂以上治愈者23例，治愈率100%。[孟凡鹏，孟庆树.香薷饮、桂枝汤加味治疗空调综合征123例.贵阳中医学院学报，1997，（1）：33.]

4. 小儿夏令发热

王惠琼用三物香薷饮（香薷、川朴、扁豆）加板蓝根（或大青叶）、地骨皮、青蒿为主方加味治疗小儿夏令发热45例，结果显示：治愈（服药1~3天，体温降至正常，其余症状全部消失）17例，占37.6%；显效（服药4~6天，体温逐渐降至正常，其余症状逐渐好转）18例，占40%；有效（服药7~9天，体温逐渐降至正常，其余症状逐渐好转）14例，占30.1%；无效（服药10天以上，体温仍不能降至正常）6例，占13.3%。[王惠琼.三物香薷饮加味治疗小儿夏令发热45例.福建中医药，1990，21（2）：14-15.]

十味香薷饮

【原文】消暑气，和脾胃。

香薷（一两） 人参（去芦） 陈皮（去白） 白术（土炒） 黄芪（去芦） 白扁豆（炒，去壳） 甘草（炙） 干木瓜 白茯苓（去皮） 厚朴（去皮，姜汁炒黑色，各五钱）

上为末，每服二钱，热汤冷水任调下。

以上辛散驱暑之剂，盖香薷气厚能散暑，木瓜善胜暑，厚朴宽中，故为要药。（《增订伤暑全书·卷下·治暑主方》）

【解析】本方主治夏令外感暑湿，治宜健脾益气，祛暑化湿。十味香薷饮为香薷饮合四君子汤化裁而成，方中香薷辛温发汗，解暑化湿和中；白扁豆补脾益气，消暑祛湿；厚朴温中燥湿，除满理气；三药合用，可增除湿之力。四君子汤中人参大补元气，健脾养胃；白术健脾燥湿，可助运化；茯苓渗湿健脾；甘草甘温，调和诸药；黄芪专于气分而达表，可补元阳，壮脾胃，合于四君子汤则益气健脾之用显。木瓜调营和脾，平肝舒筋；陈皮理脾燥湿，可通达上下，畅理气机。诸药合用，共奏祛暑和中，益气健脾之功。

益元散

【原文】治中暑身热，小便不利。此药性凉，除胃脘积热，又淡渗湿，故利小便而散湿热也。又名天水散、六一散，加朱砂良。

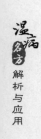

滑石（白腻者，去黄垢、水飞，六两） 甘草（去皮，一两）

上为末，每服二钱，新汲水调服。

以上清利消暑之剂，但孕妇禁用。（《增订伤暑全书·卷下·治暑主方》）

【解析】本方主治暑热挟湿之证。方中滑石甘淡气寒，质重而滑，甘以和胃，淡可渗湿，寒能散热，滑以利窍，故可清三焦，解暑热，渗湿邪，利小便；甘草味甘性平，其生用"补脾胃不足，而大泻心火"，故可和中清热泻火，又可缓滑石之寒滑重坠以伐胃；可加朱砂，清心火，消暑热；三药配伍，热可退，淋可通，湿可泄，清热而不留湿，利水而不伤正。

【医案】

1. 小儿惊风

患儿，男，5岁。起病即发热恶寒，经用西药和中成药治疗后两天未效，忽然惊搐。体温39.2℃，神疲口干，时有惊搐，肌灼无汗，小便黄赤，舌红苔黄，脉滑数大。实验室检查：白细胞12.8×10^9/L，中性粒细胞百分比75%，淋巴细胞百分比23%，单核细胞百分比2%。系风热之邪内侵，由卫转气，邪热动风。治拟辛凉解表，清气泻热，凉肝息风。处方：银花10g，薄荷（后下）5g，益元散（包煎）30g，生石膏30g，钩藤（后下）12g，石决明（先煎）30g，天竺黄10g，白僵蚕10g，制川军15g，建曲10g。二剂，6小时服一次。药后大便稀溏，热势大减，体温38℃，惊搐亦平。原方去石决明、白僵蚕、薄荷，再进二剂，药尽而病已。[秦正生，严冰.治疗小儿急重危证的经验.中医杂志，1985，（3）：17–19.]

按语：秦老谓"解表法虽为邪之在表而设，然传里入气，甚则入营，亦可稍稍用之，以疏利肌腠而奏表里分解之功；清里非单清热，还寓消导通滞之意。"故处方中银花、薄荷、石膏、天竺黄辛凉透邪于外，表解则热退；小儿"阳常有余"，不论大便燥结与否，均可以制川军通便泻热，不论小便黄赤程度，皆可用益元散利尿。小儿脾常不足，发热影响脾之运化，积滞不去，化热难解，内外相合则热愈甚，故以甘温之建曲消食和胃，解热化滞；热盛动风，故以钩藤、石决明、白僵蚕滋阴息风，止痉安悸。药后热势减，惊搐亦平，故二诊去石决明、白僵蚕、薄荷，减轻发散风热，镇惊息风之力，二剂后，药讫病已。

2. 小儿口疮

患儿，男，3岁。因反复口舌溃疡一年半就诊。刻下症：近3天发热，小溲黄少，大便干结，口腔黏膜及舌边有大小不等溃疡，咽喉红肿，舌质红，苔薄，脉数。诊为口疮。治以清心火，利小便。予清心散、益元散，每3~4小时交替口服，0.8g/次，两天获愈。[王绍洁，刘景珍.清心散、益元散应用举隅.辽宁中医杂志，1989，（4）：22.]

按语：舌为心之苗，口为脾之窍，龈为胃之络。患儿幼稚之体，复感外邪，郁热于心胃，上蒸于口而发为口疮。清心散、益元散可清心火、利小便，引火邪从下焦而解，切中病机故收速效。

【现代应用研究】

1. 小儿腹泻

谭凤森等采用自拟"泻灵Ⅰ号（巴豆霜1g，炒莱菔子9g，使君子仁6g，郁金

10g，陈皮15g，明雄黄3g，牵牛子9g，木香9g，槟榔10g，甘草粉10g，冰糖20g。共研细末，过细萝，装瓶备用）""泻灵Ⅱ号（人参10g，炒白术15g，茯苓15g，炒山药15g，炒白扁豆10g，砂仁10g，薏苡仁9g，桔梗炒成姜黄色10g，伏龙肝10g，芡实10g，陈皮6g，炙甘草18g）"与益元散配伍应用，配合针刺、推拿的综合疗法，治疗婴幼儿腹泻852例，结果显示：痊愈794例，占93.2%；显效32例，占3.8%；好转21例，占2.4%；无效5例，占0.6%；总有效率99.4%。在847例有效病例中，疗程最短者1天，最长者11天，平均2.2天。研究发现"泻灵Ⅰ号""泻灵Ⅱ号"与益元散配伍应用，配合针刺、推拿的综合疗法，治疗婴幼儿腹泻效果满意。[谭凤森，谭凤华.中医综合治疗小儿腹泻852例疗效观察.江西中医药，1987，（4）：29.]

2.秋季腹泻

路福顺等通过香砂胃苓散及益元散治疗秋季腹泻，治疗组均为急性发病，共148例，对照组64例。治疗组患儿用香砂胃苓散及辰砂六一散，对照组应用复方地芬诺酯。结果显示：治疗组中，1天疗程治愈者6例，2天疗程治愈者28例，3天疗程治愈者72例，4天疗程治愈者32例，5天疗程治愈者10例；对照组中，1天疗程治愈者0例，2天疗程治愈者6例，3天疗程治愈者12例，4天疗程治愈者16例，5天疗程治愈者6例，7天疗程治愈者8例。治疗组疗效优于对照组。[路福顺，关英.香砂胃苓散及益元散治疗秋季腹泻148例临床观察.黑龙江中医药，1993，（6）：35.]

二香散

【原文】治暑湿相搏，霍乱转筋，烦渴闷乱。

藿香（二两）　半夏（姜制）　广陈皮　桔梗　白术（土炒）　厚朴（姜汁炒）　白茯苓　紫苏　白芷（各一两）　甘草（二两五钱）　黄连（去须，二两）　香薷（一斤）　扁豆（炒，八两）　大腹皮（黑豆水捶洗七次，一两）

上哎咀，每服一两，水二钟，生姜三片，葱白二根，煎一钟，食后温服。（《增订伤暑全书·卷下·治暑主方》）

【解析】此方主治暑湿相搏，霍乱转筋，烦渴闷乱。暑湿相搏，邪阻中焦，撩乱胃肠，遂成洞泄呕吐；吐泻不止，阴津损耗，筋脉失其濡润，故转筋；暑热伤气阴、扰心神，故烦渴闷乱。治宜清暑化湿，生津止吐泻。方中藿香芳香辛温，理气和中，辟恶止呕；紫苏、白芷辛香发散，芳香化浊；香薷芳香辛温，祛暑化湿；上四药同用，外散暑热。白术、茯苓健脾去湿，白扁豆补脾益气、和中止泻、消暑祛湿，厚朴、陈皮、半夏行气燥湿、和中消滞，大腹皮、桔梗行气化湿，黄连清热燥湿，上药合用，内通湿滞。甘草调和诸药，又助白术、茯苓调和脾胃。诸药同用，共成清暑化湿，理气和中，而收止吐泻、转筋之功。

【医案】

呕吐

患儿，男，6岁。于前日不慎受寒又吃冷菜，当夜即发热恶寒、烦躁、呕吐食

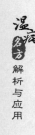

物残渣及水液，腹胀痛，二便少，舌苔厚腻，脉沉数。处方：香薷6g，藿香6g，木香6g，竹茹6g，扁豆8g，前胡8g，枳壳8g，茯苓9g，半夏7g，生姜2片。水煎分三次服。一剂后，次日诸症消失。[王承健."二香散"加减治疗呕吐60例.新中医，1990，（9）：28-29.]

　　按语：本案证属寒邪犯胃，内伤饮食，扰动胃腑，浊气上逆。治以芳香化浊、散寒消食。方用"二香散"加减，方中藿香、香薷疏散表邪，芳香化浊；茯苓、半夏、扁豆、生姜降逆和胃；竹茹清热化痰，除烦止呕；木香行气滞，和胃气，止呕泄，散逆气，除胀满。枳壳上行胸膈，疏通开泄；前胡下痰气，开结滞，与枳壳同用，畅行气机。诸药同用，表邪散，湿浊化，胃气和而收速效。

【现代应用】

呕吐

　　王承健用二香散加减治疗呕吐（包括外邪犯胃型、饮食停滞型、妊娠恶阻型及其他类型）患者共60例，结果显示：服一剂愈者45例，二剂愈者15例。可见二香散加减治疗呕吐效佳。[王承健."二香散"加减治疗呕吐60例.新中医，1990，（9）：28-29.]

枇杷叶散

　　【原文】治中暑伏热，烦渴引饮，呕哕恶心，头目昏眩。

　　枇杷叶（去毛，炙，二两）　香薷（七钱五分）　白茅根　麦门冬（去心）　甘草（炙）　干木瓜（各一两）　广陈皮（去白）　厚朴（去皮，姜汁炒）　丁香（各五钱）

　　上为末，每服二钱，水一钟，姜三片，煎服。如止渴燥，去丁香，加知母，冷水调下。（《增订伤暑全书·卷下·治暑主方》）

　　【解析】本方主治中暑伏热，烦渴引饮，呕哕恶心，头目昏眩，证属暑湿伤中、并暑热伤阴。治宜化湿合中，清热滋阴。方中枇杷叶清金和胃而下气，气下则火降暑消；香薷质轻香散，芳化暑湿；白茅根味甘性寒，养阴不助湿，利尿除湿不伤阴。厚朴、陈皮行气燥湿，和中消滞；麦冬清心润肺，补上焦津液，解胸膈烦渴，止胃火呕吐；木瓜，味酸涩，气脱能收，气滞能散，可敛肺平肝，理脾和胃，化食止渴；丁香辛烈温燥，驱寒泻湿，暖中扶土，降逆升陷；甘草调和诸药。全方集苦降、甘润、辛燥于一体，使热清、阴充、湿祛，则中暑可瘥。

缩脾饮

　　【原文】消暑气，除烦渴，止吐泻霍乱。

　　缩砂仁（研，四两）　干葛（二两）　白扁豆（炒香，去皮，二两）　乌梅肉　草果（炒，去壳）　甘草（炙，各四两）

　　上哎咀，每服四钱，水二大碗，煎七分，以水沉冷服。（《增订伤暑全书·卷

【解析】本方主治夏月伤暑，烦渴吐利，头痛身热，霍乱之后服热药而致烦躁者，并宜服之。暑必兼湿，祛湿宜健脾。方中砂仁和中醒脾，行气化湿；草果、白扁豆温中燥湿；干葛解暑散热，升清阳而生津；乌梅除热生津，炙甘草调和诸药。诸药合用，解伏热，除烦渴，消暑毒，止吐利。

【医案】

泄泻

（1）患者，女，38岁。因腹痛腹泻1周就诊。1周前饮食不消化食物即出现腹胀而痛，大便质稀而溏，日二三次不等，矢气频，小便尿量偏少，泡沫量多。刻下：自觉口干，饮温水即解渴，双手不自觉抖动，腰部伴右下肢酸痛，行走后加重。面色萎黄，眼睑淡白。纳眠可，舌红苔黄厚腻，脉细滑。既往IgA肾病史。辅助检查：肾功能：尿素氮6.43μmol/L，肌酐91.8μmol/L，尿酸339.5μmol/L，GFR 68.2ml/min，胱抑素C 1.72mg/L。中医诊断：泄泻（暑湿内蕴，中土不足）。处方：缩脾饮加减。怀山药30g，荷叶6g，乌梅6g，明党参15g，煨葛根15g，草果6g，白扁豆15g，甘草3g，砂仁6g。7剂，水煎服，日1剂，早晚分服。二诊：腹胀腹痛等不适症状消失，大便仍质软不成形，但已无夹杂不消化食物，守上方继服14剂。随访至今，后以参苓白术散加减收全功。[杨运劼，周少峰，阮诗玮.阮诗玮医话3则.光明中医，2022，37（8）：1461–1464.]

按语：患者素有肾病，又饮食不慎，伤脾损胃，土虚生湿，而致飧泄，予缩脾饮化湿浊，和脾胃。原方改生葛根为煨葛根，加强升阳生津止泻之能；砂仁、草果利气温脾，扁豆解暑渗湿，怀山药、明党参滋补脾阴，化湿运脾；荷叶升清降浊；甘草调和诸药；乌梅酸收，配甘草而酸甘化阴以防泻下阴伤。二诊大便未夹杂不消化食物，此乃脾旺健运之象，故守上方以巩固疗效。后用参苓白术散健脾渗湿以调理善后。

（2）患者，女，37岁。因饮食不慎致右下腹部隐痛不适，伴肠鸣2月余就诊。患者自述间断性发作腹痛、腹泻、肠鸣2年余，夏天或饮食不慎易诱发。于当地医院就诊，肠镜检查无异常，大便培养阴性，大便常规阴性。西医诊断为肠易激综合征，给予蒙脱石散、双歧杆菌三联活菌散、肠炎宁等多种中西药物治疗1月，未见好转。刻下症：右下腹部隐痛不适，伴肠鸣，大便日3~4行，质稀、黏厕，大便有里急后重之感。消瘦，畏寒肢冷，乏力神疲。时觉口黏，纳差，食不知味，食后胃中痞满感。舌质淡红，苔白厚，脉细带弦。中医诊断：泄泻。辨证为脾虚湿盛，属本虚标实之证。治以健脾益气、温中化湿为法。予方加味缩脾饮，处方：砂仁（后下）8g，白术15g，车前子15g，草果（后下）8g，煨葛根20g，炒扁豆30g，炙甘草5g，乌梅肉6g，苍术15g，藿香（后入）10g，半夏15g。7剂，日2次，早晚温服。

二诊：服药3剂腹痛减轻，服药5剂腹泻减少，大便日2~3行。查厚腻之舌苔已退三分，效不更方，继用上方去藿香、苍术加党参15g，炒麦芽30g，再服7剂。

三诊：腹痛已止，腹泻明显好转，每日1行，质软散未成条状，大便已不黏厕，偶

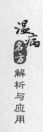

有肠鸣不适，舌苔薄白，脉细弦。上方加山药15g。四诊：症状完全消失，大便成形，疲倦感消失，苔薄，脉细弦。效不更方，守上方再进7剂。随访半年，未再复发。[袁瑞兴.缩脾法在腹泻型肠易激综合征中临床应用体会.使用中西医结合临床，2015，15（6）：64+94.]

按语：此病例属脾虚湿困，治宜健脾益气，温中化湿。故以缩脾饮加减为主方，方中砂仁、草果健脾祛湿，甘草、扁豆甘淡以培正气，葛根升阳生津且止泻，乌梅酸涩而清热止渴，又因其属敛阴之品，故还可润燥相济，防燥湿药物伤阴过度。白术苦温刚燥，味甘补脾，扶植脾胃，散湿除痹；车前子利小便，使湿有出路；湿重，故加苍术、藿香、半夏，以增强健脾醒脾，温燥祛湿之功。全方抓住脾胃之病本，灵活应用缩脾饮加减化裁，以达良效。

【现代应用研究】

腹泻型肠易激综合征

马新蕾将58例腹泻型肠易激综合征患者随机分为治疗组和对照组。治疗组用加味缩脾饮治疗，对照组用双歧杆菌四联活菌片联合谷维素治疗，分别观察两组出现腹痛、腹泻症状，大便的次数和大便的性状，出现大便不尽感以及黏液便等方面的差异。治疗后，观察组总有效率93.10%，明显优于对照组的72.41%，观察组疗效显著，差异具有统计学意义（P<0.05）。[马新蕾，董明国.加味缩脾饮治疗腹泻型肠易激综合征疗效观察.深圳中西医结合杂志，2015，25（16）：67-68.]

消暑丸

【原文】治伏暑引饮，脾胃不和。

半夏（一斤）　生甘草　云茯苓（去皮，各半斤）

上为末，姜汁煮糊为丸，如梧桐子大，每服五十丸，热汤下。此药味平，备一斑耳。（《增订伤暑全书·卷下·丸散方类》）

【解析】暑湿内蕴，脾胃不和，气不化津故口渴引饮。治宜化暑湿、和脾胃。方中半夏辛开燥湿，苦降和胃，燮理中焦；茯苓渗湿补中；甘草益气和中。三药合用，调中祛湿，脾运湿化而口渴引饮自消。

【医案】

阴暑

吴景何翁，暑月居丧母，因佛事赤日行于途，夜又露处于檐外，遂中暑呕吐，腹痛作泻，发热，手足清冷而有汗。先用消暑丸二钱，以开膈上之痰涎而止呕，继用附子理中汤加半夏、茯苓、砂仁，温中而消暑。[郑重光.素圃医案.北京：人民军医出版社，2012：39.]

按语：暑病有阳暑、阴暑之别。暑者天之气也，而人禀有厚薄，禀之厚者，感天地之热气，则愈热矣，此为阳暑；禀之薄者，感天地之热气，反消己之阳气，而益虚寒，此为阴暑。故即便同患暑证，因人之禀受虚实相异，亦分寒热而治。此案盖因家事操劳，又夜宿于外而感受寒湿之邪，闭表伤中，故发热、吐泻而成阴暑之证，宜温中热药以消暑湿。消暑丸治阴暑，化膈间痰涎而止呕，附子理中汤加半夏、茯苓、砂仁，温中化湿，而止吐泻。

却暑散

【原文】治冒暑伏热，头目眩晕，呕吐泄痢，烦渴，背寒面垢。

赤茯苓　生甘草（各四两）　寒食面　生姜（各一斤）

上为末，每服二钱，白汤调下。（《增订伤暑全书·卷下·九散方类》）

【解析】冒暑伏热，暑热上犯，清窍不利，故见头目眩晕；脾气通于长夏，暑必兼湿，脾为湿困，运化失常，故见泄痢；气机逆乱，胃气上逆故呕吐；暑湿熏蒸，上涌于面，故见面垢；暑伤津气则烦渴；外邪侵袭，卫气被困，不能布达故背寒，治宜清暑化湿。方中赤茯苓泻热行水，生甘草益气补中，寒食面健胃利脾，生姜解表散寒，又可温中止呕。四药合用，健脾化湿，清暑解表，故名"却暑散"。

大顺散

【原文】治冒暑伏热，引饮过多，脾胃受湿，水谷不分，霍乱呕吐，脏腑不调。

甘草（三斤）　干姜　杏仁（去皮尖，炒）　肉桂（去皮，各六两四钱）

上先将甘草用白砂蜜炒，及八分黄熟。次入干姜同炒，却入杏仁，候杏仁不作声为度，用筛筛净后，入肉桂，一处捣罗为末，每服三钱，水一钟，煎五七分温服。如烦躁，井花水调下，不拘时候，以沸汤点服亦可。

此劫剂也，从治火攻，用暑厥等剧证则效，效后仍用辛凉剂调理，切不可常用也。（《增订伤暑全书·卷下·备用方类》）

【解析】冒暑伏热，夏月过于饮冷食寒，阳气不得伸越，气逆而致，总由暑湿伤脾而成。治以温中燥湿，调畅气机为法。方中干姜"助阳，去脏腑沉寒，发诸经之寒气"（《医学启源》）；甘草"健脾胃固中气之虚羸，协阴阳调不和之营卫"（《本草汇言》）。甘草、干姜辛甘化阳以快脾欲。肉桂"导引阳气，宣通血脉，使气血同行"（《药性类明》），肉桂芳香入阴，升发阳气以交中焦，去脾之湿，与干姜同用，又可散寒；杏仁"疏利开通，破壅降逆，善于开痹……调气分之郁，无以易此"（《长沙药解》）；白砂蜜炒，可和中燥脾。诸药合用，气机顺，寒湿去则伏阳升。

【医案】

1.腹痛

患儿，女，9岁。其母代诉：入夏以来常嗜冷饮，半月来脐周隐痛，时作时止，食欲减退，伴头晕纳差。在某医院化验、透视及B超检查后，诊断为肠痉挛，给予小檗碱、山莨菪碱等药口服，效果欠佳。遂来就诊。刻下症：两天来腹痛频繁，情绪暴躁，不思饮食。查体：精神不振，形体消瘦，声低懒动，时流清涎，腹软喜按，舌淡白，苔薄白润，脉数、弱。中医诊断：虚寒腹痛。处方：干姜6g，肉桂3g，杏仁6g，甘草6g。3剂。嘱上药浸透后，水煎2次共取汁300ml，加红糖10g，分早、晚两次服，日1剂。二诊：其母代诉：服药1剂后，腹痛止。近两日精神好转，食欲增加。嘱忌食生冷，避免受寒，给附子理中丸善后。1月后随访，腹痛无复发。[吴随记.大顺红糖饮治疗虚寒性腹痛43例.河南中医，2001，21（5）：48.]

按语： 本病先缘中阳素虚，寒邪伤阳因实致虚，复因虚不胜寒而肠络气血失和所致。治当温中补虚以治本，攘寒和血以治标，畅腑调气以治痛，以大顺散加红糖虚实并调，气血同理，标本兼顾，可使虚补阳运而正固，寒攘络和而标除，腑畅气顺而痛得解，故收效显著。

2.暑温

患儿，男，8岁。暑期于烈日下玩耍，口渴时恣饮冷水，晚食瓜果。至夜出现烦热吐泻，且有乱语。其父从电话中告知患儿病情。测体温为37.8℃，观其舌苔白而滑。拟方如下：干姜10g，肉桂5g，炒杏仁5g，生甘草5g（以上4味为大顺散方药），加藿香10g，鲜马齿苋30g，砂仁5g。水煎3次，每次煎沸20分钟，头煎取300mL饮服，2煎、3煎各取200mL饮服。3小时服用1次。至翌日9时，电话中得知，患儿服头煎后，吐泻已止，精神转安。服2煎后，体温降至37.2℃。3煎服后，患儿安稳，已无痛苦。[毛开颜.毛德西治疗暑病经验举隅.辽宁中医杂志，2007，34（8）：1150-1151.]

按语： 本例外受暑热，内伤生冷，致脾阳下陷，胃浊上逆，遂生吐泻。以大顺散加藿香解暑和中，砂仁理脾化湿，马齿苋清暑热、消积滞，诸药合用，清热解暑，温中暖脾，畅气化湿，故投之立愈。

【现代应用研究】

虚寒性腹痛

吴随记以大顺散原方水煎后加红糖治疗虚寒性腹痛，观察43例患者恢复情况，结果显示：第1疗程有效者36例，占总人数83.7%，第二疗程收效7例，占16.3%，全部病例均有效缓解。[吴随记.大顺红糖饮治疗虚寒性腹痛43例.河南中医，2001，21（5）：48.]

龙须散

【原文】 治中暑迷闷，不省人事，及泄泻霍乱烦渴，一服即愈，力能解暑毒。

白矾（生，一两） 五倍子（生，三钱） 乌梅（搥去仁，二两） 甘草（炙，一两五钱。一方生用） 飞罗面（一两，一方用清明日面尤佳）

上为末，入飞罗面拌匀，每服二钱，新水调下。

一方加诃子肉，滴水为丸，如弹子大，细嚼水下，名龙涎丸。此豁痰劫剂，轻证不可用。（《增订伤暑全书·卷下·备用方类》）

【解析】 暑入心包，扰心乱神，机窍闭阻则见迷闷，不省人事；暑热伤津气，故见烦渴；暑湿伤脾，脾失健运，清浊不分，故见泄泻霍乱。治以清热解暑，敛阴生津为法。方中五倍子酸涩气寒，生津液，敛肺降火；乌梅酸收生津，敛浮热，固肠脱；白矾燥湿淫，化瘀浊；甘草生用补脾胃不足而清热毒；飞罗面即小麦面，指磨面粉时飞落下来混有尘土的面粉，健胃消食。上药合用，清暑生津和中，气机通利而诸症自除。

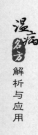

《重订通俗伤寒论》

葱豉桔梗汤

【原文】 辛凉发汗法

俞氏经验方

鲜葱白（三枚至五枚）　苦桔梗（一钱至钱半）　焦山栀（二钱至三钱）　淡豆豉（三钱至五钱）　苏薄荷（一钱至钱半）　青连翘（钱半至二钱）　生甘草（六分至八分）　鲜淡竹叶（三十片）

［秀按］《肘后》葱豉汤，本为发汗之通剂，配合刘河间桔梗汤，君以荷、翘、桔、竹之辛凉，佐以栀、草之苦甘，合成轻扬清散之良方，善治风温、风热等初起证候，历验不爽。惟刘氏原方，尚有黄芩一味，而此不用者，畏其苦寒化燥，涸其汗源也。若风火证初起，亦可酌加。

俞氏加减法

如咽阻喉痛者，加紫金锭两粒磨冲、大青叶三钱。如胸痞，原方去甘草，加生枳壳二钱、白蔻末八分冲。如发疹，加蝉蜕十二只、皂角刺五分、大力子三钱；如咳甚痰多，加苦杏仁三钱、广橘红钱半。如鼻衄，加生侧柏叶四钱、鲜茅根五十支去衣。如热盛化火，加条芩二钱、绿豆二两煎药。如火旺就燥，加生石膏八钱、知母四钱。（《重订通俗伤寒论·六经方药·发汗剂》）

【解析】 本方主治风温、风热初起，邪侵肺卫所致诸症。方中葱白辛散温通，可宣通阳气，顺接上下，通畅内外；豆豉辛散轻浮，既能透散外邪、发汗解表，又可宣散邪热、除烦，与葱白同用，疏风散邪。栀子苦寒，清泻三焦火邪；生甘草味甘气平而性缓，生用补脾胃不足而泻心火；连翘苦寒质轻，外可疏散风热，内可清热解毒，与山栀、生甘草合用，清泻上焦火热。薄荷轻清凉散，芳香通窍，疏散上焦风热；桔梗辛散苦泄，可开宣肺气，与薄荷同用，外散肺中风温之邪。淡竹叶甘淡性寒，可清心降火、渗湿通淋，与山栀同用，可导热邪从小便而去。上药合用，辛散、苦寒，外疏内清，则风温之邪自消而诸症悉除。

【现代应用研究】

小儿上呼吸道感染

白朝辉等将某院收治的64例上呼吸道感染患儿随机分为对照组和治疗组，各32例。对照组口服头孢克洛，治疗组口服葱豉桔梗汤。结果：治疗组总有效率为96.9%，对照组81.3%，治疗组总有效率高于对照组，两组差异有统计学意义。[白

朝辉，高国财.葱豉桔梗汤治疗小儿上呼吸道感染的疗效及安全性.淮海医药，2018，36（2）：227-228.]

加减葳蕤汤

【原文】滋阴发汗法

俞氏经验方

生葳蕤（二钱至三钱）　生葱白（二枚至三枚）　桔梗（一钱至钱半）　东白薇（五分至一钱）　淡豆豉（三钱至四钱）　苏薄荷（一钱至钱半）　炙草（五分）　红枣（两枚）

　[秀按] 方以生玉竹滋阴润燥为君，臣以葱、豉、薄、桔疏风散热，佐以白薇苦咸降泄，使以甘草、红枣甘润增液，以助玉竹之滋阴润燥，为阴虚体感冒风温及冬温咳嗽、咽干痰结之良剂。(《重订通俗伤寒论·六经方药·发汗剂》)

【解析】本方具辛凉解表，滋阴清热之效，主为阴虚之体外感风热而设。一般表邪未尽，不宜早用滋阴，以免恋邪，然既素为阴虚之体，阴液不足则汗出乏源，此时发汗解表，不仅外邪难为汗解，更有劫耗阴津之弊，故治宜滋阴解表同施。方中味甘性寒之葳蕤为君，甘润养阴，微寒清热，独具养阴而不滋腻恋邪之效。葱白辛散温通，通畅内外；豆豉辛散轻浮，散热透邪，与葱白同用，使外邪自汗而解；薄荷辛凉，疏散风热，清利咽喉；桔梗宣肺止咳；四药同用，共为臣药，疏散风热，发汗力缓而无汗出伤阴之嫌。白薇苦寒，其性降泄，《本草正义》言："凡苦寒之药多偏于燥，惟白薇则虽亦属寒而不伤阴液精血。"故其于阴虚有热者甚宜。炙甘草调和诸药，合大枣又可益气补中，而助白薇养血滋阴，三者共为佐使。诸药配伍，汗不伤阴，滋不敛邪，为滋阴解表之良剂。

【医案】

1. 小儿咳嗽

　患儿，男，5岁。因"反复咳嗽1周，伴鼻塞流涕"就诊。经服止咳药，肌肉注射抗生素及口服中药等治疗效果欠佳。刻下症：鼻涕时黄时白，咳痰不爽，色白，质黏稠，口渴咽干，二便正常，苔薄黄、舌尖红，脉浮数。中医辨证：素体阴虚，内有伏热，复感外邪致肺气不宣而咳。治宜滋阴解表，宣肺化痰止咳。处方：玉竹10g，白薇10g，淡豆豉8g，桔梗8g，大枣8g，甘草2g，薄荷10g，葱白15g，矮地茶20g，百部10g，前胡10g，胆南星6g，射干8g，蝉蜕6g。2剂。二诊：药后咳嗽遂减，仅晚上微咳。于上方加用麦冬8g，谷芽15g，麦芽15g，药后痊愈。[郑书全.加减葳蕤汤治疗小儿咳嗽168例.四川中医，2008，26（6）：91.]

　按语： 外感咳嗽，经止咳药、抗生素及中药治疗一周后效果欠佳，可见患儿并非单纯外感，而是素体阴虚，内有伏热，复感外邪，邪从热化，故应滋阴与发汗同用。方以加减葳蕤汤加矮地茶、百部、前胡、胆南星宣降肺气，化痰止咳；蝉蜕、射干疏风利咽。二诊药后咳嗽遂减，仅晚上微咳，可见表邪趋于散尽，故于原方加用麦冬润肺养胃，谷芽、麦芽健胃消食，健补中焦。标本同治，故药尽病解。

2. 口疮

患者，女，42岁。以"口疮反复发作2年余，加重半月"就诊。刻下症：局部灼痛，咽干便秘，舌红无津、少苔，舌面有小裂纹，脉细滑尺沉。检查：左颊黏膜可见2处0.3cm×0.4cm，0.5cm×0.5cm浅表溃疡，边缘充血，中央微凹。处方：加减葳蕤汤去葱白，减豆豉用量，重用葳蕤、白薇、薄荷，另加生石膏、麦冬、生地、牛膝、知母。3剂。二诊：服1剂后，局部灼痛大减，3剂后溃疡面愈合。继服5剂，巩固疗效。追访1年零3个月，未见复发。[郝艳新，王海彤.加减葳蕤汤临床应用举隅.北京中医药大学学报，2000，23（4）：74.]

按语：本案口疮反复发作而迁延不愈，辨为阴虚火旺之体，兼肝胃郁火，心脾积热而作。治宜滋阴降火，疏散诸经郁热。方选加减葳蕤汤去葱白，减豆豉用量，重用葳蕤、白薇、薄荷，另合玉女煎为用。诸药共用，清、疏、滋、泻同用，标本兼顾，胃热得清，阴液得补，则口疮速愈。

【现代应用研究】

1. 感冒

付开行通过加减葳蕤汤治疗阴虚型感冒，将80例感冒患者随机均分为治疗组与对照组，各40例，对照组予常规治疗，观察组予加减葳蕤汤治疗。结果显示：观察组的有效率为92.5%，对照组为80%，观察组疗效高于对照组，差异有统计学意义（$P<0.05$）。[付开行.观察加减葳蕤汤对感冒（阴虚型）的治疗价值.现代医学与健康研究电子杂志，2018，2（16）：146-147.]

2. 反复发作性乳蛾

潘丽丽等采用随机对照方法将72例反复发作性乳蛾患儿分为对照组和治疗组，各36例，对照组给予五水头孢唑林钠抗感染及水溶性维生素支持治疗，体温超过38.5℃者给予布洛芬混悬液口服；治疗组在对照组基础上给予加减葳蕤汤治疗。显示总有效率对照组58.3%，治疗组91.7%，两组比较差异有统计学意义（$P<0.05$）。治疗组病程、半年内复发次数、复发时发热和咽痛持续时间分别为（4±1）天、（1.5±1.0）次、（3.5±0.5）天，与对照组比较差异均有统计学意义（P均<0.05）。可见加减葳蕤汤用于治疗阴虚体质反复发作性乳蛾具有良好的临床疗效。[潘丽丽，张茜，冯雷.加减葳蕤汤治疗阴虚体质反复发作性乳蛾疗效观察.社区医学杂志，2012，10（17）：20-21.]

3. 小儿咳嗽

郑书全用加减葳蕤汤治疗阴虚外感型咳嗽患儿168例，显示治愈（咳嗽、发热恶寒、鼻塞、咽干等症状全部消失）88例，占52.3%；显效（上述症状基本消失）49例，占29.1%；有效（上述症状部分消失）20例，占11.9%；无效（4剂药后上述症状仍然存在者）11例，占9.34%。[郑书全.加减葳蕤汤治疗小儿咳嗽168例.四川中医，2008，26（06）：91.]

柴胡达原饮

【原文】和解三焦法

俞氏经验方

柴胡（钱半）　生枳壳（钱半）　川朴（钱半）　青皮（钱半）　炙草（七分）　黄芩（钱半）　苦桔梗（一钱）　草果（六分）　槟榔（二钱）　荷叶梗（五寸）

[秀按]《内经》言邪气内薄五脏，横连膜原。膜者，横膈之膜；原者，空隙之处。外通肌腠，内近胃腑，即三焦之关键，为内外交界之地，实一身之半表半里也。凡外邪每由膜原入内，内邪每由膜原达外，此吴又可治疫邪初犯膜原，所以有达原饮之作也。今俞氏以柴、芩为君者，以柴胡疏达膜原之气机，黄芩苦泄膜原之郁火也；臣以枳、桔开上，朴、果疏中，青、槟达下，以开达三焦之气机，使膜原伏邪，从三焦而外达肌腠也；佐以荷梗透之，使以甘草和之。虽云达原，实为和解三焦之良方，较之吴氏原方，奏功尤捷，然必湿重于热，阻滞膜原，始为适宜。若湿已开、热已透，相火炽盛，再投此剂，反助相火愈炽，适劫胆汁而烁肝阴，酿成火旺生风，痉厥兼臻之变矣，用此方者其审慎之。（《重订通俗伤寒论·六经方药·和解剂》）

【解析】方中柴胡、黄芩相伍为君，清泄膜原郁火。枳壳降肺气之逆，利膈宽胸；桔梗开肺气之郁，载药上浮；二药相伍，一升一降，一宣一散，合用而开发上焦之气。厚朴气味俱厚，能破庚气所结；草果辛烈气雄，可除伏邪盘踞，温燥中宫，合用则调畅中焦之气。槟榔能消能磨，降浊下气；青皮消坚破滞；二者合用则疏利下焦之气。六药合用，开达三焦气机，使邪气溃败，速离膜原，共为臣药。荷叶梗苦平清芬，透散伏邪；炙甘草益气和中，调和诸药，与荷梗共为佐使之用。全方十味配伍，透表清里，和解三焦，共收透达膜原之功，主治湿重于热，阻滞膜原者。

【医案】

发热

（1）患者，男，66岁。2000年2月6日初诊。因"间断发热8年"就诊。病人自述于1992年开始，每年春秋两季无任何诱因出现发冷发热，多在夜间，体温38~40℃，轻者1日1次，重者昼夜达10次。发热前先有背部发麻、发冷，发热时则头晕头痛，胸膈痞满，心烦懊恼，咳痰不爽，全身关节疼痛。舌苔灰黄腻、厚如积粉、边腻中燥，脉弦而滑。季节过后即自愈，缠绵难愈8年。曾作常规化验、细菌培养、胸透、CT，均未查明原因，神经内科曾"试按癫痫治疗"，服抗癫痫药物4个月无效。中医辨证乃湿热阻于膜原，郁久化火，蒸液为痰，形成湿热痰火互结之证。正邪相争，邪盛热起，正盛热衰，故搏争数年之久。方用柴胡达原饮加减：柴胡30g，青蒿15g，常山10g，黄芩20g，生石膏50g，知母15g，枳壳10g，川厚朴10g，桔梗10g，草果10g，苍术15g，槟榔10g，泽泻30g。5剂。二诊：症大减，为药中肯綮，效不更方，又迭进25剂，诸症全消，随访3年余未复发。[韩贵周.柴胡达原饮治愈间断发热8年1例.甘肃中医，2004，17（7）：21.]

按语：膜原外通肌腠，内近肠胃，为三焦之门户，居一身半表半里。湿温之邪从口鼻而入，踞于膜原，正邪相搏，则表里不和，三焦气不通利，故头晕头痛，发冷发热，胸膈痞满，心烦懊恼，全身关节疼痛；湿热伏于里，则苔灰黄腻；脉弦而滑为湿热痰浊在半表半里之象。因湿热之邪内伏，每年春秋节气至而触发伏邪，节气过而自愈。治当宣化湿邪，透达膜原。本方以柴胡达原饮和解少阳，疏利膜原邪气，另加石膏、知母、苍术、泽泻、常山加强清热除湿之效。全方透表清里，和解三焦，使湿化热清，积痰得去，膜原之邪俱除，故8年之沉疴如冰融化，大见奇效。

（2）患者，女，63岁，2006年9月6日来诊。因"发热53天"就诊，查体温，上午37.5℃，下午39.5℃，经上级医院用中药、西药、抗生素等治疗，症状不见好转，时冷时热，寒热往来，反复发作。刻下症：精神不振，面色不华，腹胀干呕，纳差乏力，体温高时有轻微头痛，微汗出，无咳嗽、无口渴。舌质红，苔白微黄腻，脉弦细。查体：T 38.9℃，BP 120/80mmHg，脉搏80次/分，呼吸20次/分。肥达试验、支原体、衣原体、疟原虫、结核菌素试验等均为阴性，血常规结果正常。治则开达膜原，化湿和解，清泄少阳。方药：柴胡12g，黄芩12g，草果12g，槟榔12g，厚朴12g，青蒿15g，紫苏10g，鱼腥草20g，甘草6g，生姜3片，大枣3枚。3剂。二诊：3剂后，体温由38.9℃降至37.5℃，症状好转。在原方基础上，加焦三仙30g，再服3剂。三诊：体温降至正常36.6℃，继服此方3剂，巩固疗效。15天后电话随访，一切情况正常。[郑新安.柴胡达原饮治疗温病发热82例.河南中医学院学报，2007，22（4）：57.]

按语： 本患为湿热郁阻膜原，治宜清泄少阳，化湿和解，开达膜原。方用柴胡达原饮加鱼腥草、生姜、大枣清热解毒，和胃止呕。二诊症状好转，在原方基础上，加焦三仙，以调运中焦脾胃。药中肯綮，故获速愈。

【现代应用研究】

1. 小儿肠系膜淋巴结炎

郭晶等用柴胡达原饮加味联合四逆散治疗小儿肠系膜淋巴结炎，将1000例肠系膜淋巴结炎患儿随机分为对照组和观察组，各500例，对照组给予西药等常规治疗，观察组在常规治疗基础上采用柴胡达原饮加味联合四逆散治疗。观察组患儿的治疗有效率为96.80%，明显高于对照组（93.20%），两组差异有统计学意义（$P<0.05$）。与治疗前比较，两组患儿治疗后的主症积分、次症积分和总积分均显著降低，且观察组治疗后的主症积分、次症积分和总积分均显著低于对照组（$P<0.05$）；观察组临床症状恢复至正常的时间均明显低于对照组（$P<0.05$）；两组患儿在治疗过程中均未发现明显的不良反应；对两组患儿随访半年结果显示，观察组患儿复发率为0.60%，显著低于对照组复发率2.20%，两组比较，差异有统计学意义（$P<0.05$）。[郭晶，张敏涛.柴胡达原饮加味联合四逆散治疗小儿肠系膜淋巴结炎临床观察.陕西中医，2017，38（5）：640–642.]

2. 功能性低热

陈晓娟使用前瞻性设计方法，通过柴胡达原饮加减（柴胡、厚朴、青皮、槟榔、枳壳、草果、荷梗、桔梗、黄芩各10g，甘草6g。伴失眠多梦加制远志、枣仁各15g，夜交藤30g；伴情志不舒加郁金10g，合欢皮20g；苔腻口黏加藿香、佩兰各10g；便秘加火麻仁15g，大黄8g）治疗36例功能性低热门诊患者，连续治疗7日为1疗程。治愈30例，好转4例，无效2例，总有效率94.44%。［陈晓娟.柴胡达原饮治疗功能性低热36例临床观察.实用中医内科杂志，2015，29（10）：35-36.］

3. 功能性消化不良

张颖通过柴胡达原饮加减治疗脾胃湿热型功能性消化不良，将门诊收治的72例脾胃湿热型功能性消化不良患者随机分为对照组与治疗组，各36例。对照组给予枸橼酸莫沙必利片，治疗组予以柴胡达原饮加减（柴胡10g，黄芩10g，枳壳10g，厚朴10g，草果10g，槟榔15g，青皮10g，荷梗10g，炙甘草5g，随症加减治疗）口服。治疗组中医症状积分均较治疗前明显降低（P<0.01），对照组除头身困重、口苦口黏和小便短黄症状外，其他症状积分均较治疗前明显降低（P<0.01）。治疗组和对照组血浆胆囊收缩素、血管活性肠肽水平均较治疗前明显降低，血浆胃动素和胃泌素水平均明显升高（P<0.01）。［张颖.柴胡达原饮治疗脾胃湿热型功能性消化不良随机对照试验.吉林中医药，2020，40（8）：1034-1037.］

4. 小儿流行性感冒

黄晶等通过柴胡达原饮加减（基本组方：柴胡、半夏、桔梗、枳壳、厚朴、焦楂、苍术、槟榔、黄芩各3g，连翘、金银花各6g，甘草1g）治疗冬季小儿流行性感冒（流感）。采用随机对照研究方法，将80例冬季流感患儿随机分为研究组（使用柴胡达原饮治疗）和对照组（使用磷酸奥司他韦颗粒治疗），各40例。结果显示，研究组患儿咳嗽及扁桃体肿大缓解时间明显短于对照组患儿，差异有统计学意义（P<0.05）；研究组患儿不良反应发生率低于对照组患儿，差异有统计学意义（P<0.05）。［黄晶，张卫东，张锦.柴胡达原饮在冬季小儿流行性感冒治疗中的有效性及安全性分析.检验医学与临床，2020，17（20）：3018-3020.］

蒿芩清胆汤

【原文】和解胆经法

俞氏经验方

青蒿脑（钱半至二钱）　淡竹茹（三钱）　仙半夏（钱半）　赤茯苓（三钱）　青子芩（钱半至三钱）　生枳壳（钱半）　陈广皮（钱半）　碧玉散（包三钱）

［秀按］足少阳胆与手少阳三焦，合为一经。其气化，一寄于胆中以化水谷，一发于三焦以行腠理。若受湿遏热郁，则三焦之气机不畅，胆中之相火乃炽。故以蒿、芩、竹茹为君，以清泄胆火。胆火炽，必犯胃而液郁为痰，故臣以枳壳、二陈，和胃化痰。然必下焦之气机通畅，斯胆中之相火清和，故又佐以碧玉，引相火下泄，使以赤苓俾湿热下出，均从膀胱而去。此为和解胆经之良方，凡胸痞作呕、寒热如疟者，投无不效。

［廉勘］青蒿脑清芬透络，从少阳胆经领邪外出，虽较疏达腠理之柴胡力缓，而

辟秽宣络之功比柴胡为尤胜，故近世喜用青蒿而畏柴胡也。(《重订通俗伤寒论·六经方药·和解剂》)

【解析】本方主治少阳湿热痰浊证。方中青蒿苦寒清香，清泄少阳湿热；黄芩善清胆肺之火；竹茹，"以竹之脉络通人之脉络"，清化痰热；上三药清利少阳湿热痰浊，共为君药。半夏燥湿和胃，陈皮理气行滞，茯苓健脾渗湿，三药合用，绝生痰之源，并兼利水之效；三药合为二陈汤，合枳壳则加强理气燥湿之功而共为臣药。碧玉散引相火下泄，合茯苓则导湿热从小便而出，以为佐使之用。诸药配伍，共奏清胆利湿，和胃化痰之功。

【医案】

1.伏暑

患者，男，26岁。2010年10月25日因"发热、恶寒10天"就诊。曾于某院查血常规：白细胞9.8×10^9/L，中性粒细胞百分比79%，淋巴细胞百分比21%。诊断为上呼吸道感染。经阿洛西林注射液等治疗1周，汗出热退，但继而复热。刻下症：寒热似疟阵作，发无定时，午后热张，入暮更甚，体温达39.5℃，伴口渴心烦，胸腹皮肤灼热，胃脘痞闷，尿黄便秘，舌红、苔黄白腻，脉弦濡数。证属暑伏少阳，枢机不利。治拟清泄少阳，蒿芩清胆汤加味：青蒿20g，黄芩、连翘各12g，竹茹、枳壳、陈皮、半夏、柴胡、栀子、碧玉散（包）各10g，赤茯苓30g，川黄连、白豆蔻各6g。3剂。二诊：药后，夜得汗出，热降烦减，体温37.8℃，诸症已有转机。再进2剂。三诊：药后胸腹之热除，脉濡缓。去川黄连、栀子，再进2剂。四诊：热退身凉，脘痞、尿黄消失，但大便3日未行，青蒿减为15g，加大黄6g，续服2剂，大便即通。停药观察1周未发。[王展.蒿芩清胆汤治验三则.浙江中医杂志，2013，48（12）：921.]

按语：本案为暑湿伏郁少阳，枢机不利之证，用蒿芩清胆汤清泄少阳；佐以柴胡、栀子、川黄连、连翘、白豆蔻清解热邪，化湿除烦。三诊药后，胸腹之热除，故去川黄连、栀子，减缓清热之力。四诊见热退身凉，脘痞、尿黄消失，湿热之邪已清。大便3日未行，腑气未通，故减青蒿用量，加大黄清热荡涤，证药相符，故而获愈。

2.斑秃

患者，女，25岁。因巅顶片状脱发半年，舌疮2个月就诊。患者半年前因学习紧张而致脱发，脱发呈片状，余留头发较少且稀疏，并且逐渐加重，经多方诊疗未效，且脱发日甚。2个月前出现舌疮，疮面0.5cm×1cm数处，多结于舌边下，疼痛日甚，严重影响睡眠，伴纳呆、便溏，舌暗红苔黄腻，脉沉滑。中医诊断：油风，湿热蕴蒸证。西医诊断：斑秃。治法：清利湿热、分消走泄，方以蒿芩清胆汤加减。处方：清半夏15g，竹茹10g，黄芩10g，青蒿20g，赤芍15g，云茯苓20g，川厚朴10g，当归20g，泽泻20g，陈皮10g，杏仁10g，川芎15g，车前子（包煎）30g，枳壳10g，炙甘草15g。7剂，水煎服，日1剂，早晚分服。二诊：舌疮疼痛消失，能安然入睡，诊其舌疮深度范围缩小，且头发生出，毛绒状而色白，舌淡红苔薄黄，脉沉。继以本方治疗1个月。三诊：口腔溃疡消失，头发长出一层层白绒发。前方去川厚朴、泽泻、杏仁、车前子，加赤芍15g、党参10g、炒白术15g、何首乌20g，以健脾

58

生精养血。治疗月余后，发黑如初，诸症全消。[侯春光，张智龙.张智龙教授以蒿芩清胆汤治疗斑秃经验管窥.内蒙古中医药，2020，39（7）：87-88.]

按语： 患者斑秃，伴有舌疮、纳呆、便溏，舌暗红苔黄腻，脉沉滑，为湿热邪气蒙上、阻中、流下而致，治当清利湿热、分消走泄，以蒿芩清胆汤加减治疗后，湿热毒邪已去多半。"发为肾之外候"，脾为气血生化之源，肾主藏精，精血旺盛，则毛发润泽，反之脾肾亏虚，精血不足则毛枯发脱。待邪去大半，转而调其偏虚之本，故在原方基础上加以健脾补肾、养血益精（党参、何首乌）之品，同时加入赤芍凉血活血以通发窍。其后数诊均宗前法以健脾补肾、活血、养血滋阴及调体为要，治疗月余而得收工。

【现代应用研究】

1. 胃食管反流病

胡云歌等将64例胆热犯胃型胃食管反流病患者随机分为治疗组和对照组，各32例。治疗组给予蒿芩清胆汤加减及雷贝拉唑钠肠溶胶囊治疗，对照组给予枸橼酸莫沙必利分散片及雷贝拉唑钠肠溶胶囊治疗。治疗8周后结果显示：总有效率治疗组为93.75%（30/32），对照组为81.25%（26/32），治疗组明显高于对照组，差异有统计学意义（$P<0.05$）。治疗组中医症状积分治疗前后组内比较及治疗后与对照组比较（除反酸、嗳气外），差异均有统计学意义（$P<0.05$）；治疗组不良反应发生率和复发率均低于对照组（$P<0.05$）。[胡云歌，王静，杨强.蒿芩清胆汤联合雷贝拉唑治疗胆热犯胃型胃食管反流病32例.湖南中医杂志，2020，36（9）：47-49.]

2. 肺炎发热

苏朝艳用蒿芩清胆汤治疗湿热内郁证肺炎发热，根据治疗不同方式将72例肺炎发热湿热内郁证患者划分为参照组（常规治疗）及治疗组（蒿芩清胆汤治疗），各36例。治疗3天后治疗组发热总有效率为34例（94.44%），参照组发热总有效率为26例（72.22%），治疗组总有效率显著优于参照组，差异有统计学意义（$P<0.05$）。[苏朝艳.蒿芩清胆汤治疗肺炎发热湿热内郁证的临床观察.系统医学，2019，4（13）：16-18.]

3. 急性梗阻性化脓性胆管炎

苏家辉等运用蒿芩清胆汤治疗急性梗阻性化脓性胆管炎（肝胆湿热证），将80例患者随机分为观察组与对照组，各40例。两组均行PTCD胆道引流，术后予以抗感染、护肝、利胆等西医对症治疗；观察组胃管注入或口服蒿芩清胆汤治疗。结果显示，观察组黄疸减轻时间、腹痛减轻时间、体温恢复正常时间及总住院时间均明显短于对照组（$P<0.05$）。两组治疗前GOT、ALT、TBIL、DBIL、IL-6、IL-8、TNF-α、PCT、hs-CRP水平均无显著差异（$P>0.05$）；治疗后观察组与对照组各肝功能相关指标、各炎症因子指标及PCT、hs-CRP水平均较治疗前明显降低（$P<0.05$）；且观察组肝功能指标、炎症因子及PCT、hs-CRP水平均明显低于对照组（$P<0.05$）。在西医治疗基础上予以蒿芩清胆汤治疗急性梗阻性化脓性胆管炎（肝胆湿热证）可获得较好的临床疗效。[苏家辉，谭嘉斌，陶银，等.蒿芩清胆汤治疗急性梗阻性化脓性胆管炎（肝胆湿热证）的疗效分析.中国中医急症，2022，31（5）：872-875.]

4. 儿童社区获得性肺炎

蔡靖宜等通过蒿芩清胆汤治疗儿童社区获得性肺炎（湿热内闭证），将112例社区获得性肺炎（湿热内闭证）患儿随机分为对照组和治疗组，各56例。对照组给予常规西医治疗，治疗组在对照组常规西医治疗的基础上加用蒿芩清胆汤口服。治疗后，治疗组的总有效率为98.21%，明显高于对照组的89.29%，两组差异有统计学意义（$P<0.05$）；两组治疗后中医证候积分、hs-CRP、WBC、PCT水平均较治疗前降低，且治疗组的改善程度优于对照组。同时治疗组平均住院天数、体温恢复正常时间、咳嗽消失时间、肺部阴影消失时间短于对照组，差异均具有统计学意义（$P<0.05$）。［蔡靖宜，吉训超.蒿芩清胆汤治疗儿童社区获得性肺炎（湿热内闭证）临床研究.中国中医急症，2019，28（1）：54-56+80.］

白虎承气汤

【原文】清下胃腑结热法

俞氏经验方

生石膏（八钱，细研）　生锦纹（三钱）　生甘草（八分）　白知母（四钱）　元明粉（二钱）　陈仓米（三钱，荷叶包）

［秀按］胃之支脉，上络心脑，一有邪火壅闭，即堵其神明出入之窍。故昏不识人，谵语发狂，大热大烦，大渴大汗，大便燥结，小便赤涩等症俱见。是方白虎合调胃承气，一清胃经之燥热，一泻胃腑之实火，此为胃火炽盛、液燥便闭之良方。（《重订通俗伤寒论·六经方药·攻下剂》）

【解析】本方乃白虎汤合调胃承气汤而成，主治阳明经腑同病。火邪上攻神明，下灼胃肠津液，与肠中积滞相合则生液燥便闭之患，故治宜清热生津，经腑同治。白虎汤清胃经之燥热，调胃承气汤泻阳明之腑实，共奏清热生津，泻热通便，经腑同治之功。

【医案】

汗证

患者，女，57岁。手足汗出如水珠8年余，当时西医诊断为更年期综合征，如今更年期已过，手足仍汗出不止。刻下症：手足汗出如水珠，面色潮红，恶热，口苦、口干欲饮。舌红苔薄黄，脉弦数。中医辨证：郁热汗出证。方用白虎承气汤剂：石膏48g，知母18g，大黄9g，芒硝6g，枳实5枚，厚朴24g，粳米18g，炙甘草6g。6剂。二诊：汗出明显减轻。继服20余剂，数年汗出痊愈。［王付.汗多症妙方白虎承气汤.家庭医学，2008，（12）：56.］

按语："阳加于阴谓之汗"，手足禀于中焦，患者手足汗出如水珠，面色潮红，恶热，口苦、口干欲饮为中焦阳明胃腑郁热内结，熏蒸于外而致，治疗选用白虎承气汤。白虎汤，金飚退热，虎啸风生，为辛凉重剂，达热出表而清泻阳明经热；大承气汤苦寒通降阳明腑实，便通而郁热自有出路。方药对症，故病愈。

【现代应用研究】

1. 重症肺炎

王敏等通过白虎承气汤辅助治疗痰热壅肺证重症肺炎，根据患者意愿将痰热壅肺证型重症肺炎患者216例随机分为对照组和观察组，各108例。对照组患者按西医重症肺炎常规治疗，观察组在对照组的基础上给予白虎承气汤辅助治疗，两组疗程均为7天。观察组总有效率为86.11%，显著高于对照组总有效率（75.00%），组间差异具有统计学意义（$P<0.05$）；治疗后观察组的咳嗽、痰壅、发热、气促积分，$PaCO_2$、CRP、PCT、IL-6数值均低于对照组，观察组的PEF、FEV_1、FEV%、SaO_2、PaO_2、CD_3^+比例、CD_4^+比例、CD_4^+/CD_8^+比例均高于对照组。[王敏，闫蕾.白虎承气汤治疗重症肺炎疗效及其作用机制研究.陕西中医，2019，40（12）：1693-1696.]

2. 基底节区脑出血

牛鹏通过西医常规治疗，联合针灸、白虎承气汤加减治疗基底节区脑出血（出血量在30mL以下），将基底节区脑出血（出血量在30mL以下）患者84例随机分为对照组和观察组，各42例。对照组采用西医内科治疗，观察组在对照组基础上采用针灸治疗和白虎承气汤加减。对照组的治疗有效率（69.05%）低于观察组（90.48%）（$P<0.05$）；观察组治疗后ADL和NIHSS评分分别为（89.02±8.46）分和（4.12±2.48）分，对照组治疗后ADL和NIHSS评分分别为（78.02±9.02）分和（8.29±3.74）分，治疗后ADL和NIHSS评分改善观察组优于对照组，差异具有统计学意义（$P<0.05$）。[牛鹏.西医常规治疗联合针灸和白虎承气汤对基底节区脑出血临床观察.深圳中西医结合杂志，2017，27（4）：25-26.]

3. 复发性躁狂症

李彩平等通过白虎承气汤联合丙戊酸镁缓释片治疗复发性躁狂症，采用随机对照方法将60例失眠症患者随机分为2组。治疗组32例，给予白虎承气汤联合丙戊酸镁缓释片治疗；对照组28例，单用丙戊酸镁缓释片治疗。2组疗程均为6周。治疗组的总有效率为91%，显效率为81%；对照组的总有效率为79%，显效率为64%。2组显效率比较，对照组高于治疗组，差异具有统计学意义（$P<0.05$）。[李彩平，张健平，吴冉舜.白虎承气汤联合丙戊酸镁缓释片治疗复发性躁狂症疗效观察.现代中西医结合杂志，2010，19（18）：2248-2249.]

枳实导滞汤

【原文】下滞通便法

俞氏经验方

小枳实（二钱）　生锦纹（钱半，酒洗）　净楂肉（三钱）　尖槟榔（钱半）　薄川朴（钱半）　小川连（六分）　六和曲（三钱）　青连翘（钱半）　老紫草（三钱）　细木通（八分）　生甘草（五分）

［秀按］凡治温病热证，往往急于清火，而忽于里滞。不知胃主肌肉，胃不宣化，肌肉无自而松，即极力凉解，反成冰伏。此方用小承气合连、槟为君，苦降辛

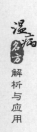

通，善导里滞；臣以楂、曲疏中，翘、紫宣上，木通导下；佐以甘草和药。开者开，降者降，不透发而自透发，每见大便下后，而疹齐发者以此。此为消积下滞，三焦并治之良方。（《重订通俗伤寒论·六经方药·攻下剂》）

【解析】本方主治湿热挟食滞内蕴胃肠之证，治宜清化湿热与导滞通下并施。方中大黄、枳实、厚朴三药相配，即小承气汤，合黄连、槟榔共成苦辛通降之剂，有清利湿热、行气消导之功；山楂、神曲消食和中，可祛胃肠食滞而疏导中焦；紫草清热凉血，连翘轻清透达，可宣发上焦肺气以通达肠腑；木通苦寒，清降通利，可导湿热之邪下行小便。甘草调和诸药。上药配伍，三焦并治，具清热祛湿、导滞通下之效。

【医案】

水肿

患儿，女，2岁，因"双眼睑浮肿2月余"就诊。既往"肾病综合征"病史1年余，激素规律服用，平素配合中药治疗。患儿2月前因"感冒"，尿蛋白（+++），伴双眼睑浮肿，于当地医院住院治疗5天后，尿蛋白（-），现激素规范减至早8mg、午6mg口服。刻下症：双眼睑轻度浮肿，面部散在淡红色皮疹，伴瘙痒，双下肢无水肿，口中异味，无咳嗽，易出汗，偶腹胀，纳少，眠欠安，夜间磨牙，小便量可，夹有大量泡沫，不易消散，大便偏干，2~3日一行。查体：面部可见大量淡红色皮疹，咽稍充血，舌红苔白厚微腻，指纹紫滞于风关。辅助检查：24小时尿蛋白定量14.48mg/L。辨证为湿热内蕴，方选枳实导滞汤加减。处方：白术10g，枳实6g，厚朴3g，黄连3g，槟榔10g，通草6g，石菖蒲6g，石韦10g，郁金10g，益母草15g，21剂。二诊：患儿症状明显减轻，双眼睑浮肿消退，颜面部皮疹消退，未再有新起皮疹，小便泡沫减少，尿蛋白（-）。嘱患儿规范撤减激素，守方继服2月余，期间稍有加减。继服1月余，尿蛋白未见异常。[于海洋，潘月丽，韩祯.枳实导滞汤加减治疗小儿疾病验案举隅.世界最新医学信息文摘，2018，18（105）：259.]

按语：本患儿湿热内蕴，缠绵日久难愈，方用枳实导滞汤加减。方中枳实、厚朴、黄连、槟榔苦降辛通，消导里滞，清利湿热；白术实脾胃，止泄泻，进饮食，除湿运痰；石菖蒲辛开苦燥，芳香走窜，温通醒脾，化湿开胃，与白术同用，燥湿健脾。郁金清利湿热，行气解郁；益母草活血化瘀，利水消肿；石韦利尿通淋，通草引湿热下降而利小便；四药共用，利尿消肿。诸药合用，清热祛湿、利尿消肿，调治月余取效。

【现代应用研究】

1. 轻中度急性胰腺炎

杨文聪用枳实导滞汤经结肠途径治疗轻中度急性胰腺炎。将80例轻中度急性胰腺炎患者随机分为治疗组和对照组，各40例。对照组在西医治疗基础上，采用奥曲肽静脉泵注（25ug/h），治疗7天；治疗组于对照组基础上予以枳实导滞汤结合结肠水疗仪灌肠治疗。结果显示，治疗组血WBC、CRP、血清淀粉酶（AMY）、降钙素原（PCT）等指标显著低于对照组（P<0.05）；肠鸣音及排便的恢复时间、腹痛与腹胀的缓解时间较对照组均显著缩短（P<0.05）。经7天治疗后，治疗组显效23例，有效

11例，无效6例，总有效率85.00%；对照组显效10组，有效15例，无效15例，总有效率62.50%；治疗组总有效率明显高于对照组（P<0.05）。[杨文聪.枳实导滞汤经结肠途径治疗轻中度急性胰腺炎40例.现代中医药，2019，39（3）：63-65.]

2. 肠系膜淋巴结炎

张俊绮等通过枳实导泻汤联合中药贴敷治疗患儿肠系膜淋巴结炎。将肠系膜淋巴结炎患儿150例随机分为A、B、C组，各50例。A组患儿采用双歧杆菌三联活菌肠溶胶囊治疗，B组患儿采用枳实导滞汤治疗，C组患儿采用枳实导滞汤联合腹痛散外敷神阙穴治疗，疗程5天。治疗后，C组患儿腹痛改善情况显著优于A、B两组；治疗后1个月，C组患儿的腹痛复发率显著低于A、B两组，差异有统计学意义（P<0.05）。治疗后，C组患儿呕吐、大便干结、食欲不振、舌苔厚腻消失的时间均显著短于A、B两组，差异有统计学意义（P<0.05）。治疗后第8周，C组患儿淋巴结消散情况显著优于A、B两组，差异有统计学意义（P<0.05）。治疗后2个月，C组患儿的治疗总有效率（98.0%）显著高于A、B两组（分别为84.0%、86.0%），差异有统计学意义（P<0.05）。可见枳实导泻汤联合中药敷贴治疗肠系膜淋巴结炎患儿，可显著改善腹痛症状、降低腹痛复发率，显著缩短呕吐、大便干结、食欲不振、舌苔厚腻持续时间，促进肠系膜淋巴结消散，提高临床治疗效果。[张俊绮，张丽，何薇.枳实导滞汤联合中药贴敷治疗肠系膜淋巴结炎患儿临床研究.内科，2018，13（4）：571-573+577.]

3. 儿童功能性便秘

钟仕江将60名儿童功能性便秘患儿随机分为治疗组与对照组，各30例，治疗组采用枳实导滞汤加减，对照组服用乳果糖口服溶液（杜密克）。结果显示，治疗组中，23例治愈，2例显效，2例有效，总有效率为90%；对照组中，16例治愈，5例显效，3例有效，总有效率为80.0%。治疗组总有效率高于对照组（P<0.05）。[钟仕江.枳实导滞汤加减治疗儿童功能性便秘（食积气滞型）的临床研究.成都中医药大学，2018.]

4. 慢性溃疡性结肠炎

薛东领采用枳实导滞汤治疗慢性溃疡性结肠炎52例，另设对照组50例，单用甲磺酸培氟沙星液治疗。结果显示，治疗组治愈20例，有效27例，无效5例，总有效率为90.4%；对照组治愈12例，有效23例，无效15例，总有效率为70.0%。两组总有效率差异有统计学意义（P<0.05）。[薛东领.枳实导滞汤治疗慢性溃疡性结肠炎52例.山西中医，2009，25（4）：15.]

五仁橘皮汤

【原文】滑肠通便法

俞氏经验方

甜杏仁（三钱，研细） 松子仁（三钱） 郁李净仁（四钱） 原桃仁（二钱，杵） 柏子仁（二钱，杵） 广橘皮（钱半，蜜炙）

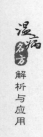

[秀按]杏仁配橘皮，以通大肠气闭；桃仁合橘皮，以通小肠血秘；气血通润，肠自滑流矣，故以为君。郁李仁得橘皮，善解气与水互结，洗涤肠中之垢腻，以滑大便，故以为臣。佐以松、柏通幽，幽通则大便自通。此为润燥滑肠，体虚便闭之良方。

若欲急下，加元明粉二钱，提净白蜜一两，煎汤代水可也。挟滞，加枳实导滞丸三钱。挟痰，加礞石滚痰丸三钱。挟饮，加控涎丹一钱。挟瘀，加代抵当丸三钱。挟火，加当归龙荟丸三钱。挟虫，加椒梅丸钱半，或吞服，或包煎，均可随证酌加。此最为世俗通行之方，时医多喜用之，取其润不滞气、下不伤饮耳。（《重订通俗伤寒论·六经方药·攻下剂》）

【解析】大肠以润为体，以泻为用。津亏血燥，肠道失润，无水舟停而致便秘，治宜增水行舟为法。方中杏仁、桃仁、郁李仁、松子仁、柏子仁油润质滑，增肠液，补肠体而通大便，橘皮辛温理气行滞，助大肠之用，与五仁配伍，体用同调，"润不滞气、下不伤饮"。"此为润燥滑肠，体虚便闭之良方。"

【医案】

1. 便秘

患儿，女，2岁，2015年3月16日初诊。主诉：便干5个月。现病史：患者近5个月来大便3~4日1行，便质干，便时常因疼痛哭泣，有肛裂，纳食可，眠佳，小便调。舌质红苔白厚，指纹淡紫，腹部叩诊为鼓音。诊断：便秘（肠燥津亏证）。方药：玄参8g，生地黄8g，麦冬8g，桃仁6g，杏仁8g，柏子仁8g，火麻仁10g，郁李仁8g，橘皮10g，甘草6g，莱菔子10g，鸡内金10g。6剂，每日1剂，水煎至150ml，分早晚温服，另嘱家长培养其良好的排便习惯，多食粗纤维食物等。2015年3月23日二诊：患者服药后大便日1行，质不干，成行。舌质红苔薄，指纹淡紫，腹软。方药：前方加当归8g。6剂，每日1剂，水煎至150ml，分早晚温服。嘱家长药尽不必复诊，平素注意培养患儿良好的生活规律，合理饮食，及时排便，加强运动等。［王逸华，师会娟，贾六金.贾六金教授治疗小儿肠燥津亏型便秘经验.广西中医药，2017，40（06）：37-38.］

按语： 此患儿便质干，排便周期长，伴有肛裂，舌脉之象亦说明内有热结，日久化燥伤阴，属"肠燥津亏"。方以增液汤合五仁橘皮汤润燥滑肠通便，加甘草、莱菔子、鸡内金健胃消食和中。一诊药后症状改善明显，二诊效不更方，酌情加入当归，增养血润燥之意，以巩固疗效。

2. 咳嗽

患者，男，67岁。1987年10月2日初诊。半月前喉痒干咳，头痛不适，未予重视。近日咳嗽加重，胸胁牵痛，痰粘难咯，声音嘶哑，咽干鼻燥，舌干红、苔薄而干，脉细数。处方：桑叶、山栀子各6g，杏仁、沙参、贝母各9g，甘草3g。3剂后诸症未减，何也？揣揆量小药轻，未能中病，故将原方杏仁、贝母加至12g，续进3剂。谁料叠进辛凉甘润之品，反见呛咳连声，不能平卧，躁象更甚。再度细查详问，方知患者已六日不便，腹胀不适未曾告医。吾骤然醒悟，此肺燥肠闭之证也。方用五仁橘皮汤化裁：甜杏仁、松子仁各9g，郁李仁12g，桃仁、柏子仁、蜜橘皮各6g，藕节30g，鲜梨一个。又服3剂，诸症皆轻，大便通畅。后续调3剂痊愈。［郭选

贤，单志群.咳嗽误治案二则简析.新中医，1991（12）：22.]

按语：本患由肺燥及肠，肠中乏津，形成肺燥肠闭之候，故用肃肺化痰，润肠通便之五仁橘皮汤收功。初、二诊仅注意到其为秋季发病，肺中燥热，而疏忽于肠燥乏津，腑气不通，故咳嗽益甚。三诊开肺通肠，相互为用。

玳瑁郁金汤

【原文】清宣包络痰火法

俞氏经验方

生玳瑁（一钱，研碎）　生山栀（三钱）　细木通（一钱）　淡竹沥（两瓢，冲）　广郁金（二钱，生打）　青连翘（二钱，带心）　粉丹皮（二钱）　生姜汁（两滴，冲）　鲜石菖蒲汁（两小匙，冲）　紫金片（三分，开水烊冲）

先用野菰根二两，鲜卷心竹叶四十支，灯心两小帚（约重五六分）用水六碗，煎成四碗，取清汤分作二次煎药。

［秀按］邪热内陷包络，郁蒸津液而为痰，迷漫心孔，即堵其神明出入之窍，其人即妄言妄见，疑鬼疑神，神识昏蒙，咯痰不爽，俗名痰蒙。故以介类通灵之玳瑁，幽香通窍之郁金为君，一则泻热解毒之功，同于犀角；一则达郁凉心之力，灵于黄连。臣以带心翘之辛凉，直达包络以通窍；丹皮之辛窜，善清络热以散火，引以山栀、木通，使上焦之郁火屈曲下行，从下焦小便而泄。佐以姜、沥、石菖蒲汁，辛润流利，善涤络痰。使以紫金片芳香开窍，助全方诸药透灵。妙在野菰根功同芦笋，而凉利之功，捷于芦根，配入竹叶、灯心轻清透络，使内陷包络之邪热及迷漫心孔之痰火一举而肃清之，此为开窍透络，涤痰清火之良方。服一剂或二剂后，如神识狂乱不安，胸闷气急，壮热烦渴，此内陷包络之邪热，欲达而不能遽达也。急用三汁宁络饮，徐徐灌下令尽，良久渐觉寒战，继即睡熟，汗出津津而神清。若二时许不应，须再作一服，历试辄效。（《重订通俗伤寒论·六经方药·清凉剂》）

【解析】本方主治邪热内陷心包，郁蒸津液为痰所致的痰蒙之证。方中玳瑁甘咸性寒，为血肉有情之品，清热、解毒、镇惊；郁金行气解郁，幽香通窍，与玳瑁合用，清心开窍，泻热解毒，共为君药。连翘苦寒，清热解毒，直达包络以通心窍；丹皮辛凉疏利，善清络热以散火；木通上清心经之火，下泄小肠之热，又可利水通淋；栀子苦寒清降，清泻三焦火邪，利尿通淋；四药合而为臣，共清心包络之火，又可引郁火下行小便而泄。石菖蒲汁开心孔，通九窍；竹沥涤痰泻热，开窍定惊；姜汁性温，通畅达郁；三药合用，辛润流利，善涤络痰，共为佐使之用。紫金片芳香开窍，助诸药透灵。野菰根清热凉利，伍竹叶、灯心轻清透络。诸药合用，共奏开窍透络，涤痰清火之功。

【现代应用研究】

围绝经期抑郁症

谭捷等通过玳瑁郁金汤配合针刺治疗围绝经期抑郁症，将符合入选标准的围绝

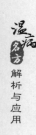
经期抑郁症患者随机分为治疗组和对照组，各31例，两组同时进行针刺治疗，治疗组同时口服玳瑁郁金汤（玳瑁、栀子、木通、竹茹、郁金等）。结果显示，采用玳瑁郁金汤配合针刺治疗围绝经期抑郁症临床疗效显著，总有效率为80.6%，显著优于对照组的67.7%，两组差异有统计学意义（P<0.05）。可见采用玳瑁郁金汤配合针刺，从痰火论治围绝经期抑郁症，疗效显著。[谭捷，杨露梅.玳瑁郁金汤配合针刺治疗围绝经期抑郁症62例.陕西中医，2010，31（7）：812–813.]

犀地清络饮

【原文】清宣包络瘀热法

俞氏经验方

犀角汁（四匙，冲）　粉丹皮（二钱）　青连翘（钱半，带心）　淡竹沥（二瓢，和匀）　鲜生地（八钱）　生赤芍（钱半）　原桃仁（九粒，去皮）　生姜汁（二滴，同冲）

先用鲜茅根（一两）　灯心（五分，煎汤代水）　鲜石菖蒲汁（两匙冲）

［秀按］热陷包络神昏，非痰迷心窍即瘀塞心孔，必用轻清灵通之品，始能开窍而透络。故以千金犀角地黄汤，凉通络瘀为君。臣以带心翘透包络以清心，桃仁行心经以活血。但络瘀者必有黏涎。故又佐姜、沥、菖蒲三汁，辛润以涤痰涎，而石菖蒲更有开心孔之功。妙在使茅根交春透发，善能凉血以清热；灯心质轻味淡，更能清心以降火。此为轻清透络，通瘀泻热之良方。如服后二三时许不应，急于次煎中调入牛黄膏，以奏速效。（《重订通俗伤寒论·六经方药·清凉剂》）

【解析】痰迷心窍或瘀塞心孔，致心热神昏，治宜清宣包络瘀热法。方中犀角地黄汤加桃仁、白茅根，凉化瘀血，滋阴通络；连翘、灯心草清心泻热；"络瘀者必有黏涎"，以三汁（菖蒲、竹沥、生姜汁）辛润以涤痰开窍，菖蒲又能通九窍，开心孔。诸药配伍，清热、涤痰、化瘀、开窍，而热退神清。

【医案】

暑温

患者，男，19岁，1965年8月14日就诊。患者三天前在酷日下劳动，晚即壮热头痛，汗出淋漓，口渴引饮，当地药农给草药一帖（药物不详），其热持续不解，小便极少，延至次日晚，复神志不清，今晨口鼻出血，急邀余诊。见其面赤肢厥，答非所问，胸、背、颈部出现红紫斑点，体温40.2℃，身热如燔，尺肤如灼，脉细微数，舌质绛干。病势险恶，余急投凉血散血、清心开窍之剂，选用俞氏犀地清络饮加减。药用：水牛角100g，生地、麦冬各30g，丹皮、赤芍、桃仁、淡竹叶、菖蒲、郁金、紫草各10g，茅根50g，灯心草5分。日进二剂。服药前先服童便一杯，灌下紫雪丹1支。次日血止神清，热亦解，体温37.6℃，斑疹稀疏，渴、汗俱减，小便短赤，脉细数，舌红无苔，更与生脉散加味。药用：太子参、麦冬、茅根各30g，五味子6g，石斛20g，淡竹叶、天花粉各10g，丹参15g，益元散20g。每日一剂，四剂告愈。[洪中孝.危重出血治验二则.安徽中医学院学报，1985（02）：46.]

按语：此证为暑邪内陷心包、劫夺血分，阳邪鸱张，真阴欲竭，由于营血被灼，脉络壅滞，血行受阻而奔溃脉外，故宗叶氏"入血就恐耗血动血，直须凉血散血"之旨，主以俞氏犀地清络饮加减。取犀角地黄汤合桃仁、紫草、茅根凉血止血，去瘀生新；加竹叶、麦冬清上焦之热，滋水之上源；菖蒲、郁金、灯心清心开窍，以行瘀滞；取童便、紫雪丹凉血、活血，清热开窍，以防药迟生变。俾络脉通畅，血能归经，阴液得复，邪火自息，热降而神清矣。后以生脉散加味，补益气阴，凉血活血，以靖余热，而安营血以收敛。

导赤清心汤

【原文】清降包络心经虚热法

俞氏经验方

鲜生地（六钱）　辰茯神（二钱）　细木通（五分）　原麦冬（一钱，辰砂染）　粉丹皮（二钱）　益元散（三钱，包煎）　淡竹叶（钱半）　莲子心（三十支，冲）　辰砂染灯心（二十支）　莹白童便（一杯，冲）

　　［秀按］热陷心经，内蒸包络，舌赤神昏，小便短涩赤热，必使其热从小便而泄者，以心与小肠相表里也。但舌赤无苔，又无痰火，其为血虚热盛可知。故以鲜地凉心血以泻心火，丹皮清络血以泄络热为君。然必使其热有去路，而包络心经之热乃能清降，故又臣以茯神、益元、木通、竹叶，引其热从小便而泄。佐以麦冬、灯芯均用朱染者，一滋胃液以清养心阴，一通小便以直清神识。妙在使以童便、莲心咸苦达下，交济心肾以速降其热。是以小便清通者，包络心经之热，悉从下降，神气即清矣。此为清降虚热，导火下行之良方。服后二三时许，神识仍昏者，调入西黄一分，以清神气，尤良。（《重订通俗伤寒论·六经方药·清凉剂》）

　　【解析】本方主治热陷心经，内蒸包络，舌赤神昏，小便短涩赤热诸症。方中生地甘凉而润，能清热凉血以制心火，又可滋补阴液以固其正；丹皮清泄络热，合生地增强清热凉血之功而共为君药。木通清心利尿，合生地则利水而无伤阴之弊；竹叶清热生津，合木通则有清上彻下、导热下行之妙；益元散清热利湿；茯神淡渗利湿，又能安神；木通、竹叶、益元散、茯神合用，可引心包络之热从小便而出，共为臣药。辰砂染麦冬、灯心，助君臣通心窍，利小水；莲子心交水火而交济心肾；童便清君火而除烦热；四药合用，交通心肾水火而清燥火之邪，共为佐使之用。诸药合用，具有清解心包络蕴热，导火热下行之功，心热清降而神气得清。

　　【医案】

癫证

　　患者，女，21岁。初诊（其母代述）：因与人争吵，以致彻夜不眠，时有悲哭，继之幻听幻想。纳呆，大便干结数日未下，尿少如茶。发病已2个月余，经治未愈。刻下症：双目痴呆，低头怕羞，面赤唇红，舌赤苔薄，脉来弦数，口气臭浊，问之不答，喃喃自语。脉症互参，拟为恼怒伤肝，肝火郁结，上扰心神，神明被干，故见上症。治当清心火，平肝热，引火下行。拟导赤清心汤（鲜生地18g、辰茯神6g、细木通1.5g、麦冬3g、粉丹皮6g、淡竹叶4.5g、益元散9g、莲子芯30支、灯心20支，洁童便1杯）加生栀子15g，生白芍30g，龙胆草10g，酒大黄15g。嘱连进3剂。二诊：药后每日大便畅下三行，尿亦增，夜眠较前安，喃喃自语已少，舌赤稍退，脉较前缓。仍服前方再进3剂。三诊：药后夜眠已安，纳食较增，幻听已止，幻想亦少，二便通畅，问诊对答已切题，但较迟缓，舌正红、苔薄白、脉弦稍数。仍沿前方增入石菖蒲10g，嘱再进2剂。前后诊治5次。服药20余剂，症状全消失，至今未复发。[邓启源.导赤清心汤临床治验.上海中医药杂志，1985，（3）：33.]

按语： 患者病起与人争执，以致彻夜不眠，时有悲哭，参脉弦数，是恼怒伤肝，肝火郁结所致。肝火上扰心神，神明被干而发病，治以清心凉肝，引火下行。方用导赤清心汤，清解心包络蕴热，导火下行。加入龙胆草、栀子，可增清心凉肝之效；肝为刚脏，体阴而用阳，故佐白芍敛阴柔肝；大黄苦寒，直降下行，荡涤胃肠，推陈致新。合方清心泻火，凉肝柔肝，利尿通便，可导心肝郁热从二便而出。药证相符，故用之效佳。

【现代应用研究】

性病后综合征

张婉成用导赤清心汤加减（基本方：鲜生地18g，茯神6g，细木通4.5g，麦冬6g，粉丹皮6g，淡竹叶4.5g，莲子心2g，益元散9g）治疗28例性病后综合征患者，痊愈（各种症状基本消失）7例（25%），好转（大部分症状消失）18例（94%），无效（大部分症状未消失或无效）3例（11%），总有效率89%。[张婉成.导赤清心汤治疗性病后综合征28例初探.光明中医，1995（2）：39-40.]

清肝达郁汤

【原文】清疏肝郁法

俞氏经验方（从加味逍遥散加减）

焦山栀（三钱）　生白芍（钱半）　归须（一钱）　川柴胡（四分）　粉丹皮（二钱）　清炙草（六分）　广橘白（一钱）　苏薄荷（四分冲）　滁菊花（钱半）　鲜青橘叶（五片，剪碎）

［秀按］肝喜畅遂条达，达则无病。俗所谓肝气病者，皆先由肝郁不伸也。郁于胸胁，则胸满胁痛。郁于肠间，则腹满而痛，甚则欲泄不得泄，即泄亦不畅。故以丹溪逍遥散法，疏肝达郁为君。然气郁者多从热化，丹溪所谓气有余便是火也，故又以栀、丹、滁菊清泄肝火为臣。佐以青橘叶清芬疏气，以助柴、薄之达郁。此为清肝泻火，疏郁宣气之良方。

暴怒气盛者，加制香附三钱、醋炒青皮八分，暂为平气以伐肝。肠鸣飧泄者，加乌梅炭三分、白僵蚕钱半，升达肠气以泄肝。疝气肿痛者，加小茴香二分、炒橘核三钱、炒香荔枝核钱半，疏泄肝气以止痛。因于湿热食滞，腹中痛甚者，加《局方》越鞠丸三钱，疏畅六郁以定痉。

[廉勘] 逍遥散法，养血疏肝，在妇科中尤为繁用。如此方去栀丹，加制香附二钱、苏丹参三钱，调气活血。费伯雄推为调经之总方。经迟因于血气虚寒者，加鹿角胶三分（蛤粉拌，炒松）、瑶桂心三分，以暖肝温经。因于血络凝滞者，加真新绛钱半、旋覆花三钱（包煎）、光桃仁九粒，以活络调经。经早因于血热者，加鲜生地四钱、丹皮二钱、霜桑叶二钱，以凉血清经。因于血热液亏者，加生地四钱、生玉竹三钱、辰砂染麦冬二钱，以养血增液，使血液充足而经自调。经闭因于络瘀者，加大黄䗪虫丸三钱（或吞服或绢包同煎），轻者但用益母膏五钱（冲），消瘀以通经闭。因于血枯者，加杞菊六味丸四钱（绢包煎）、陈阿胶钱半，原方柴胡用鳖血拌炒，去薄荷易玫瑰花二朵（冲）。惟妇女情欲不遂，左脉弦出寸口，经闭或经痛经乱者，加制香附二钱、泽兰三钱、鲜生地五钱、广郁金三钱（杵），以和肝理脾，清心开郁。或崩或漏，因恚怒伤肝而气盛者，加制香附三钱、醋炒青皮一钱，伐其气以平之。血热者，加鲜生地五钱、焦山栀三钱、鲜茅根四十支，凉其血以清之。子宫痛极，手足不能伸舒，因于湿火下注者，加龙胆草八分、青子芩二钱、清麟丸三钱（包煎），急泻湿火以肃清之；外用细生地三钱、当归二钱、生白芍钱半、川芎一钱、明乳香一钱，同捣成饼，纳入阴中以止痛。阴痒因于湿热生虫者，加龙胆草一钱、川楝子钱半、蛇床子钱半（盐水炒），以杀其虫而止痒；外用桃仁、光杏仁各九粒，同雄精二分，研成膏蘸雄鸡肝中，纳入阴中，虫入鸡肝中，引其虫以外出，阴痒即止。阴疮溃烂出水者，防有梅毒，加土茯苓四钱、炒黑丑二钱、杜牛膝五钱、生川柏八分，以清解梅毒；外用子宫棉塞入阴中，多用硼酸水洗涤子宫，以清其毒火。血风疮症，遍身起瘰疬如丹毒状，或痒或痛，搔之成疮者，多由于风湿血燥，加鲜生地五钱、小川连八分，以凉血润燥，清疏风湿。(《重订通俗伤寒论·六经方药·清凉剂》)

【解析】本方主治肝郁化火之证。"火郁发之"，方中柴胡、薄荷、鲜青橘叶，辛散气升，顺应肝之本性，可疏解肝木以散其郁热；栀子、丹皮、菊花，清凉疏散，清肝泻火；当归味甘缓急，合白芍则养血柔肝，涵其刚躁之性；橘白宣通经络，炙草益气补中，缓肝之急；诸药合用，共奏清热泻火、疏肝解郁之功。

【医案】

耳痛

患者，男，30岁。左耳痛一周，焮肿流脓，曾注射青霉素，口服四环素，肿痛未减，耳内跳痛，牵引及头，脓液黄稠，口苦咽干，小便黄少，舌红苔黄，脉弦数有力。证属肝胆风热，壅聚耳窍。法宜清肝胆，宣郁火，解毒邪。用清肝达郁汤去橘白、橘叶，加黄芩9g，夏枯草、银花、蒲公英各15g，进5剂，痛止脓净。[彭述宪.清肝达郁汤的临床运用.黑龙江中医药，1984，（2）：39-40.]

按语：本案肝胆疏泄不及，胆汁上泛于口则口苦；肝胆郁热化毒，上攻于耳则耳痛、焮肿流脓；热毒灼津，故咽干、小便黄少；舌红苔黄，脉弦数有力为肝胆风热之象。法宜清肝胆，宣郁火，解毒邪。清肝达郁汤去橘白、橘叶，减其苦燥之性，黄芩、夏枯草、银花、蒲公英皆为清热解毒之品，可助全方化脓散结。诸药合用，清肝而不凉遏，解郁而不升燥，配伍精妙，故病速愈。

【现代应用研究】

1. 小儿抽动秽语综合征

崔利萍通过清肝达郁汤联合针灸从肝论治小儿抽动秽语综合征。将54例抽动秽语综合征患儿随机分为观察组和对照组，各27例，观察组以清肝达郁汤结合针灸治疗，对照组以硫必利治疗，均治疗2个月。结果显示，观察组治愈15例，有效10例，无效2例，总有效率92.59%；对照组治愈7例，有效13例，无效7例，总有效率74.07%。观察组治愈率和有效率均高于对照组，不良反应发生率小于对照组，差异均有统计学意义（$P<0.05$）。[崔利萍.清肝达郁汤结合针灸治疗抽动秽语综合征54例疗效观察.中国实用神经疾病杂志，2016，19（7）：124-125.]

2. 妇女面部痤疮

张沛崧以清肝达郁汤（陈皮6g，菊花、牡丹皮、栀子、柴胡10g，当归、白芍、白术、茯苓各12g，生甘草5g，生姜、薄荷各3g）治疗面部痤疮中年女性患者30例。其中用药1个疗程治愈者19例，有效者9例，无效者2例。继用1个疗程后，治愈者25例，有效者4例，无效1例。2个疗程总治愈率83.3%，2个疗程总有效率96.8%。[张沛崧.清肝达郁汤治疗妇女面部痤疮30例.新中医，1998，30（3）：46.]

3. 儿童多发性抽动症

马榕花等通过中药清肝达郁汤配合平搐膏贴敷治疗儿童多发性抽动症。将60例多发性抽动症患儿随机分为治疗组和对照组，各30例。治疗组口服中药清肝达郁汤并配合平搐膏贴敷涌泉穴，对照组单纯口服中药。结果治疗组总有效率为96.6%，对照组为80.0%；治疗组烦躁易怒、夜寐不安、面红耳赤的各症候疗效均优于对照组（$P<0.05$）；治疗组抽动治疗起效时间为（9.14±1.95）天，优于对照组的（18.75±5.44）天（$P<0.05$）。可见清肝达郁汤配合平搐膏贴敷治疗儿童多发性抽动症疗效优于单纯口服中药治疗。[马榕花，肖诏玮，李君君，等.清肝达郁汤合平搐膏治疗儿童多发性抽动症30例.福建中医药，2017，48（2）：11-13.]

羚角钩藤汤

【原文】凉息肝风法

俞氏经验方

羚角片（钱半，先煎）　霜桑叶（二钱）　京川贝（四钱，去心）　鲜生地（五钱）　双钩藤（三钱，后入）　滁菊花（三钱）　茯神木（三钱）　生白芍（三钱）　生甘草（八分）　淡竹茹（五钱，鲜刮与羚角先煎代水）

［秀按］肝藏血而主筋。凡肝风上翔，症必头晕胀痛，耳鸣心悸，手足躁扰，甚则瘛疭，狂乱痉厥。与夫孕妇子痫，产后惊风，病皆危险，故以羚、藤、桑、菊息风定痉为君。臣以川贝善治风痉，茯神木专平肝风。但火旺生风，风助火势，最易劫伤血液，尤必佐以芍、甘、鲜地酸甘化阴，滋血液以缓肝急。使以竹茹，不过以

竹之脉络通人之脉络耳。此为凉肝息风，增液舒筋之良方。然惟便通者，但用甘咸静镇，酸泄清通，始能奏效。若便闭者，必须犀、连、承气，急泻肝火以息风，庶可救危于俄顷。(《重订通俗伤寒论·六经方药·清凉剂》)

【解析】本方主治热邪炽盛，引动肝风之证，法宜清热凉肝息风。方中羚羊角清泄肝热、息风止痉之效颇佳，《本草便读》载其："清肝胆之热狂，性禀轻灵，咸寒解毒，治厥阴之风痉。"钩藤清热平肝，息风止痉。桑叶"得箕星之精，箕好风，风气通于肝，故桑叶善平肝风"。菊花晚成，补肺、肾二脏，《本草经流》又载："菊花专制肝木，故为祛风之要药。"桑叶、菊花禀秋之凉降之性，扶金抑木，与羚羊角、钩藤同用，平息肝风之震动，共为君药。风动则痰生，故臣以川贝清化热痰，茯神木平肝熄风。火旺生风，风火相煽，易耗阴液，故以鲜生地、白芍药、生甘草为佐药，以奏酸甘化阴，滋阴增液，柔肝舒筋之效。上三药与羚羊角、钩藤等清热凉肝息风药并用，标本兼顾，可以加强息风解痉之功。使以竹茹清化热痰、通利脉络。诸药合用，共奏凉肝息风、滋阴化痰、清通脉络之效，为治热极生风之良剂。

【医案】

谵妄

患者，男，67岁。左侧肢体全瘫50天。神清，精神可，呼吸平稳，左侧肢体全瘫，语言夸大，不合逻辑，时有躁动易怒，述心中烦热，寐欠安。纳食自胃管注入，二便自控差。舌红绛苔微黄腻，脉弦有力。左侧肢体肌力上肢0级、下肢0级。左巴氏征（＋）。入院时颅脑MR检查示右侧额–颞–顶–基底节脑梗死，病灶部分陈旧伴少许出血，两侧基底节、丘脑及脑干软化灶，脑白质多发脱髓鞘斑，脑萎缩。诊为脑血管病致精神障碍，用利培酮每日1片，服用1周疗效不佳，后改为每日2片，治疗1周症状略改善。复查肝功能示丙氨酸氨基转移酶109.1U/L，天冬酸氨基转移酶73.5U/L。肝功能不全时利培酮血浆浓度正常，但是血浆中利培酮未结合部分平均增加约35%，再增加剂量疗效未必增加，而出现其他副作用的风险会增加。中医辨证为肝经热盛，上扰心神。用羚角钩藤汤加减：白芍10g，川贝母12g，茯苓10g，甘草6g，钩藤10g，菊花10g，桑叶10g，生地15g，竹茹15g，羚羊角1.2g。7剂。

二诊：药后症状明显改善，躁动减少，情绪较前平稳，舌质颜色由红绛变红。遂减少利培酮剂量，改为每日1片，加大羚羊角量至4g，继服治疗1周。三诊：自觉心中烦热明显改善，语言夸张、不合逻辑减轻，情绪基本平静。舌质颜色变为浅红、苔薄白。后停服利培酮，中药继服1周，症状平稳，未见明显反复。复查肝功能示丙氨酸氨基转移酶40.1U/L，天冬酸氨基转移酶30.2U/L，较前无加重。［杨阿根.羚角钩藤汤治疗谵妄综合征1例.实用中医药杂志，2012，28（6）：509.］

按语：患者语言夸大，不合逻辑，躁动易怒，心中烦热，寐欠安，舌红绛苔微黄腻，脉弦有力，为肝失调达，气郁化火，心神受扰所致。治当平肝宁心，方用羚角钩藤汤加减。二诊加大羚羊角用量，以增清肝平肝之效。诸药清平肝经、安神宁心，契合病机，药后症减，药已中的，故病愈。

【现代应用研究】

1. 急性脑梗死

王晨通过羚角钩藤汤联合阿司匹林治疗急性脑梗死（ACI），将96例ACI患者随机分为观察组和对照组，各48例。两组均行常规治疗，对照组在此基础上服用阿司匹林肠溶片，观察组在对照组基础上服用羚角钩藤汤。结果显示：治疗2周后，观察组总有效率较对照组高，差异有统计学意义（$P<0.05$）；两组NIHSS评分相比，观察组较对照组低，差异有统计学意义（$P<0.05$）。随访3个月，两组BI评分相比，观察组较对照组高，差异有统计学意义（$P<0.05$）。两组不良反应总发生率相比，差异无统计学意义（$P>0.05$）。可见羚角钩藤汤联合阿司匹林治疗ACI能提升疗效。[王晨.羚角钩藤汤联合阿司匹林治疗急性脑梗死效果观察.黑龙江医药科学，2022，45（2）：63-64.]

2. 小儿热性惊厥

张文丽使用羚角钩藤汤治疗小儿热性惊厥。采用随机抽样方法将收治的68例热性惊厥患儿分为两组，各34例。对照组采取常规西医治疗，观察组在对照组基础上加用羚角钩藤汤。随访期间，观察组患儿惊厥次数明显少于对照组，差异有统计学意义（$P<0.05$）。可见小儿热性惊厥患儿使用羚角钩藤汤治疗可有效预防热性惊厥复发，减少惊厥发生次数，应用效果良好。[张文丽.羚角钩藤汤预防小儿热性惊厥复发的价值观察.临床医药文献电子杂志.2020，7（23）：156.]

3. 偏头痛

丁慧琴等用羚角钩藤汤加减治疗肝热血瘀型偏头痛，采用随机对照方法，将符合偏头痛标准的90例患者分为两组，各45例。对照组予盐酸氟桂利嗪，研究组在对照组治疗基础上加用羚角钩藤汤加减［羚羊角粉（冲服）1.2g，钩藤（后入）、滁菊花、生白芍、茯神、川芎、藁本各9g，生地、竹茹、鸡血藤各15g，桑叶6g，生甘草3g］，两组均以1个月为1个疗程，共治疗2个疗程。结果显示：对照组显效（头痛消失，中医证候积分减少大于等于85%）26例，有效（头痛明显改善，且发作次数减少，中医证候积分减少35%~84%）10例，无效（头痛未改善，或有加重趋势，中医证候积分减少小于35%）9例，总有效率80.0%；研究组显效30例，有效12例，无效3例，总有效率93.3%。研究组总有效率显著高于对照组，两组差异有统计学意义（$P<0.05$）。[丁慧琴，俞圆，陈超，等.羚角钩藤汤加减治疗肝热血瘀型偏头痛45例.浙江中医杂志，2019，54（9）：643.]

4. 手足口病重症2期

潘勇军等通过羚角钩藤汤加减灌肠法治疗手足口病重症2期（神经系统受累期）。采用随机对照方法，将收治的100例手足口病2期患儿分为治疗组与对照组，各50例。治疗组予常规西药加中药灌肠治疗，对照组予常规西药加生理盐水灌肠治疗。结果显示：中药治疗组与对照组总有效率比较，差异有统计学意义（$P<0.05$）；显著有效率及无效率比较，差异均有显著统计学意义（$P<0.01$）。治疗组与对照组发热好转及肢体抖动比较，差异有显著统计学意义（$P<0.01$）；平均住院日比较，差异有统计学意义（$P<0.05$）。表明羚角钩藤汤加减灌肠治疗小儿手足口病2期有显著临

床疗效。[潘勇军，石聪颖，石海艳.羚角钩藤汤加减灌肠治疗重型手足口病临床疗效观察.时珍国医国药，2016，27（5）：1162-1163.]

龟柏地黄汤

【原文】清肝益肾法
俞氏经验方
生龟板（四钱，杵） 生白芍（三钱） 砂仁（三分，拌捣） 大熟地（五钱） 生川柏（六分，醋炒） 粉丹皮（钱半） 萸肉（一钱） 淮山药（三钱，杵） 辰伏神（三钱） 青盐陈皮（八分）

［秀按］肝阳有余者，必须介类以潜之，酸苦以泄之，故以龟板、醋柏，介潜酸泄为君。阳盛者阴必亏，肝阴不足者，必得肾水以滋之，辛凉以疏之，故臣以熟地、萸肉酸甘化阴，丹、芍辛润疏肝。一则滋其络血之枯，则阳亢者渐伏；一则遂其条畅之性，则络郁者亦舒。但肝强者脾必弱，肾亏者心多虚，故又佐以山药培补脾阴、茯神交心肾，使以青盐陈皮咸降辛润，疏畅胃气以运药。此为清肝益肾，潜阳育阴之良方。此惟胃气尚强，能运药力者，始为相宜。若胃气已弱者，必先养胃健中，复其胃气为首要，此方亦勿轻投。(《重订通俗伤寒论·六经方药·清凉剂》)

【解析】本方主治肝肾阴虚，肝阳上亢证。方中龟板为介类，重镇滋阴潜降，收纳浮阳；黄柏沉而属阴，其性苦寒，能泄亢甚之阳。上二药同用填补下焦真阴以泻亢盛之火，共为君药。肝阳上亢者，肝肾之阴必亏，故以熟地甘温，滋阴填精；山茱萸辛温酸涩，补肝肾，秘精气；二者配伍，酸甘化阴，以填阴塞隙。丹皮苦而微辛，泻血中伏火，白芍养血敛阴以柔肝。上四药共为方中臣药。佐以山药培补先后天之本，茯神交通心肾。使以青盐陈皮、砂仁，理气化湿和中，与浓浊滋补之品相伍，而无壅滞之弊端。诸药合用，共奏清肝益肾、育阴潜阳之功。

【现代应用研究】
特发性血小板减少性紫癜
蒋占平等用龟柏地黄汤加减治疗特发性血小板减少性紫癜（简称ITP），将符合1986年12月首届中华血液学会全国血栓与止血学术会议标准，且经标准剂量肾上腺皮质激素、甲泼尼龙冲击疗法，长春新碱、环磷酰胺、大剂量丙种球蛋白治疗半年无效，或血小板计数持续小于20×10^9/L的26例门诊患者用龟柏地黄汤加减（基本方：龟板30g，黄柏10g，生地10g，熟地10g，云茯苓10g，泽泻10g，丹皮10g，白芍10g，山药10g，山萸肉10g，旱莲草10g，女贞子10g，白茅根30g，三七粉3g，生甘草20g）进行治疗，疗程为半年至1年。结果显示：26例病例，显效2例（占7.6%），良效8例（占30.8%），进步12例（占46.6%），无效4例（占15.4%），有效率84.6%。[蒋占平，孙平旺，王伟涛.龟柏地黄汤加减治疗难治性特发性血小板减少性紫癜26例.中医药临床杂志，2008，（5）：485.]

阿胶鸡子黄汤

【原文】滋阴息风法

俞氏经验方

陈阿胶（二钱，烊冲）　生白芍（三钱）　石决明（五钱，杵）　双钩藤（二钱）　大生地（四钱）　清炙草（六分）　生牡蛎（四钱，杵）　络石藤（三钱）　茯神木（四钱）　鸡子黄（二枚，先煎代水）

［秀按］血虚生风者，非真有风也。实因血不养筋，筋脉拘挛，伸缩不能自如。故手足瘛疭，类似风动，故名曰内虚暗风，通称肝风。温热病末路多见此症者，以热伤血液故也。方以阿胶、鸡子黄为君，取其血肉有情，液多质重，以滋血液而息肝风。臣以芍、草、茯神木，一则酸甘化阴以柔肝，一则以木制木而息风。然心血虚者，肝阳必亢，故佐以决明、牡蛎介类潜阳。筋挛者络亦不舒，故使以钩藤、络石通络舒筋也。此为养血滋阴，柔肝息风之良方。

［廉勘］阿胶鸡子黄二味，昔吾老友赵君晴初，多所发明，试述其说。曰：族孙诗卿妇患肝风证，周身筋脉拘挛，神志不昏，此肝风不直上巅脑而横窜筋脉者，余用阿胶、鸡子黄、生地、制首乌、女贞子、白芍、甘草、麦冬、茯神、牡蛎、木瓜、钩藤、络石、天仙藤、丝瓜络等出入为治，八剂愈。病患自述病发时，身体如入罗网，内外筋脉牵绊拘紧，痛苦异常。服药后辄觉渐松。迨后不时举发，觉面上肌肉蠕动，即手足筋脉抽紧，疼痛难伸，只用鸡子黄两枚，煎汤代水，溶入阿胶三钱，服下当即痛缓，筋脉放宽。不服他药，旋发旋轻，两月后竟不复发。盖二味血肉有情，质重味厚，大能育阴息风，增液润筋，故效验若斯。吴鞠通先生曰鸡子黄为定风珠，立有大定风珠、小定风珠二方，允推卓识，观此一则，足见俞与赵所见略同，宜乎后先辉映也。（《重订通俗伤寒论·六经方药·滋补剂》）

【解析】本方主治温热病后期热盛伤阴，阴血不足，虚风内动之证。方中阿胶、鸡子黄乃血肉有情之品，滋阴血，濡筋脉，息风阳，同为君药。臣以白芍、生地、甘草酸甘化阴，茯神木以木制木，安神定惊，四药助君药养阴柔肝以息风。肝阴血虚，无以制阳，常见肝阳偏亢，故佐以石决明、牡蛎重镇以潜纳浮阳。使以钩藤、络石藤通络舒筋。诸药配伍，共奏养血滋阴、柔肝息风之功。

【医案】

痉证

（1）患者，女，43岁。因面肌痉挛半年，加重10天就诊。患者自述半年前出现左眼皮跳动，未予重视，此后逐渐扩张至左面部口角肌肉抽搐，不能自控，情绪紧张、疲劳、睡眠不好时诱发加重，在当地医院进行针灸理疗，口服卡马西平、地西泮、氯氮卓或苯妥英钠以及大剂量的维生素等（具体不详），疗效不佳。近10日来上述症状加重，并出现面部抽搐、闭目无力，查肌电图可见肌阵挛电位。刻下症：左面部抽搐，闭目困难，面色无华，头晕目眩，失眠健忘，心悸怔忡，唇甲色淡，舌淡苔白，脉弦细。西医诊断：偏侧面肌痉挛。中医诊断：痉证，证属阴血亏虚，虚风内动。治以益气养血，滋阴潜阳，搜风通络，息风止痉。方用阿胶鸡子黄汤合通心络加减。处方：阿胶（烊化）6g，白芍9g，石决明15g，钩藤6g，生地黄12g，炙甘草3g，牡蛎30g，僵蚕10g，白芷10g，络石藤10g，茯神12g，鸡子黄2个先煎代水，当归10g，龟板（炙）10g，夜交藤10g。10剂，日1剂，水煎服，通心络胶囊每次3粒，早晚2次，服后需出微汗。二诊：左侧面肌抽搐、跳动消失，眼周口角抽搐较前频率减少，药已奏效，继服10剂。三诊：诸症消失，病告痊愈，嘱患者继续服通心络胶囊1个月，以巩固疗效，随访1年未复发。[王尊状.阿胶鸡子黄汤合通心络加减治疗面肌痉挛症96例.中国民间疗法，2013，21（4）：36-37.]

按语：面肌痉挛病机多为气血虚弱，阴虚生风。患者自述情绪紧张、疲劳、睡眠不好时可诱发加重，且面色无华，头晕目眩，失眠健忘，心悸怔忡，唇甲色淡，舌淡苔白，脉弦细，为一派气血虚弱之象，可见情志失调或气虚血弱时，可致邪气侵袭并久留经脉，导致气血瘀阻，血不荣络，经脉肌肤失养，故出现痉挛。治疗以滋阴养血、息风止痉为主，并辅以活血通络。方用阿胶鸡子黄汤息风止痉，另滋养阴血；加白芷、僵蚕增强祛风通络之效。合用通心络胶囊（人参、水蛭、全蝎、赤芍、蝉蜕、土鳖虫、蜈蚣、檀香、降香、乳香、酸枣仁、冰片）增强益气养血、活血止痛、搜风通络之力。方药切中病机，故收良效。

（2）患儿，男，3岁。十天前高热惊厥，予腰椎、骨髓穿刺等检查，确诊为乙型脑炎（极重型）。经西医积极抢救后基本脱险，神志清醒，项强消失，抽搐停止，但出现头摇不停，眼球震颤，连续用镇痉剂以及对症处理10余日无效。刻下症：神志清晰，体温37.6℃（腋下），每间隔四、五分钟即头摇、眼球震颤一次，每次持续一、二分钟，口唇干燥，尿黄、便干，舌红少津，脉细稍数。辨证：阴血亏损，筋脉失养，阴虚动风。治以滋阴养血，柔肝息风。用阿胶鸡子黄汤加味。处方：阿胶（烊化）、石决明（先煎）、络石藤各10g，牡蛎（先煎）20g，炙龟板（先煎）15g，茯神5g，甘草3g，鸡子黄一只，3剂。另用羚羊粉5分，分二次开水冲服。二诊：药后体温降至37.2℃（腋下），舌红有津，头摇、眼球震颤减至20分钟一次，乳食有增，大便不干，原方再服5剂。三诊：头摇已止，但眼球震颤未平，原方去络石藤，加菊花、钩藤各10g，再进5剂。四诊：药后已能自行站立和移步，眼球震颤亦止，痊愈出院。[谢兆申.阿胶鸡子黄汤治疗乙脑后遗症.四川中医，1986，（12）：20.]

按语：乙脑高热，灼伤阴津，阴血亏虚，筋脉失濡，故见头摇、眼球震颤。治应滋阴养血，柔肝息风。方用阿胶鸡子黄汤滋阴息风，另加羚羊角清热凉肝息风以增药效。药中肯綮，数诊而愈。

【现代应用研究】

1.甲状腺功能亢进症

尹海燕等通过阿胶鸡子黄汤联合西药治疗甲状腺功能亢进症（简称甲亢）阴虚风动证，采用随机对照方法，将96例甲亢患者随机分为2组，各48例。对照组予口服甲巯咪唑片及普萘洛尔片治疗，观察组则在此基础上予阿胶鸡子黄汤口服进行治疗，总疗程均为12周。结果显示：观察组总有效率（93.75%）优于对照组（77.08%），差异有统计学意义（$P<0.05$）；疗程结束后，2组血清FT3、FT4水平均

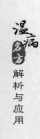
降低，血清TSH水平均上调，差异均有统计学意义（*P*<0.01）；与对照组比较，观察组血清FT3、FT4及TSH变化更明显，差异均有统计学意义（*P*<0.05）；疗程中观察组不良反应发生率较对照组少，差异有统计学意义（*P*<0.05）。可见阿胶鸡子黄汤联合西药治疗甲亢阴虚风动证疗效可靠。[尹海燕，赵柏庆，林庆葵.阿胶鸡子黄汤治疗甲状腺功能亢进症阴虚风动证临床观察.新中医，2017，49（7）：74-76.]

2. 青光眼

魏玮通过阿胶鸡子黄汤加减治疗青光眼阴虚火旺证，采用随机数字表法，将76例开角型青光眼患者分为对照组和观察组，各38例。对照组接受马来酸噻吗洛尔滴眼液，观察组在对照组治疗基础上给予阿胶鸡子黄汤加减治疗。结果显示：治疗3个月后，观察组患者的最佳矫正视力和眼压显著低于对照组（*P*<0.01）；观察组总有效率（94.74%，36/38）显著高于对照组（73.68%，28/38）（*P*<0.05）；治疗后，观察组患者视网膜中央动脉收缩期峰值血流速度（PSV）、血流的舒张末期血流速度（EDV）明显高于对照组，血管阻力指数（RI）显著低于对照组（*P*<0.01）；治疗后，观察组患者血清MMP-2水平明显高于对照组，TIMP-2水平显著低于对照组（*P*<0.01）。可见阿胶鸡子黄汤加减可有效提高青光眼阴虚火旺证的临床疗效，调节血清MMP-2、TIMP-2水平。[魏玮，汪德瑾.阿胶鸡子黄汤加减治疗青光眼阴虚火旺证的临床疗效以及对血清MMP-2、TIMP-2水平的影响.中华中医药学刊，2021，39（7）：205-207.]

3. 脑动脉硬化性头晕

赵诚等用阿胶鸡子黄汤加味[基本方：阿胶（烊化）10g，鸡子黄2枚（冲服），石决明25g，生白芍25g，生地30g，麦冬25g，川芎15g，钩藤（后下）15g，夜交藤15g，生牡蛎30g，赤芍12g，丹参15g，羌活15g，白芷9g，甘草8g]治疗脑动脉硬化性头晕32例，1月后结果显示：治愈（上头晕消失，随访1年以上无复发）25例，有效（头晕明显减轻）7例，总有效率100%。[赵诚，刘耀东，王志强等.阿胶鸡子黄汤加味治疗脑动脉硬化性头晕.中国实用医药，2008，3（21）：145-146.]